QOLを高める
リハビリテーション看護
第2版

貝塚みどり
大森武子
江藤文夫
酒井郁子

編著

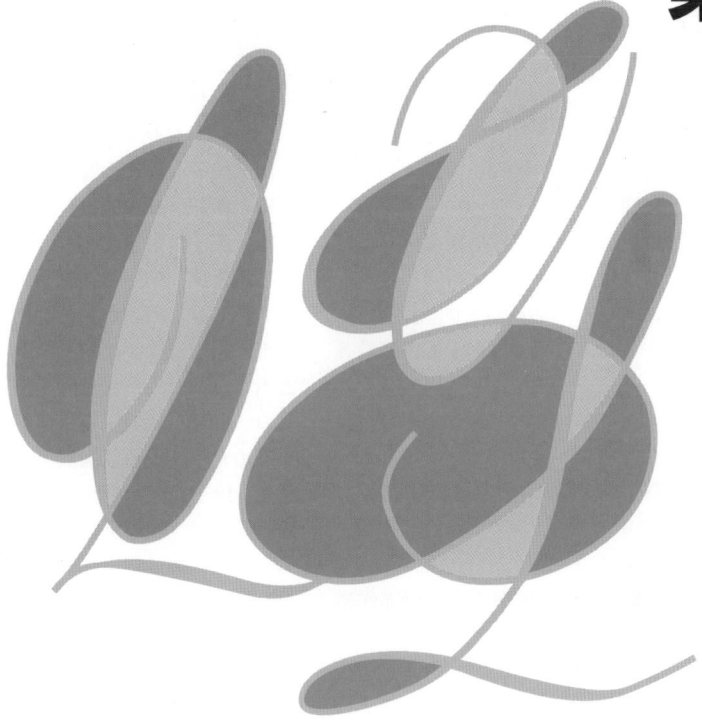

医歯薬出版株式会社

＜執筆者一覧＞

●編集
江藤　文夫	元国立障害者リハビリテーションセンター総長
大森　武子	東京女子医科大学看護短期大学名誉教授
貝塚みどり	元埼玉県立衛生短期大学看護学科教授
酒井　郁子	千葉大学大学院看護学研究院教授

●執筆

粟生田友子	埼玉医科大学保健医療学部看護学科
阿久津　清	元埼玉県総合リハビリテーションセンター ＜ka.yakushidone@jcom.home.ne.jp＞
宇川　康二	元水戸赤十字病院リハビリテーション科
江藤　文夫	編集に同じ
遠藤奈津美	東京女子医科大学病院看護部
大森　武子	編集に同じ
尾花　正義	(地独)東京都立病院機構東京都立荏原病院リハビリテーション科
貝塚みどり	編集に同じ
勝野久美子	社会医療法人春回会 長崎北病院看護部
古藤小枝子	元東京女子医科大学附属青山病院看護部
小林　一成	東京慈恵会医科大学リハビリテーション医学講座
酒井　郁子	編集に同じ
佐藤　章	元埼玉県立大学保健医療福祉学部作業療法学科
渋谷健一郎	獨協医科大学リハビリテーション科
新藤　直子	国立病院機構東京病院リハビリテーション科
田所　良之	東京医科大学医学部看護学科
田中富士美	元さいたま市立病院
塚野　信	元埼玉県総合リハビリテーションセンター
中山久美子	健和会臨床看護学研究所
成田　伊紀	元東京女子医科大学病院看護部
橋本　英子	東京都多摩難病相談・支援室
長谷川真美	桐生大学医療保健学部看護学科
廣瀬　健	沢辺中央医院
古市　照人	獨協医科大学リハビリテーション科
古川　俊一	東京警察病院精神科
堀口　良江	元埼玉県小川町役場
松山めぐみ	板橋区保健所
宮内　康子	元神奈川リハビリテーション病院
湯浅美千代	順天堂大学医療看護学部

（五十音順）

This book is originally published in Japanese under the title of :

QOL-o Takameru Rihabiritêshon Kango
(Rehabilitation Nursing for QOL)

Editors :
Eto, Fumio et al.
Eto, Fumio
　Adviser,
　National Rehabilitation Center for Persons with Disabilities

ⓒ 1995　1st ed.
ⓒ 2006　2nd ed.

ISHIYAKU PUBLISHERS, INC.
　7-10, Honkomagome 1 chome, Bunkyo-ku,
　Tokyo 113-8612, Japan

はじめに

　医療の中でのナースの役割は，ここ数年の間に多様化の方向に進展してきました．患者のQOLを高める看護が医療の内外から強く求められるとともに，質的にも技術的にも高いものを求める声が高まり，真に実力のあるナースの育成が緊急の課題となってきました．

　患者のQOLを高めるリハビリテーション分野では，今日的で最新の研究成果を，患者の日常生活に反映させるめざましい実践が数多く報告されてきました．なかでも疾患の早い時期からの患者への正しい対応が，その後の患者のQOL向上に好影響を及ぼすことが明らかとなってきました．

　ベッドサイドにおいて，長時間患者の日常生活を援助するナースが，リハビリテーション看護へ深い理解と関心をもち，リハビリテーションの正しい知識と技術を身につけることで，患者のQOLが著しく高まることが，医療スタッフの間に共通の認識となりつつあります．また，看護教育の中でのリハビリテーション看護への課題が多くなり，高齢化が進む中でこれらの修得が必須のこととして急がれています．

　本書は，このような看護の視点から，リハビリテーション看護とは何かを具体的な看護場面に即して理論的裏付けとともにわかりやすく解説しました．すなわち，回復過程からみたリハビリテーション看護，エージングからみたリハビリテーション看護，看護の場（施設内・地域）からみたリハビリテーション看護のあり方を明示しました．また，日常生活動作を通して残された機能を最大限に発揮し，寝たきりにさせずに患者のQOLを向上させるための看護の役割とは何かを場面事例を豊富に挿入しながら可能なかぎり追及しました．随所に挿入した「ナーシングポイント」は，実践に活かせる知識の整理に役立つよう工夫してあります．

　また，本書の執筆者は，いずれもリハビリテーション分野の第一線で活躍中の方々および，リハビリテーション看護実践に取り組んでいるナースです．この本が生まれるまでには，リハビリに専門的にかかわっている医師，コメディカル，看護職など多くの人が一体となって知恵を出し合いました．

　本書が，看護を学ぶ学生にとっては基本と実際を学ぶテキストとして，また臨床に携わるナースの方々にとっては看護活動に役立つ実践書として，患者のQOL向上に役立つことを編者一同，心より願ってやみません．

1995年3月吉日　　　　　　　　　　　　　　　　　　　　　　　　　編　者

第2版改訂にあたって

　本書は初版を発刊して11年が経過し，その間人口の高齢化をはじめ生活習慣病の増加，保健医療を取り巻く環境は大きく変化し，人々の健康に対するニーズも多様化してきています．また2000年介護保険が導入され，制度見直しに伴い2006年予防重視型システムへの転換，2001年WHOの国際障害者分類の改訂など，リハビリテーションを取り巻く社会や生活環境も変化してきています．初版を出して以後補訂や増補を行ってきましたが，上記の状況を踏まえ改訂を行いました．

　第2版改訂にあたり，大筋として初版の構成をベースにし，新しい情報やデータ，最新の研究成果や考え方をそれぞれの領域で取り入れ，内容の充実を目指しました．リハビリテーション看護のテキストとしてまた実践書として役立つことを願っています．

　今後，読者の方々のご意見やご批判を頂き，さらに研鑽を重ね充実した内容の書となるよう努力していきたいと考えています．

2006年2月　　　　　　　　　　　　　　　　　　　　　　　　　　　編　者

もくじ

はじめに　iii
第2版改訂にあたって　iii

1 リハビリテーション概論

1 リハビリテーション医学の歴史と理念 .... 1 （江藤文夫）

1) 医療・医学の歴史的変遷　1
　死をもたらす悪魔退治としての医術/1　慈善活動としての病院の誕生/1　看ることから診ることへ―近代医学の発足/2

2) リハビリテーション医学の歴史　3
　戦傷者の社会復帰を目標とする医学から/3　社会保障，医療の対応を明確にした障害重症度の考えかた/3　わが国におけるリハビリテーション医学の導入/3　臨床医学の専門分科としてのリハビリテーション医学の確立/3

2 QOLの概念をめぐって .... 4 （江藤文夫）

1) QOLという言葉はどこから来たか　4
2) 人間行動における欲求の階層構造　4
3) 医療における日常生活での活動性重視　5
　寿命の延長に加えて生活の質（QOL）をめざす現代医学/5　病気の重症度を生活活動で評価/5
4) ADLの階層構造　5
　保健医療におけるADL概念の普及/5　ADLの拡がり/6　QOLとADL/6
5) QOLの評価　7
　QOLの定義/7　代表的な計測法/7　SF-36について/7　EuroQolについて/7

3 健康に関する問題の国際分類（WHOの国際分類） .... 8 （江藤文夫）

1) 20世紀後半からの医療とWHO　8
2) 健康権と医学・医療　8
　健康の定義/8　健康の保障/8
3) 障害分類の動向　9
　WHOと障害分類/9　病名の国際分類/9　WHOとさまざまな国際分類/10　障害分類（ICIDH）から生活機能分類（ICF）へ/11　ICFの概念/11

4 障害のレベルとその基本的アプローチ …………………… 12（江藤文夫）

1) 障害の用語について　12
   翻訳文化の不利/12　ICF と ICIDH/13
2) 障害の3層分類と相互関係　13
   障害とは/13　機能形態障害/13　能力低下（障害）/14　社会的不利（ハンディキャップ）/15　同時に存在する三つの障害/15
3) 三つの障害への基本的アプローチ　15
   障害のレベルごとの対応/15　リハビリテーション専門職とその役割/17
4) リハビリテーションの流れ　17
   急性期/17　回復期/17　在宅ケアへの援助/18

5 障害者の心理と受障後の援助 …………………………………… 19（粟生田友子）

1 障害者の受障後の体験―障害のある人の心理 ……………………………………… 19
1) 障害の種類による心理傾向　19
2) 障害に対する心理社会的反応 psychosocial reaction　20
   感情の変化/20　外観，態度，行動に現れる変化/20　生活の変化/20
3) 心理社会的反応に影響する要素　22
   受障機転/22　障害の経過と回復可能性/22　スティグマ/23　制度や環境/23
4) 障害受容　23
   受容とは/24　価値変換/24　障害受容の過程/24

6 リハビリテーションチームと諸療法 ……………………………… 26（古市照人）

1) リハビリテーションチームの課題　26
2) リハビリテーションチームのメンバーとその役割　27
   医師・歯科医師/27　看護師（保健師）/27　理学療法士（PT）/27　作業療法士（OT）/27　言語聴覚士（ST）/28　義肢装具士（PO）/28　医療ソーシャル・ワーカー（MSW）/28　その他/28

2 リハビリテーション看護の概念と看護の役割

1 リハビリテーション看護の概念 ……………………………………… 29（貝塚みどり）

1) わが国におけるリハビリテーション看護の歴史　29（中山久美子，堀口良江）
   本格的導入は1960年代/29
2) "リハビリテーション看護"とは　29（貝塚みどり）
3) リハビリテーション看護目標　34（貝塚みどり）
   患者のより高度な生活の自立をめざして/34

2 リハビリテーション看護の対象 ……………………… 35（貝塚みどり）

対象は身体諸機能全般にわたる障害者/35

3 セルフケア能力向上と看護 ……………………… 35（大森武子）

1）セルフケアへの援助　35
セルフケア（self-care）とは/35　セルフケア自立に向けて/36　セルフケア確立への援助/37　セルフケア不足に対する看護ケアの提供/37

2）セルフケア向上への援助　38
セルフケア行動が遂行できるようサポートする/38

4 リハビリテーション活動におけるナースの役割 ……………… 39（貝塚みどり）

チームメンバーとしての専門性を活かす/39　リハビリテーションを始めるためのより良い状態をつくっておく役割/39　他のメンバーへの情報提供およびチーム内の調整，目標の共有化への働きかけを行う役割/40　患者の24時間の生活場面の中に訓練が活かされるように援助する役割/40　患者に回復への意欲，努力を持ち続けさせる役割/40　家族がチームメンバーとして活動に参加し，回復の手助けができるよう指導する役割/41

3 リハビリテーション看護の基礎

1 回復過程からみたリハビリテーション看護の特徴 ……………… 42（貝塚みどり）

リハビリテーション看護における疾患の回復過程/42

1）急性期のリハビリテーション看護　42
救命処置，苦痛軽減のためのケアと観察/42　現有機能の維持と低下予防のための援助/42

2）積極的リハビリテーション期のリハビリテーション看護　42
リハビリテーションチームによる本格的リハビリテーションの実施/43　患者の状況に応じた効果的な援助/43

3）維持期のリハビリテーション看護　43
患者の生活環境を実施した情報把握/43　"人間としての誇り"をもって生活できるための援助/44

2 発達段階とリハビリテーション看護の特徴 ……………… 44（大森武子）

1）発達段階の特徴　44
小児期/44　成人期/45　老年期/45

2）発達段階における障害とリハビリテーション　45
小児期/45　成人期/46　老年期/46

3 運動による身体機能への影響 ……………………………… 46（小林一成）

1）骨におよぼす影響　47
骨の構成成分とその働き／47　骨の改変（リモデリング）／47　骨形成低下の病態と運動による影響／47

2）関節におよぼす影響　48

3）骨格筋におよぼす影響　49
筋肉の血流量変化／49　筋収縮と運動単位／49　運動と筋力との関係／50　筋力増強の理論／50　筋収縮の種類と特徴／51

4）呼吸機能におよぼす影響　52
ガス交換と運動／52　酸素摂取量と運動／52　呼吸調節と運動／53

5）循環機能におよぼす影響　53
心臓と運動／54　血圧と運動／54　血液の再配分／54

6）水中での運動が身体機能におよぼす影響　55

7）運動の禁忌とリスク管理　56
リスク管理／56

4 運動量の低下した状態と看護 ……………………………… 57（貝塚みどり）

1 人間にとっての動き …………………………………………… 57
"動き"は人間らしく生きるための最低条件／57　身体の動きと頭脳の動き／57　姿勢による頭脳への刺激／58

2 低運動による弊害，その予防と看護 ………………………… 59
廃用症候群（不動症候群）とは／59

1）筋力低下　59
ベッド上安静期は歩行準備期／59　筋力低下予防および増強運動／60

2）関節拘縮　60
不動による可動性の低下／60　関節拘縮の予防／60　運動による苦痛を避ける工夫／61

3）起立性低血圧　61
血管運動反射機能の低下／61　起立性低血圧の予防／61

4）骨の脆弱化　62
無負荷状態による骨からのカルシウム流出／62　骨の脆弱化予防／62

5）精神活動低下　62
精神活動低下を予防するための工夫／62

5 リハビリテーション段階にある患者の心理・社会的反応と看護職の援助
……………………………………………………………………………………… 63（長谷川真美）

1 リハビリテーション段階にある患者の心理・社会反応と影響する要因 …………… 63
1) リハビリテーション段階にある患者の心理・社会的反応　63
2) リハビリテーションの阻害因子　63

円滑なリハビリテーションの障害となる要因/63　身体的要因/64　患者の認識・自立に対する動機にかかわる要因/64　患者の気持ち・感情にかかわる要因/65　サポート側の要因/65　治療そのものによる要因/66　その他の要因/66

2 リハビリテーション段階にある患者に対する看護職の援助 ………………………… 66
1) リハビリテーションの阻害要因の査定と援助　66

身体的要因/66　患者の認識・自立に対する動機にかかわる要因/67　患者の気持ち・感情にかかわる要因/67　サポート側の要因/67　治療そのものによる要因/68

2) 患者主体のリハビリテーション　69

患者自身が納得でき，意欲を持てるゴール設定/69　状況によってゴールを変更できる柔軟性を持つ/70

3) 患者の努力を認め，共に喜ぶ姿勢を持つ　70

患者への承認のメッセージを伝える/70　促進状態として状況を捉えアプローチする/70

6 各機能障害状態からみたリハビリテーションの特徴 ……………………………………… 70

1 運動機能障害のリハビリテーション ………………………………………… 70（尾花正義）
1) 脳神経系障害による運動機能障害とそのリハビリテーション　70

中枢性運動麻痺とそのリハビリテーション/70　運動失調，パーキンソン症状，不随意運動とそのリハビリテーション/71　脳神経系障害による運動機能障害に対するリハビリテーションの留意点/72

2) 運動機能障害のリハビリテーション　72

末梢神経障害による運動機能障害とそのリハビリテーション/72　骨・関節・筋肉系障害による運動機能障害とそのリハビリテーション/73

2 循環機能障害のリハビリテーション ……………………………………………… 74（廣瀬　健）

心臓リハビリテーションの実際/74

1) 急性期プログラム　74
2) 回復期のための運動強度決定　76
3) 回復期（発症6ヵ月ぐらいまで）　78

運動の種類/78　運動強度/79　運動の時間および頻度/80　監視型または非監視型運動療法/80　職業復帰/81

4）維持期　81
　　5）心臓リハビリテーションにおける運動療法効果　81
　③ 呼吸機能障害のリハビリテーション･････････････････････82（新藤直子）
　　1）慢性閉塞性肺疾患（COPD）　82
　　2）呼吸理学療法　82
　　　呼吸訓練/82　排痰法/83　運動療法/83
　　3）包括的呼吸リハビリテーション　83
　④ 感覚機能障害のリハビリテーション･････････････････････84（宇川康二）
　　1）視覚障害時のリハビリテーション　84
　　　全盲児へのアプローチ/84　ロービジョン（弱視）者へのリハビリテーション/84
　　2）聴覚障害時のリハビリテーション　86
　　　補聴器/86　人工内耳/86　聴覚障害者への対応/86
　⑤ コミュニケーションの自立援助･････････････････････････87（橋本英子）
　　コミュニケーションとは/87
　　1）リハビリテーション看護におけるコミュニケーション　88
　　　コミュニケーションの対象/88　コミュニケーションの過程/88　コミュニケーションの障害とは/88
　　2）言語障害者（失語症）とのコミュニケーション　88
　　　失語症 aphasia とは/89　言語治療と予後/89　リハビリテーションプログラムの概略/89
　　3）失語症患者のリハビリテーション看護　90
　　　患者の状態/90　コミュニケーション環境を知る/91　コミュニケーション手段の確保/91　コミュニケーション意欲を引き出す/91　心理的アプローチ/91　家族へのアプローチ/92　事例1―失語症の患者に紙と鉛筆を用意する/92　事例2―疎外感，孤独感が招いた事故/92　コミュニケーションの環境は人間的共感によって培われる/93
　⑥ 精神障害のリハビリテーション･････････････････････････93（古川俊一）
　　1）精神障害の概念　93
　　2）精神障害の重要性　93
　　3）精神障害の分類　93
　　　精神障害の原因と分類/93　精神障害における機能障害/94
　　4）リハビリテーションにおける問題点と社会参加を阻むもの　95
　　　問題点と注意点/95　実際の援助/96　社会参加を阻むもの/97

4 リハビリテーション看護技術

1 情報・アセスメントとそのアプローチ･････････････････98（貝塚みどり）
　① リハビリテーション看護に必要な情報･････････････････････････98
　　回復期別に必要な情報を収集する/98

1）急性期のリハビリテーション看護に必要な情報　98
　　　　主観的情報/98　　客観的情報/98
　　2）積極的リハビリテーション期のリハビリテーション看護に必要な情報　99
　　　　主観的情報/99　　客観的情報/99
　　3）維持期のリハビリテーション看護に必要な情報　99
　　　　主観的情報/99　　客観的情報/99
　2 アセスメント・アプローチ ………………………………………………………………………… 100
　　　情報の効果的な活用のために/100
　　1）急性期のアセスメント・アプローチ　100
　　　　事例1─筋力低下予防運動の理解/101
　　2）積極的リハビリテーション期のアセスメント・アプローチ　101
　　　　事例2─疼痛を伴うリハビリテーションから意欲のもてるリハビリテーションへの変換/
　　　　103
　　3）維持期のアセスメント・アプローチ　103
　　　　事例3─退院後のリハビリテーションに対する家族の理解　104

2 基礎となる機能評価 ………………………………………………… 105（渋谷健一郎）

　1 関節可動域（ROM）評価法 ……………………………………………………………………… 105
　　　ROM測定の目的/105　　ROMの測定方法/105
　2 筋力評価法 ………………………………………………………………………………………… 115
　　　筋力評価の目的/115　　MMTの筋力評価基準/115　　MMTの検査方法と注意点/115
　3 片麻痺機能評価法 ………………………………………………………………………………… 116
　　　Brunnstrome Stage/116　　脳卒中機能評価法 SIAS/116
　4 高次脳機能障害評価法 …………………………………………………………………………… 117
　　1）リハビリテーション効果を阻害する高次脳機能障害　117
　　2）知的機能障害の評価　118
　　　　知的障害のスクリーニング/118　　コース立方体組み合わせテスト Kohs Block-Design Test/119　　レーヴン色彩マトリックス検査 Raven's Color Progressive Matrices（RCPM）/120　　日本版ウェクスラー成人知能検査改訂版 Wechsler Adult Intelligence Scale-Revised（WAIS-R）/120
　　3）失語症 aphasia　121
　　　　症状による失語症の分類/121　　看護計画─発話面での評価を利用/121
　　4）失行症 apraxia　121
　　　　麻痺や失調がなく，目的動作がわかっているのにできない/121　　代表的な失行症/122
　　5）失認症 agnosia　124
　　　　要素的知覚の障害はないのに対象を認知できない/124　　代表的な失認症/124
　　6）運動持続困難症 Motor Impersistence　126
　　　　命令による閉眼，舌出しなどが継続できない/126

5　日常生活動作・活動（ADL）評価法 ······················· 126
1）ADL 評価の目的　126
2）ADL の 3 段階　126
基本的 ADL の評価/127　Barthel index/127　機能的自立度評価法 Functional Independence Measure（FIM）/127　手段的日常生活動作（IADL）／生活関連動作（APDL）/127　拡大日常生活動作/130

3　ADL 自立への援助技術 ························· 135（佐藤　章）
ADL に必要な要素/135　援助プログラムを検討する視点/136　要求される対応/136

1　食事動作の自立援助 ······················· 136（佐藤　章）
食事動作の自立は病人意識から抜け出す第一歩/136
1）食事動作の行程に合わせた援助　136
姿勢を保持する/137　箸やスプーン・フォークを持つ/137　食物をすくう，さす，つまむ/139　口まで運び，入れる/139　流動物を飲む/140
2）食事動作に伴う留意点　140
嚥下障害がある場合/140　視野障害あるいは半側無視がある場合/141　顔面や口腔に運動麻痺・感覚麻痺がある場合/141

2　排泄動作の自立援助 ······················· 141（佐藤　章）
排泄のコントロール/141
1）排泄動作の行程に合わせた援助　141
便座に対して適切な位置をとる（車椅子利用者）/141　下衣をおろす/142　便座に座る/143　排泄をする/144　尻拭きをする/144　下衣を上げる，もどる/145
2）排泄動作に伴う留意点　145
脳血管障害者が立位で排泄する場合/145　自己導尿について（脊髄損傷者の場合）/145　下衣の工夫/145　摘便について/146　排尿・排便のコントロールの指導/146

3　入浴動作の自立援助 ······················· 146（佐藤　章）
全身状態の把握と安全確保/146
1）入浴動作の行程に合わせた援助　147
洗い場まで移動し，座位をとる/147　体を流す（シャワー）/148　洗う準備をする/148　体幹を洗う/148　上肢を洗う/148　下肢を洗う/149　洗髪をする/149　浴槽に入り，座位を保つ/150　立ち上がり，浴槽から出る/151　タオルを絞り，体を拭く/152　脱衣室にもどる/152
2）入浴動作に伴う留意点　152

4　更衣動作の自立援助 ······················· 152（佐藤　章）
入院中から着替えの習慣をつける/152
1）更衣の対象（部位）に合わせた援助　152
上衣（前開き型）の着脱/152　上衣（かぶり型）の着脱/154　下衣の着脱/154　靴下の着脱/154　靴の着脱/156　下肢装具の着脱/157

2) 更衣動作に伴う留意点　157
　　　衣服などの選び方と衣服の工夫について/158　脳血管障害者について/158　脊髄損傷者について/158
　5　整容動作の自立援助 ……………………………………………… 158（佐藤　章）
　　1) 周囲への関心や社会性をとりもどす動作　158
　　　洗顔/159　手洗い/159　歯磨き/159　洗髪/160　髭剃り/160　爪切り/161
　6　移動動作の自立援助 ……………………………………………… 161（塚野　信）
　　1) 車椅子による移動　161
　　　車椅子の使用目的/161　車椅子の種類/161　車椅子の介助法/161
　　2) 歩行介助　162
　　　杖歩行の練習はどのように/162　物をまたぐ(敷居，溝など)ときは/162　階段昇降は/163　杖の種類/163　片麻痺に用いられる杖/164　各種の歩行器/165　杖の長さ/165

4　ADL訓練を生活に活用する援助 ……………………………… 166（大森武子）

　1) 生活にADL訓練を組み込む　166
　　生活の原点としてのADL/166　回復段階に応じたADLの拡大/166
　2) ADL再構築への援助　167
　　生活活動の意識化とADLの拡大/167　ADL評価をベースにADL向上を目指す/168　ADL拡大と自立支援機器/170
　3) ADL訓練を生活に活用する援助のポイント　170

5　疾患に対するリハビリテーション看護 …………………………… 171

1　脳卒中 ……………………………………………………………… 171（酒井郁子）

　1) 疾患の特徴からみた障害の構造　171
　　(1) 疾患の特徴と病型分類　171
　　(2) 脳卒中による障害の構造　171
　　(3) 発症から回復のプロセス　172
　　(4) 時期別治療とリハビリテーション　172
　　　急性期/172　回復期/172　維持期/172
　2) 脳卒中患者のQOLとアセスメント　172
　　(1) 脳卒中の体験とQOL　172
　　(2) リハビリテーションを受けている脳卒中患者の看護援助に必要なアセスメント　174
　　　急性期/174　回復期/176　維持期/178
　3) 援助の実際　179
　　(1) 急性期　179
　　(2) 回復期　180
　　(3) 維持期　182

2 パーキンソン病 184（田所良之）
1）疾患の特徴からみた障害の構造　184
(1) 発症・回復のプロセス　184
症状/184　治療/184
(2) ステージ別にみた治療と訓練　185
2）パーキンソン病患者のQOLとアセスメント　186
(1) パーキンソン病の影響とQOL　186
(2) パーキンソン病患者のリハビリテーション看護援助に必要なアセスメント　187
3）援助の過程　187
(1) 発症から外来受診／診断告知直後〜日常生活上の困難感がほとんどない時期の援助　187
(2) 日常生活上の困難感が少ない時期の援助　187
(3) 日常生活上の困難感が増してきた時期の援助　188
(4) 日常生活上，他者からの介助の必要性が生じてきた時期の援助　188
(5) 寝たきり状態で日常生活に全面的な介助が必要な時期の援助　188

3 脊髄損傷 189（宮内康子）
1）疾患の特徴からみた障害の構造　189
(1) 発症・回復のプロセス　189
(2) ステージ別にみた治療と訓練　189
2）脊髄損傷患者のQOLとアセスメント　192
(1) 脊髄損傷の影響とQOL　192
(2) 脊髄損傷者のリハビリテーション看護援助に必要なアセスメント　194
急性期/194　回復期/194　維持期/195
3）援助の過程　195
(1) 急性期の援助　195
脊椎（受傷部）の安静への援助/195　褥瘡の予防/195　排尿管理への援助/196　排便管理への援助/196　呼吸管理への援助/196　清潔への援助/196　心理面への援助/197　家族への援助/197
(2) 回復期の援助　197
セルフケア獲得に向けて/197　心理面への援助/197
(3) 維持期の援助　198

4 変形性関節症・関節リウマチ 201（古藤小枝子）
1）疾患の特徴からみた障害の構造　201
症状/201
(1) 発症：回復のプロセス　202
手術を受けるタイミング/202
(2) ステージ別に見た治療と訓練　202
発症期（初期）/202　緩解期（安定期）/202　再燃期（増悪期）/202

2）変形性関節症・RA の QOL とアセスメント　203
    （1）変形性関節症・RA の影響と QOL　203
    （2）変形性関節症の膝人工関節全置換術を受ける患者に必要なアセスメント　203
    身体的側面/203　精神的側面/203
  3）TKA 後のリハビリテーションの進め方　204
    （1）急性期のリハビリテーション　204
    （2）回復期のリハビリテーション　206
    （3）退院に向けてのリハビリテーション　206
5 大腿骨頸部骨折 ･･･ 208（長谷川真美）
  1）疾患の特徴からみた障害の構造　208
    （1）発症・回復のプロセス　208
    病態と症状/208
    （2）ステージ別にみた治療と訓練　209
    急性期/209　回復期/210　維持期/210
  2）大腿骨頸部骨折患者の QOL とアセスメント　211
    （1）大腿骨頸部骨折の影響と QOL　211
    （2）大腿骨頸部骨折患者のリハビリテーション看護援助に必要なアセスメント　211
  3）援助の過程　212
    （1）急性期の援助　212
    （2）回復期の援助　214
    （3）維持期の援助　215
6 四肢切断 ･･ 216（貝塚みどり，田中富士美）
  四肢切断のおもな原因/216
  1）四肢切断のリハビリテーションの流れ　216
  2）四肢切断後の経過別リハビリテーション看護　218
    切断後早期のリハビリテーション看護/219　自立に向けてのリハビリテーション看護/220
    障害の受容とリハビリテーション看護/220　事例─障害の受容と自立に向けて/220
7 循環器障害 ･･ 221
  1）疾患の特徴からみた障害の構造　221（成田伊紀）
    （1）発症・回復のプロセス　221
    発症の原因/221　心臓の筋肉の変性/221
    （2）ステージ別にみた治療と訓練　222
    心筋梗塞のリハビリテーションのステージ/222
  2）心筋梗塞患者の QOL とアセスメント　223（成田伊紀）
    （1）心筋梗塞の影響と QOL　223
    （2）心筋梗塞患者のリハビリテーション看護援助に必要なアセスメント　223
    リハビリテーション上の注意事項/226

3) 援助の過程　227（遠藤奈津美）
　(1) 急性期の援助　227
　(2) 回復期・維持期の援助　228

⑧ 呼吸器疾患；慢性閉塞性肺疾患（COPD）………………………… 229（湯浅美千代・勝野久美子）
1) 疾患の特徴からみた障害の構造　229
　(1) 発症・回復のプロセス　229
　　COPD の病態（症状，病理，原因）/229　経過/229
　(2) COPD におけるリハビリテーションの意義　230
　(3) 運動療法の構成　230
　　コンディショニング/230
2) 呼吸器疾患患者の QOL とアセスメント　232
　(1) 呼吸器疾患（COPD）の影響と QOL　232
　(2) 運動療法を行う COPD 患者の看護に必要なアセスメント　233
　　導入期のアセスメント/233　運動療法時のアセスメント/233　在宅療養へ向けてのアセスメント/233　維持期のアセスメント/233
3) 援助の過程：リハビリテーションを受ける人の看護　234
　　導入期の看護/234　運動療法施行時の看護/235　在宅療養移行期の看護/236　維持期の看護/237

⑨ 感覚器障害（中途失明）………………………………………………… 237（阿久津清）
1) 視覚障害者リハビリテーションの特徴　237
　　障害の特徴/238　障害適応のポイント/238
2) リハビリテーション看護の進めかた　238
　　失明前後の諸問題/238　事例—失明者の面接調査にみるリハビリテーション看護/239　自尊心の回復に向けた支援/240　障害の受容と自立に向けた支援/241　情報提供と進路に関する支援—社会的自立をめざして/241
3) 視覚障害者リハビリテーション実技　242
　　手・腕の効果的活用/242　身のまわりに関すること/243　ガイドによる移動/246　伝い歩きによる単独歩行/250　リハビリテーション実技展開の前に/251
4) 低視覚者 low vision への対応　251

⑩ 統合失調症 ……………………………………………………………… 252（粟生田友子）
1) 疾患の特徴からみた障害の構造　252
　(1) 発症・回復のプロセス　252
　　発症・経過の型/252　症状の経過/254
　(2) 治療　255
　　薬物療法/255　精神療法/257　心理社会的療法/257
2) 統合失調症患者の QOL とアセスメント　257
3) 援助の過程　258
　(1) 援助過程における看護職のかかわり　258

(2) QOL の維持のために必要となるかかわり　259

5　リハビリテーション看護の継続と地域リハビリテーションシステム

1　リハビリテーション看護の継続　261　（酒井郁子）

1) 地域連携と継続看護　261
2) 継続看護とは　261
　　継続看護に必要な要素／262　継続看護の分類／263
3) リハビリテーションにおける看護の継続　264
　　急性期から回復期への移行／264　回復期から維持期への移行／264

2　地域リハビリテーションシステム　265　（酒井郁子）

1) 看護学における「地域」のとらえかた　265
2) 地域リハビリテーションとはなにか　266
3) 地域リハビリテーションの実際　267
　　地域リハビリテーションにおける直接援助活動／267　地域リハビリテーションのしくみづくり／268
4) 地域リハビリテーションを支える看護の展開　269
　　個別援助と評価／269　住民の学習と予防活動を支える保健活動／269　地域リハビリテーションのしくみづくりを支える地域看護管理／269

3　地域リハビリテーション活動の実践　270　（松山めぐみ）

1) 地域住民のニーズの把握と事業化　270
2) 関係組織，スタッフ間の連携　270
3) 「介護予防」を目的とした地域リハビリテーション　270
　　閉じこもり予防グループの育成・支援／271　転倒予防教室／271
4) 保健師の関わり　271

6　ADL 自立を助ける環境整備

1　環境的整備のための援助　273　（塚野　信）

　　住宅改造や機器の導入は介助者のマンパワーを考慮して／273

2　リハビリテーション機器とその活用方法　273　（塚野　信）

　　車椅子／273　段差解消機／273　上下昇降型車椅子／273　立ち上がり可能な車椅子／274
　　手すり／274　便器／274　入浴器具／275　ベッド／276　天井走行式リフター／277　環境

制御装置（ECS）/277　コミュニケーションエイド/278　家庭にあるものの応用/278

3 住宅改造 ··· 279（塚野　信）

1) 住宅改造とは　279
2) 住宅整備の必要性　280
3) 住宅構造上の問題点（日本家屋の特徴）　280
   段差が多い/280　全体的にサイズが小さい/280　和式での生活様式/281
4) 住宅改造の手順　281
   身体状況の把握/281　動線の確保と短縮/281　福祉用具，社会資源の活用（例）/281
5) 改築・改造　281
   チームアプローチ/281
6) 住宅改造の実際　281
   玄関出入り口/282　トイレの改造/283　浴室/283
7) 改造の時期　283

7 活用できる社会資源

1 障害者総合支援法で利用できるサービス ································· 286（大森武子）

障害者総合支援法のポイント/286　サービスの利用手続き/288

2 介護保険制度で利用できるサービス ······································ 288（大森武子）

被保険者/289　給付の手続きと内容/289　サービスの種類/289　利用できるサービス/290　介護保険制度の改正のポイント/292　市町村によって開始時期が異なるサービス/292

索引　294

カバーデザイン：カラススーパースタジオ

リハビリテーション概説

1. リハビリテーション医学の歴史と理念

1）医療・医学の歴史的変遷

■ 死をもたらす悪魔退治としての医術

　　今日の医療は西欧における近代医学の歴史の延長上にある．年をとると衰えること，死は人間にとって避けることのできないもの，それも突然に訪れる超自然現象，すなわち悪魔か神のなせる業により死がもたらされるとかつては考えられた．どんなに平和が続いても避けられない．太古の昔から存在するこの恐怖の現象に対処するためにまず，魔術的行動が生まれた．悪魔である病を退散させる手技が医術であり，西欧における近代科学の概念でこの医術に科学的な枠組みを与えたものとしてヒポクラテスが知られている．

■ 慈善活動としての病院の誕生

　　一方，キリスト教の普及に伴い，慈善活動として病院（ホスピタル，ホスピス，ホステル，ホテルなど）が生まれ，そこでは貧しい病人，身体障害者，孤児，老人たちを収容し，食べ物とベッドを与えた．慈善は当然与えるものの救済，満足のためであり，その恩恵を受けるものは神に感謝するため祈りを捧げることが義務づけられた．慈善活動として，貧しい病人，身体障害者，孤児，老人たちを収容し，食べ物と寝床（ベッド）を提供するために設立され，強固な使命（ミッション）感により運営された施設が，もっぱら病人を対象とするようになるのは，パリのオテル・デウをモデルとしてみると 13 世紀頃からとされる（図 1-1）．

　　病気は貧窮の源でもあり，貧窮は犯罪の源でもあることから，ホスピタルの設置には治安維持的な意味合いを持つこともあった．病気を意味する英語の "illness" には「邪悪」の意味があり，"ill" は善に対する悪，罪悪がイメージされる．病院からの退院には "discharge" と言う単語が使われるが，罪人を釈放する意味でもある．

　　こうした病院は，旅行者（かつての巡礼集団）のための宿泊施設や，ルネッサンス期を経て科学の発達とともに進歩していく医術の供給場所へと分化してきた．罪人である病人は病院に収容され，神に許されると軽快して退院する．このことは，近代法体系で刑期を終えて刑務所から出所するのと同等の意味を有していたようである．リハビリテーションはもっぱら後者の意味で使われるようになるが，悪魔あるいは異端とされたものが，教会によりその人間性を認

ひとくちメモ

医という漢字は古くは醫と書かれ，その昔は「酉」の代わりに「巫」が使われていた．英語のメディシンマンには「呪い師」の意味があり，医療の起源においては東西共通のものがある．

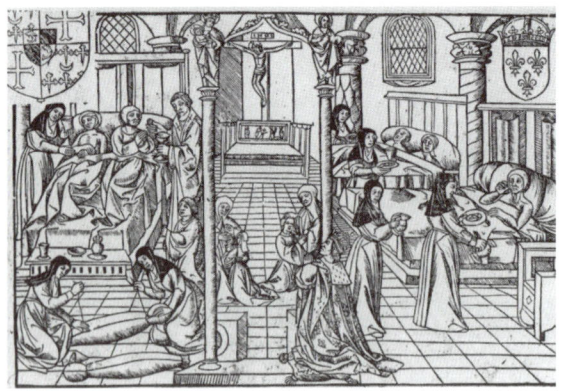

図1-1　7世紀に開設されたパリのオテル・デウ（Hôtel-Dieu）の1500年頃の病室
入院患者は貧困，肢体不自由，慢性疾患が中心だった．その賑わいの様子が描かれ，同じ病室内で死体をくるむ作業が行われ，死は日常的な出来事だった（Bibliothèque Nationale, Paris）

められて権利と名誉が回復されることである．わが国には，こうした病院の歴史はなく，本来貧民のための収容施設のイメージであった病院は，逆に入院することは近代文明の最先端を享受する富裕階級のステータスを満足させるものとして受け入れられた．

■ 看ることから診ることへ―近代医学の発足

病院が制度的に確立されることと並行して人体のしくみや病気の原因が科学的に記載されるようになると，それまで病んだ人間を看てきた医師はその根底にある病気を診ることに精力を注ぐようになった．フランス革命は近代社会の幕開けともされるが，同じ頃に収容所として劣悪環境にあった病院の改革が展開し，一方で「病気をみよ，病人をみるな」という言葉の流行により，医術を一層科学的にとらえることも定着した．あいまいな病人といった概念ではなく，同じ病気には同じ治療法で対処することで，真に病人を病気から解放することが可能になる．このことは同時に，病人は医学の鎖につながれ，人々は健康を求めて医療漬け，あるいは強迫的な医療依存に陥る始まりでもあった．

以来，医学は急速に発達し，知識の拡大と技術の進歩は医師の専門分化をもたらし，さらに市場の拡大は多数の医療関連職種を生み出すことになる．医療サービスにおいて医師と薬剤師

> **ひとくちメモ**
>
> この領域の用語として試行錯誤された主なものは，再建（reconstruction），再調整（reconditioning），再教育（reeducation），矯正（remediation），回復ケア（convalescent care），リハビリテーション（rehabilitation）などである．リハビリテーションを漢字で書くと「更生」である．『荘子』達生篇の導入における，「正平なれば則ち彼と更生す．更生すれば則ち幾（ツク）す（正平則彼更生，更生則幾矣）」に由来する．文字通り「生まれかわること」である．前述の如く，医療以前から司法の領域で一般的に使用されてきた．なお，東アジア漢字文化圏では，「康復」「復健」「再活」といった文字が当てられる．20世紀後半の保健医療では「健康」がキーワードとなっているので，前二者は妥当な表現であろう．

は早々に分業し，次いで総合的な医療者から，医師と看護・介護者の分離をもたらした．すなわち，それまで患者を看ることにおいて治療と看護が一体であった状況から，病人をすなわち看護を軽視する状況を生じ，やがて看護の意義が再認識され組織的な看護教育が始まることになる．

2) リハビリテーション医学の歴史

■ 戦傷者の社会復帰を目標とする医学から

医学の中でリハビリテーションという用語が用いられるようになったのは，クリミア戦争から半世紀以上を経た第一次世界大戦の前後のアメリカ合衆国においてであった．戦傷者の社会復帰を促進するために，リコンストラクションとリハビリテーションの部門が設置されたが，まもなく廃止された．その後は社会福祉と作業療法の一部を除いてリハビリテーションという単語は使用されなかったが，第二次世界大戦を契機に再び登場した．1942年に設立されたリハビリテーションに関する評議会は，「リハビリテーションとは障害者をして身体的，精神的，社会的，職業的ならびに経済的に能うる限りの有用性を発揮しうるように回復せしめることである（Rehabilitation is the restoration of the handicapped to the fullest physical, mental, social, vocational and economic usefulness of which they are capable）」と定義した．

■ 社会補償，医療の対応を明確にした障害重症度の考えかた

一方，産業革命以後，工業をはじめとする経済の拡大を支えた鉱山労働者の加齢に伴う呼吸器疾患の増大は，社会的補償の必要性を明確に意識させた．医学的には補償と関連して障害重症度の議論が活発になされ，impairment（機能形態障害）と disability（能力低下）と handicap（社会的不利）が明確に区別されるべきことが明らかにされた．さらに高齢人口の増加も慢性疾患の相対的増加という疾病構造の変化をもたらし，医療の対応として，やはり disability と handicap の区別が意識されるようになった．こうした流れの中で，WHO は長年の検討を経て，国際障害分類の試案を 1980 年に刊行した．

■ わが国におけるリハビリテーション医学の導入

わが国は近代科学の確立に至る西洋の歴史を共有しなかったことから，その流れの中にあるリハビリテーション医学のような新しい体系は生まれにくく，第二次世界大戦後に外圧により急速に導入された数多くの体系の一つとして導入されることになる．もちろん水治療法は『古事記』の記載までさかのぼることができるし，福祉施策については唐の制度の模倣であるにしても，律令制度下の鰥寡（かんか）条にある要援護対象者の規定は注目に値するものである．近代では，精神病院における作業療法は 1901 年呉秀三により指示されているし，1917 年には肢体不自由児の巡回相談を高木憲次らが実施している．

しかし，これまで述べてきたような歴史を欠き，医師とナースが分離され，医学も専門分化し始めた時期に導入された西洋医学の中では，1940 年代の時期の日本でようやく一般外科から分離し確立されてきた整形外科の診療に似た外観でリハビリテーションが受け入れられ，整形外科の一部と考えられてきたようである．

■ 臨床医学の専門分科としてのリハビリテーション医学の確立

今日のリハビリテーション科は障害をもった病者を対象として，物理的手段の適応とチームアプローチを特徴とする臨床医学の専門分科であり，医師の仕事は第一に慢性疾患と障害のマネジメントにあると考えられる．臓器別の縦割りの，あるいは年齢別のいずれの診療科とも関

連した横割りの診療科というべきもので，患者の医学的管理に基づいた社会復帰支援を専門とする．

2. QOLの概念をめぐって

1) QOLという言葉はどこから来たか

現在，QOLは概して肯定的ニュアンスで語られる．しかし，質 (quality) には良いことばかりではなく悪いこともある．第二次世界戦争後に，豊かな大量消費社会を迎えて物質的に盛んに「質」が論じられ，用語の使用範囲が拡大した．そして，1960年の米国で，教育，個人的関心事，経済成長，保健と福祉，非共産国家の防衛に言及した国家（国民的）目標に関する大統領アイゼンハワー委員会の報告書以来，"quality of life" という用語が一般的に使用されるようになったという．次いで，冷戦下の政治的，社会的大変動期の1960年代後半になると，個人の自由，レジャー，感情，享楽，単純さ，自家用車などへと強調点が移り，「良好な生活」が単純な物質的豊富さよりも大きなものを意味するようになった．

はじめに，社会科学研究でQOLが盛んに取り上げられるようになり，わが国では「生き甲斐」という言葉でも論じられた．次いで，1970年代になって保健介護領域でも使用されはじめ，とくに腫瘍学，リウマチ学，精神医学などの臨床介入試験で盛んに使用されるようになった．しかし，ライフを標的とする保健医療は既に量的（寿命の延長）だけでなく生活の中身に強調点がシフトしていたことから，急速にその計測法をめぐって議論が拡大した．

2) 人間行動における欲求の階層構造

日常生活の諸活動は，各個人の本能的欲求に基づくものと考えられる．人間の行動で遺伝子の影響を全く受けていないものを考えることはできないが，生物の発現には遺伝子自体の環境も重要な決定因子となっている．人間に本能の存在することを想定するなら，本能も遺伝子によって規定されている．この本能に基づく人間の欲求はさまざまに議論されてきたが，心理学者のAbraham H. Maslowは5群に分類し，階層構造を有するものとして説明した．全体的人間観に立脚する人格の統一的な見方はリハビリテーションの実践や動機づけの解釈にも有用であるが，この階層（ヒエラルキー）は必ずしも固定的なものではない．個々の事例においては慎重に適用すべきものである．リハビリテーションに関連する内容としては以下のリストがあげられる．

a 基本的生理的欲求：空気（酸素），食物，老廃物の排泄，など
b 安全欲求：安心感や身体的精神的恐怖に対処する能力
c 愛情欲求：友人の必要性と仲間により受容されている感覚
d 尊重欲求：自分自身，自分の長所，自分の活動を他者から評価
e 自己実現：生活歴を通じて自分の価値基準感や自分の生活への満足

自分でトイレに行き排尿する活動を治療目標に設定したとする．排泄欲求は基本にあり(a)，トイレまで安全に到達し，安全に用を足せることが達成されると(b)，毎回自発的にトイレを使用することでその集団内での自分の存在が安定する(c)．

3）医療における日常生活での活動性重視

■ 寿命の延長に加えて生活の質（QOL）をめざす現代医学

　　病気に集中した医学と医療における先端技術の開発競争はめざましいものである．その一方で，社会，経済，心理，行動などの領域にも科学の方法論が確立されるに伴い，病人を総合的にとらえることが可能になりつつある．その結果，19世紀末から20世紀にかけて医師がかかわるべき医療の本来の目的を「現代の医学は単に生命に年数を加えるだけではなく，生活を加えるべきものである」として，生活の質 quality of life（QOL）が意識されるようになった．とくに高齢者の医療では"Adding Life to Years"が標語として掲げられるほどである．

■ 病気の重症度を生活活動で評価

　　日常生活での活動（activity）を保健医療の疫学的指標として積極的に取り上げるようになったのは19世紀後半からである．ライフ（life）における生活の側面が重視される流れの中で，1940年代に日常生活における動作や活動の障害（能力障害）の階層性分類に関する考え方が生まれ，疾病の重症度を反映する目的で使用されるようになった．すなわち，疾病の診断で生理学検査や生化学検査が開発され，化学療法剤をはじめとして薬物療法が急速に発展する過程で，日常診療場面では生活活動の障害が重視されるようなった．医学的介入の妥当性を示す根拠として認識されたからである．

　　関節リウマチの重症度を分類する方法としてわが国でもよく知られているスタインブロッカー（Steinbrocker）のクラス分類の原著は1949年の米国医師会雑誌（*JAMA*）に掲載されたものである．1940年代に悪性腫瘍の治療の指標として考案されたカルノフスキーの分類は，腫瘍の縮小や，各種腫瘍マーカーの減少以上に治療で優先されるべきものは患者の日常生活の活動水準の増大という発想に基づく．また，呼吸苦の指標として今日でも有用なヒュー・ジョーンズ（Hugh-Jones）の分類は呼吸器疾患のリハビリテーション中の作業耐性を評価する目的で，多数例で運動負荷テストを実施し，呼吸機能分析の結果に基づき，日常活動に関する質問項目による臨床的重症度として分類したものである．ラスク（Rusk）らによるNYHAの心機能分類も運動負荷試験に基づく日常生活での活動水準による重症度分類である．

　　このように，各種疾患の治療介入を計画し，効果を評価するための指標として患者の日常生活における活動水準を分類することは，20世紀半ばの欧米の臨床医学の世界では一般化していたと考えられる．

4）ADLの階層構造

■ 保健医療におけるADL概念の普及

　　人口の高齢化兆候に伴い，慢性疾患（病気）と長期ケアの重要性が増大することに対応して，米国では1949年に合衆国における慢性疾患の研究のために慢性疾患委員会が設置された．この委員会では機能と能力障害の重要性に焦点を当て，日常生活活動（ADL）の分類の必要性を示した．その後，さまざまな項目を含む評価法が考案される過程でADLに理論的枠組みを提供するものとして受け入れられたのが，ロートン（Lawton）による行動学的モデルである．

　　これは領域の階層性において生活機能をとらえるもので，1950年代のカッツ（Katz）らの基本的ADL（BADL：basic activities of daily living）の考え方に共通するものである．すなわち，日常生活での活動としてのADLは単純なものから複雑なものへ配列され，複数の機能を含

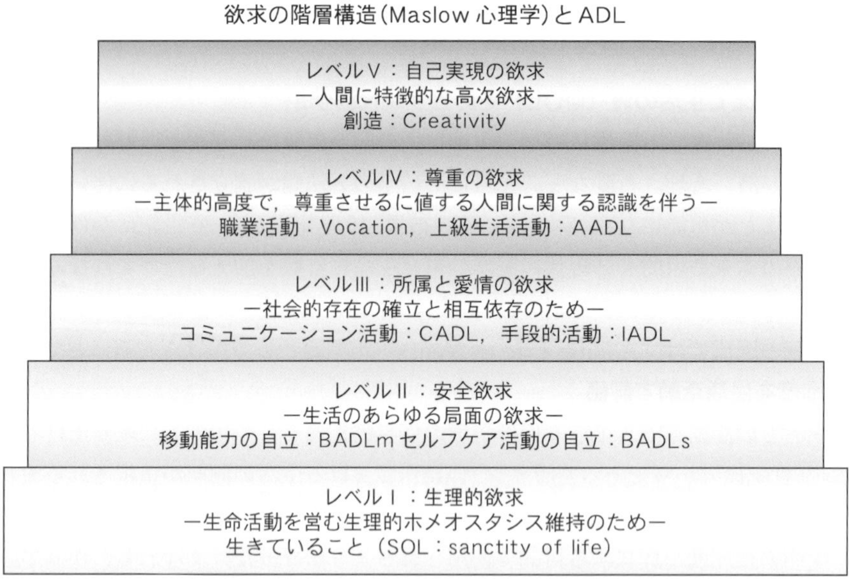

欲求の階層構造（Maslow 心理学）とADL

```
レベルⅤ：自己実現の欲求
－人間に特徴的な高次欲求－
創造：Creativity

レベルⅣ：尊重の欲求
－主体的高度で，尊重させるに値する人間に関する認識を伴う－
職業活動：Vocation，上級生活活動：AADL

レベルⅢ：所属と愛情の欲求
－社会的存在の確立と相互依存のため－
コミュニケーション活動：CADL，手段的活動：IADL

レベルⅡ：安全欲求
－生活のあらゆる局面の欲求－
移動能力の自立：BADLm セルフケア活動の自立：BADLs

レベルⅠ：生理的欲求
－生命活動を営む生理的ホメオスタシス維持のため－
生きていること（SOL：sanctity of life）
```

図1-2　Maslow 心理学における欲求の階層構造を日常活動の階層構造に対応させる試みの模式図

むセットとしてとらえられ，単にセルフケアの領域にとどまらないことを明確にした．もうひとつのセットとして提唱されたのが手段的ADL（IADL：instrumental activities of daily living）である．

　移動は動物の基本的活動である．人についてみると電車やバスなどの公共輸送機関を利用して，あるいは自家用車を運転してある場所（町）から他の場所（町）へ移動することはIADLに属する活動である．また，歩いて，杖をついて，車椅子を操作してなど様式の如何を問わず，自室のベッドからトイレへ移動すること，あるいは戸外に出ることはより基本的活動でありBADLに属する活動である．

■ **ADL の拡がり**

　さらに今日では，高齢者のQOLを視点に入れることで上級ADL（AADL：advanced activities of daily living）あるいは趣味や余暇的活動（avocational activities）についても議論されている．すなわち1980年代になると，ジョギングをしたりゴルフをするなどの身体活動，コンサートに出かけたり友人を自宅に招いてパーティを開くなどの社交活動を上級日常生活活動（AADL：advanced activities of daily living）として，あるいはさまざまなレジャー活動や趣味的活動（avocational activity）も日常生活活動の評価対象として注目されるようになってきた．休暇をとってゴルフに出掛けるのはAADLに属する活動である．

　このように，ADLは階層構造を有するものとして理解されることから，前述のMaslow心理学における欲求の5つの段階を単純化してADLの分類を対比させた試みを図1-2に示す．

■ **QOL と ADL**

　日常の生活活動をQOLの議論に適用すると，ADLの構造で図示した中段に位置するIADLは中間的ADL（intermediate ADL）として議論されることにもなる．すなわち，日常生活における活動を階層性に分類する際には，基本的なもの，中間的なもの，発展的な（上級の）ものに分け，最上位に創造性と自己実現，基底に生命の保障を位置づけることができる．活動や

主観的満足度など複数に軸を有する QOL の尺度が開発され，保健医療の介入指針としても重視され普及しつつあるが，西洋社会においては生命主義（vitalism）と QOL の狭間で揺れ動かされる SOL（sanctity of life）に関する議論も真剣になされている．生命や生活の質の良し悪しが人間の存在を許容される条件ではない．

5）QOL の評価

■ QOL の定義

QOL の用語はさまざまな領域で多義的に使用されてきたが，WHO では「個々人が生活する文化・価値背景のもとで，人生目標や期待，生活水準や心配などに照らした自己の位置づけに関する評価・認識（Individuals' perceptions of their position in life in the context of the culture and value systems in which they live and in relation to their goals, expectations, standards and concerns）」と定義している（WHO QOL-100，WHO，1995）．

定義はいろいろあるが，その課題のひとつに基本的な軸の問題がある．客観的成分と主観的成分が含まれるが，Thomas Kuchler（1995）は基本軸として，以下の 3 項をあげている．

① **身体的軸**：身体機能や症状を重視することが多い．
② **社会的軸**：社会統合，社会のネットワーク，役割の実行などを重視することが多い．
③ **心理的軸**：感情や気分の状態，抑うつ，主観的安寧（well-being）

■ 代表的な計測法

保健医療における治療的介入の帰結の指標としての QOL は健康関連 QOL（HRQOL）として限定されて論じられる．HRQOL の計測法は，包括的・一般的尺度と疾患特異的尺度に分けられ，さらに効用値として一元的尺度でとらえる選好に基づいた尺度（preference-based scale）と，多次元的にプロフィールを表示する尺度（profile-based scale）に分けられる．

前者には，SF-36（Health Survey Questionnaire Short Form 36），EQ-5D（EuroQol Instrument），HUI（Health Utility Index）などがあり，これらは選好型尺度であり，効用値は QOL 調整生存年数（QALY: quality-adjusted life years）の算定などにも使用される．その他にも包括的尺度として，SIP（sickness impact profile），WHOQOL（WHO Instrument for measuring quality of life）などがある．

疾患特異的尺度は，癌，リウマチ，筋骨格疾患などだけでなく，近年は癌によっても各種あり，脳卒中，高血圧，糖尿病，腎透析などさまざまな疾患で指数関数的に急増している．

■ SF-36 について

1980 年代の米国での医学的帰結研究（MOS: Medical Outcome Study）で開発され，身体機能，日常役割（身体），身体の痛み，全体的健康感，活力，社会生活機能，日常役割機能（精神），心の健康からなる 8 つの下位尺度（36 項目）とともに 1 年間の健康状態全般の変化を尋ねる項目を有する．それぞれに得られた数値は換算式を用いて 100 点満点の連続スケールに変換される．この 8 項目が健康概念を定義していることにもなる．国際的に最も広く使用されてきたが，改訂が反復される間に，大規模な疫学調査での使用を目的に 8 つの健康概念をそれぞれ 1 項目で測定する SF-8 が開発されている．日本語版の使用登録の手続きは，NPO 健康医療評価研究機構が行っている（www.i-hope.jp）．

■ EuroQol について

ヨーロッパ 5 カ国（英国，フィンランド，オランダ，ノルウェー，スウェーデン）の研究者

により健康指標として開発され，1990年にpublic domainとして公表された．質問票は，「5項目法」と「視覚評価法（VAS）」からなる．5項目の領域は，①移動の程度（歩き回れるかどうか），②身の回りの管理（洗面や着替え），③普段の活動（仕事，勉強，家事，余暇など），④痛み/不快感，⑤不安/ふさぎこみ．5項目質問票の回答を効用値に換算する換算表（1.000〜-0.594）があり，間隔尺度として使用される．日本語版は，日本語版EuroQol開発委員会により作成され，1997年にEuroQol Groupから認定された．さらに，2002年には日本版効用値換算表が作成された．使用に際しては，事務局に利用登録を必要とする(問い合わせ先：池上直己，慶應義塾大学医学部医療政策・管理学教室)．

3．健康に関する問題の国際分類（WHOの国際分類）

1）20世紀後半からの医療とWHO

WHO（World Health Organization：世界保健機関）による障害（Impairments, Disabilities and Handicaps）分類の試案が1980年に刊行されて以来，障害のとらえ方や分類に関する議論が活発になってきた．その背景には近代医学や保健医療の展開にかかわるさまざまな要因があるが，WHOの活動に注目するなら，健康の定義も含めてWHOの成立に影響を与えたケインズ（John Maynard Keynes）の思想があり，その後の展開で採択されたアルマアタ宣言が重要である．

今日の保健医療に関してわが国で取り上げられる介護の領域の用語にケアマネジャーがある．そこでは，医療サービスの受給者であるかつての患者は福祉の対象としてクライエント（依頼人）と呼ばれた時代を経て，コンシューマ（消費者）と呼ぶように変化している．保健医療は経済の視点でとらえることが重視されている．

2）健康権と医学・医療

■ 健康の定義

1946年の国際保健会議の最終日に採択された世界保健機関憲章で，健康とは「単に病気や虚弱の欠如ではなく，身体的，精神的，社会的に完全に良好な状態である」と定義された．加えて，「到達可能な限り，最高水準の健康を享有することは人間の基本的な権利のひとつである」ことが宣言された．50年を経て，今日の医学・医療の展開に合わせてWHOではこの健康の定義について再考する必要性が議論された．この議論にもさまざまな側面があり，そのひとつに1970年代から提言されたspirituality（スピリチュアリティ）の問題がある．1998年に健康の定義に関する改正案として提案され，先送りとなった文案は「健康とは，身体的・精神的・社会的・スピリチュアルに完全に良好なダイナミックな状態であり，単に病気や虚弱がないという意味ではない」である．はじめに医療の歴史に関してキリスト教文化との密接なかかわりを述べたが，この改正案にはイスラム教世界観の主張が考察されている．

■ 健康の保障

健康を保障するには，まず病気に対する医療の普及と水準の向上が必要とされる．しかし，健康権を保障するためには，近代医学の洗練と高度化だけでは達成できないことにも気づかれてきた．現代医学は健康改善にまったく役立っていないばかりか，むしろ病人づくりに手を貸

し，人々をひたすら医療に依存させるだけであるとの批判も生まれた．平均寿命の延長に寄与したのは医学の進歩よりは環境や栄養の改善のほうが大であるという主張もある．この間に，医療のための社会的支出は急速に増大し始め，その割に健康水準は改善しないことが各国の政策担当者たちの問題となってきた．

一方，国際的には開発途上国の保健の向上が取り上げられ，健康権を保障するための政策の議論と合わせて WHO で検討された．その原則は 1978 年にアルマアタ宣言としてまとめられ，プライマリヘルスケアの必要性の強調と，自助と自決の精神，すなわち個人ならびに集団の主体性と参加が重視された．これには病気は不慮の災難であって，自らは対処できないものという消極的な行動様式ではなく，病人，病む可能性のある人（あるいは障害者，障害を負う可能性のある人）が主役となり，自らの生活習慣を修正しつつ健康にも責任を持つべきであるという主体的な人間中心の市民社会の積極的思想を反映したものと考えることができる．また，ここで保健医療の 4 本柱として，治療医学，予防医学，リハビリテーション，健康増進を位置付けた．

3）障害分類の動向

■ WHO と障害分類

障害を，機能形態障害，能力低下（障害），社会的不利（ハンディキャップ）に分けることが WHO による疾病の国際分類（いわゆる ICD：International Classification of Disease）に関する議論の場で合意されたのは，ICD-9 が承認された 1975 年のことである．

ICIDH（International Classification of Impairments, Disabilities and Handicaps）では疾病（あるいは変調）によるさまざまな結果を概念化し，因果的階層に基づき以下のようにモデルが提示された．

疾病（変調）	→	機能形態障害	→	能力低下	→	社会的不利
disease（disorder）		impairments		disabilities		handicaps
（内的状況）		（顕在化）		（客観化）		（社会化）

■ 病名の国際分類

医学の進歩は病名の数の増加を伴う．治療は症状の緩和を目的としたり，病気の原因除去を目的としたりするので，病名のつけ方にも根拠はさまざまある．医学が科学として急速に展開し始めた 19 世紀になると，国による病名の不一致が問題となり，病名に関する共通言語の必要性が認識され，ヨーロッパ諸国において国際会議が持たれるようになった．疾病を解剖学的部位または身体システムにより分類し，あわせて第 2 水準として病態生理学的過程に従う Farr W. らの分類が採用されたのは 1855 年の第 2 回国際統計会議においてであった．その後，何回かこの分類は改訂され，ICD に反映された．

ICD の始まりは 19 世紀末，国際統計協会によって死亡診断書上の死因の統計処理のために策定された国際死因分類（第 1 回国際死因分類修正会議，1900 年）とされる．この死因分類は制定の当初，社会・医学の発展に伴い約 10 年ごとに修正を加えることが定められた．第一次世界大戦後は国際連盟により後援され，第二次世界大戦後の第 6 回修正（1948 年）以降は WHO 憲章に基づき WHO の所轄となっている．

改訂ごとに，分類の修正が行われたが，大分類の枠組みは維持された．しかし，17 世紀の死亡証明書では 83 項目に集約された病名が，ICD-9（1975 年）では 1,000 項目以上になっていた

表1-1 ICD-10における疾病，障害及び死因の統計分類基本分類表

ICD-10における疾病，障害及び死因の統計分類基本分類表	
第1章	感染症及び寄生虫症（A00-B99）
第2章	新生物（C00-D48）
第3章	血液及び造血器の疾患並びに免疫機構の障害（D50-D89）
第4章	内分泌，栄養及び代謝疾患（E00-E90）
第5章	精神及び行動の障害（F00-F99）
第6章	神経系の疾患（G00-G99）
第7章	眼及び付属器の疾患（H00-H59）
第8章	耳及び乳様突起の疾患（H60-H95）
第9章	循環器系の疾患（I00-I99）
第10章	呼吸器系の疾患（J00-J99）
第11章	消化器系の疾患（K00-K99）
第12章	皮膚及び皮下組織の疾患（L00-L99）
第13章	筋骨格系及び結合組織の疾患（M00-M99）
第14章	尿路性器系の疾患（N00-N99）
第15章	妊娠，分娩及び産褥（O00-O99）
第16章	周産期に発生した病態（P00-P99）
第17章	先天奇形，変形及び染色体異常（Q00-Q99）
第18章	症状，徴候及び異常臨床所見・異常検査所見で他に分類されないもの（R00-R99）
第19章	損傷，中毒及びその他の外因の影響（S00-S99）
第20章	傷病及び死亡の外因（V00-Y99）
第21章	健康状態に影響を及ぼす要因および保健サービスの利用（Z00-Z99）

ことから，WHOによりICD-9の策定作業と平行して21世紀に向けたFarr以来の分類体系の見直し作業が開始された．その結果，ICD-10では100年ぶりの抜本的見直しが行われ，1990年の第43回世界保健総会において新しい分類体系にもとづく疾病分類が採択され，『疾病と健康関連問題に関する国際統計分類の第10版』（1992年）として改訂版が刊行された（表1-1）．

■ **WHOとさまざまな国際分類**

保健医療の目的が，生命の延長だけでなく生活を加えることとしての認識が普及することで，死因に関する用語の分類にとどまらず，健康を危うくするさまざまな要因についても同様に国際分類の必要性が高まる．今日では健康に関する多くの国際分類がWHOにより開発され，これらは国際分類のファミリー（FIC：Family of International Classification）としてまとめられる（図1-3）．そのなかで，ICF（International Classification of Functioning, Disability and Health）あるいはICIDHは，ICDと補完的に対応して保健医療サービスの対象を分類し，コード化するための道具としてファミリーの中核に位置している．

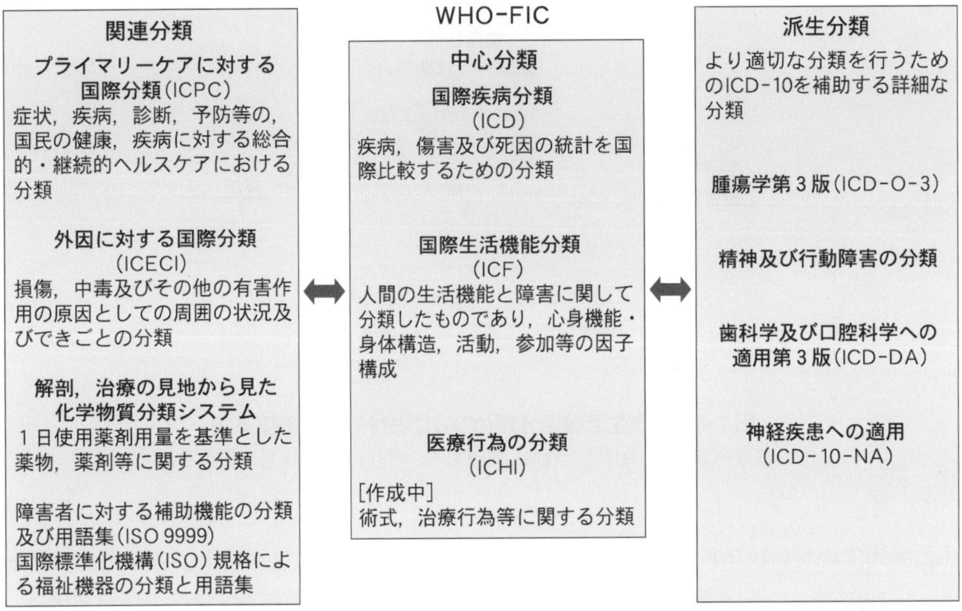

3. 健康に関する問題の国際分類（WHOの国際分類）

関連分類	WHO-FIC 中心分類	派生分類
プライマリーケアに対する国際分類（ICPC） 症状，疾病，診断，予防等の，国民の健康，疾病に対する総合的・継続的ヘルスケアにおける分類 外因に対する国際分類（ICECI） 損傷，中毒及びその他の有害作用の原因としての周囲の状況及びできごとの分類 解剖，治療の見地から見た化学物質分類システム 1日使用薬剤用量を基準とした薬物，薬剤等に関する分類 障害者に対する補助機能の分類及び用語集（ISO 9999） 国際標準化機構（ISO）規格による福祉機器の分類と用語集	国際疾病分類（ICD） 疾病，傷害及び死因の統計を国際比較するための分類 国際生活機能分類（ICF） 人間の生活機能と障害に関して分類したものであり，心身機能・身体構造，活動，参加等の因子構成 医療行為の分類（ICHI） ［作成中］ 術式，治療行為等に関する分類	より適切な分類を行うためのICD-10を補助する詳細な分類 腫瘍学第3版（ICD-O-3） 精神及び行動障害の分類 歯科学及び口腔科学への適用第3版（ICD-DA） 神経疾患への適用（ICD-10-NA）

図1-3 WHOによる健康に関する国際分類ファミリー

FIC（family of international classification）の概念はICD-9の策定段階から想定され，ICD-10施行後にWHO-FICネットワーク会議として正式に導入された．ICD-9においては中心分類としてICD-9とICIDHが配置された

■障害分類（ICIDH）から生活機能分類（ICF）へ

　ICIDHはICDと同様に健康に関する諸問題の表記法の共通言語をめざしたものである．用語の命名は，その内容に関する共通理解の程度を背景にするが，国際的にはそれぞれの言語の相違は未解決である．わが国では，ICIDHを障害の国際分類と呼ぶが，障害をイメージする英語も簡単ではない．同じ英語圏でも，今日では国により，日本語との対比ほどではないが，用語の持つイメージは均質ではない．障害は差別の要因としても課題であるが，こうした用語にも差別のイメージがある．障害者の表記にも差別のイメージが付きまとう．差別は用語の意味する内容に対する社会のネガティブな反応であるが，国によっては用語の使用も忌避されることがある．

　この議論の背景のひとつとして，障害を医学（疾病）モデルでとらえるか社会（生活）モデルでとらえるかの視点がある．脊髄損傷で対麻痺を生じたが，車椅子を使用することで通常の生活に関して自立可能となった人で，その人の就業を妨げる要因には，車椅子での通勤を排除する公共輸送機関や建物といった社会環境に目を向けることも必要である．就労といった社会参加を妨げるのは脊髄損傷，対麻痺，起立歩行不能といった障害ではなく，階段の存在といった環境的バリアである．

■ICFの概念

　ICFの用語も健康概念を背景に定義される．身体機能は，身体システムの生理学的機能である（心理機能を含む）．身体の構造とは，臓器，四肢，およびその成分など身体のそれぞれの解剖学的部分である．機能形態障害（impairments）とは，通常からの著しい逸脱や喪失などの身体機能または構造上の障害である．活動とは，個人による仕事や活動の遂行である．参加とは

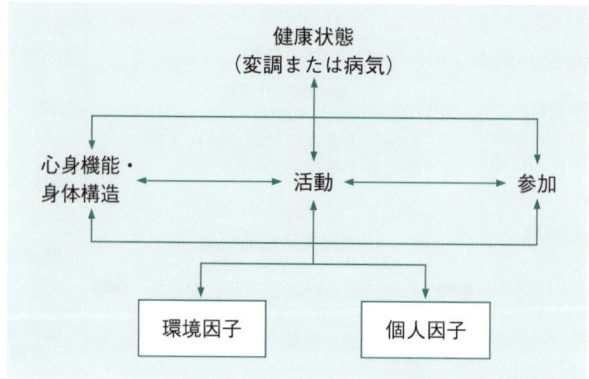

図1-4 国際生活機能分類（ICF）における活動の概念図
健康状態を反映する活動に関連して，相互に影響しあう因子

生活場面でのかかわりあいである．活動の制限は，活動の遂行において個人に生じる困難である．参加の制約は，生活場面でのかかわりあいで個人が経験する障害である．環境要因は，人々が生活し，自分の生活を処理する際の物理的，社会的，および行動姿勢の環境を形成する．

図1-4は，生活機能と障害，および背景因子の2部構成からなるICFの構成要素間の相互作用を示すものであるが，因果関係については個別に考察する必要がある．ハンセン病では，容貌を含め外見の偏倚があっても個人の能力にはなんら影響をおよぼさない場合が多い．心不全や呼吸不全を生じる病気では，四肢に障害がなくとも日常生活の遂行は困難な場合が多い．精神障害回復者では，対人関係や職場での偏見や差別から機能や能力の障害の程度にかかわらず参加を制約される場合が稀でない．すなわち，健康領域と健康関連領域の構成成分の分類であり，正式名称が「疾病と健康関連問題に関する国際統計分類の第10版」であるICD-10における病因論的な枠組みとは異なり，因果関係に立脚したものではない．

しかし，ICFの表題は直訳すると「機能，障害，健康の国際分類」である．ICIDHの改定作業の最終段階で表題が変更されたものであり，ICIDHに内在する社会モデルの発想を反映したと考えることもできる．医療者や福祉職が障害者から受け入れがたい存在とみなされる葛藤から解放される契機となるかもしれないが，説明と同意の徹底は当然としても医療サービスを通常の商品経済の論理で推進することへの合意は未だ必ずしも普及しているとは思えない．商品の選択権は消費者（コンシューマ）にあるが，治療の側面からは原因を除去するために因果関係で説明し，治療を計画することは依然として有用である．売れ筋の商品（治療メニュー）を陳列して選択させ，自由競争を推進することは必ずしも医療の質の向上には結びついていないようである．

4. 障害のレベルとその基本的アプローチ

1）障害の用語について

■ 翻訳文化の不利

ICIDH-2（ICF）を含めてWHOの国際分類ファミリーは健康に関する広範囲の情報（例，

診断，機能と能力障害，保健サービスを必要とする理由）を細分類するための枠組みを提供し，種々の専門職がかかわる保健医療や介護に関するコミュニケーションを可能にするために標準化された共通言語を使用すると述べている．しかし，われわれが使用する「ライフ」が町なかのスーパーマーケットを意味し，life について論じる時は「生命」，「生活」，「人生」などを訳しわける．本書の表題にある QOL も漢語混じりの日本語にはなじまない．リハビリテーションは更生がふさわしいことを先に考察したが，現実にはなじみにくい．スピリチュアルも当分の間はカタカナで表記して論じられることであろう．

「障害」という日本語も，disability に対応させることは不便で，図 1-4 にある disorder は，多くの場合に障害（精神障害など）と訳される．制度や学問の輸入国民にとって，言葉の障害は問題（problem）であり，困難（difficulty）であり，不利（handicap）でもある．わが国で国際障害分類と呼ぶ ICIDH は，疾病と健康関連問題に関する分類と相補的な impairments と disabilities と handicaps の分類であった．したがって，ICD-10 に対応して「健康関連」からみると，「生活機能，障害，健康」と題した分類法（ICF）が刊行されたことは当然の帰結でもあろう．これは当然，ICD-11 の編集作業に影響するものである．ICD-9 から ICD-10 にかけて，およそ 100 年ぶりともいうべき分類体系の見直しがなされた．それに比べると，ICIDH あるいは ICF は開始されて間もない事業といえる．

■ ICF と ICIDH

ICF は諸方面で関心を持たれ，さまざまに解釈されるが，ICD-10 と並んで WHO による 21 世紀の地球規模での保健医療戦略の基本的な理念を反映したものであり，健康の構成要素の記述での実用性を目指したものである．約 1,500 項目のカテゴリーに分類されている．リハビリテーション領域での有用性に期待されるが，医療現場においては「病気の結果（帰結）」を分類した ICIDH を廃棄する必然性は乏しい．

しかし，保健医療サービスについて考える時には視点を変えることで分類体系も変わり，その変化は社会的ニーズの変化を反映している可能性があることにも留意する必要がある．また，リハビリテーションは障害者の生活の視点に立つ保健医療サービスであることから，常に生活モデルを念頭においてアプローチを計画することも忘れてはならない．

2）障害の 3 層分類と相互関係

■ 障害とは

病気について理解が深まると病気の治癒のメカニズムも理解され，それを促進する技術は進歩する．その究極の方向は遺伝子の制御と，一方で有害要因の除去，すなわち病気にならないようにする予防医学にあろう．しかし，救命され病気は治癒しても症状が残存していると，患者にとっては治った気にはなれない．遺伝子により規定されている大半の病気は，発病した後は医学的管理を継続する必要がある．社会生活を送る人間としてみると，病人の問題は継続的医学管理と，病気の結果生じた現象の日常生活に対する影響である．これらが障害であり，場合によってはそのために退院することが困難になる．

障害は図 1-5 に示すように，ICIDH において提唱された機能形態障害，能力低下（障害），社会的不利（ハンディキャップ）の階層性に分類することが有用である．

■ 機能形態障害

Impairment（機能形態障害）は，健康体験を背景として心理学的，生理学的あるいは解剖学

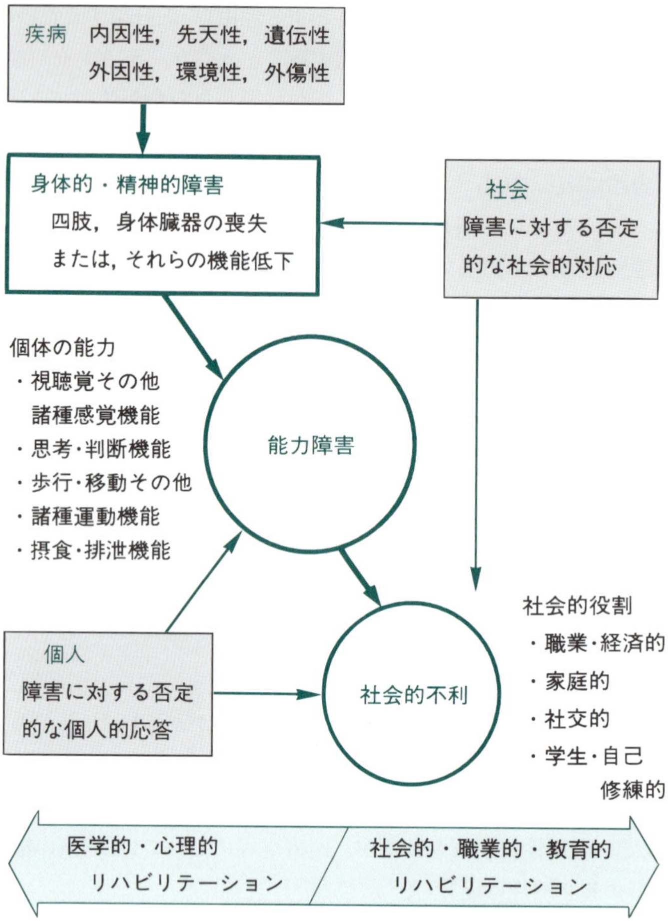

図1-5 疾病を起点とする障害の階層構造

的な構造や機能の異常ないし喪失である．切断による下肢喪失は末梢動脈閉塞疾患によるものも交通事故によるものも，先天奇形による欠損でも同じく下肢喪失である．さらに，必ずしも病気が現存することも，その個人が病人であることも意味しない．もちろん，病気が現存する場合もあり，その病気の治療結果によっては変化しうる．したがって，Impairment には永続的なものだけでなく一時的なものも含まれる．

脳卒中を例にして考えてみる．血管が閉塞して出血したにせよ破綻したにせよ，その時点で疾病は完結していることが多い．病理学的拡大が管理され，壊死組織が吸収されたり血腫が除去されたりした段階で病気は治ったものとみなされる．しかし破壊された神経細胞は再生せず，軸索の再生にも限界がある．救命された患者には片麻痺，失語，失行，失認などの症状が残存することが多い．これは生物学的レベルの問題として機能形態障害に位置づけられる．そのほかにも直接的障害はいろいろあるが，二次的に廃用症候群とされる諸症状もこの障害に含まれる．

■ **能力低下（障害）**

機能形態障害の結果，患者は歩行困難であったり，自分で服が着られなかったり，コミュニケーションが困難であったりする．これらは個体レベルでの問題として個人の Disability（能力

低下，能力障害）に位置づけられる．

　すなわち能力低下は，健康体験を背景として人間にとって普通のことと考えられる範囲内，あるいはやり方で活動する能力の制限や喪失である．全体としての身体活動や人間の行動に関する複合的で統合的活動に関するものである．これらも，永続的なものもあれば一時的なものもあり，可逆性であったり進行性であったりする．日常生活における各種動作や活動とかかわりが深く，その障害度は社会的価値観や習慣に影響される．食事で箸を使用することが当然とされる国は稀である．その能力を利用する・しないや，能力の喪失・低下をどのように自覚するかは，個人の生活の質や満足度にも反映される．

■ 社会的不利（ハンディキャップ）

　Handicap（社会的不利）は，健康体験を背景としてその個人にとって（年齢，性，および社会的かつ文化的要因に依存して）当然と考えられる役割の実行を制限したり妨げたりする不利な立場である．これは個人の実行能力や状態と，その個人が属する特定の集団による期待（こうあって欲しい，あらねばならぬ）との間の不一致により特徴づけられる．

　すなわち能力低下（障害）の結果として，職業や学業の継続が妨げられ，経済活動や社会活動に不利益を生じる．脳卒中という病気の社会的知識のゆえに，罹患した事実だけでもその個人に社会的不利益をもたらすことがある．障害という言葉を差別用語として意識させるような疾病や機能形態障害そのものに対する社会の否定的対応がある．これらは社会的レベルでの問題として社会的不利（ハンディキャップ）に位置づけられる．

■ 同時に存在する三つの障害

　同様に先天性障害を有する児童においても，麻痺，筋萎縮，四肢欠損，精神発達遅滞といった機能形態障害，自立生活に必要な能力獲得の困難（能力障害），就学の遅れや常時介助者の付き添いを要するなどの社会的不利を区別することができる．

　疾病によりその個人に生じる問題を障害として捉えると，以上のように階層性に分析することが可能であるが，個々の状況は実際にはより複雑である．少なくとも，社会的不利が能力低下の有無に関わらず形態障害から生じることは容易に理解される．また，病気になった個人に対する治療（treatment）が，病気をみることによってのみでは達成し得ない場合が多いこと，さらに生物学的あるいは医学的アプローチのみでなく，社会的，職業的あるいは教育的アプローチを含める必要性を有する場合のあることも理解されるようになった．すなわち，三つの障害は階層性構造を有するが，同時に存在するものであり，それぞれに対応が可能であり必要でもある．

3）三つの障害への基本的アプローチ

■ 障害のレベルごとの対応

　広くリハビリテーションというときには，医学的のみではなく，職業的あるいは教育的，あるいは環境的取り組みも含まれ，行政的な省庁との関連では厚生労働省だけでなく，多くの省庁での取り扱い課題も含まれる．

　このように3層に分類される障害に対しては，医学的にもそれぞれのレベルでの対応が可能である（**表1-2**）．疾病そのものに対しては初期治療と継続的な医学的管理が行われる．

　機能形態障害に対しては，さまざまな機能回復訓練，対症的物理療法，義肢による欠損部の代替が行われる．物理療法には温熱療法，電気治療，光線療法，水治療法，寒冷療法，牽引療

表1-2 障害のレベルとその基本的アプローチ

機能形態障害 (impairment)	病床での体位変換，良肢位の保持 体力，耐久性の回復促進 関節可動域訓練 筋力増強訓練 麻痺の回復促通手技 言語，認知機能訓練 構音，嚥下機能訓練 機能的・装飾的義肢の作製 心理的支持―食思不振，不眠，疼痛の緩和
能力低下（障害） (disability)	杖，歩行補助具の使用 義肢，装具の装着訓練 車椅子による移乗・移動動作訓練 日常生活動作・活動訓練 自助具，生活関連機器の選択と使用指導 病棟における可能な生活動作・活動の実行 心理的支持―訓練への積極的参加，ADL実行の促進
社会的不利 (handicap)	家屋の改造，生活環境の整備 家族，介護者への指導―障害の理解と実用技術の取得 社会資源の活用―地域サービス，手帳・年金制度 職業的技能訓練 職場，学校，教育委員会との交渉 心理的支持―障害の受容

主として急性期から回復期の医療場面でのリハビリテーションの基本的アプローチの例を示す

法が含まれる．能力低下に対しては，生活に必要な動作訓練が，直接的に，あるいは義肢や補装具を装着して行われる．さらには能力を代償する自助具，車椅子，環境制御システムを含めたさまざまな生活用機器の使用法が指導される．社会的不利に対しては，生活環境の整備，受け入れ社会に対する障害理解の促進，社会資源の活用が図られる．

　障害のレベルはICIDHに対応した分類を適用した考え方である．前述のように，WHOにおけるICIDHの改定作業においてカテゴリーの見直しの過程で，disabilityをactivity limitationへ，handicapをrestriction of participationへの置き換えが提案された．さらに最終段階で生活モデルが強く意識されたようであるが，表題にはDisabilityが残されている．わが国ではかつてのICIDH導入時と同様にICFが一部で信仰的に受け入れられているが，時が経ってICIDHのように忌避されないように，実際に使用する際にはぜひ原書に接することが望ましい．

　治療対象の分類体系は，病院かコミュニティでのアプローチかにより使い分けるのも一法である．リハビリテーションは伝統的医療場面の枠を超えた過程を含み，この部分の広がりは医療以上かもしれない．高次脳機能障害や精神障害が課題とされる場面ではactivitiesを中心に治療計画を整理することはわが国でも古くから行われてきた．

　病院などの医療場面での使い方としては，問題リストとして列挙し，評価点を加えること（例，b730.2：筋力機能の中等度の問題）で帰結の計測にも期待されるが，0～4％，5～24％，25～49％，50～95％，96～100％の判定における信頼性を高めるためには評価者への研修を必

要とする．もっとも，最近の日本でのFIMの普及を観察するに，研修は不要なのかもしれない．そして，ICFをこのように使用するといつの間にか医学（疾病）モデルで対応していることになる可能性にも留意すべきであろう．

■ リハビリテーション専門職とその役割

このような障害のレベルごとの対応は，疾病の管理に基づいて，多数の専門職によりそれぞれ実行される．機能形態障害とそれと直列的な能力障害に対しては，主として理学療法士，作業療法士，言語聴覚士，義肢装具士，視能訓練士が分担する．そのほかにわが国では国家資格としては未確立だが，臨床心理士，レクリエーション治療士などの役割も重要である．社会的不利に対しては，医療ソーシャルワーカーや職業カウンセラーあるいは民生委員が分担する．介護福祉士，社会福祉士，ホームヘルパーも地域や施設における社会的不利の解決に寄与する．これらの職種を欠く場合には医師，看護師，保健師がそれぞれの状況に応じて介入する．チームアプローチはリハビリテーション医療の特徴であり，チームには多様なモデルが考察されるが，transdisciplinary team が推奨される立場からは看護師が介入しえないものはない．

4）リハビリテーションの流れ

■ 急性期

急性期のリハビリテーションでは看護の役割が大きい．機能形態障害に関連して二次的合併障害の予防と，そのための早期離床が基本である．疾病管理が確立されると，今日の医療環境では回復期病棟あるいはリハビリテーション専門病院への転院が図られる．脳卒中などの脳損傷で，重度の意識障害が遷延する例では介護専門病院や施設へ移動し，機能形態障害への基本的アプローチを継続しながら，精神応答の改善を待って，改めてリハビリテーション科の病棟や専門病院へ移動することになる．

褥瘡の予防のための適切なマットレスの選択や体位の変換，関節拘縮を予防するための可動域訓練，起座位から立位へ姿勢訓練をはじめ活動水準を上げる際の循環・呼吸機能のモニター，必要以上に膀胱留置カテーテルを使用しないための排尿，排便介助，安全な経口摂取促進の取り組みなどが含まれる．これらは専門のセラピスト（PT，OT，STなど）が充足されていないからといって無視されるべきではない．また，ベッド上や病室での可能な身の回り諸動作，すなわちADLの実行を促す取り組みも大切である．たとえば，食事では座位姿勢の保持や，食器類の工夫（自助具），嚥下を容易にする食物の形態への配慮と心理支持を必要とする例もある．

発病や入院を契機に患者の社会的問題を生じることも多い．疾病によっては生命予後や機能回復予後への不安が大で，本人や家族の混乱を生じるので，急性期の病状説明では，家庭環境の把握に基づき，介護に関する地域の社会資源の情報も含めて提供できるように努める．入院時点から退院計画は始まり，障害が予想される例ではソーシャルワークも開始される必要があるが，わが国ではきわめて認知度の低い職種である．大学病院のような教育病院でも，ほとんど配置されていないか，配置されていても不足である．

■ 回復期

回復期は機能回復に集中する時期で，一般的なリハビリテーションのイメージでは中核に位置する．専門医による疾病管理と指示に基づき最大限の機能回復を目指す．function には役割を果たす意味合いがあり，「できる・できない」といった能力的側面からの取り組みが大切である．それぞれ専門のセラピストが関わることが望ましいが，入院中の生活すべてが退院後の社

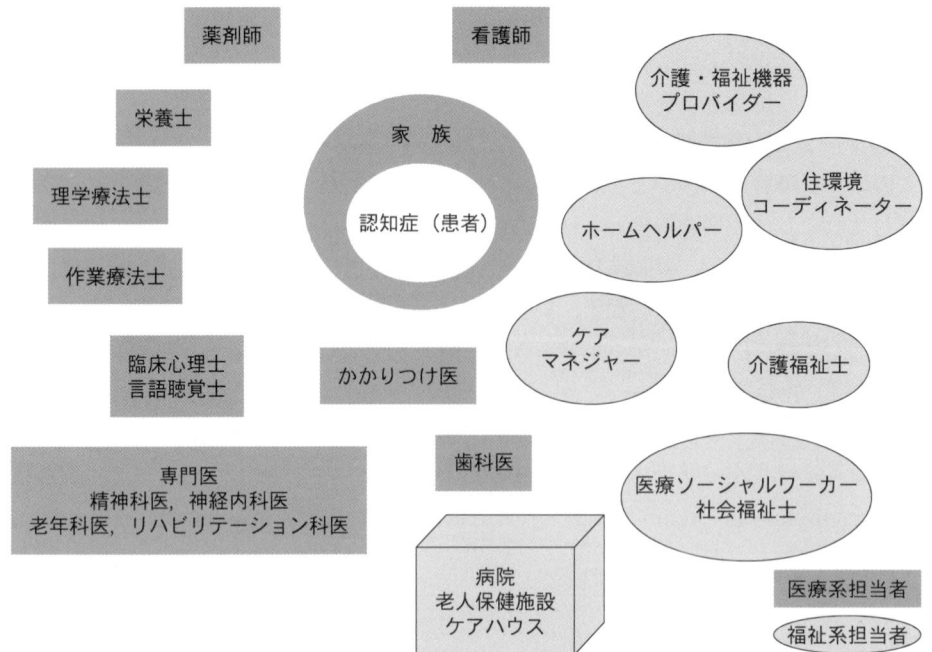

図1-6　認知症（痴呆）患者とリハビリテーションの担当者
認知症に限らず障害者の社会参加とQOL向上のために地域に焦点を当てると，個人の広域ネットワークが必要で，わが国では職種の制度化が先行するが，リハビリテーションサービスの計画と提供をコーディネートするのは誰の仕事でもなく，皆の仕事と考えるべきである．

会生活への準備となることから，病棟での基本的ADL実行には看護師の役割に期待される．また，介護保険制度などの社会資源を利用して在宅生活を目指す高齢者には家族への介護指導，緊急時の対処と対応についての説明などが安心の保障に役立つ．

■ 在宅ケアへの援助

　リハビリテーションの基本はチームアプローチにあり，在宅ケアにおいても同様である．家屋や生活環境の整備と対処法の工夫は社会的不利に対するアプローチでもある．介助の必要な患者であっても家族は在宅ケアを望むはずであるが，拒否する場合は，文化的選好に加えて，時間的・経済的・環境的要因が介在する．患者との発病以前からの人間関係が作用する場合も多い．患者や家族の現実認識と願望の間に大きな溝の存在する場合もある．正確な情報の提供と，誤った認識の矯正が必要である．そのためには医師とだけでなく，理学療法士や作業療法士などリハビリテーションチームに参加する専門職との相談や情報交換が役に立つ．チームの運営に関してはいろいろなあり方がある．

　米国における100年の在宅保健ケアとリハビリテーションの歴史においても今日的課題として，①職種の不足，②チーム構成者間のコミュニケーション，③カンファランスと日程調整，④複数専門医師の関与，⑤助手や補助者の監督，⑥境界領分（縄張り）の責任不在，⑦セラピストの孤立があげられ，わが国でも同様の問題に気づかれつつある．病院や施設での業務と異なり，介護チームのリーダーとして地域保健における看護師の役割に期待される．

　わが国では急性期病院においてすら必要な医療関連職種の配置への認識が乏しいが，高齢者介護への急速なニーズ拡大により，さまざまな職種が整備されつつある．図1-6は，認知症を

対象にリハビリテーションにかかわる担当者を概念的に医療職と福祉職に分類して配置してあるが，医療と福祉は受益者の側からは連続的なものである．それぞれの職種が充足されているとは限らず，地域でのケアでは transdisciplinary team approach が求められるが，制度的には困難な課題の多い現状にある．多職種によるカンファランスはリハビリテーションの日常業務の基本的活動である．

参考・引用文献

1) 江藤文夫：やさしいリハビリテーション．日本医事新報社，1989．
2) 上田吉一：人間の完成．誠信書房，1988．
3) 江藤文夫：リハビリテーション連携と保健医療におけるパラダイムシフト．リハビリテーション連携科学 2：1-5，2001．
4) 江藤文夫：医学的介入の指標としての活動とリハビリテーション医学．リハ医学，41：581-586，2004．
5) 漆崎一朗　編著：癌と Quality of Life．ライフサイエンス，1991．
6) Farquhar M：Elderly People's Definitions of Quality of Life. *Soc Sci Med*, 41：1439-1446, 1995.
7) Garratt A, Schmidt L, Mackintosh A, Fitzpatrick R：Quality of life measurement: bibliographic study of patient assessed health outcome measures. *BMJ*, 324：1417-9, 2002.
8) 西平　直：WHO とスピリチュアリティ．ＵＰ，No 345：24-28，2001．
9) 江藤文夫編著：よくわかるリハビリテーション．ミネルヴァ書房，2005．

5．障害者の心理と受障後の援助

1. 障害者の受障後の体験―障害のある人の心理

1）障害の種類による心理傾向

　　障害のある人の心理が，障害の種類や大きさによって異なるということは誰もが容易に想像できるだろう．

　　同じ種類の障害は，同じような生活上の困難を生じる．そのため障害の種類によって特有の心理傾向を示すと言われている．先天性の障害のある人が障害のある身体部位や器官に劣等感をいだきやすいという「器官劣等感」，視機能の障害のある人にみられる「孤独感」，顔や外表奇形による「固着やこだわり」などが，この例である．

　　一方で，障害の大きさや程度は生活上の困難の大きさを決定づける．片麻痺の人を例にとると，同じような身体の機能障害 impairment が生じた結果，一般には脳損傷の程度が同じであれば生活能力の障害 disability も類似している．経験されるものは，姿勢の維持困難，歩行障害，麻痺側上肢を用いたさまざまな生活上の困難や自立度によって生じる生活の不自由である．しかし，障害の程度が与える影響は，生活能力の障害 disability に影響をもたらす．例えば下肢の障害があった場合，立位がとれないのか，歩行補助具を用いて歩行が可能であるのか，あるいはまた座位での移動がなんとかできるのかなど，その程度により体験の違いも生ずる．

　　しかし，類似の傾向があるといわれている一方で，障害による心理的反応に影響をおよぼす要素はさまざまに存在し，現実の障害の体験は，実にさまざまであり，一人ひとり異なっている．障害のある人の体験とは，あるいくつかの傾向を示しながらも，その人固有のものであるということがいえるだろう．

表1-3 外観，態度，行動に現れる変化

1) 外観　表情：顔色，視線，ひそめ眉，表情の乏しさ，表情錯誤
   　　　　服装・身繕い：身だしなみ，衣服の種類と色，着方
2) 話し方：保続，迂遠（※同じことばかり言う，周りくどい）
   　　　　用いていることば，表現している話，
   　　　　話しの速さ，間合い
   　　　　ことばと言動との不一致
3) 態度：よそよそしさ，避けるなどの違和感のある態度
4) 病識と疎通性：器質的な問題がないのに説明の理解が乏しい，脈絡がない
5) 行動：行動全体にみられる動作の機敏さ，正確さと速さ
6) 感情の表出：感情失禁，怒りの表出
7) 全体の印象
8) その他の身体症状：円形脱毛，やせ／肥満

2）障害に対する心理社会的反応（psychosocial reaction）

　障害を受けた当事者の体験として，障害自体がその人に何をもたらしたのか，障害のある人に社会が何をもたらすのかは，その人の心理社会的反応 psychosocial reaction として現れる．
　心理社会的反応については，先天性の障害を持って生まれた子どもの母親や家族，人生途上の突発的に発生する中途障害の人に関して，多くの研究が行われている．そのどれもが，障害の受障によって引き起こされる否定的な感情や情緒反応とそれによる行動化や生活上の変化である．

■ 感情の変化

　障害を認知した直後には，主として否定的感情が現れる．
　悲哀：悲しみや哀れみ，情けないと感じる気持ちであり，初期から持続的に表出と消退を繰り返す．
　感情の落ち込み：障害認知によって気分が落ち込み，感情の表出が乏しくなり，虚無な状態に陥る．
　怒り：障害を負った自分自身の状態を受け入れられない結果，自分自身や周囲の人や対象物に向けられる．

■ 外観，態度，行動に現れる変化

　外観，態度，行動は，周囲の人から見るとどことなく違和感のある状態として感じ取れる（表1-3）．
　また，無意識に自分の葛藤をコントロールしようとして，さまざまな防衛機制が現れることがある．防衛機制は，強度の不安や葛藤を抑えようとして無意識に起こる行動であり，感情が安寧になるまでの過程で見られることがある（表1-4）．

■ 生活の変化

　感情を処理できないまま不安定な状況に長い間さらされることや，対処できないほどの強いストレスとして障害を認知することによって，身体症状や精神症状として，生活上，変化を示す場合がある（表1-5）．

表1-4 障害受傷後にみられる防衛機制の例

防衛機制	定義と例
否認 denial	不安から逃れようと事実を承認できずに否認する．障害受容過程の初期に現実を認められずに用いる防衛機制として知られる．
抑圧 repression	不安な感情を意識から追い出し無意識の世界に閉じこめようとする．無意識に，障害を受けた直後の悲しい気持ちを抑え，全く何でもなかったかのようにふるまう．
投影 projection	自分の感情や衝動を受け入れにくいとき，他人が自分に対してそのような感情を持っていると思うこと，例えば，自分自身が抱いている劣等感をあたかも自分ではなく周りがそう思っていると信じている．
取り入れ introjection	自分の中に取り込むこと．他人と自分を同一視すること．例えば，今後の生活への不安を抱いているのに，家族も同じ不安を抱えていると思いこむ．
退行 regression	現在の発達段階よりも前の段階に逆戻りし，そのときの満足感や安心感を取り戻そうとする．自分で自立してできるようになったことでもなかなかやろうとしないで周囲の人に無意識に甘えてやってもらう．
置き換え displacement	抑圧した感情や葛藤を本来の対象とは別の対象にぶつける．例えば，家族との衝突で我慢した感情をものにぶつけたり，医師の前で出せなかった感情を別の医療職や加害者にぶつける．
分離 isolation	ある出来事に対して当然起こる衝動や感情を切り離して別のところに追いやる．

粟生田友子：リハビリテーションにおける心理アセスメント．金城利雄・他編，リハビリテーションにおける評価(2)，医歯薬出版，2002．より一部引用

表1-5 生活や生活場面に現れる変化

1) 日常生活
　排泄：便秘または下痢，頻尿
　睡眠：夜間覚醒，昼夜逆転，不眠，入眠障害
　食事：食欲低下，摂取量低下，食欲過多
　活動：落ち着きのなさ，過度な自主的活動（訓練），ひきこもり
　人とのつきあい：過剰な気遣い，多弁，寡黙
2) 精神機能
　思考領域の異常：
　　思考過程：観念奔逸　1つのことに集中できず観念が飛躍し，易興奮性，落ち着きのなさが現れる
　　　　　　　思考抑止　考えが進まず精神能力が低下したように感じ取れる状態
　　　　　　　思考の保続　1つの考えにいつまでも結びつき，考えが進まない状態
　　思考内容：強迫観念　自分のなかの無意味な考えや感情を消しされずに悩む状態
　　　　　　　恐怖症　ある対象や状況に対して，ばかばかしいとわかっていながら払いのけられないおそれ
　　　　　　　妄想　誤った訂正できない確信
　　記憶の異常：記銘減弱　記憶に残す機能の低下
　　　　　　　　健忘　過去の体験や一定期間の記憶が追想できない
　　　　　　　　錯誤記憶　体験の誤った記憶，実際にはなかったことの記憶がある
　　知能の障害：精神遅滞　知能発達の遅れ劣った状態
　　自我意識の障害：離人症　自分の存在や現実感が失われる
　　　　　　　　　　作為体験　自分の行為が他人からさせられる，操られる体験

```
┌─────────────────────────────────────────────────────────┐
│ 障害受障関連要因 onset of disability：障害発生に関わる直接要因 │
│   a．先天・後天，b．事故・疾病，c．自傷・他害              │
└─────────────────────────────────────────────────────────┘
                    ⇩
┌──────────────────────────────────────┐
│   障害 disability の様態               │        受障後のこころの
│  a．障害の種類，b．大きさや程度，c．期間あるい │  ⇒     ありよう
│  は経過，d．認知能力，e．精神疾患の合併      │           ⇧
└──────────────────────────────────────┘
                          ┌──────────────────────────────┐
                          │ 心理反応に関わる要素            │
                          │  a．受障前後の個人特性          │
                          │      受障年齢，性別            │
                          │      教育レベル                │
                          │      そのときの自我の発達       │
                          │      受障前の社会的な地位や役割   │
                          │  b．ソーシャルサポート           │
                          │      経済状態と社会資源の利用可能性│
                          │      家族の支援状態             │
                          │      家屋の状態，制度や環境       │
                          │  c．生活圏の環境，              │
                          │  d．スティグマ stigma           │
                          │      社会の障害に対する観方・偏見・差別│
                          │      人種，地域の風土           │
                          └──────────────────────────────┘
```

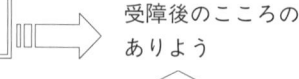

図 1-7　心理反応に影響する要素

3）心理社会的反応に影響する要素

　影響する要素は，社会がその人にもたらす影響と，障害自体がその人にもたらす影響とに分けられる（グレイソン 1940，南雲 1998）（**図 1-7**）．

　障害自体がその人の心理反応にもたらす影響には，障害の種類と程度以外に，次のようなものがある．

■ 受障機転 onset of disability

　受障機転には，発生の仕方，発生年齢，発生原因が含まれる．①先天性か後天性か，後天性の場合は，②受傷時期，受傷当時の心理発達や自我の状態，③疾患によるものか事故によるものか，④事故の場合は不慮のものであるのか，自傷か他害か，⑤漸進性の経過か単発の突発性の発生かなど，さまざまな要素によって，受障後に人の心の反応も異なってくる．

■ 障害の経過と回復可能性

　障害の経過をいくつか取り上げてみると，脊髄損傷や脳卒中発作後の後遺症のように，あるときまで健康的に暮らしていた人に生じる突発性の障害発生や，リウマチ性疾患による障害のように病気の進行に伴って障害も徐々に進行する漸進性の発生，あるいはまた傷害を契機に徐々に障害程度が進むものなどがある．

　障害は概して，発生後一定期間を経て固定化するか，発生時の障害をそのまま一生抱えていくものが多い．そのため，障害によって生じるさまざまな心理反応は，発生直後から心理的な

安寧にいたるまでをケアの対象として取り上げられやすい．しかし，その期間にいったいどのくらいの時間を費やすのかについても，人によりさまざまである．障害受容という概念で安寧までの期間をみることもできるが，受容という状態自体はあいまいであり，社会で自立した生活を送っている障害当事者の体験でも，受容することはないという指摘もある．受容という見方だけでなく，その人の心の状態をありのままにとらえることが，より大切である．

■ スティグマ stigma

障害のある人の暮らす家族，生活圏にいる人々，地域では障害をどのように受け入れているだろうか．障害者は歴史的にさまざまな偏見や差別にさらされてきた．江戸時代の風刺画にみられる見世物小屋でさらされて暮らす奇形のある人の生き様，視覚障害の女性による瞽女（ごぜ）の暮らし，ハンセン氏病の人々の強制収容や断種は，日本で現実に起きたスティグマの象徴である．

しかし，このような大きな社会的な出来事でなくとも，われわれは，意識せずに多くの差別用語を日常的に使用している．「びっこ」「かたわ」「めくら判」「きちがい」「てんぼう」など，若い世代ではあまり聞かなくなった言葉も，同じ社会で暮らす親の世代では時々耳にするし，それを日常的に耳にして育ってきている次世代にも少なからず植えつけられている．障害児が生まれた家や産んだ母親に対して蔑視したり，妙に気を遣って話をしたりすることは，こころの内側を探ってみれば，われわれの中に住み着いた「フツウ」とは違ったものへの自分自身の反応を示すものであり，知らずに染み付いている偏見や差別の現われであり，多くの人が少なからずもっている．

■ 制度や環境

受障後の生活を想定したとき，もっとも困難に感じられ，不安を引き起こすことは，①自分で自分の身のまわりのこと，とくに排泄や食事が自立して送れるかということ，②治療にかかる費用や自立できず生活の手段を失うことによる経済的な不安と現実的な生活手段の獲得，③家庭や家屋の状況の中でどのように暮らしていくかということ，④人の世話を受けるということ，さらには⑤家族の生活，⑥将来的な生活の見通しである．

受障後に障害を正しく認知し，受け入れられたとしても，気持ちが安寧な状態に落ち着けるためには，経済的な保障や，生活の場の獲得が重要である．身体や精神の障害にはそれぞれ，障害認定基準が設けられているが，受障機転や障害の種類によっては，認定されるまでに相当な時間がかかるものもある．労働基準局の査定，保険会社との折衝，さらには加害者との交渉など家族や本人にとって厄介な手続きがある場合は，そのことで，受障時のつらい体験の記憶を否応なく呼び起こされることもある．何よりも自分が以前とは異なる状態になってしまったことによる，生活上のハンディキャップを予測して悩むことも多い．これらの保障が十分にあることや，正しい情報が本人に提供されていることで，こころの安寧につながっていく．

4）障害受容

障害受障後の心理は時間経過によっていくつかの心理反応を伴って推移する．多くの研究では，障害を受けたあとの中途障害者心理過程の最終段階は「受容」であるとし，時間経過による段階 stage あるいは過程 process を示したものであり，理論の産生のための対象や理論的背景が異なる．

表 1-6　受容の帰結

肯定的帰結
① 心理社会的な安寧 psychosocial well-being
② 肯定的な自己価値の獲得
③ 新しい身体像 body image の獲得
④ 生活の満足・人生の満足 QOL

否定的帰結
⑤ 心理的問題の発生：うつ
⑥ 不安定な心理状態の持続
⑦ 低い自己価値

■ 受容とは

「受容 acceptance」とは，ある出来事を自分自身の中に理解し，ある一つの了解の形式をとる心理状態である．了解の対象は，出来事の本質的な意味であり，自己 self である．「障害受容 acceptance of disability」とは，人生あるいは生活上の障壁となる出来事や事態（障害）に対する acceptance に限定され，人がその出来事や事態を理解し，ある一つの了解の形式をとった心理状態をいう．

障害を受容するとはどのような状態であるのかについて，必ずしも明確な定義づけをして用いているものはないが，概念を分析すると，少なくとも，障害を受容することによって，心理社会的な安寧の状態が得られ，受障によっていったん否定された自己価値は，肯定的な自己価値に変換され，新しい身体像を獲得していることが示されており，生活や人生の満足度は高いと考えられる．逆に受容していないと，いつまでも安寧が得られず，低い自己価値を抱え，うつを発症することもある（**表 1-6**）．

■ 価値変換

障害受容にいたるには，本質的には価値変換が必要であるといわれている．価値変換論は，1950 年代に，Dembo T., Leviton G.L., Wright B.A.(1956，1975)，Wright B.A(1960)によって示されたもので，障害受容の本質は価値の変換であるとし，4 つの価値変換の必要性を明確に提示した．4 つの「価値変換」とは，価値範囲の拡張（失った価値にとらわれなくなる），身体的価値の従属（身体的な外見や能力よりも人格的価値が重要である），相対的価値の資産価値への転換（人と比べないで自分の価値を考える），障害に起因する波及効果の抑制である．これは現在も障害受容の本質に位置づけられている．

■ 障害受容の過程

障害を受けたあとの心理過程については多くの諸説がある．リハビリテーションを必要とする対象者の心理を理解する際，この諸説は多くの医療職によって使用されており，日本では特にあるパターン化された段階論を好んで対象の理解に用いる傾向がある．しかし，理論の背景を理解し，どの理論がより自分のケアする対象者の心理を理解するのに適しているかを吟味する必要がある．

Cohn，Fink，Fordyce，Di-Michael，Hertman，Tomas，高瀬（1956：喪失過大視→障害受け入れ→社会復帰の時期），岩坪（1963：adjustment への段階），三沢（1967：受け入れの段階），古牧（1977：受容過程）らの段階理論があり，受傷後の段階についての見解の違いがそれぞれ示されている．**表 1-7** にあげた 3 つの段階理論は，その中でも最もよく用いられている理論である．

5．障害者の心理と受障後の援助

表1-7 障害を受けた後の心理過程

理論家／研究者	障害を受けた後の心理過程	特徴
Cohn (1961)	Shock（ショック） → Expectancy of Recovery（回復への期待） → Mourning（悲哀） → Defense（防衛） → Final Adjustment（最終段階の適応）	自己と障害のモデル 自身もポリオを体験し，臨床心理を専門とし，脊髄損傷者を対象に，自己の中にある障害をモデル化し，障害の存在が取り入れられていく段階を描く
Fink (1967)	Shock（ショック） → Stress（ストレス） → Defensive Retreat（防衛的逃避または撤退） → Acknowledgement（認知） → Renewed Stress（新たなストレス） → Adaptation and Change（順応および変化）	ストレスコーピング理論を背景に，退役軍人を対象にストレスとしての障害に順応していく段階を，Self Experience, Reality Perceptions, Emotional Experience, Cognitive Structure, Physical Disability の5側面から示す
上田 (1980)(1983)	ショック期 → 否認期 → 混乱期 → 解決への努力期 → 受容期	障害受容の諸説と価値変換論を統合したハイブリッドモデル．エビデンスベースがないという指摘もあるが，理論的には理解しやすく最も引用される．最終段階の受容では価値の変換もされている状態と置いている

　Cohn N.(1961)は，自分自身の障害体験と心理士として関わった臨床での経験をもとに，脊髄損傷者を対象に心理的な適応の過程を示し，Fink S.L(1967)は，心理反応を区分し5つの側面から心理的段階を示した．Cohnは，障害を喪失と捉え，その後の反応は回復過程であるとし，喪失後の悲嘆過程により注目し，ショック，回復への期待，防衛，悲嘆，適応といった段階を据えている．それに対し，Finkは，障害を危機crisisと捉え，それに対処する過程であるとする．ストレスコーピングstress-coping理論の影響を受け，ショック，防衛的退行，自認，適応と変化の段階を据えた．段階論の中では感情と防衛機制がいずれも取り上げられるが，Cohnは感情の落ち込み現象に悲哀mourningを用い，最終段階に適応adjustmentを据え，各段階に生じる心理反応は，あくまで正常の反応であり時間とともに癒えていくとしているのに対し，Finkは最終段階に適応・順応adaptationを置いている．

　上田(1980)は，価値変換論に基づき，「受容は，障害に対する価値の変換であり，障害が自己の人間的価値を低下させることはなく，劣等感を克服し積極的生活態度に転ずること」が重要であることを示した．

　日常的な障害のある人との接触場面や，中途障害者の受障直後のケア場面において，看護職の行うケアは，直接受容に働きかけるものではない．むしろそのときそのケア場面で，対象の示す外観や態度，表出される感情，直観や経験によって感じ取れる行動の変化など，先に示したものによって，心理状態を査定し，時には心理の専門家に送る必要性を的確に判断して，医療チーム全体でケアをする．しかし，そのとき，その場でのケアは長い期間を経て，その人の心の安寧や，自己の価値観の再獲得，さらにはその人がよりよい生活や，その人らしい新たな生活へすすむことを支援することにつながる．

参考・引用文献

1) 粟生田友子：リハビリテーション看護における心理アセスメント．金城利雄・他編：リハビリテーションにおける評価(2)．医歯薬出版，2002．
2) 青木孝之・他：リハビリテーション科患者の精神科的評価．総合リハ，22(9)，763-765，1994．
3) Cohn N.: Understanding the Process of adjustment to Disability, *Journal of Rehabilitation*, Nov-Dec, 1961.
4) Dembo T., Leviton G,L., Wright B.A.: Adjustment to misfortune—A problem of social-psychological rehabilitation—Dedicated to the memory of Kurt Levin, 1956.
5) Guttmann, L.: New hope for spinal cord suffers, *Medical Times*, November, 318-326, 1945.
6) Grayson, M.: Concept of "acceptance" in physical rehabilitation, *JAMA*, 145, 893-896, 1946.
7) Fink S.L.: Crisis and Motivation—A Theoretical Model, *Archives of Physical Medicine & Rehabilitation*, 48(11), 592-597, 1967.
8) 日戸信彦：障害の受容と適応，現代のエスプリ　リハビリテーション心理学．至文堂，73-84，1996．
9) 本田哲三，南雲直二：障害の「受容過程」について．総合リハ，20(3)，195-200，1992．
10) 本田哲三，南雲直二他：障害受容の概念をめぐって．総合リハ，22(10)，819-823，1994．
11) 古牧節子：障害受容の過程と援助法．理学療法と作業療法，11(10)，721-726，1977．
12) 古牧節子：リハビリテーション過程における心理的援助—障害受容を中心として—．総合リハ，14(9)，719-723，1986．
13) M-H Keany, Kelly C., et al.: Disability and Value Change—An Overview and Reanalysis of Acceptance of Loss Theory, *Rehabilitation Psychology*, 38(3), 199-210, 1993.
14) 南雲直二：脊髄損傷患者の障害受容—stage theory再考．総合リハ，22(10)，832-836，1994．
15) 南雲直二：障害受容—意味論からの問い．荘道社，1998．
16) 中原睦美：病体と居場所感．創元社，2003．
17) 先崎章：精神・人格・知能の評価．米本恭三ほか；リハビリテーションにおける評価ver.2．医歯薬出版，37-44，2000．
18) 高瀬安貞：身体障害者の心理．99-122，151-156，白亜書房，1956．
19) 上田敏：リハビリテーション医学における心理学的アプローチの位置づけ．総合リハ，14(7)，543-545，1986．
20) 上田敏：リハビリテーションを考える—障害者の全人的復権．青木書店，1983．
21) 上田敏：障害の受容—その本質と段階について—．総合リハ，8(7)，515-321，1980．
22) 渡辺俊之，本田哲三：リハビリテーション患者の心理とケア．医学書院，2000．
23) 渡辺俊之：精神医学的方法論とリハビリテーション心理学．現代のエスプリ　リハビリテーション心理学，至文堂，60-72，1996．
24) Wright B.A.: Physical disability—A Psychological Approach, Herper & Row, New York, 1960.
25) 山岸澄子：身体障害者への心理的アプローチ．現代のエスプリ　リハビリテーション心理学．至文堂，151-160，1996．

6. リハビリテーションチームと諸療法

1) リハビリテーションチームの課題

　　リハビリテーションの対象となる患者・障害者は，種々の障害をもち，その程度もさまざまである．それらを適切に評価し対応するためには，多くの専門職や関係者が参加したリハビリテーションプログラムが必要である．

　　リハビリテーションの専門職は多職種あり，疾病や障害の多様で複雑な問題に対し，それぞれの専門性を発揮して対応している．しかし，障害がいくら多様でも一人の障害者が対象であるため，目標（ゴール）が統一されていなければ障害者の利益に役立つものとはならない．障

害の総合的評価に基づいた目標の設定と専門職がチームとなり，効率のよいリハビリテーションのために，対象者本人が能動的に参加するためのアドヒアランスを維持する対応を考え，患者・障害者を中心として密接に連携して支援することが重要である．

また，時期からリハビリテーションを分類すると，疾病などの急性期から回復期，介護が課題となる地域生活支援期そしてターミナル期などがある．これはライフサイクルのあらゆる時期に合わせたリハビリテーションプログラムが対象となり，それぞれの時期でチーム内での専門職の役割に変化が求められることになる．

2）リハビリテーションチームのメンバーとその役割

次にリハビリテーションチームのおもな職種について概説する．

■ 医師・歯科医師

リハビリテーションを専門とする医師・歯科医師は，リハビリテーション医療の最終責任者であり，チームリーダーとしての役割を担う．障害を経時的に評価し，予後予測（ゴール設定）に基づいてチーム全体の治療が円滑に行えるよう指示し，その他の専門診療科との調整やチームスタッフの技量や知識，性格をよく知り，対象者の社会的背景や心理的分析などチーム間の情報共有化を良好にすることが重要な役割である．

これらのリーダーとして活躍しているリハビリテーション医学専門医は，わが国では日本リハビリテーション医学会が中心となって養成に努め，最近増加しつつある．しかし，全国の医科系大学におけるリハビリテーション医学講座が未だ少ないことなどから絶対数は不足している．

■ 看護師（保健師）

看護師はリハビリテーションにおける専門性からみると，機能訓練を担当する各専門職とは異なり，障害者に対して全般的（横割り的）役割を担う専門職としてとらえることができる．入院・入所している障害者とは1日を通して休みなく接するため膨大な情報を得ることが可能で，家族などとの交流の機会も多く，評価はより具体的となる．訓練面では他の職種と役割を重複することが多いが，とくに活動制限に対して生活に即したアプローチが可能である．このようなアプローチは障害者のアドヒアランスや積極性を引き出しやすいだけでなく，頻回のアプローチが各種の機能に影響することになり，機能障害に対しての直接的な訓練効果が期待されている．このように機能障害（とくに失行や失認などの高次脳機能障害）に対する訓練において，看護の役割が大きいことを認識しておく必要がある．

■ 理学療法士 physical therapist（PT）

運動療法や物理療法を用いた機能訓練，床上での起立動作や歩行動作などの移動動作訓練を中心とした日常生活動作（ADL）訓練などの理学療法 physical therapy を担当する専門職である．略語であるPTは治療法と療法士，両方の意味で使われることが多い．ほかにも理学療法の一部を担当する職種はあるが，理学療法士の資格は，わが国では国家資格で，高等学校終了後3年間以上の専門教育が必要である．最近は四年制大学での教育制度も整備され，その活動範囲は医療機関などの治療現場だけでなく，行政機関や地域にも拡大している．

■ 作業療法士 occupational therapist（OT）

特定の作業課題による活動を用いた機能訓練，ADL訓練，環境整備などの作業療法 occupational therapy を担当する専門職である．occupationには「職業」という意味があるため職業

訓練 vocational training と混同されることがあるが，別に「占有」という意味があり，各種の活動に夢中になることによる治療作用が作業療法の目的である．作業療法は精神科領域での治療法として発展してきた歴史があるため，心理や高次脳機能に対する取り組みも一般的であるが，作業療法士は理学療法士と同様に，身体機能障害に対し運動療法や物理療法などの機能訓練を用いた対応も行う．わが国での資格制度は理学療法士と同様である．

■ 言語聴覚士 speech language hearing therapist（ST）

音声言語機能障害や聴覚障害，嚥下障害に対して，コミュニケーション能力や嚥下機能の向上を目的に，周囲の人たちに対する助言，指導その他の援助を含めて訓練を行う専門職である．これまで言語障害や聴覚障害のみを対象とした専門職分野もあったが，現在では言語聴覚士に統一された．言語聴覚療法は学校教育などでも言語聴覚障害教育として専門的に行われている．このように言語聴覚療法は多方面で行われているため，関係者間での調整が複雑で，国家資格制度も平成10年に施行されたばかりである．しかし，治療現場では高次脳機能障害や摂食嚥下障害への対応が増加しており，言語聴覚士のリハビリテーションチームでの役割の重要性は確実に拡大している．

■ 義肢装具士 prosthetist and orthotist（PO）

切断や麻痺などによる四肢体幹運動の機能障害に対して，義肢や装具を作製，適合する専門職である．義肢や装具の適応は理学療法や作業療法での十分な装着訓練が必須であり，ここでも専門職間でのチームワークが重要となる．わが国では理学療法士などと同様の国家資格である．

■ 医療ソーシャルワーカー medical social worker（MSW）

疾病や障害によって発生した対象者本人や周囲の人たちの参加制約上の問題などに対し，その問題を明確化し，種々の社会資源などを活用しながら心理的な側面も含めて問題解決に向けて援助を行う専門職である．福祉分野では社会福祉士 social worker として国家資格制度が整っているが，医療分野では診療報酬体系にも含まれず，設置基準もなく，資格制度も確立していない．しかし，慢性疾患の増加や生活構造，社会構造の変化などに伴い，その必要性は認識され，リハビリテーションチームのみでなく，医療機関には欠かせない存在である．

■ その他

以上，リハビリテーションチームのおもな専門職について解説したが，そのほかの関連職種として，視能訓練士 orthoptist（ORT），臨床心理士，介護支援専門員（ケアマネジャー），介護福祉士 care worker，ホームヘルパー，職業訓練士，教師，保育士などが対象の必要性によりチームに参加する．

医療，福祉，介護，教育，職業のそれぞれの分野における専門職と連携して総合的にリハビリテーションを展開するためには，これら専門職のそれぞれの専門性と役割分担を整理しておくことが重要である．

2 リハビリテーション看護の概念と看護の役割

1. リハビリテーション看護の概念

1）わが国におけるリハビリテーション看護の歴史

■ **本格的導入は1960年代**

わが国の看護学の歴史において，「リハビリテーション」という用語が紹介されたのは，かなり古く，1950年頃と言われている．しかし臨床に働くナースが「リハビリテーション」を認識し始めたのは，その後10年余を経た1961年の日本看護協会総会における故小池文英氏の「ポリオとリハビリテーション」というテーマの特別講演後であろう．1963年には日本リハビリテーション医学会が誕生するなど，わが国のリハビリテーション医学の系統化が進むにつれて，リハビリテーション看護もようやく本格化してきたといえる．表2-1は，このわが国におけるリハビリテーション看護の流れを，看護関係誌からたどったものである．リハビリテーション看護に関する症例報告の出された1956年をリハビリテーション看護史元年とした．リハビリテーションの考え方は半世紀を経た現在の看護活動の中に脈々と流れている．

2）"リハビリテーション看護"とは

リハビリテーションとは"身体に障害をもつ人が，そのもてる力を，残された能力を，最大限に活用して自分の力で，人間としての生活を誇りをもって営んでいけるよう援助すること"である．"自分の力で生活を営む"その生活の営み方は，一般の水準に達しなくとも，可能なかぎり能力を回復させて，一般社会の中で生存権を得ていけるよう援助することにほかならない．

表2-1 わが国におけるリハビリテーション看護の流れ

日本の看護史の流れ （日本の歴史）	日本のリハビリテーションとリハビリテーション看護の流れ	備　考
	1921　わが国初めての身体障害児施設「柏学園」設立 1924　高木憲次によりドイツの児童のリハビリテーションが紹介される	・高木憲次は「肢体不自由」という言葉を発案し，療育（身体障害児の医学的治療だけでなく職業も含めた教育も必要であるという今日のリハビリテーションに近い理念）という思想も提唱した
1926　大正天皇崩御 1929　日本看護婦協会設立	1938　将兵保護院設立（傷病軍人の職業援護，失明傷病軍人の保護，義肢・作業補助具の援護）	

表2-1 つづき

日本の看護史の流れ （日本の歴史）	日本のリハビリテーションとリハビリテーション看護の流れ	備考
	1939 高木憲次らによって小児のリハビリテーション施設「クリュッペルハイム東星学園」創設	
1941 太平洋戦争開始		
	1942 高木憲次により「整肢療護園」が開園	
1945 終戦 GHQ 公衆衛生福祉部発足：アメリカ看護婦の指導で日本の看護改革始まる		
1946 日本国憲法制定 GHQ 指導により東京模範看護学院設立 日本産婆看護婦保健婦協会発足 雑誌「看護学雑誌」創刊		
1947 学校教育法制定：養護訓導は養護教諭となる 産婆規則が助産婦規則に改正		
1948 厚生省医務局に看護課設置	1948 世界人権宣言が第3回国連総会で採択 （米）ラスクにより「第3の医学」が提唱される	
1949 ICN50周年記念集会で日本助産婦看護婦保健婦協会の加入が認められる 雑誌「看護」創刊	1949 身体障害者福祉法の制定	
1950 第1回看護婦国家試験実施	1950 精神保健法の制定	
1951 サンフランシスコ条約調印 保健婦助産婦看護婦法一部改正：甲種乙種廃止・准看制定 日本看護協会発足 WHO に加入する	1951 結核予防法の制定	
1952 高知県立女子大学家政学部に衛生看護科開設		
1953 東京大学医学部衛生看護学科開設		
1954 聖路加女子短期大学，日本赤十字女子短期大学開学		
	1955 雑誌「看護（Vol. 7，No. 6）」に初めて「リハビリテーションとは」のシンポジウムの記事が掲載	・シンポジウムの中で白井玲子が「臨床看護の立場から」で述べた記事が掲載
1956 国連加盟	1956 雑誌「看護（Vol. 8，No.12）」に初めての症例報告として「脊椎損傷患者の看護とリハビリテーション」が掲載	・リハビリテーション看護に関する症例報告の出されたこの年を「日本リハビリテーション看護元年」とする（貝塚）

表2-1 つづき

日本の看護史の流れ （日本の歴史）	日本のリハビリテーションとリハビリテーション看護の流れ	備　考
1958　基準看護制度発足	1958　雑誌「看護」にリウマチのリハビリテーションに関する文献が掲載	
1959　日本看護連盟結成	1959　雑誌「看護技術」にリハビリテーションの特集が掲載	
1960　日米新安全保障条約調印	1960　身体障害者雇用促進法，精神薄弱者福祉法制定 厚生省が医学的リハビリテーションの重要性を説く 雑誌「看護技術」に脳卒中とポリオのリハビリテーションに関する文献が掲載	・脳卒中とポリオのリハビリテーションの文献の中で，小児の症例報告があり，またリハビリテーションにおける看護婦の役割について述べられている
	1962　雑誌「看護」に心疾患のリハビリテーションに関する文献が掲載	
1963　老人福祉法制定	1963　日本リハビリテーション医学会設立 国立療養所東京付属リハビリテーション学院創立 雑誌「看護」に整形外科のリハビリテーションに関する文献が掲載 雑誌「看護学雑誌」で「リハビリテーションの実際」の連載始まる（全6回）	・1960年代に入り，看護系雑誌にリハビリテーション看護に関する記事が目立ち始める（看護，看護学雑誌，看護技術の3誌における文献総数95）
1964　東京オリンピック開催 高等学校衛生看護科開設 聖路加看護大学開学		
1965　東京大学医学部衛生看護学科を保健学科と改称，大学院設置	1965　理学療法士および作業療法士法公布 労働者災害者保障保険改正法において指定用語として「リハビリテーション」が用いられる 雑誌「看護技術」で「リハビリテーションにおける看護婦の役割」の特集号が発刊 東京で「汎太平洋リハビリテーション会議」が開催	・「リハビリテーションにおける看護婦の役割」のなかに， ○リハビリテーションにおける看護婦の役割 ○精神科のリハビリテーション ○結核患者のリハビリテーション ○聴力障害者のリハビリテーション ○リハビリテーション学院 が新たに加わった
	1966　雑誌「看護」に失語症のリハビリテーションに関する文献が掲載	
1967　大阪大学に医療技術短期大学部看護学科開設		
1968　「看護覚書」の邦文完訳が出版	1968　教科書「看護学総論」発刊，リハビリテーションについて8行ほどの紹介（医学書院）	・このころより温泉病院にリハビリテーション施設のある病院が増えてくる
	1970　同上，「看護学総論」でリハビリテーションの記事が15ページに拡大 心身障害者対策基本法の制定：職業的リハビリテーションを助成	

表 2-1 つづき

日本の看護史の流れ （日本の歴史）	日本のリハビリテーションとリハビリテーション看護の流れ	備　考
1971　日本看護協会から「看護白書」出版される	1971　視能訓練士法の制定 汎太平洋職業リハビリテーションセミナー開催	
1972　沖縄返還 　　　基準看護に特類看護を追加	1972　身体障害センター設立第1回全国障害者技能競技会（アビリンピック）開催	
1973　石油ショック 　　　老人医療費の無料化実施 　　　ICN15回大会で「看護婦の規律」採択	1973　専門雑誌「総合リハビリテーション」創刊 国立療養所で脳卒中を主体とする医学的リハビリテーション病棟が整備	
1974　WHOがプライマリー・ヘルスケアを提唱 　　　ナースバンク制度創設	1974　大学医学部における最初のリハビリテーション医学講座が独協医科大学に開講 雑誌「看護学雑誌」に乳癌のリハビリテーションに関する文献が掲載 雑誌「看護技術」に慢性疾患のリハビリテーションに関する文献が掲載	
1975　千葉大に看護学部創設 　　　看護研究学会発足	1975　公的医療機関のリハビリテーション部門の強化をはかるための整備が行われる 国連総会が「障害者の権利宣言」を決議，採択	・このころより看護関係雑誌の刊行数が増える 1975〜臨床看護 1976〜看護実践の科学
1976　ロッキード事件 　　　学校教育法一部改正：専修学校誕生	1976　身体障害者雇用促進法の改正	看護展望 1980〜クリニカルスタディ
1977　第16回 ICN 大会が東京で開催：プライマリーケア・ナーシングなど新しい看護概念の活動に関心が強まる	1977　日本学術会議が「リハビリテーションに関する教育・研究体制などについて」勧告を行う	1981〜月刊ナーシング
1978　WHO アルマ・アタ宣言を発表	1978　雑誌「看護学雑誌」に訪問看護におけるリハビリテーションの文献が掲載	
1979　看護史研究会，第1回看護史教育セミナーを開催	1979　日本リハビリテーション医学会が「リハビリテーション白書」（医歯薬出版刊）を刊行 国立身体障害者リハビリテーションセンター，国立職業リハビリテーションセンターが所沢に開設	
	1980　リハビリテーション医学専門医制度発足	・WHO 国際障害分類初版提言
1981　日本看護科学学会発足 　　　わが国最初のホスピスが開設（聖隷ホスピス）	1981　東京で国際リハビリテーション交流セミナー開催 国際障害者年 国立身体障害者リハビリテーションセンターで看護部門始動 第1回ストーマリハビリテーション講習会開催（日本看護協会）	

表2-1 つづき

日本の看護史の流れ（日本の歴史）	日本のリハビリテーションとリハビリテーション看護の流れ	備考
1982 老人保健法制定 千葉大学看護学部附属看護実践研究センター設置	1982 厚生省が「通院患者のリハビリテーション事業実施要項」を定め実施について通達：公立，民間の医療機関に対してデイ・ケア部門の整備に助成 WHO で1982～1991年を「障害者の10年」と定め，キャンペーン活動を行う 1983 看護学教科書「リハビリテーション」独立発行（医学書院） 1984 身体障害者福祉法改正：障害範囲の一部拡大，厚生相談機能の拡充（地域リハビリテーションの調整役割），厚生養護施設の再編をはかる	
1985 男女雇用機会均等法 1986 日本赤十字看護大学開学 1987 精神衛生法を精神保健法と改正 日本看護科学学会，日本学術会議の登録学術研究団体に認可 1988 聖路加看護大学に看護学博士課程開設 日本医師会，生命倫理談話会が脳死，臓器移植の容認の報告書を出す 在宅ケア総合推進モデル事業始まる	1985 リハビリテーション MOOK 刊行（金原出版） 1987 義肢装具士法，社会福祉士法，介護福祉士法の制定 1988 国際障害者リハビリテーション協会第16回世界大会が日本で開催　テーマ：総合リハビリテーション	・このころより看護の学会が増えてくる 1975～日本ホームケア研究会 1978～POS 研究会 1987～日本がん看護学会 日本手術室看護研究会 ホスピスケア研究会など
1989 昭和天皇崩御 臨床工学技士，介護福祉士誕生 1990 第22回 ICN 大会神戸で開催 1991 救急救命士誕生	1989 日本リハビリテーション看護研究会発足 1991 日本リハビリテーション看護研究会が日本リハビリテーション看護学会となり毎年学会開催 雑誌「月刊 総合ケア」創刊	・1989 保健婦，助産婦，看護婦学校カリキュラム改正により，回復期の看護としてリハビリテーション看護が位置づけられる
1992 PKO 法案成立 日本医師会が「尊厳死」を容認 1993 日本看護研究学会，日本学術会議の登録学術研究団体に認可 1996 日本看護協会による専門看護師，認定看護師認定制度開始 2000 介護保険制度開始 2001 保健婦助産婦看護婦法一部改正：看護職の名称が保健師，助産師，看護師，准看護師となる	1992 専門雑誌「JOURNAL OF CLINICAL REHABILITATION」創刊 2000 国際リハビリテーション看護研究会発足 2001 WHO 国際障害分類改訂（第2版） 2006 「摂食・嚥下障害看護」「認知症看護」認定看護師認定開始 2010 「脳卒中リハビリテーション看護」認定開始	・准看護師養成廃止の動きがさかんとなり，また看護師養成は大学教育に移行傾向にある ・大学　256校 短期大学（3年課程，2年課程）25校 看護師学校養成所（3年課程，2年課程）724校 高等学校・専攻科一貫教育校　76校 准看護師養成所　234校 高等学校衛生看護科　15校 （2016．10現在）
2011 東日本大震災 2015 特定行為に係る看護師の研修制度　施行	2012 「慢性呼吸器疾患看護」認定開始	

そしてこの援助活動は，医師をはじめコメディカルの人びとのチーム活動であることを前章で学んだ．ではチームメンバーである看護職の担う"リハビリテーション看護"とはどのような概念に基づくものであろうか．

"リハビリテーション看護の概念"は，久しいこと明確にされずに経過してきた．これは看護の概念の中に，リハビリテーションの理念が組み込まれているからであろうか．しかし，リハビリテーション活動のチームメンバーとして職責をまっとうするためには，リハビリテーション看護の概念を自らのものとしておく必要がある．

リハビリテーション看護とは，「リハビリテーションは，障害をもつ人の社会生活自立のためのさまざまな援助活動であり，ナースはチームメンバーとして，その活動の初段階である発病当初・治療開始時点から関与し，現有機能維持のための援助に努め，患者の行う障害された機能の回復のための訓練が障害なく続けられるように援助する．また，その回復過程において，障害をもつ人自身が，自分の人格を認め，尊重し，誇りある生活が送れるよう手助けを行うこと」である．

すなわちリハビリテーション看護活動は，患者と医療との出会いから開始される．この出会いの看護の質が，その患者の経過，自立度に与える影響は大きい．また訓練意欲を阻害する因子は多岐にわたり，その除去のための看護援助も質の問われるところである．

リハビリテーション看護をアメリカ看護協会では以下のように定義している．
「リハビリテーション看護とは，一時的に，または進行性に，あるいは恒久的に，その生理学的機能や心理的適応，社会生活，経済状態，職業などを妨げたり，変化させたりするような疾病または身体障害をもつ個人あるいは集団の看護である．リハビリテーション看護のめざすところは，合併症の予防，および身体的・心理社会的な健康の最善の回復と保持である．リハビリテーション看護は，疾病や身体障害をもつ人が保健医療システムの中に入ってきた時点で開始される．その実践においては，自己像，生活様式，人生の目標が変えられてしまった人びとの心理社会的行動が考慮される」

3）リハビリテーション看護目標

■ 患者のより高度な生活の自立をめざして

リハビリテーション活動によって，患者がより高度な生活自立に到達でき，QOLを高めることができるよう以下のように看護目標を設定する．

① 発病当初からつねに現在有している諸機能を低下させないよう援助する．
② リハビリテーションの円滑な進行を阻害する因子の発見，除去に努める．
③ 基本訓練，日常生活動作（ADL）自立訓練が，病棟内（または在宅）においても継続できるよう援助する．
④ 障害の受容過程に合った援助を行い，障害受容が達成できるよう援助する．
⑤ セルフケア能力を高め，それを維持し，より高いQOLに到達できるよう援助する．
⑥ QOLを高めるために障害をもった状態での"役割獲得"が可能となるよう援助する．

以上の看護目標に向かって，患者の個別性を十分に踏まえた看護を展開する．

2. リハビリテーション看護の対象

■ 対象は身体諸機能全般にわたる障害者

　リハビリテーション看護の対象は，一過性を含め心身に障害をもってしまった人びとである．運動機能の障害者のみがリハビリテーション看護の対象であるように考えがちであるが，リハビリテーション看護の対象は広く，多岐にわたり，身体諸機能全般にわたる障害者が対象となる．また小児期～老年期まですべての発達段階にある人が対象となり，病期からみても急性期から回復期にある人までが含まれる．

　① **障害別対象**：障害別では，脳血管障害，肺機能障害，心機能障害，運動機能障害，精神障害，そのほか中途失明・失聴，人工肛門・膀胱など，機能障害状態にある人びとがリハビリテーション看護の対象となる．

　② **発達段階別対象**：発達段階別では，小児期，青年期，壮年期，向老期，老年期に分けられ，各期にある人びとが対象となる．対象者は，その発達段階別に身体的・精神的・社会的に特徴をもっており，それに留意した対応が必要となる．

　③ **病期別対象**：病期別では前述の発病当初，すなわち急性期で生命の危機を脱した時期から，疾病が回復に向かい病状が安定してきた時期にある人，そして障害が固定し自立期に向かっている人，自立状態を維持していく人びとが対象となる．

　どの状況にある人であっても，程度の差こそあれ社会生活の自立をめざし，病前の生活に戻ることを望んでいる．受け身の形で加療生活を送っているのみの病者とは異なる対象と考えたい．

3. セルフケア能力向上と看護

1）セルフケアへの援助

■ セルフケア（self-care）とは

　セルフケアが広く保健・医療の領域で注目されるようになった背景には，慢性疾患や障害とともに生活する人々の増加，健康や医療に対する人々の関心や知識の高まり，患者の自己決定権を尊重する動きが台頭してきたことなどがある．つまり，セルフケアとは健康の回復，維持，増進に必要な健康管理を自分自身で行うことであり，そこには自分の行動を自分で決定する自己決定という意味が含まれている．したがってセルフケアは，self 本人・自分自身に対する care 世話を「自分のために」「自分で行う」という意味をもつ．

　オレム（Dorothea E. Orem）は，「セルフケアとは，健康にとって基本的なものであり，年齢，性別，文化，健康状態にかかわりなく各個人に必要とされるもので，セルフケアは生命や健康の安寧を維持するために各個人が自分自身のために積極的に行う活動である」[1]としている．そのセルフケアの特性の相互関係について，オレムは，セルフケアとは，自己と他者を相対的に置いた相互依存的な概念ではなく，健康状態を維持するための活動は自分自身に向けられ，その責任も常に自分自身にあることを意味していると述べている．セルフケアは，個人の意図的活動であり，そのセルフケア能力には個人が決断する知識，環境があり，結果の予測と効果を考えることができるセルフケア行動として，積極的に働きかけはじめ，それを継続して

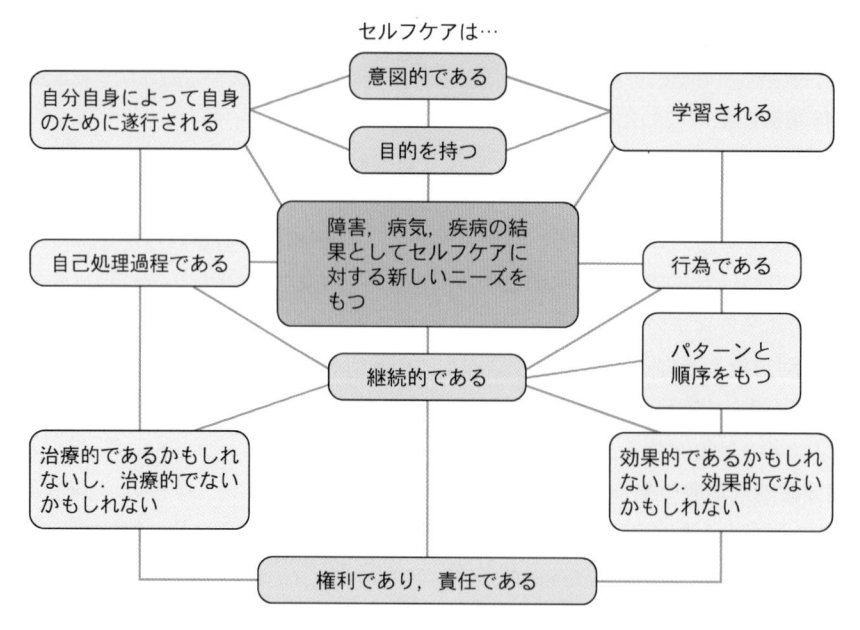

図2-1 セルフケアの特性の相互関係
コニー・M. デニス著, 小野寺杜紀監訳：オレム看護論入門. p.41, 医学書院, 1999. より

いく実際的活動を有している（図2-1）．

■ セルフケア自立に向けて

　リハビリテーションは，その人の持てる力を最大に活用して自立のための能力を高め，その人にとって生活の質（QOL）向上の確保を目指している．

　セルフケアは健康状態を維持するために，自ら実施する日常生活上および健康管理上の行動であり，またセルフケアが主体的活動であることから，自分の行動を自分で決定するという意味を含んでいる．

　突然の疾病発症や事故等，予期しない出来事に遭遇した患者は，さまざまな機能障害と同時に不安や苦痛，困難な状況に直面する．疾病や障害により，それまで当たり前のように行っていた身の回りのことができなくなり，また家庭や職場における役割も果たせなくなってしまう．患者にとってこのような状態は，セルフケア能力の低下だけでなく，生活活動ができなくなっているそうした自分を認めなければならない．喪失感や不安感は計り知れないものがある．こうした状況にあっては，現状を患者が受け止め，諸々の問題への対処能力を高めることが必要となる．急性期の安静時から活動への導き，患者自身が自ら動きたいという気持ちが第一であることはいうまでもないが，動きたいという自らの気持ちをどのように高めるかが課題となる．患者が障害だけに目を向けるのではなく，現在持てる諸機能を最大限に活かし，生活の再獲得という意識を持ち，取り組めるように援助することが，その後の生活・人生に大きく影響されると思われる．

　患者がセルフケアを再獲得するためには，自らの障害に気づき，自覚して，問題解決するための対処行動を取ることと，できない場合に援助が求められる行動がとれることが大切となる．患者が活き活きと生活するためには，何に対しても主体的に自ら多くのことに関わって生きていくことが必要である．

　疾病・障害を自らのものとして，ともに生きていくためには，患者本人が障害と向き合い，

自分で問題解決していけるかどうかが大きな鍵となることはいうまでもない．

■ セルフケア確立への援助

　セルフケアは性，年齢，文化，健康状態にかかわりなく，だれしもが必要とすることがらである．人間はセルフケアの要件を満たすためセルフケアを行うとしてオレムは，このセルフケアを，①普遍的セルフケア要件，②発達的セルフケア要件，③健康逸脱に関するセルフケア要件の3つのカテゴリーに分類している．

　① 普遍的セルフケア要件：人間が生きていくうえで直接的に必要なもので，空気，水，食物，排泄，活動と休息，生命に対する危険防止，社会的相互作用など，すべての人間に共通した事項

　② 発達的セルフケア要件：人間の発達過程，ライフサイクルの段階で生じる状態やできごと，あるいは発達を阻害するできごとに関連する事項

　③ 健康逸脱に対するセルフケア要件：病気や障害，能力低下が生じた時に必要とされる，その治療に関係した事項

　これら3要件に関して，セルフケアができているか，不足している部分はどこか，援助を要する部分はどこかを判別することになる．

■ セルフケア不足に対する看護ケアの提供

　ここでは，オレムの考え方に基づいてセルフケア不足に対する看護援助を述べる．オレムは，看護システムとして看護ケアを明確にタイプ分けしている．この考え方は，セルフケア不足の視点からセルフケア不足が全面的にある患者には，全面的に補う看護ケアの提供（a.全代償システム），セルフケア不足が一部ある患者には，その部分を補完する看護ケアの提供（b.一部代償システム），ほとんどセルフケア不足がない患者には，セルフケアが維持，促進されるよう看護ケアの提供（c.支持・教育システム）としている．このシステムは，患者のセルフケア要件が満たされるように，患者と看護者が相互に行為するレベルを示すものである（図2-2）．

　a．全代償システム：患者は，自分のセルフケア要素を満たすための行動が全くできない状況にある．そのために看護者が，患者の普遍的セルフケア要件を満たすために働きかける時に生じるシステムである．このシステムは，看護者が患者のセルフケア遂行の全責任をとり，患者に安全で有効なケアを保証し，身体面・精神面への全面サポートと保護的環境を提供する．このシステムは，急性期・手術後・重症患者など，全てに対して補完的なかかわりが必要な患者が対象となる．

　b．一部代償システム：患者は，セルフケアの主な部分は自分で行えるが，患者の知識・行動・能力に限界があり，一部に看護者のケアが必要であるというシステムである．つまり患者は可能な限り自らのセルフケア要件を自分自身で満たすように，積極的に活動を行い，同時に看護者のケアを受け入れる．

　c．支持・教育システム：患者は，自分でセルフケア要件を満たすことができるが，それには看護者のサポートと指導，または行動を導くための教育が必要な状況でのシステムである．

　患者にどのような看護ケアが必要かは，患者がどれだけ自分自身のことができるか，患者のケアレベルで異なってくる．セルフケア不足が全面的にあるか，部分的であるか，ほとんどセルフケア不足がないのか，患者の病気そのものではなく，患者がどれだけセルフケアできるかで看護ケアの必要を提示しているこのオレムのシステムは，明確に看護ケアを整理しているも

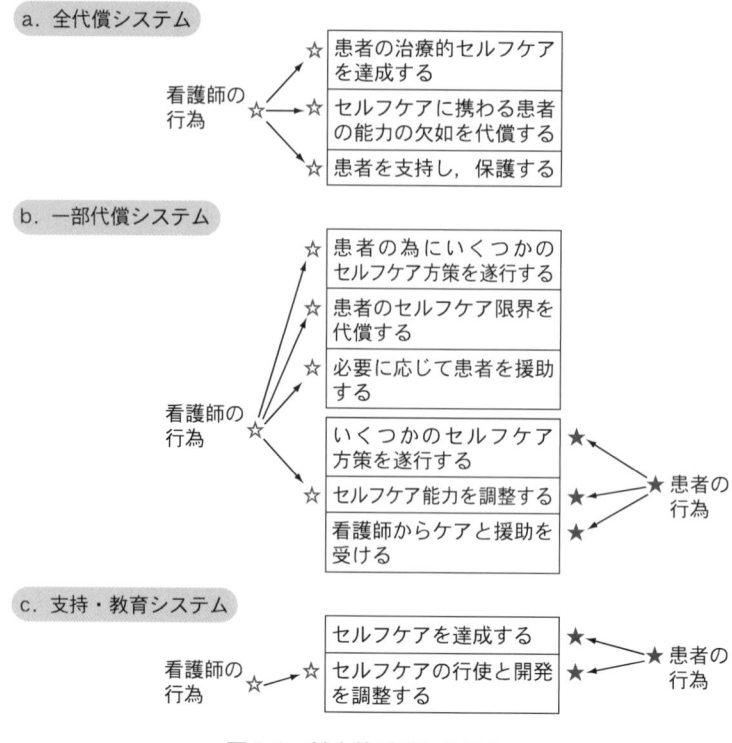

図 2-2 基本的看護システム

Dorothea E. Orem Nursing Concepts of Practice, 4 th edition, Fig 10-3, p. 288. Mosby-Year Book, 1991.)（小野寺杜紀訳：オレム看護論第3版, p. 351, 医学書院, 1995.)

のといえよう．

　リハビリテーションは，疾患，障害をもつ人がその人の持てる力を最大限に活用してセルフケア能力を高め，その人らしく生活できるよう QOL の向上を目指している．

　オレムは，セルフケア不足に対する援助の方法として，①他者に代わって行動する，②方向づけをする，③身体的もしくは精神的支持（サポート）する，④治療的環境を提供する，⑤教育（指導）する，の5項目をあげている．

　①他者に代わって行動する，②方向づけをする，⑤教育（指導）するは，まず患者ができない場合，ナースが代わって行うことになる．次に患者は自分でできる能力はあるが，適用方法が分からない時は，方向づけをする．具体的な技術を知らない場合には，それを指導するという3つの援助方法があることを示している．この方法は，あくまで患者のセルフケア不足部分を補うように援助することであって，患者に対して何でもしてしまうことは，それによって患者の依存心を助長させてしまう結果となり，逆効果をきたすことになる．

2）セルフケア向上への援助

■ セルフケア行動が遂行できるようサポートする

　人は元来セルフケア能力をもつ個人であり，セルフケア遂行が十分であるかどうかは，個人の年齢，成熟度，知識の深さ，人生経験，身体的・精神的状態などの要因に関係してくるものとされている．リハビリテーションの目標としては，現存する身体機能を活用して日常生活活

動の自立，拡大をはかることを目指し，セルフケア能力が高まることで個人のQOL向上の実現を期待している．したがって，セルフケア行動が遂行できるようにサポートすることは，重要な意味をもつ．日々のセルフケア行動は，自分の生活を自分で決定していくのであり，周囲からの強制で仕方なく行動を起こすことでは，長続きはしないのは言うまでもない．自分に合った方法を見いだして実践していくプロセスには，周囲からのサポートがエネルギーとなる．

参考・引用文献　3．セルフケア能力向上と看護

1) ドロセア・E・オレム著，小野寺杜紀訳：オレム看護論 看護実践における基本理念，第3版．p.149, 医学書院，1995.
2) コニー・M.デニス著，小野寺杜紀監訳：オレム看護論入門．p.41, 医学書院，1999.
3) 南裕子，稲岡文昭監修，粕田孝行編：セルフケア概念と看護実践．へるす出版，1989.
4) 野嶋佐由美監修，粕田孝行他：セルフケア看護アプローチ，第2版．日総研出版，2000.
5) 石鍋圭子・他編：リハビリテーション看護とセルフケア．医歯薬出版，2002.
6) 宇佐美しおり，鈴木啓子：オレムのセルフケアモデル事例を用いた看護過程の展開．ヌーヴェルヒロカワ，2005.

4. リハビリテーション活動におけるナースの役割

■ チームメンバーとしての専門性を活かす

　　リハビリテーション活動はチーム活動であり，医師をチームリーダーとし，医師の治療方針に従って進められるが，各メンバーは独自の専門性をもって参加し，機能的には，上下の関係ではなく，相互依存の関係をもつ．各チームメンバーは，他職種のチームメンバーの専門性を理解し，尊重し，自らの職責をまっとうし，円滑な相互交流を行う．

　　リハビリテーションチーム活動は，形だけの組織ではなく，チームカンファレンスを重ね，**共通の目標に向かって（目標の共有化）**患者を援助していくことが原則である．この中にあってチームの一員である看護職（看護師，保健師）は，各自看護職に課せられた役割を明確に認識して活動に参加する．

■ ナースの役割

① リハビリテーションを始めるためのより良い状態をつくっておく役割
② 他のメンバーへの情報提供，およびチーム内の調整者・目標の共有化への働きかけを行う役割
③ 患者の24時間の生活場面の中に，訓練が生かされるように援助する役割
④ 患者に回復への意欲，努力をもち続けさせる役割
⑤ 家族がチームメンバーとして活動に参加し，回復の手助けができるよう指導する役割

■ リハビリテーションを始めるためのより良い状態をつくっておく役割

　　発病当初，生命の危機から脱したばかりの状況にある患者に対しては，リハビリテーションチーム活動は，開始されていない（リハビリテーションは可能な限り早期開始がのぞましい）．この時期からナースの担うリハビリテーション看護は始まる．後日開始されるチームによるリハビリテーション活動を患者がよりスムーズに受けられ，その効果が上がるように準備しておく役割である．すなわち，現有機能を維持するための援助，二次的障害予防のための援助活動である．具体的には次のことがあげられる．

① 褥瘡は予防できているか
② 尿道留置カテーテルが長期間挿入されたままになっていないか
③ 関節可動域は保持されているか
④ 健側の筋力は維持・強化されているか
⑤ 体力低下は最低限度に抑えられているか
⑥ 精神的には，可能なかぎり安寧な状態が保たれているか

　これらの一つでも不十分なものがあれば，リハビリテーションはスムーズに進行しない．機能の回復に，より時間を要してしまう結果となる．「疾病当初に出会ったナースいかんによって訓練の効果が違ってくる」との発言が聞かれるゆえんである．

■ 他のメンバーへの情報提供およびチーム内の調整，目標の共有化への働きかけを行う役割

　ナースは他のどの職種よりも，多くの時間を患者と接しており，生活の場にともにいる．したがって個々の患者のもつニーズをもっともよく把握でき，観察も十分に行うことができるので，知り得た情報をチーム内に提供し，患者の受けているリハビリテーションプログラムが適切であるか否かの判断に役立てる．ときには提供された情報によって，プログラムの変更，かかわる職種の変更などが行われる．今朝の一般状態・精神状態の判断が，その日のリハビリテーションプログラムの変更にかかわることもある．①の役割とともにナース独自の役割といえる．なお，当該患者のリハビリテーション目標のリハビリテーションチーム内での共有化は必須条件である．多くの時間を患者とともにすごしている看護職は，目標のわずかなずれによる患者への影響に気づくことができる．気づきをチームカンファレンスに表出する責任も課せられている．

■ 患者の24時間の生活場面の中に訓練が活かされるように援助する役割

　他のチームメンバーによって行われている訓練内容をよく知り，日常生活の中に計画的に組み入れ援助していく役割である．他のメンバーの行う訓練を受ける時間は，1日のうちのわずか数十分，長くて2〜3時間であることが多い．訓練の効果を上げるには，反復訓練を根気よく続けることが原則であり，そのためには次の2点が大切である．

① 基本訓練は反復練習時間を決めて行えるよう援助する．
② 日常生活動作（ADL）訓練は，日常生活の場面，場面で応用できるよう援助する．

　ADLの自立は，家庭生活→地域社会生活→職業生活へと，生活拡大への原点となる．看護計画の中に明確に訓練を組み入れ，援助していき，"できるリハビリテーションを使えるリハビリテーションに"していく．その中で患者が自らQOLをつくりあげていこうとする姿勢に変容できるよう援助することが，もっとも援助しやすい位置にいるナースの役割である．

■ 患者に回復への意欲，努力をもち続けさせる役割

　リハビリテーションの実施にあたっては，患者のリハビリテーションに対する意欲の状況がまず問題になる．すなわち患者自身に，積極的に回復しようとする意欲があるか否かによって，訓練プログラムの効果に影響が出ると考えられるからである．回復意欲がなく，"言われるからやる"程度では，どんなに適切な訓練プログラムであっても効果は薄くなり，そのうえ訓練プログラムに潜む問題点も発見しにくい．

　リハビリテーションに対する意欲を左右する因子は，疾病に原因するものから精神的・社会的なものまで，実にさまざまである（リハビリテーション阻害因子については，3章5参照）．ナースはこの訓練意欲を左右する因子をはっきり認識し，個々の患者に照合し，問題を早期に

発見し，その解決に努める役割がある．

　患者の機能回復，ADL 能力の回復は，つねに明確に出るものではない．回復進行の遅さに落胆することも多々ある．したがってリハビリテーションに取り組む意欲をもち続けることは難しい．日々の生活をよく観察し，援助の手をさしのべることは，ナースの役割である．

■家族がチームメンバーとして活動に参加し，回復の手助けができるよう指導する役割

　患者の援助に対し，家族は過保護型，過放任型，その中間型に大きく分けられる．患者の現状，将来の見通しを理解せず，同情心や親切心から不必要な手助けをする過保護型，逆に面会に来ることも少なく，訓練にはまったく興味を示してくれないなどの過放任型は，家族の患者援助型としては，好ましいものではない．

　患者が回復への意欲をもち続けて，病前の生活により近い状態で家庭復帰ができるためには，いま行われている個々の訓練の方法，目的，およびリハビリテーションゴールを家族がよく理解し，患者を励まし続けてくれることが必須条件といえる．

　患者家族と医師やナースとの意志の疎通はもとより，患者とかかわりをもっている他のリハビリテーションチームメンバーとも意志の疎通がはかれるよう援助し，家族が，患者支援の中心的存在であることを認識できるようにする．いま患者に対して家族のとるべき態度，退院後の生活に向けての家族の役割を具体的に指導することがナースに課せられている．

　患者の家族の中での位置，存在価値，役割などを，日常のふれ合いの中から把握し，患者が障害をもちながらも，QOL のより高い生活が送れるよう，家族に対し具体的な指導・援助を行う．とくに退院後の生活が患者にとって QOL の高いものになるためには，家族の協力が重要である．家族がリハビリテーション活動に積極的に参加してくれるように働きかけることは大切であるが，"患者のための家族" ではあっても，"家族の中の患者" であることも忘れてはならない．すなわち，家族の犠牲のみを強いることは避けたい．それには，社会支援制度の活用なども行えるよう指導する．

3 リハビリテーション看護の基礎

1. 回復過程からみたリハビリテーション看護の特徴

■ リハビリテーション看護における疾患の回復過程

疾患の回復過程は、通常、急性期、回復期、慢性期、終末期として分類される。リハビリテーション看護から、この回復過程をみた場合、以下の3段階に分けられる。

① **急性期**：発病当初、生命の危機を脱した時期。
② **積極的リハビリテーション期**：症状が安定し、障害された機能、残された機能が明らかになり、積極的にリハビリテーションを進める時期。
③ **維持期**：リハビリテーションにより、機能が可能なところまで回復し、その状態を維持しながら社会生活を送る時期。

各時期の患者の特徴を踏まえたリハビリテーション看護を提供することが必要である。

1）急性期のリハビリテーション看護

> **看護目標**
> 生命維持器官の安定を確認しつつ、現有機能の維持・低下予防に努める。

■ 救命処置、苦痛軽減のためのケアと観察

疾病の発生時の患者は、ほとんどが苦痛を伴っており、ときには生命維持徴候が非常に不安定になっている。医療の焦点は、① 生命を救うこと、障害された機能を悪化させず、安定の方向、回復の方向に向わせること、② 大きな身体的苦痛から解放させること、にしぼられている。ナースは医師とともに、救命処置を行い、身体的苦痛の軽減のためのケア、観察を行う。

■ 現有機能の維持と低下予防のための援助

この時期からナースは、患者が現在もっている機能が低下しないよう注意を向ける。すなわち、状態が悪く意識不明または不明瞭状態にある患者に対しても、褥瘡予防、関節拘縮予防、尖足予防、腓骨神経などの神経麻痺予防、静脈血栓予防などの看護を行う。具体的には、① 一定時間ごとの体位変換、② 関節運動を可能なかぎり全関節に行う（麻痺側にはことに留意）、③ 下肢外旋位を避ける（腓骨小頭部圧迫除去）などであり、これらは、現有機能の維持・低下予防のための援助である。患者の状態が落ち着き、自力で四肢の運動を行いうる場合には、等尺性運動をはじめとして筋力低下予防運動を加える。

2）積極的リハビリテーション期のリハビリテーション看護

> **看護目標**
> 機能回復・残存機能増強訓練が効果的に進行し、ADL自立度向上が積極的にはかれる

よう援助に努める．

■ リハビリテーションチームによる本格的リハビリテーションの実施

　生命の危機を脱し，一般状態が落ち着き，治療がどんどん進み，疾病は回復期に入っている時期である．この時期の患者には，原疾患に対して行われている諸々の治療に加え，"障害された機能の回復と残存機能の増強を目的としたリハビリテーション，ADL自立のためのリハビリテーション"が開始される．これまでのナース主体のベッドにおける諸機能維持のためのリハビリテーションから一歩進んだ，リハビリテーションチームによる本格的リハビリテーションの実施となる．これにより，患者は自分の疾患・障害について気づかされていく（第1章6参照）．

■ 患者の状況に応じた効果的な援助

　積極的リハビリテーション期は，リハビリテーションチームによる活動期であり，チーム援助方式でリハビリテーションは進行するが，この時期にある患者は，① 疾病・障害別とその原因，② 治療別とその段階，③ 回復の程度，④ ライフサイクルの時期など，患者のもつ状況は多岐にわたり，状況に応じて援助の提供方法は多様となる．患者の個別性重視が課題となる．

　積極的リハビリテーション期を，より効果的に過ごさせるためには，リハビリテーションにおけるナースの役割（第2章4参照）およびリハビリテーション阻害因子（第3章5参照）をより認識し，当該患者に対して，"適切な判断に基づいたリハビリテーション看護"を提供することが重要である．

　リハビリテーションチームメンバー間の連携，ナースの役割遂行の適否は，患者の回復進行度に大きく影響するといえる．

3）維持期のリハビリテーション看護

> **看護目標**
> 　事故および機能の後退を防ぎ，より高いADL自立へと進めるよう，また人間としてQOLの高い誇りをもった生活ができるよう援助に努める．

■ 患者の生活環境を重視した情報把握

　退院，社会復帰間近な患者や，家庭・社会に復帰した患者がここに含まれる．

　障害が（または肢位の荷重制限）が固定し，その状態で今後の生活を送ることになり，ADLも，介助量に差はあっても，一応自立している．または自立しつつある状態となる．しかし続けてきた訓練を中止すると運動能力は後退してしまう．また自己の能力過信から転倒事故も起こしやすい．事故は諸機能の後退に直結する．障害が突然である場合には，病前の生活とのギャップに不安を抱く患者も多い．したがって，この時期のリハビリテーション看護には，患者の広義の"生活環境"を重視した情報把握が重要となる．

　事故を起こすことなく，残存機能を十分に活用した生活が送れるような手助けが必要である．生活環境に合った，すなわち"日常の生活の中で自力で行わなければならない動作，行動範囲を予測したリハビリテーション"が退院間近な訓練に含まれていると，患者は自信がつき，希望ももてる．リハビリテーションチーム活動の中で看護職は，患者のこれらのニーズがもっとも把握しやすい立場にある．正確に把握し，チーム活動により，患者の"できるADL・してい

る ADL"が，より"使える ADL"になるように援助していく．

■ "人間としての誇り"をもって生活できるための援助

　障害が残る人，完治できる人，いずれの場合も，患者があせらず，"人間としての誇り"をもって生活できるよう，看護職としては，まず家族へ働きかける役割を担う．"人間としての誇り"には，果たすべき役割があることがあげられよう．家族の理解は不可欠である．早い時期から，患者のQOLを左右する因子ともいえる"家族内における患者の存在価値"に目を向け，適切な援助を提供することが大切である．

2. 発達段階とリハビリテーション看護の特徴

1) 発達段階の特徴

　人間は，生涯を通して連続的に成長・発達変化し続ける存在である．人間としての生涯発達は，環境との相互作用のなかで，個人のもつ身体的・心理的・社会的な諸相がお互いに機能的に関連しあって人間として社会化していく過程であるといえる．人間は年齢を経るにつれ環境との関わりもさまざまとなり，またそれらが複雑に絡み合い，個人差が大きく現れる．人間の発達の各段階ではその時期に特有な発達課題（life task）をもつと考えられている．エリクソン（Erikson, E.H.）は，人間の生涯を8つの発達段階に分け，それぞれの段階において解決しなければならない特有の発達課題があるとしている（図3-1）．それぞれの発達・発達課題は，左右にポジティブな面と，ネガティブな面を配し第1段階から第2段階へと順序に従って生涯を終える時まで徐々に発達が進んでいるという考え方に立っていることを示している．

　発達の各段階には，それぞれ身体的・精神的・社会的特徴があり，発達課題がある．リハビリテーション看護を進めていくうえで，発達段階の特徴を捉えておくことが重要となる．

■ 小児期

　乳児期は一生のうち最も成長発達が著しい時期にあたる．この時期は，運動機能，消化機能

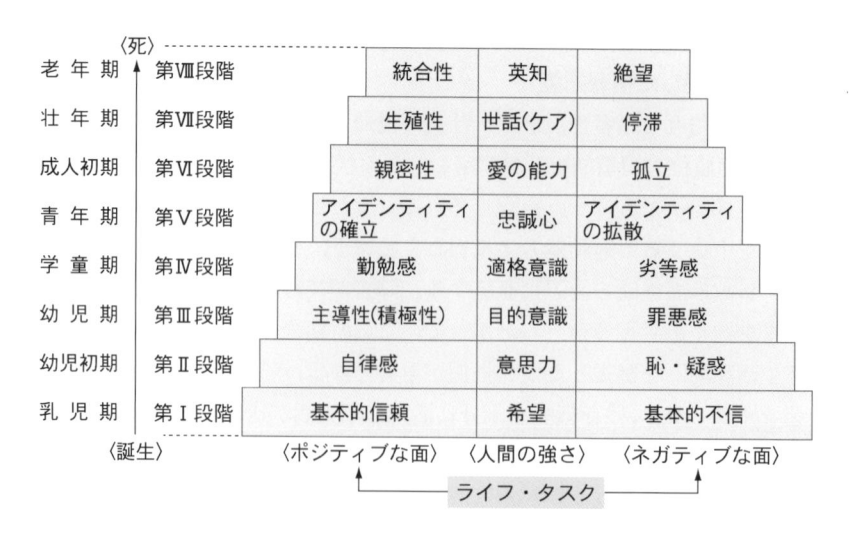

発達段階	段階	ポジティブな面	人間の強さ	ネガティブな面
老年期	第Ⅷ段階	統合性	英知	絶望
壮年期	第Ⅶ段階	生殖性	世話(ケア)	停滞
成人初期	第Ⅵ段階	親密性	愛の能力	孤立
青年期	第Ⅴ段階	アイデンティティの確立	忠誠心	アイデンティティの拡散
学童期	第Ⅳ段階	勤勉感	適格意識	劣等感
幼児期	第Ⅲ段階	主導性(積極性)	目的意識	罪悪感
幼児初期	第Ⅱ段階	自律感	意思力	恥・疑惑
乳児期	第Ⅰ段階	基本的信頼	希望	基本的不信

〈誕生〉→〈死〉　ライフ・タスク

図3-1　エリクソンによる人間性の発達段階
岡堂哲雄：心理学―ヒューマンサイエンス，p. 126，金子書房，1985．より

の発達とともに自分の意志を表現できるようになり，母子関係を中心に人間関係の土台を形成する．身体諸機能は未熟のため，大人による全面的な養育が必要となる．幼児期は，食事，排泄，衣服の着脱など日常の基本的生活活動行動が自立する．模倣から自我がめざめ，家族以外の人たちとの交流をもちはじめ，遊びや生活体験を通して集団的な活動ができるようになり，社会の規範をおぼえていき，自分と他人の区別もできるようになる．4～5歳以降の移動能力，言語によるコミュニケーション能力の獲得は，遊びや想像力を拡大させ，積極的な探索行動を可能にしている．学童期は新しい環境である学校生活に適応し，日常生活に必要な概念が発達する．この時期は運動機能の発達が著しく，身長が急激に伸び，体力がつき，身体バランスがよくなり，集団で遊ぶ，チームでスポーツをするなど活発となる．一方，理論的思考の芽生えも著しい．思春期は，身体諸機能の性差が著しく発達する時期であり，両親から心理的独立をし，自分の理想と現実との葛藤がある．自我同一性の感覚を獲得する．

■ 成人期

青年期は，身体の諸機能がピークに達する時期であり，自分の理想と現実との調和，さまざまな不安や葛藤に直面する．職業を選択し，結婚と家庭生活の準備，社会的責任のある行動が求められる．壮年期は，社会を維持・発展させる中心的な役割を担う時期であり，結婚し家庭を築き，子どもを生み育てる育児・教育の役割，職業を通して社会に貢献し，その役割と責任が重大となる．非常に活動的な生活であり，家族，仕事でのストレスの蓄積や，長時間労働による身体への負担が重なっても，その徴候を見逃しやすい．加齢による変化として，ホルモン分泌，呼吸，心臓血管，循環機能が低下してくる．

■ 老年期

老年期は，加齢に伴い諸機能の低下をきたす時期であり，身体・精神的な健康が損なわれやすく，合併症や二次障害を起こしやすい．この時期は，疾病に対する症状の現れ方は緩慢であり，重症化する傾向にある．諸機能低下，疾患への罹患など個人差が大きいのもこの時期の特徴といえる．長年担ってきた社会的役割や責任から解放され次世代に託したことによる，隠退と収入減への適応が課題となる．育った時代背景の違いから周囲との考え方に大きなギャップが生じることをはじめ，情緒面でも不安定になり，また周囲に対する興味や関心が減退し，無気力や抑うつ状態に陥りやすい．同年者との関係を維持し，社会的・市民的な新たな役割を引き受けること，配偶者の死に適応することなど求められる．

2) 発達段階における障害とリハビリテーション

障害の程度が大きくなればなる程，行動できる範囲，生活空間は限られてしまう．障害者は，個人個人の環境や能力に応じて社会の一員として自立していけることが望まれる．看護の対象として，発達段階とその障害との関係を捉え，その発達段階に応じたリハビリテーションを実施するポイントを以下に述べる．

■ 小児期

出生前・出生時または乳児期に起こった障害の場合には，ほとんどが最初から機能喪失や低下を伴うことが多い．このことは障害の多くが後天的な成因である成人と異なる特徴といえるが，獲得したことのない機能を得ることは，既得した機能の再学習よりはるかに困難であることは言うまでもない．障害としては四肢先天奇形，先天性多発性拘縮症，先天性股関節脱臼，脳障害，感覚器系障害，不虞の事故などが多い．

成長途上の小児には障害部位の変形・萎縮が起こりやすいので，障害の早期発見，早期治療が特に重要となってくる．また発達途上にあって，障害児は他の子どもと遊ぶ機会も少なくなり，社会的交流が制限される．その結果受動的になり孤独感などをもちやすく，また消極的になり自主性・社会性の遅延をきたしやすくなる．意欲・適応力が乏しくならないよう，心身の発達面への配慮が大切となる．入院治療や在宅療養生活などが長期にわたる傾向があり，両親の過保護と子どもの度を越した依存をめぐってしばしば問題が生じる．小児は障害を認識する力が弱く，自力でリハビリテーションにのぞむのは難しいので，保護者が障害の本質を理解し，障害児の自立を促進できるよう専門職チームの強力な援助が重要となる．

■ 成人期

成人期になってからの障害は，本人が障害のある自己を受容できず，特に青年期は悩むことが多く，そのためリハビリテーションを進めていくうえで，自己を受容する過程を援助していかなければならない．成壮年期にあっては，障害者は一家の支柱であり，社会においての役割と家庭における役割の両者を担っている．この時期の障害は職業上のダメージとなり，失職すると家族内の経済的支柱と役割を失い，自尊心を傷つけることとなる．障害を生じることは家族内に混乱をきたす結果となるため，家族全体を視野に入れ，家族の役割変更などを含め話し合いが必要となる．ここで大切なことは障害者の役割であり，障害者ができる範囲で何らかの役割を担うようにすることにある．リハビリテーションへの意欲が高くても，一方では仕事や家庭，将来への不安，回復状況に対する焦りから精神的に不安定になりやすいので，この面での援助が重要となる．

■ 老年期

老年期は，心身機能の低下が伴うため，リハビリテーションの基本的な目標としては寝たきり状態の防止である．この時期は，ささいな疾患や障害により寝たきりになりやすい．また，就床期間の長さに関連して廃用症候群の発生や二次障害を引き起こしやすい．老年期は，社会的役割，家庭内の役割も少なくなり，リハビリテーションへの意欲が減退する傾向にある．したがって，身近な家族，友人のイベントへの参加などの具体目標や，自己の有用性ひいては生きがいがもてるよう関わり方を工夫することが大切である．障害者だけでなく生活環境を含め家族の参加協力が大きな力となる．障害からくる心理的要因をできるだけ排除し，安定した心理状況で生活が自立できるよう援助が必要となる．

参考・引用文献　2．発達段階とリハビリテーション看護の特徴

1) Newman, B.M & Newan, P.R, 福富護訳：新版生涯発達心理学　エリクソンによる人間の一生とその可能性．川島書店，1988．
2) Armeda F. Ferrini, Rebecca L. Ferrini, 今本喜久子・新穂千賀子監訳：高齢期の健康科学．メディカ出版，2001．
3) 小田正枝　園山繁樹編：総合人間学概論．ヌーヴェルヒロカワ，2002．
4) 前田真治：老人のリハビリテーション，第6版．医学書院，2003．
5) 奥宮暁子・石川ふみよ監修：リハビリテーション看護．学習研究社，2003．

3．運動による身体機能への影響

リハビリテーション医療の治療目標は，患者を元の生活状態にできるだけ近い状態に戻すことであり，その治療過程でリハビリテーション看護が果たす役割として大事なことは，入院期

間を通して二次的な障害を予防することと，患者の ADL を観察し，その自立に向けて日々の病棟生活の中で援助および練習を繰り返し行わせることである．二次的障害としてとくに強調されるのが廃用症候群であり，これは理由のいかんにかかわらず体を不動化させることにより生じる全身におよぶ障害で，その予防を考える際には運動が体におよぼす影響についての知識が必要になる．また ADL の練習には体を動かすことを伴うため，その際にも運動が体におよぼす影響について考えながらの看護が必要になる．一方，体を動かすことは全身の臓器に影響をおよぼし，患者の基礎疾患や合併症によっては危険を伴うことが時にあり，その影響について十分配慮することが求められる．

ここでは運動がおよぼす全身各臓器への影響について概説する．

1）骨におよぼす影響

■ 骨の構成成分とその働き

骨の構成成分は，大きくは細胞成分と基質成分に分けられ，さらに細胞成分としては骨芽細胞，骨細胞，破骨細胞が，また基質成分には有機成分と無機成分がある．骨芽細胞は，基質を構成する有機成分であるコラーゲン線維や糖タンパク複合体の産生に関与するとともに，無機成分であるカルシウムを細胞外液から取り込み石灰化を促進する働きがある．また，骨細胞は骨芽細胞が変化したもので，骨芽細胞が自ら形成した骨基質内に埋没された結果，扁平卵形の骨細胞になり，副甲状腺ホルモンやビタミン D，カルシトニンなどの作用により骨基質と血液との間のカルシウム交換を行い，体液のカルシウム濃度を一定範囲内に保つことに関与する．一方，破骨細胞は骨基質成分を分解し，分解成分を貪食・吸収したのちに排泄する．

■ 骨の改変（リモデリング）

骨組織の特徴は，これら細胞成分の働きにより，絶えず骨基質の形成と吸収が繰り返されて新陳代謝が行われていることで，骨全体の原形を維持しながら少しずつ改変（リモデリング）が行われている．したがって，骨の基本構造である基質成分の増加と減少は，骨の形成と吸収のバランスにより決められ，通常は動的な平衡状態が維持されている．そしてこの際，骨に加わる直接的な歪み圧縮力と，付着する骨格筋により発生する張力が基質成分の増加を促進する方向で作用している．すなわち，骨の基本構造は，適度な運動を行うことで維持されており，ひとたび不動化状態に陥れば，これらの刺激が減少する結果として骨の吸収が優位となり骨萎縮が進む．そしてその影響は，とくに抗重力筋である脊椎骨や下肢骨に著明で，長期臥床，麻痺，外的固定，無重力状態など，いかなる原因による不動化であっても骨の吸収が進む．吸収状態が亢進している骨からは，有機成分であるコラーゲンやプロテオグリカンおよび無機成分であるカルシウムが遊離し，尿中に排泄される．

■ 骨形成低下の病態と運動による影響

骨形成が低下する病態は二つの視点から考えることができる．ひとつは骨組織の血流量が減少する状態であり，もうひとつは骨組織に発生する圧電流（ピエゾ電流）が減少する状態である．臥床状態などのように骨に直接的な歪み圧縮力が加わらない状態や，運動の低下によって筋収縮と弛緩の繰り返しが生じない状態では，骨髄の内圧変化がなくなり，そのポンプ作用によって移動していた骨組織内の血流が低下する．すなわち，荷重時や筋の収縮時に内圧が高まって静脈血の流出が促進され，非荷重時や筋の弛緩時に内圧が低下して，その吸引作用により新たな動脈血で満たされるという血液の流れが少なくなる．そのため，骨芽細胞の働きは低下

し，破骨細胞の働きが相対的に高まって骨萎縮が進む．また，荷重や筋収縮時に発生する歪み張力に比例して生じる圧電流は，臥床や不動化によりその発生は減少し，結果として陰極部で生じているカルシウムイオン（Ca_2^+）の沈着が減少することによって，骨形成も低下すると考えられる．

したがって，骨の基本構造を維持するためには，運動により適度な刺激を骨組織に定期的に与えることが必要で，これが減少すると骨密度は低下する．そして臨床上，廃用性骨萎縮の最も効果的な予防法は，体重負荷と同時に筋収縮を行わせることであり，単なる体重負荷だけでは予防が困難なことが報告されている．歩行可能な患者では，できるだけ早く歩行を再開させることが簡単にできる予防および治療となる．

また一方，成長期の中高校生では，さまざまなスポーツによる機械的刺激が骨密度を上昇させることが知られており，とくにサッカーやバスケットボールなどの衝撃を伴う運動を行わせるとその程度が高くなる．この場合の運動による骨密度増加のメカニズムは，前述の血流増加と圧電流の増加以外に，微細骨折の繰り返しによるカルシウムの沈着促進が作用していると考えられている．これは，運動時の衝撃によって骨内部に微細な骨折が生じ，それを修復する過程でカルシウムがより多く沈着されて骨密度が増加するというもので，運動をしていても水泳や卓球などの衝撃を伴うことが少ない運動では，運動をしていない対象群と比較して骨密度の増加は見られない（図3-2）[1]．

2）関節におよぼす影響

関節内で接する骨と骨の表面はそれぞれ軟骨で被われているが，その表層には血管がなく，軟骨は関節滑液から直接的に栄養を受けている．すなわち，軟骨は関節運動の機械的刺激によるスポンジ様効果により栄養が補給されているため，健常な状態を保つためには適度な運動が定期的に行われることが必要となる．一方，不動化により十分な栄養が供給されなくなると，軟骨は傷害されやすい状態となり，ひとたび変性や潰瘍が生じると，元の健常な状態に戻るこ

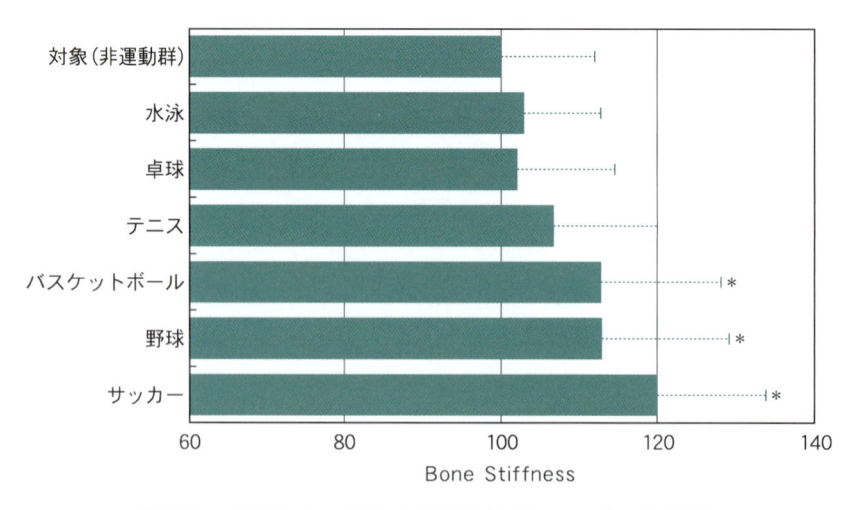

図3-2　各種スポーツ別の骨密度（小沢，1994[1]一部改変）

サッカーや野球，バスケットボールなど衝撃を伴うことが多いスポーツでは有意な（＊）骨密度の増加を認めるが，水泳や卓球などの衝撃を伴うことが少ない運動では，対象（非運動群）と比較して骨密度の増加は見られない．

とが困難となる．また，皮膚や筋肉，関節包，靭帯など，関節周囲の軟部組織の伸張性は，適度な運動を繰り返すことで維持されている．不動化状態では，関節腔内には結合組織（パンヌス）が増殖し，時に軟骨との癒着も見られ，また靭帯では基質の cross-linking が増大して伸張性が低下し，さらに関節包の短縮も見られ拘縮が進む．長期間の不動化や関節内の病変により，関節軟骨や骨端部が直接骨性に癒着すれば骨強直となり，関節は動かなくなる．したがって，関節内および周囲組織の柔軟性を維持し，正常な関節の動きを維持するためには，適度な関節運動を継続的に行う必要がある．

3）骨格筋におよぼす影響[2]

■ 筋肉の血流量変化

運動の動力源である筋肉では，運動強度によりその代謝様式と量が激しく変化し，結果としてそれを調節するために，呼吸や循環あるいは代謝に大きな影響をおよぼすことになる．すなわち，骨格筋は全体重の約 40 % を占め，収縮中の筋肉では安静時の約 25～30 倍の酸素を消費し，それに伴う血流量は 15～20 倍に達するが，この変化に呼吸循環器系は対応している．

■ 筋収縮と運動単位

筋力は筋線維が収縮することによって発揮されるが，そのための最小単位は運動単位（motor unit）と呼ばれ，脊髄前角細胞から伸びたひとつの α 運動ニューロンと，それに支配されている筋線維群がひとつの運動単位である．そして筋力は，筋収縮時に参加している運動単位の総数と，それらを支配する運動ニューロンのインパルス発射頻度によって調節される．哺乳類の骨格筋では，運動単位は単収縮時間，疲労特性，組織学的特徴などにより 3 つのタイプに分類され（表 3-1）[3]，それぞれ異なった特性を有する筋線維タイプ（タイプⅠ線維，タイプⅡA 線維，タイプⅡB 線維）に対応している．そして筋収縮に際して運動単位が活動を開始する順番は，その支配下の筋線維の単収縮張力が小さい順に起こるのが一般的で，通常の生理的条件下では，タイプⅠ線維→タイプⅡA 線維→タイプⅡB 線維の順に筋線維は興奮する．このように，収縮張力が小さく，興奮閾値の低い運動単位から順次活動する法則を"サイズの原理（size principle）"と呼ぶ．この法則にしたがえば，タイプⅡB 線維を収縮に参加させるためには，一定の強さ以上で筋収縮を行わせる必要があり，運動訓練ではより強い負荷運動が必要になる．

表 3-1　筋線維タイプ別の特徴（文献 3 より）

	タイプⅠ線維	タイプⅡA 線維	タイプⅡB 線維
単収縮速度	遅い	速い	速い
ミオシン ATPase 活性	低い	高い	高い
主な代謝経路	酸化	酸化＋解糖系	解糖系
疲労性	ゆっくり	中間	速い
ミトコンドリア量	多い	多い	少ない
ミオグロビン含量	多い	多い	少ない
毛細血管量	密	密	粗
筋線維径	小さい	中間	大きい
グリコーゲン含量	少ない	中間	多い
運動単位の大きさ	小さい	中間	大きい

■ 運動と筋力との関係

　骨格筋は，ひとたび不動化状態に陥ると，筋力低下と筋萎縮および最大張力の低下が生じる．一般に，筋力は最大筋力の20〜30％程度の筋収縮が行われることにより保持されるといわれ，これは通常の日常生活で使われている程度の筋力と考えられる．一方，30％以上の筋力で筋収縮を行えば筋力は徐々に増加し，逆に20％以下では低下するといわれ，絶対安静の状態で筋収縮をまったく行わせない状態でいると，1週間に10〜15％ずつ筋力が低下し，廃用性萎縮が生じる．しかし，その場合の筋容積の低下はすべて筋線維径の縮小によるもので，筋線維数の減少によるものではない[4]．

■ 筋力増強の理論

　運動訓練によって筋力が強化されるメカニズムには，大きく2つの要因が考えられる．ひとつは筋肉それ自身の変化による筋力増強と，もうひとつは神経性要因によるものである．前者は筋肥大によるものであり，後者は運動学習により体得された運動ニューロンの興奮の仕方の変化によるものと考えられる．

① 筋肥大による筋力の変化

　昔から容易に観察されてきた事象として，筋肉の大きい人は力が強く，また逆に運動訓練によって筋力が増強されるにしたがって，筋肉も太く大きくなっていく．そして一般的には，筋力はその最大筋張力で評価され，またそれは筋の断面積に比例するとされる．しかし実際には，"筋線維の太さ＝筋力"というほど単純ではなく，その他の要因も関係する．CTによる膝伸展筋群横断面積と膝屈曲90度での最大等尺性膝伸展筋力との関係からは，単位断面積あたりの筋張力は男性で平均9.5 ± 1.3 [N/cm^2]，女性で平均8.9 ± 1.1 [N/cm^2]であったと報告されており，単位面積あたりの筋張力は男性のほうが大きい傾向が認められる．また，最大筋力と筋断面積の関係には正の相関が認められるものの，ばらつきが大きいこともわかる（図3-3）[5]．

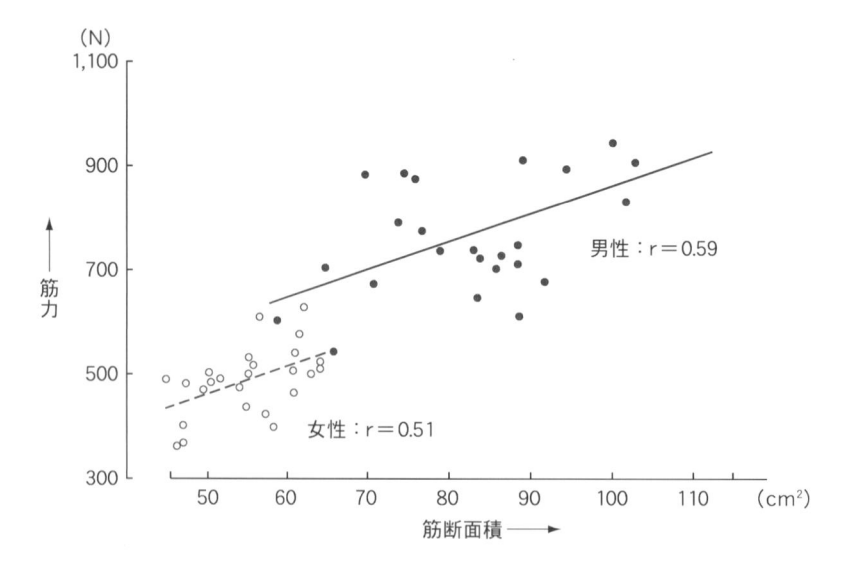

図 3-3　筋断面積と筋伸展筋力との関係（Maughan et al, 1983[5] 一部改変）
CTによる膝伸展筋群横断面積と膝屈曲90度での最大等尺性膝伸展筋力との関係．単位面積あたりの筋張力は，男性のほうが大きい傾向にある．また，断面積と筋力の関係は正の相関関係が認められるものの，ばらつきも大きい．

すなわち，筋力に影響する第1の要因は筋断面積と考えられるが絶対ではなく，その他にも影響する要因を考える必要がある．また，筋力増加に伴って見られる筋断面積の増加は，従来は筋線維数の増加を伴わない筋線維の肥大（＝筋原線維の増加）により生じると考えられていたが，近年，筋線維数も増加していることを示唆する報告が見られる．筋線維数の増加が筋力増強運動に対する骨格筋の正常な適応反応なのか，過負荷の運動に対する退行変性の結果生じたものなのか不明であるが，仮に正常な適応反応だとすると，骨格筋は運動に対してまず筋肥大で応答し，さらにその運動訓練の期間が長く続いたり，あるいは過度な運動であったりする場合には，筋線維数を増加させることによっても適応していくと考えられる．しかし，どちらにしても筋容積を大きくすることが筋力強化につながる．

筋容積を大きくするための最適な刺激は，筋肉それ自身を収縮させることであり，運動することが筋肉内における蛋白合成を促す最も効果的な刺激である．これは筋肉自身が持つ特性で，筋肉は使われ方に応じてそれに効果的に反応できるように，常に自らの状態を変化させて適応している．よって，筋力強化のプログラムを考えるときに大事なのは，どの筋肉をどのような条件下（収縮の種類，強さ，時間，頻度）で反復収縮させれば，最も効率よく効果が引き出せるかを考えることである．

② 神経性要因による筋力の変化

筋力は参加する運動単位総数とそれぞれの運動単位のインパルス発射頻度により変化するが，効率よく運動単位を発火させることによって，より強い筋力を発揮させられることは想像できる．とくに筋力強化訓練の初期に見られる筋力増強効果は，筋肥大がまだ生じていない時期より観察され，神経性要因による効果と考えられる．この場合，積分筋電図による研究からは，運動単位の活動量が増加しており，筋力強化訓練によって収縮に参加する時間あたりの運動単位数が増加していることがわかる．これは訓練により，より多くのインパルスを効率よく発射することを体得した結果生じるものと考えられる．また，このインパルス発射も異なった運動単位同士がバラバラに発射するよりも，同時に（同期化）収縮したほうが，より強い筋収縮が得られるだろうことは想像できる．実際，日頃訓練を積んでいる重量挙げ選手と訓練経験のない健常者を比較すると，前者では同期化して発火する運動単位数の割合が増加している．そしてこの訓練経験のない健常者に6週間の等尺性筋力強化訓練をすると，同期化する運動単位の割合は増加する．このように，われわれが何か仕事をするときに，いかに筋肉を使えばその仕事がより効率的に行えるかを運動学習する過程で，神経性運動制御の状態は時々刻々と変化していると考えられる．

■ 筋収縮の種類と特徴

骨格筋の運動は，筋の収縮様式によって①等尺性収縮，②求心性収縮，③遠心性収縮の3つに大きく分類され，これらの筋収縮時に発揮できる筋張力の大きさは，運動の速さに影響される．たとえば，筋の長さが短縮される求心性収縮では，運動速度が速くなればなるほど発揮できる筋張力は減少し，負荷が大きくなるほど速く動かすことが困難になる．一方，筋が引き伸ばされ，筋の長さが長くなる遠心性収縮では，運動速度が速くなればなるほど大きな筋張力が発揮される（図3-4）[3]．一般的に，骨格筋が発揮できる最大筋張力は遠心性収縮で最も大きく，等尺性収縮，求心性収縮の順に減少する．

また，同じ等尺性収縮でも，収縮時の筋の長さによって発揮できる筋張力は影響され，静止長にあるとき最大の活動張力を発揮することができる．これは筋の収縮要素であるアクチンお

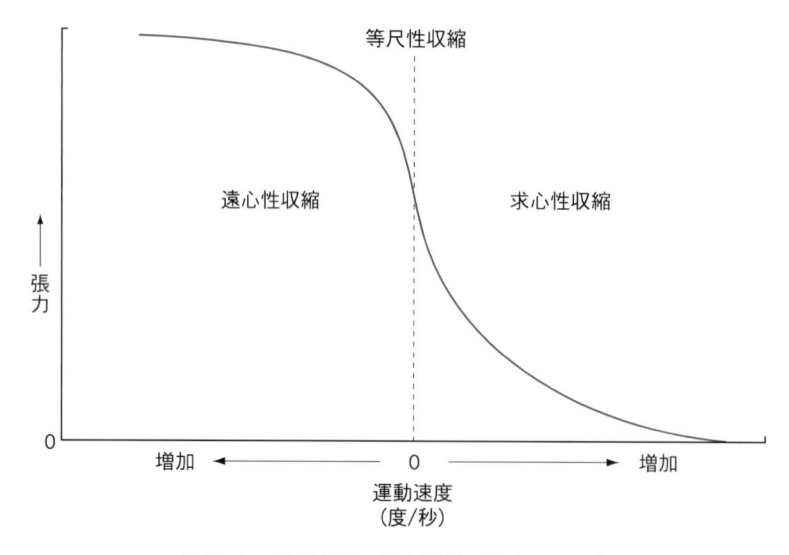

図 3-4　筋の速度ー張力関係（文献 3 より）
運動速度 0 が等尺収縮で，それより右側が求心性収縮，左側が遠心性収縮．求心性収縮では運動速度が速くなるほど発揮できる張力は減少し，一方，遠心性収縮では引き伸ばされる速度が速くなるほど張力は大きくなる．

よびミオシンの間に存在する連結橋の重なりの度合によって発揮張力が変化するためと考えられ，最大張力はこの連結橋の数が最大の場合に発揮できる（図 3-5）．

4）呼吸機能におよぼす影響

　生体がその最小構成単位である細胞の活動を維持するためには，常に酸素を供給しなければならず，そのためのシステムが呼吸器系および循環器系である．運動により骨格筋での酸素需要は急速に高まるため，それに対応することが必要になる．

■ ガス交換と運動

　ヒトが 1 回の呼吸により出し入れできる肺気量を一回換気量といい，健常成人では約 500 ml であるが，このうち実際に肺胞でガス交換にあずかれるのは，これから解剖学的死腔量(約 150 ml)を差し引いた 350 ml 程度である．この一回換気量は運動により増大し，最大で 2000 ml 程度になる．安静時の呼吸回数は 1 分間あたり 15 回前後であるが，これが運動により最大 60 回程度まで増加するため，分時換気量は安静時の 5 l から最大 100 l 超まで 20 倍以上に増加できる．肺胞では，肺胞膜は肺毛細血管と接しており，両者の酸素分圧の差により酸素は毛細血管内の血液へ拡散する．酸素が十分に血液内に拡散するためには，血液は平衡状態に達するまで十分に長くそこに留まっていることが必要である．運動時には，毛細血管内を流れる血液の速度は速くなるが，通常では拡散に問題となるほど速くない．しかし，肺胞-毛細血管間ブロックなどの拡散障害がある場合や，高地など外界の酸素分圧が低下した状態で運動する場合には，低酸素血症になる可能性がある．

■ 酸素摂取量と運動

　安静時健常成人では，1 分間あたり約 250 ml の酸素を消費し，それと同量の酸素を体内に取り入れている．運動時の呼吸器の働きを考える際に，この酸素需要量と酸素摂取量の関係は大事で，最大でどのくらいの酸素摂取ができるかは運動能力に影響する．ある運動を開始すると

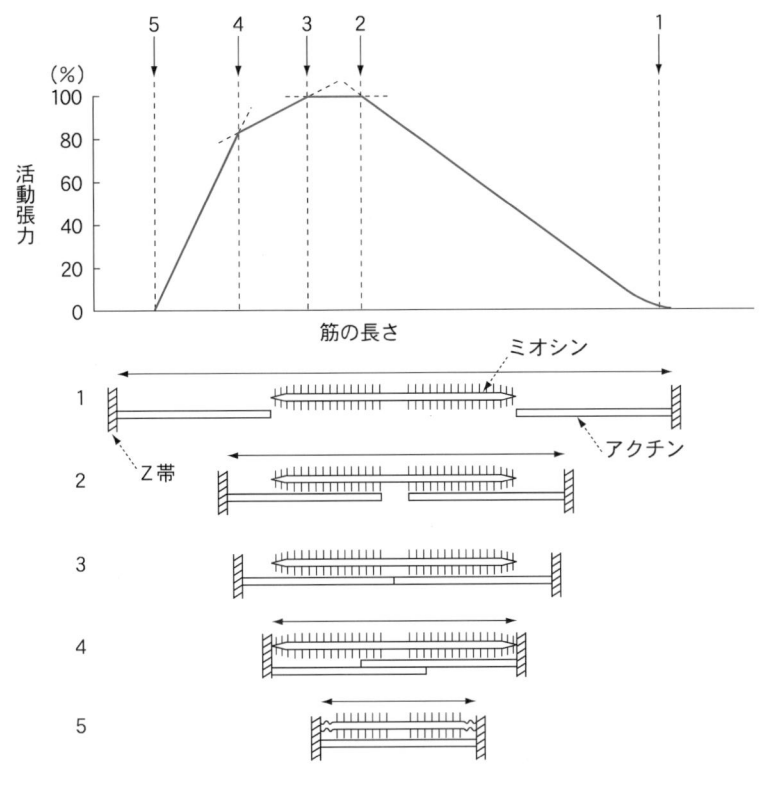

図 3-5 筋の長さ―時間関係（文献 3 より）
筋が静止長にある時（図中の 2 から 3），最大活動張力が発揮され，この時アクチンおよびミオシンの間に存在する連結橋の重なりの度合いが最大になる．

酸素需要量が急に増加するが，酸素摂取量は急には増やすことができないため酸素不足（初期酸素負債）となり，対応できるまでは体内の酸素を借りて対処しており，運動終了後に速やかに返済している．運動強度の増大に伴い酸素摂取量は増加するが，運動強度の増大があってもそれ以上酸素摂取量が増加しなくなる酸素摂取量を最大酸素摂取量といい，これが大きいほど持久的運動能力に優れているといえる．また，最大酸素摂取量を増加させるためには，1回心拍出量を高めて最大心拍出量を増加させることが必要となる．

■ **呼吸調節と運動**

運動時における呼吸の換気量変化は，神経性調節と液性調節で行われる．神経性調節としては，視床下部の運動野による中枢性調節と，四肢の筋肉からの求心性活動による末梢性調節が考えられている．これらは，視床下部の刺激により四肢の運動と同時に換気量の増大が観察されることや，液性調節を除外した状態でも四肢の運動に伴って換気量が増大することから，その存在が推測されている．また，液性調節としては，血液中の酸素分圧（PaO_2）や二酸化炭素分圧（$PaCO_2$）が刺激となり，呼吸中枢へ化学的調節が働く．$PaCO_2$ の上昇は延髄の受容器に，また PaO_2 の低下は頸動脈洞内の受容器に作用し換気が増加される．

5）循環機能におよぼす影響

心臓は，多くの心筋細胞からなる筋肉ポンプであり，絶えず変化する身体各所の血液需要に

応じてポンプ機能を変化させ，また静脈還流量に応じて心拍出量を変化させている．運動時には，運動強度に応じて骨格筋を中心に酸素需要が増加するため，それに見合うだけの酸素に富んだ血液の供給をしなければならない．心拍出量は，1回拍出量と心拍数によって規定されるが，これは自律神経や体液性調節因子により調節されている．また，心臓から拍出された血液は，血管内を流れて全身へ送られるが，血管もまた自律神経の調節を受けており，血圧と血流が調整されている．とくに運動時は，自律神経の働きばかりではなく，液性因子や局所代謝産物の影響によっても血管径は変化し，血流が調節される．

■ 心臓と運動

運動時には交感神経活動が亢進するため，交感神経終末と副腎髄質からカテコールアミンが分泌され，これらは心臓の洞房結節に作用して心拍数を増加させるとともに，心収縮力を増強して1回拍出量を増加させる．また，運動により静脈還流量が増加すると，洞房結節付近が伸展されてベインブリッジ反射が起こり，これによっても心拍数が増加する．結果として心拍出量が増加し，全身に多くの血液を送ることが可能となる．安静時に約5 l/分の心拍出量は，運動時には25〜30 l/分にも達する．

運動に伴って心拍出量を増加させる必要があるのは，筋肉での酸素需要に応えるためで，酸素需要と酸素供給が平衡状態にあるような運動中では，心拍数と酸素摂取量はほぼ直線関係にあるため，心拍数からその運動の生理的運動強度がある程度推測できる．したがって，わざわざ酸素摂取量を測定しなくても運動強度がモニターできるため，心拍数は運動指導の際に良い指標となる．

運動を長期間継続していると，心筋の肥大が生じる．重量挙げのような静的な運動で，しかも筋収縮に伴って心臓に圧負荷がかかるような運動を行って生じた心肥大は求心性肥大と呼ばれ，他方，長距離走のような動的な持久性運動で，心臓に容量負荷がかかるような運動で生じる心肥大は，遠心性肥大と呼ばれる．

■ 血圧と運動

一般的に，運動時に血圧は上昇するが，運動の様式によりその反応の仕方に違いがある（表3-2）[6]．重量挙げのような静的運動では，収縮期血圧の上昇のみならず，強い筋収縮のために末梢血管抵抗が増加し，拡張期血圧の上昇も著しい．一方，長距離走のような動的運動では，収縮期血圧は上昇するが，末梢血管抵抗の増加は軽度で，さらに場合によっては筋収縮に伴う代謝産物のため，血管がむしろ拡張して拡張期血圧が低下することもある．したがって，静的あるいは動的を問わず，運動により収縮期血圧は上昇するが，拡張期血圧は，静的運動では増加が著しく，心臓に対しては主に圧負荷がかかる．一方，動的運動では増加は軽度で，1回拍出量や心拍数の増加のために心臓に対しては主に容量負荷がかかる．

■ 血流の再配分 （図3-6）[7]

安静時には，骨格筋よりも内臓を流れる血液のほうが多いが，運動開始により骨格筋への血流量が急激に増加し，内臓血流量を大きく上回るようになる．骨格筋以外に運動によって血流量が増加するのは心臓と皮膚であり，このうち皮膚の血流は，運動時の体温上昇に伴って皮膚血管が拡張するために増加していくが，最大運動時だけはむしろ減少するという特徴がある．一方，脳血流量は運動によらずに常に一定の血流量を維持しており，また内臓の血流と同様に，腎臓の血流は運動強度が強くなるにしたがって減少する．

表3-2 運動様式による循環機能応答の違い
（文献6より）

	動的負荷	静的負荷
心拍出量	＋＋＋＋	＋
心拍数	＋＋	＋
1回拍出量	＋＋	0
末梢抵抗	－－－	＋＋＋
収縮期血圧	＋＋＋＋	＋＋＋＋
拡張期血圧	0 or ＋	＋＋＋＋
平均動脈血圧	0 or ＋	＋＋＋＋
左室仕事	容積負荷	圧負荷

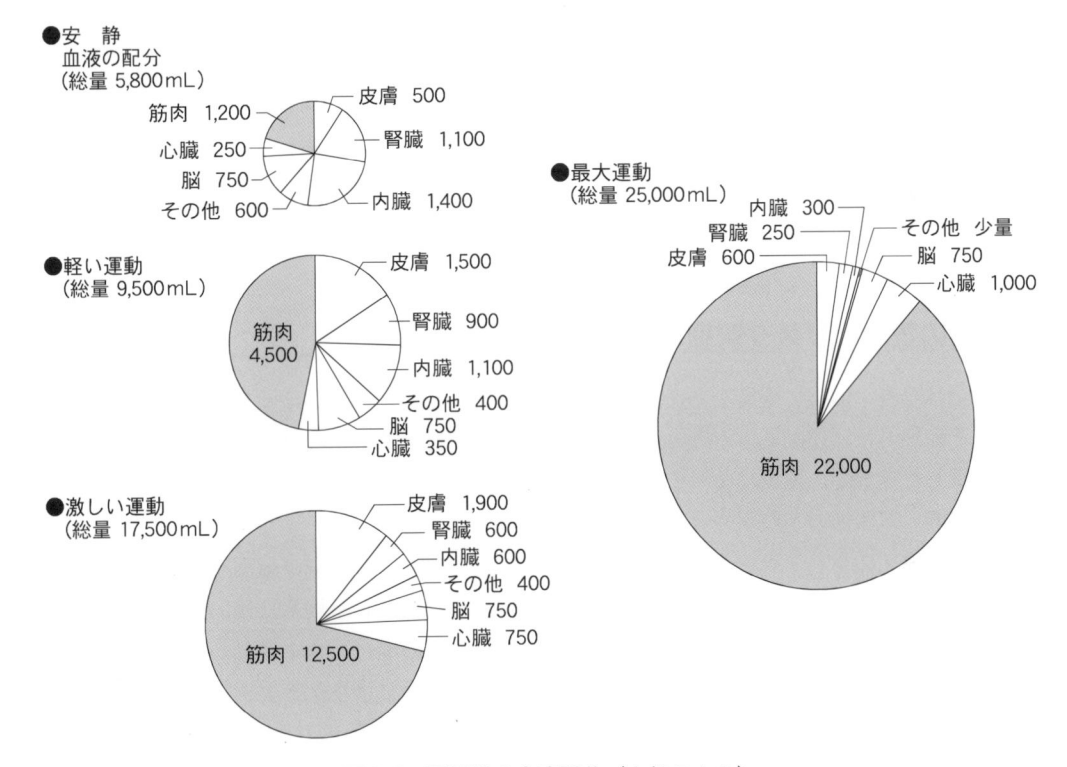

●安　静
血液の配分
（総量 5,800 mL）
皮膚　500
腎臓　1,100
内臓　1,400
その他　600
脳　750
心臓　250
筋肉　1,200

●軽い運動
（総量 9,500 mL）
皮膚　1,500
腎臓　900
内臓　1,100
その他　400
脳　750
心臓　350
筋肉　4,500

●激しい運動
（総量 17,500 mL）
皮膚　1,900
腎臓　600
内臓　600
その他　400
脳　750
心臓　750
筋肉　12,500

●最大運動
（総量 25,000 mL）
内臓　300
その他　少量
腎臓　250
脳　750
皮膚　600
心臓　1,000
筋肉　22,000

図3-6　運動時の血流配分（文献7より）

運動により骨格筋および心臓，皮膚の血流量は増加するが，脳血流量は運動によらず一定であり，また内臓および腎臓の血流量は運動強度にしたがって減少する．

6）水中での運動が身体機能におよぼす影響

　水中で運動を行うと，種々の物理的な作用を利用することができ，より効果的な運動ができる．利用が可能な物理的作用としては，水の温度を変えることによる温熱刺激や水圧，および浮力がある．温熱は，運動器に疼痛を伴う患者に対して疼痛の軽減目的に利用できるが，反面，浴温によりエネルギー消費や心負荷が増加するため，長時間の訓練の場合は不感浴（33～36℃）で行う．水圧や浮力の利用としては，運動の方向や速さによって，介助自動運動にも抵抗自動

表3-3 運動プログラム参加の禁忌

1. 不安定狭心症や切迫心筋梗塞
2. コントロール不能な心不全
3. 活動性の心外膜炎あるいは心筋炎
4. 中等度以上の大動脈弁狭窄症
5. 重症不整脈(心室頻拍,上室性頻拍,完全房室ブロック)
6. 未治療重症高血圧(安静時180/100 mmHg以上)
7. 起立性低血圧あるいは運動中血圧低下(20 mmHg以上)
8. 最近の塞栓症
9. 血栓性静脈炎
10. コントロール不能な糖尿病(ケトン体(+),重症網膜症)
11. 運動禁忌の整形外科的状態
12. 急性感染症

運動にも利用できることから,効率的な筋力強化訓練ができる.とくに,筋力が徒手筋力テストで2の筋では,浮力を利用することで自動運動が可能で,視覚的および感覚的にも運動がフィードバックされ,またモチベーションの向上にもつながる.また,心不全に対しては,温浴により心後負荷が軽減されることが報告されており,今後心不全の治療手段としても期待される.

7)運動の禁忌とリスク管理

運動は全身の器官に影響をあたえるため,病状によっては運動が症状を増悪させることがあり,その場合には運動を行うことは禁忌となる(表3-3).その主なものは,まず心臓そのものに関係した病態で,運動により心筋虚血に陥る可能性の高い狭心症や切迫心筋梗塞,および心不全に陥る可能性の不整脈や大動脈狭窄や心筋炎では禁忌である.また,高血圧であれ低血圧であれ,血圧のコントロールが不良な場合も,脳出血のリスクや全身臓器への血流低下のリスクがあるため禁忌となる.脳塞栓あるいは肺塞栓などを起こした場合には,まだ血管内に不安定な塞栓子が残存している可能性があり,血栓性静脈炎の場合を含め運動が制限される.糖尿病のコントロールが不良でケトン体陽性の場合には,運動によりケトアシドーシスが誘発される可能性があるため注意が必要である.そのほか外傷性骨折後や関節炎の急性期など,安静が治療のために必要な整形外科的疾患や急性感染症では運動が制限される.

■ リスク管理

前述した運動の禁忌を運動処方の前にチェックし,さらに運動プログラムを施行中に様子を観察する.患者の自覚症状としては,胸痛,呼吸困難,めまい,冷汗,顔面蒼白,意識低下などに注意する.ハイリスク患者では監視装置として心電図モニターやパルスオキシメーター,血圧計の装着を行い,心拍数の変化や,不整脈の有無,心電図上のST変化,血中酸素飽和度,血圧の変化などの測定を行う.

参考・引用文献

<引用文献>
1) 小沢治夫:スポーツ種目と骨密度.臨床スポーツ医学,11:1245-54,1994.

2) 小林一成：筋力強化―その理論と実際的方法．総合リハ，25：1263-1271，1997．
3) Joynt R.L.：Therapeutic exercise.In Rehabilitation Medicine, DeLisa J.A. et al.（eds），pp. 346-371, JB Lippincott, Philadelphia, 1988.
4) 小林一成：廃用症候群と過用症候群．MB Med Rehab 52：1-7，2005．
5) Maughan R.J. et al:Strength and cross-sectional area of human skeletal muscle. J Physiol 338：37-49，1983．
6) 田中悦子，栗原敏：心臓・循環と運動．スポーツ医学，中野昭一編，p. 59，杏林書院，1999．
7) 中野昭一，栗原敏：運動の心臓循環に対する影響．図説 運動の仕組みと応用，中野昭一編，p. 54，医歯薬出版，1992．

＜参考文献＞
1) 中村隆一，齋藤宏：基礎運動学，第5版．医歯薬出版，2000．
2) 中野昭一編：スポーツ医学．杏林書院，1999．
3) 小林一成：虚血性心疾患．岡島康友（編）：看護のための最新医学講座27巻リハビリテーション・運動療法．pp. 497-50，中山書店，2002．

4．運動量の低下した状態と看護

　人間の日常は，活動状態の連続である．この活動状態が阻害され，低運動状態になってしまったら，人間の心身はどう変わるか，について考えていく．

1. 人間にとっての動き

■ "動き"は人間らしく生きるための最低条件

　リハビリテーションは人間性の復活への援助，といわれている．"人間が人間らしく生きる"この人間らしくの根底には，動けることが，最低条件としてあるのではないだろうか．人間からすべての動きを奪ったら，それは"人間からヒトへの転落"といわれるほど，人間にとって"動き"は重要な意義をもつ．
　加療はしばしば"人間にとっての動き"を奪う．前項「運動による身体機能への影響」で述べられているように，運動は身体機能へさまざまな影響を与える．その影響が，疾患の回復にマイナスに働くと考えられた場合，患者は安静を強いられる．すなわち，動きが奪われることになる．代表的な状態としては，心疾患の急性期，心・肺・頭部・脊椎の手術直後などがこれにあたる．

■ 身体の動きと頭脳の動き

　また，活動，動きは奪われるのではなく，患者自らが，不活動状態をつくってしまうこともある．性格，意欲，体力などが関係する．活動，動きは，身体活動のみならず，精神活動も含まれる．身体的な動きの制限はしばしば精神活動も制限する結果となる．人間にとっての動きは，まず生活動作としての動き，精神活動としての頭脳の動きがあげられ，これに加え意志表示，感情表現としての動きも大きな意味をもつ．
　生活動作として動きを自力で行えることで，人間としての尊厳は維持される．また，これらの生活動作を自ら行えていれば，一応の体力は維持されるといわれている．しかし，独居老人などは，この日常動作そのものが減少しがちとなり，廃用症候群（不動症候群）に傾いていく．
　基本的ニーズ充足のための生活動作のうち，食事，排泄，清潔が自力で行えなくなった場合，人間は非常に大きなストレスを負うことになる．これらの動作は可能なかぎり自力で行えるよう，ひとつの動作をこまかく分析し，どの動き，動作が可能になればADL自立度は向上するのか，疾患への影響を念頭におき援助を考える．

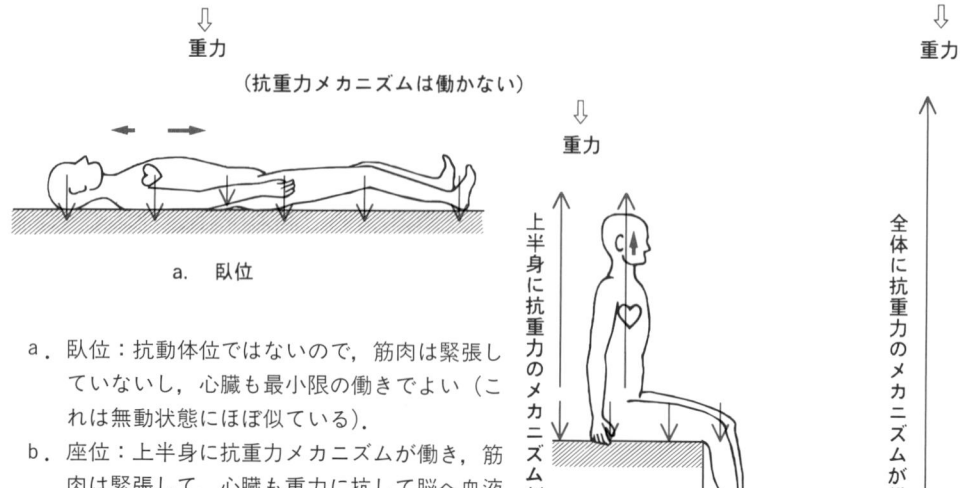

a．臥位：抗動体位ではないので，筋肉は緊張していないし，心臓も最小限の働きでよい（これは無動状態にほぼ似ている）．
b．座位：上半身に抗重力メカニズムが働き，筋肉は緊張して，心臓も重力に抗して脳へ血液を送るために相当働く必要がある．
c．立位：全身に抗重力メカニズムが働き，全身の筋肉は緊張して，心臓も全身に血液を供給するためにさらに働くことが要求される．

図3-7 臥位，座位，立位における重力の作用とその反応のしかた
(松村　秩：ねたきり老人の介助―自立のための手だすけ．医歯薬出版，2001)

■ 姿勢による頭脳への刺激

　　治療上からは側臥位許可になっていたが，自力で側臥位をとれない事例に，ベッドサイドに輪状の紐をとりつけ，膝を曲げた状態でそれにつかまって側臥位をとらせたところ，自力で側臥位がとれるようになった．この患者が何より喜んだことは，排泄後肛門を自分で拭けるようになったことであった．そのほかにも諸々の動作がしやすくなり，視界も天井のみでなく広がり，頭脳の活動の活発化もはかられた．

　　姿勢による頭脳への刺激，すなわち，仰臥位，半座位，起立位の頭脳への刺激の差については最近の看護教育の中でもよくとりあげられている．座位，起立位では安定状態を維持するために脳は活動しつづけるが，臥位は，姿勢保持の必要がないため，脳は休息状態となる（図3-7）．

　　動きを奪われた状態から脱皮し，可能なかぎりの動きを増加させていくことは，新しい刺激を受ける機会も多くなり，その刺激へのさまざまな反応は，精神活動を活発にする．

✚ ナーシングポイント

　　人間は，できる"動き"を基盤に"社会参加としての動き"が可能となる．リハビリテーションの進行にあたっては，"人間にとっての動き"のもつ重要性をつねに認識し，現状態で，いかに"動き"をより多く生み出させるかを考えていくことが大切となる．疾病に起因する規制のある中で，可能なかぎり，生体全体の活性化をはかるための援助，指導を考えていく．

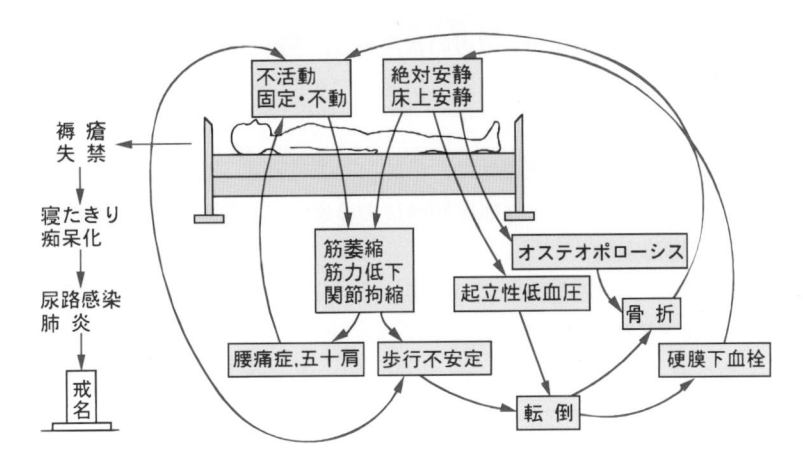

図3-8 過度の安静による悪循環

江藤文夫：過度の安静による合併症の障害学．医学のあゆみ，116(5)：416—422，1981．

2. 低運動による弊害，その予防と看護

■ 廃用症候群（不動症候群）とは

　　低運動による弊害は，廃用症候群，不動症候群などとよばれている．いずれも人間が動きを失うことによって起こってくる心身の弊害をさしている．全身的には，呼吸器系機能低下，循環器系機能低下，消化器系機能低下，精神活動低下，局所的には，褥瘡，筋力低下，関節拘縮，骨の脆弱化など，心身両面，多岐にわたる弊害として現れてくる．

　　急性期からベッド上安静期にかけては，看護側は治療処置の介助に目が向きがちになるし，患者は身体の苦痛を増強させたくない思いや，動いてはいけないとの思い込みからベッドに静臥したままの状態になっていることが多い．少しずつ進行している低運動による弊害に気づかずに経過する結果となる（図3-8）．この時期に低運動による弊害を予防するケアを始められるか否かは，以後の患者の回復におおいに影響する．看護の質の問われるところである．

　　弊害としてあげられている項目の中から，看護職にとって，とくにかかわりが深いと考えられる項目について考えていくこととする．

1）筋力低下

■ ベッド上安静期は歩行準備期

　　不活動状態では筋肉の収縮は起こらず，したがって筋線維の張力も生じず，筋線維は萎縮してしまう．その結果，筋力も持久力も低下してしまう．絶対安静の不活動状態では，1週間で10～15％の筋力低下をきたすともいわれており，とくに下肢（大腿四頭筋）や中殿筋，大殿筋などの筋力低下を起こしやすい．上肢は臥床生活でも使用されていることが多く，急激な筋力低下は起こらない．

✚ ナーシングポイント

　　ベッド上安静期をすべて**歩行準備期**と位置づけ，移動動作（ベッド上移動，車椅子移乗・移動，杖歩行，独歩）に必要な筋群の筋力低下予防から，必要に応じて強化へと訓練を続けさせる．筋力低下予防は，関節拘縮予防と異なり，自動運動のみが有効であることを患者に認識さ

せ，訓練に意欲をもたせる．疾患，障害の状況から，現時点で筋力低下予防のための運動が可能か否かを判断し，筋の軽度の緊張のみしか期待できないか，等尺性運動か，抵抗運動まで可能かなど，状況に応じた方法を選択する．

　筋の運動，ことに完全な等尺性運動は，単純な等張性運動（負荷のない）に比して血圧への影響の大きいことを念頭に置き，高血圧傾向にある患者には訓練前後の血圧に注意する．

■ 筋力低下予防および増強運動

筋力の低下予防および増強運動は次の順序で行う．

① **上肢の筋力低下予防運動**：青・壮年層であれば，鉄アレイ（1 kg から開始）を，高齢者には砂のうを持たせ，肘関節の屈伸，伸展保持，腕回しをさせる．1 回に 5 回ぐらいから開始し，徐々に 20 回ぐらいまで増加させる．「上肢にまったく障害がないのになぜ？」と患者は考えがちである．押し上げ動作時，車椅子移乗時，杖歩行と上肢筋力の使用頻度の高いことを理解させる．

② **健側下肢筋力低下予防〜増強運動**：下肢伸展挙上，自分の足の高さ（かかとが床上 20 cm ぐらい）で停止．停止時間は 5 秒以上とする．苦痛なく行える程度の筋力がある場合には，足先に砂のうをつけてこの運動をする．

③ **患肢の運動**：固定状態または運動規制のあることが多い．制限された状態での可能な運動は，大腿四頭筋等尺性運動である．まず患者に大腿外側前面に手をあてさせ，ついでナースが患者の膝下に指を入れ，「この指を強く力いっぱい押してください」と命令する．患者が自分の手に筋収縮を感じることができたか否かを確認し，安定した歩行のために大切な筋肉であること，非常に筋力低下しやすい筋肉であることを理解させたうえで，訓練に取り組ませる．方法を習得すればナースの介助は不要となる．ときどき正確に行っているか，回数はどうかの確認を行うこと．収縮時間は 5 秒，1 回に 10〜30 回といわれているが，血圧上昇のあることを忘れず，10 回ごとに 1 呼吸の休息を入れることを指導する（これにより血圧は元の状態に戻る）．

④ **中殿筋，大殿筋の訓練**：必要に応じ，中殿筋，大殿筋の訓練を追加する．

2）関節拘縮

■ 不動による可動性の低下

関節は可動していることでその機能，可動範囲は維持されており，関節自体に病変がなくとも不動状態が続くと，疎性結合織は緻密な結合織に変化し，可動範囲は制限され，遂には拘縮状態となってしまう．この変化は，関節固定後 4 日目には始まり，健康な関節でも 4 週間でかなりの程度，可動性の低下が起きてしまうといわれている．

■ 関節拘縮の予防

この関節拘縮を予防するには，良肢位の保持と関節を動かすことである．急性期や意識障害時にはまず良肢位保持をベースに，最低 1 日に 1〜2 回程度は各関節を 5〜10 回動かす．脳卒中後の片麻痺の場合にも運動時以外は良肢位保持が原則である．

関節運動は，"可動させることによる疾患部への影響がない"と判断された関節はすべて動かすことが大切である．疾患の状況によっては，自動運動のみと指示されたり，他動運動で苦痛はあっても可動域いっぱいまで動かすことを指示されたりする．情報を正確に把握して援助する．

また，許可されている体位・肢位から可動許可範囲，可動可能範囲を判断し，関節運動を行

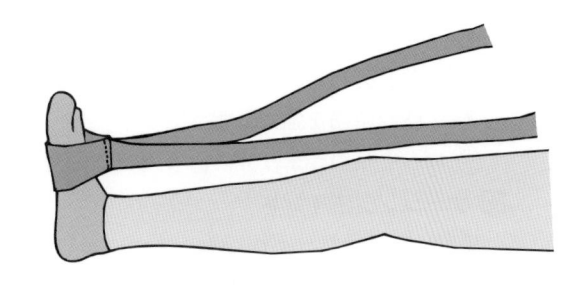

図 3-9　足袋につけた紐を利用した関節運動
膝関節屈曲は紐をふくらはぎの下を通して引く.

わせることや，制限肢位を守りながら近位関節を動かす方法を考えることも必要である．たとえば，股関節疾患術後で，45°ギャッチアップ許可が出た場合，仰臥位での膝関節の屈伸運動は股関節45°屈曲までは可能であり，股関節の可動禁止の指示のある場合でも，腹臥位または側臥位であれば，膝関節の屈伸運動は可能である．腹臥位，側臥位が禁止であれば，仰臥位のまま下腿をベッドサイドに下垂させる位置になれば，膝関節屈伸運動は可能となる．このように，患者の状況に応じて工夫して援助する．

関節拘縮予防の運動は，自動運動，他動運動どちらでも有効であり，とにかく動かすことが大切である．ただし，自動運動であれば筋力維持の効果も期待できる（なお，麻痺側の関節は脱臼に十分注意を払うこと）．

■ 運動による苦痛を避ける工夫

拘縮の始まってしまった関節や，運動後に痛みの生じる関節に対しては，運動の前後に温罨法を行い，組織の軟化・疲労回復をはかることも効果的である．運動による苦痛は患者の訓練意欲の低下につながる．

時間，回数を決めて計画的に訓練に取り組ませることは大切であるが，介助者の手を借りずに一人で行えるよう自助具の工夫もしたい．筆者は足袋に紐をつけて，下肢の伸展位挙上，膝関節・足関節の屈伸運動が，負担なく患者一人で行えるようにさせている（図3-9）．麻痺側もこれで自己他動運動が可能となる．

3）起立性低血圧（起座・起立順応不全）

■ 血管運動反射機能の低下

人間は臥位で睡眠，休息をとっているとき以外はつねに重力に抗する姿勢（座位，膝立ち位，立位）をとっている．これらの姿勢の変換を行っても，血管運動反射機能が働いて血圧の調節が行われている．しかし，臥位安静，不活動状態が長期に及ぶと，この血管運動反射機能の発動性が低下し，姿勢変換，ことに臥位から起立時に，順応不全を起こしてしまう．強い眩暈（めまい），気分不快を起こし，ときには失神に至る．筆者の行った術後の起立時における眩暈，気分不快の出現状態についての調査で，運動器系疾患術後患者の70％にそれが出現していた．健常成人男子ですら10％近くは起立性低血圧を起こしたとの報告もあるほど，頻度の高いものである．

■ 起立性低血圧の予防

臥位状態のときから下肢の運動をよく行い，下肢の血管循環をよくしておき，起立可能となった場合には漸進性の原則を基本とし，急激に立位をとることは絶対に避け，次の順序で立位に移行する．

① 臥位での下肢運動

② ベッドサイド起座位
③ その姿勢で足底の踏みつけ動作
④ 大腿四頭筋を強く緊張させる
⑤ ゆっくりつかまり立ち，または斜面台による漸進性の起立位

✙ ナーシングポイント

患者は眩暈，気分不快を訴えずがまんしてしまい，冷汗を流すことにもなりかねない．筆者の行った調査時にも「がまんした」との訴えが多々あった．このようなことを起こさせないためにも，長期の臥位を避け，30°，40°と徐々にギャッチアップしていき，下肢の運動を加え，立位，歩行に備える．

4）骨の脆弱化

■ 無負荷状態による骨からのカルシウム流出

骨も筋肉や関節同様，低運動状態の影響を受ける．

人間の骨組織は破骨細胞による骨吸収と骨芽細胞による骨形成が間断なく続いているが，低運動状態，無負荷状態（臥位は重力に抗した姿勢ではない）では，このバランスがくずれ，吸収が形成に勝ってしまう．すなわち，安静臥床により，骨からカルシウムが流出し，関節とは逆に，密な組織から粗な組織へと変化する．その結果，腰痛を生じたり，軽度の外力でも骨折を起こすこととなる．

腰椎や踵骨のようにつねに強い重力負荷状態にある骨は，無負荷状態では著しく骨の脆弱化が進むといわれている．

■ 骨の脆弱化予防

安静臥床による骨の脆弱化が一般に認識されたのは，宇宙飛行士の骨密度の低下が報じられてからである．その後は，宇宙飛行士も宇宙飛行中に運動を課せられ，骨の脆弱化は予防できるようになっている．

骨の形成には，骨への物理的刺激，十分な血流，カルシウム摂取が必要といわれているが，安静を余儀なくされている患者は，物理的刺激，抗重力状態は期待できない．足底板をベッドの足元に取りつけ，それを足底でける運動（足踏みのように）が唯一考えられる運動であろうか．これも禁忌であれば不可能となる．したがって骨への血流を促すための筋運動，カルシウム摂取を勧めることで骨の脆弱化の進行を少しでも抑える援助をする．

血流を促すための筋運動は，麻痺側ではできない．温浴，マッサージなどで可能なかぎり血流をよくする．カルシウム摂取では，年齢による吸収率の差（高齢になるほど低率となる）を考慮すること．およびカルシウムの吸収効率のよい蛋白質とカルシウムの割合をもつ食品を選択し，その摂取を勧める．身近にある食品では牛乳が，吸収率のよい均衡をもつ食品である．1日800 mg以上のカルシウム摂取を指導する．

5）精神活動低下

■ 精神活動低下を予防するための工夫

前述のように臥位安静は，抗重力メカニズムが働かない状態になり（図3-7参照），精神活動低下につながることが多い．ことに高齢者にとってはこの影響が大きい．少しでも抗重力メカニズムを働かせるために，臥位安静期間を短縮し，視野が広がる程度のギャッチアップは早急

に開始したい．

臥位状態は視野が限られ，ますます刺激の少ない状態となる．高齢者であれば，拘禁性の認知症につながり，青・壮年者であれば大きなストレスとなり，内臓疾患の形（胃潰瘍，強度の眩暈など）をとる結果ともなる．

① ベッドサイドミラーの活用
② 個室より大部屋に移す
③ 訪室，ことばかけを多くする
④ 家人の面会を多くする

など，刺激を与えられる環境づくりに工夫をこらすことが必要である．ときにはベッドのままの院内散歩なども有効であろう．

以上，低運動状態による弊害で重要と考えられる項目にしぼって述べてきた．このほかにも褥瘡，便秘，肺炎などがあげられ，これらの予防にも十分考慮して看護にあたる必要がある．

5．リハビリテーション段階にある患者の心理・社会的反応と看護職の援助

1. リハビリテーション段階にある患者の心理・社会的反応と影響する要因

1）リハビリテーション段階にある患者の心理・社会的反応

リハビリテーションは，患者にとって単に失った機能を回復する場であるだけでなく，障害のある自己を受容し，社会における自己の価値を見出すことにより社会的存在としての人間本来のあり方を取り戻す「人間らしく生きる権利の回復」[1]の場でもある．したがって，リハビリテーション段階にある患者は機能回復の状況によって心理・社会的に大きく影響を受ける．

リハビリテーション段階にある患者の心理・社会的反応は，障害受容のプロセスによって，無反応，否認，攻撃，うつ，積極的反応などがある[1]といわれている．このような患者の反応を理解し，患者が積極的にリハビリテーションに取り組めるように援助することが重要である．患者が示す反応の多くは，看護場面では，「リハビリテーションに対する意欲の低下」として捉えられることが多いが，障害受容のプロセスや患者のもつ身体的要因，心理・社会的要因など，さまざまな要因が関連している．そこで，リハビリテーション意欲に影響する要因について特にリハビリテーションを阻害する要因を中心に考えてみる．

2）リハビリテーションの阻害因子

■ 円滑なリハビリテーションの障害となる要因

リハビリテーションを円滑かつ効果的に進め，患者の自立を促すために，患者自身が疾病や障害に対する正しい認識を持ち，意欲的にリハビリテーションに取り組むことが重要である．そこで，円滑なリハビリテーションを進めるにあたって障害となる要因について考えてみる．

リハビリテーションを阻害する因子は表3-4のように，①身体的要因，②患者の認識・自立の動機に関わる要因，③患者の気持ち・感情に関わる要因，④サポート側の要因，⑤治療そのものによる要因に分けられる．

表3-4 リハビリテーションを阻害する因子

A．身体的要因
　1．合併疾患
　　運動機能訓練によって疾患の悪化が予測される場合
　2．活動耐性の低下
　　運動機能訓練に耐えられない場合
　3．運動機能低下
　　関節拘縮，筋力低下，不活動性症候群
B．患者の認識・自立の動機にかかわる要因
　1．疾病に対する認識不足
　　過剰期待，無力感など
　2．リハビリテーションの必要性の理解不足
　3．病前の生活に戻ることが困難
　4．社会・家庭での役割低下または欠如
　5．疾病利得
C．患者の気持ち・感情
　1．疾病受容プロセスにおける否認・抑うつ状態
　2．予後への強度の不安
　3．依存心が強い
D．サポート側の要因
　1．家族の疾病・障害に対する認識不足
　2．家族内での患者の地位・役割の欠如または不足
　3．家族支援体制の欠如
E．治療そのものによる要因
　1．疾病または，訓練に起因する苦痛・疼痛
　2．患者・家族・医療チーム間のリハビリテーションゴールのずれ
　3．リハビリテーションチーム内，または施設間の連携不足
F．その他
　1．脳の器質的障害
　2．薬物投与による二次的うつ状態
　3．全身疾患を伴う精神障害
　4．精神疾患

■ 身体的要因

　① **基礎体力の低下，合併症**：身体的要因として基礎体力の低下が著しく，機能訓練に耐えられない患者や，高血圧症などの合併症があり，動くことによって，血圧などのバイタルサインの変化が生じる場合にも円滑なリハビリテーションが妨げられる．

　② **運動機能の低下**：長期の安静やリハビリテーションのアプローチの遅れによって，運動機能の低下が進み，関節拘縮や神経麻痺などを起こしている場合には，リハビリテーションに多くの時間を必要とし，また，訓練によって強い痛みを伴うこともある．

　このような，訓練による痛みや回復の遅れは，訓練に対する拒否や意欲低下をきたしやすい．

■ 患者の認識・自立に対する動機にかかわる要因

　訓練を円滑に進めるためには，患者自身が自己の疾病や障害を正しく理解し，現在の状況を認識する必要がある．

　① **回復への過剰期待**：患者の障害に対する正しい認識がされていない場合には，過剰に回復

を期待して，それに到達できないためにあせりや意欲低下を生じることがある．

　②　回復意欲の喪失：①とは逆に，回復への患者自身の期待や必要性がほとんどなく，無気力でいる場合もある．

　③　リハビリテーションの無理解：リハビリテーションの必要性を理解していない患者では，自ら努力することなく機能が回復すると思い込んでいるため，リハビリテーションは進まない．

　④　社会的役割の低下：障害を持ったことによって，元の職場に戻れなかったり，今まで行っていた役割が果たせないなど，以前のような生活を行えるまで機能回復が望めない患者や，もともと寝たきりであったり全て家族の介護に依存していたような患者では，機能回復の必要性を感じていないことが多く，リハビリテーションに対する意欲は低下する．

　⑤　疾病利得のある場合：障害があることにより，家族や周囲の人から援助が得られるため，身体的に楽になったり，経済的に公的な援助があるなど，障害に伴って疾病利得がある場合には，患者自身が回復を望まないためにリハビリテーションに対して消極的になる．こういった患者では障害の証明書を求めたり，リハビリテーションを進めると症状が強くなったり，新たな症状や疾病が現れたりといった訴えが聞かれることもある．

■ 患者の気持ち・感情にかかわる要因

　北代らは，障害受容について「ただ単に疾病を理解する，元の体に戻らないという認識のみにとどまらず，障害のダメージに固執することなく，積極的に今後の生活に取り組むことをいう．それには，自己の価値観を見直し，価値の受容を遂げなければならない」と述べている．患者は障害を受容するために揺れ動き，さまざまな感情や不安を抱いており，それは，時にはリハビリテーションを阻害したり，時には促進したりといった要因となる．この心の動きを上田は，ショック期，否認期，混乱期，解決への努力期，受容期に分けている．

　①　障害を受容できない，予後への不安が大きい場合：患者が障害を受容できず，否認や抑うつ状態にある場合や，予後に対する不安が非常に強い場合には，リハビリテーションは困難となる．患者は自己を否定的にみて，「リハビリを行ってもしようがない」とあきらめの言葉が聞かれたり，自己の目標が見つけられないため訓練を行っても意欲的になれない．

　②　依存心が強い場合：また，逆に他力本願的になり，自ら訓練を行おうとせず，家族や医療従事者に依存的になっている場合もある．

■ サポート側の要因

　①　家族の無理解，家族から支援が得られない：患者の支えとなるのは主に家族である．患者の疾病や障害の状況に対して家族が戸惑っていたり，受け入れられない場合には，面会が途絶えがちになったり，面会に来ても患者の回復に無関心であったり，ときには「○○できても，××ができなければ何の役にも立たない」と患者ができないことを非難する態度を示すことがある．このような場合には患者は無用感を募らせ，家族から否定されたと感じる．また，家族の受け入れが悪かったり，退院後に福祉施設や他の医療施設への入所が決まっている場合にも回復意欲は低下する．

　②　家族の過剰援助：患者は何もできない，あるいは患者が自分で行うと時間がかかる，上手にできないからと考え，患者ができることまで援助してしまうといった家族もいる．こういった家族の過剰な援助は，患者の依存心を助長したり，自分は何もできないという思いを強める結果となり，回復意欲を低下させてしまう．

　③　退院後の不安：退院後の経済的援助や，人的援助が期待できないような患者では，退院後

自立して生活することに不安を感じ，リハビリテーションに消極的になる場合もある．

■ 治療そのものによる要因

① **回復目標のずれ**：患者，家族，医療チーム，それぞれの間に治療や回復目標のずれがあると，患者や家族の過剰期待を招いたり，患者の不安を助長することなどにより，意欲低下につながる．

② **治療に伴う苦痛，疼痛**：治療や訓練によって苦痛や疼痛がある場合にもリハビリテーション意欲は低下する．

医療者側は患者のゴールを「正座」に置いて訓練を進めていたが，膝を曲げることによって非常な苦痛を伴うため，訓練がはじまると認知症状態が出現していた患者に対して，退院後の患者の生活様式について話し合いを持ち，ゴールを再設定し，椅子に腰掛けられる程度の「膝関節屈曲90度」にしたところ，順調にリハビリテーションが進んだケースもある．

③ **医療従事者の連携の不足**：リハビリテーションにはさまざまな職種がかかわるが，それぞれが異なった指導や援助を行うと患者は混乱するため，意欲低下にもつながる．また，在院日数の短縮化によって，リハビリテーションの途中段階で転院するケースも増えてきている．このような場合，患者の自立の状況や行われていたリハビリテーションについて，特に看護の立場からの情報が伝わりにくく，継続した援助が提供されにくい．援助の過剰や不足が生じ患者の意欲低下や機能低下につながる可能性がある．

■ その他の要因

① **脳の器質的障害**：意識障害や認知症など脳の器質的障害がある場合には，理解力の不足から必要な訓練の実施や安静などの規制が守られにくく，適切な機能回復が望めないことも多い．

② **精神疾患，薬物投与による抑うつ**：うつ症状や統合失調症などの精神疾患，薬物投与（レセルピン，ステロイド）による二次的うつ状態になる患者も，訓練意欲を引き出すことは難しい．

③ **全身疾患に伴う精神疾患**：SLEや糖尿病などの全身疾患に伴う精神障害がある場合にも意欲低下をきたす．

2. リハビリテーション段階にある患者に対する看護職の援助

1）リハビリテーションの阻害要因の査定と援助

■ 身体的要因

① **査定**

疾患名，治療内容，障害の程度，現在の回復状況，今後の見通し，既往歴，合併症などの情報から脳の器質的障害の有無，基礎体力（リハビリテーションに耐えられるか）などをアセスメントし，患者に合った方法でリハビリテーションを計画する必要がある．

② **援助**

(1) 患者の体力や機能に合わせたリハビリテーション方法を検討する

大腿四頭筋の筋力強化のため臥床のまま膝を伸ばして踵を持ち上げる運動を指示されたが，長期臥床による筋力低下のため指示どおりの運動ができず，運動を行おうとしない患者に対して，足を持ち上げずにできる等尺性運動を指導したところ，運動を積極的に行うようになり，最終的には指示どおり踵を持ち上げる運動ができた．このように，患者の体力や機能に合わせ

た方法を指導することで，患者は意欲的に取り組むことができる．
　(2) 身体的な阻害要因を作らない，または最小限にとどめる
　患者の状態に合わせた方法を選択することは重要であるが，阻害要因を作らないようにする，すなわち，障害をできるだけ最小限にとどめ，機能回復を考慮した対処ができるように看護師が障害の急性期から準備し，努力することが必要である．

■ 患者の認識・自立に対する動機にかかわる要因
① 査定
　患者がどのように疾病や障害を認識し，回復の期待を抱いているか，リハビリテーションの必要性を理解できているかを，患者との日常会話，病前の生活，社会や家庭での役割・必要度などから判断し，リハビリテーションを阻害する因子がないかどうかを査定する必要がある．

② 援助
　(1) 患者が正しく現状認識できるよう促す
　患者が正しく現状を認識し，回復が期待できること，期待できないことをはっきり認識できるような働きかけが必要である．
　(2) 価値の転換を支援する
　患者にとって現状を認識することは辛いことであったり，今までの自己の価値観を変えなければならないような事態であるかもしれない．今ある患者を認め，励まし，今できることやできるようになったことのひとつひとつに対して共に喜ぶなど，患者が障害のある自己を肯定的に現実を受け止め，認めていけるように援助することが重要である．

■ 患者の気持ち・感情にかかわる要因
① 査定
　患者が訓練に対して抱いている感情を，訓練に対する態度や行動から判断することが必要である．

② 援助
　(1) 感情表出を促す
　患者が自らの感情を表出できるような環境や人間関係を作ることが重要である．
　(2) 否定的感情に対する積極的解決策の検討
　患者が否定的な感情を抱いていると判断された場合には，その理由について患者・家族と話し合いを持ち，積極的解決策を検討する．また，看護者の励ましや共感的態度も患者の意欲を回復させる．

■ サポート側の要因
① 査定
　面会中の家族の態度や回数・時間，患者の反応などから，家族が疾病や障害，リハビリテーションの必要性についてどのように認識しているか，回復に対する期待度を査定する必要がある．また，患者との人間関係や家族構成から家族の協力がどの程度期待できるか見極める必要がある．患者同様，家族も疾病や障害に戸惑っていることも多い．

② 援助
　(1) 家族を支援する
　家族の状況を正しく判断し，家族に対して面接の機会を設けたり，疾病に対する正しい情報提供，利用可能な社会資源などを紹介することで，家族を勇気付け，患者を支え役割を果たせ

るよう側面から援助していくことができる．
　(2) 家族の自覚を促す
　実際のリハビリテーション場面や生活場面において看護師と共に患者を援助する機会を設けることで，家族の自覚を促し患者を援助していく自信を持たせることができる．

＜事例－家族の言動が回復意欲を左右した例＞

> 70歳，男性，事故で下腿切断
> 　息子の結婚式に列席したいと，片足での松葉杖歩行訓練に励んでいた．しかし，息子の「片足の親父には結婚式に出てほしくない」の一言で訓練を全く拒否して行わなくなってしまった．医師，看護師，家族の三者での話し合いにより，患者は再び結婚式出席を目指して訓練を再開した．

■ 治療そのものによる要因
① 査定
　リハビリテーションや治療時や終了後の患者の反応や苦痛，疲労の程度に耳を傾ける必要がある．過剰に苦痛を訴える場合もあるが，過度に苦痛を我慢している場合もあり，実際の苦痛や身体的負担が訴えからのみでは判断できない場合もある．患者の考えるゴールについては日常的に患者に問いかけたり，設定したゴールと患者の状況とを照合し評価する．

② 援助
　(1) 目標のずれのチェックと患者の状況に合わせたゴール設定
　看護師は，常に患者や家族が抱いている回復目標や感情などに目を向けながら，三者間の目標のずれをチェックしていかねばならない．このためには，回復段階について定期的に患者家族と話し合い，情報交換をしながらリハビリテーションを進める必要がある．
　(2) 訓練に伴う患者の身体的・精神的苦痛の適切な観察　訓練に伴う患者の身体的・精神的苦痛にも目を向け，緩和のための手段を講じたり，時にはゴールを変更することも必要である．
　(3) 自宅退院までに中間施設への転院がある場合は連携を高め，看護ケアの継続性を高める
　高齢者が多く，自宅への直接退院が困難となるケースや，自宅退院までの一時期中間施設への転院となるケースも多い．このような場合，転院により，ＡＤＬが低下したり，必要であるにもかかわらず，これまで行われていたケアが行われないなど，リハビリテーション看護の継続性が保たれない場合がある．
　転院に際しては，送る側は看護の方向性や目標，具体的ケアなどを明確に示し，継続性が図れるための努力をする必要がある．また，受け入れ側は送る側から提供された情報を活用して，患者を交えて今後の看護の方向性や提供するケアを再検討する必要がある．

✚ ナーシングポイント
　阻害因子は，看護師の鋭い観察と，患者を待つこと，温かい励まし，そして患者や家族に正しい情報を提供し，話し合いを持ちながら共に同じゴールに向かって努力することで，ある程度克服できる．患者家族の良き理解者，調整役として看護師の役割は大きい．

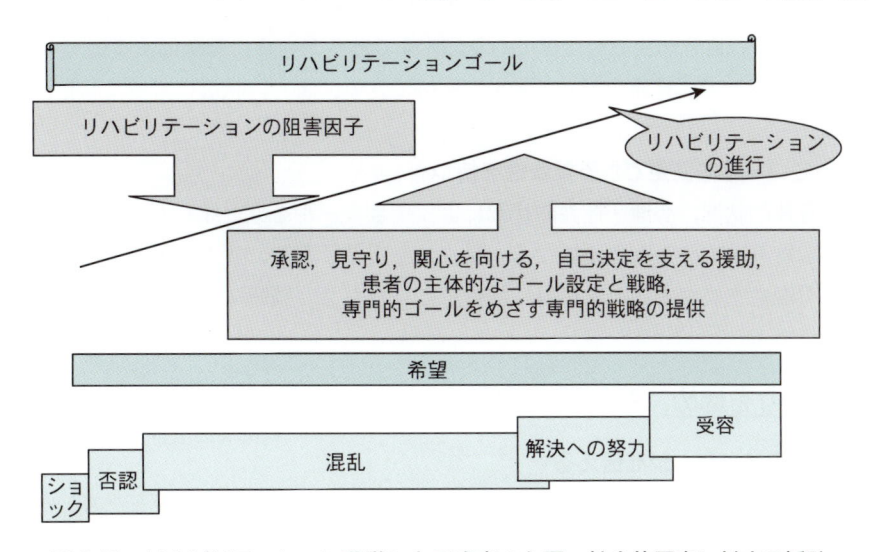

図3-10　リハビリテーション段階にある患者の心理・社会的反応に対する援助

2）患者主体のリハビリテーション（図3-10）

■ 患者自身が納得でき，意欲を持てるゴール設定

　　上田[1]はリハビリテーションを「失われた機能を回復させるだけでなく，障害をもった本人も気づいていないような隠れた能力を引き出して伸ばし，本人がその能力を生かして社会に戻り，生きがいのある人生を作るのを援助する」と述べているが，隠れた能力を引き出し，生かすのは生きがいのある人生を作るというゴールがあるからである．先が見える，自身の努力目標を明確にすることは，リハビリテーションを進めるに当たって非常に意味のあることである．また，患者のQOLを考えると目標は個々の患者の状況によって異なってよいが，患者が「これに向かって頑張ろう」「これに向かってなら頑張れる」と思えることが必要である．このゴールは他者からの押し付けではなく，患者自身が自己の存在価値を感じたり，喜びと感じていることを反映したゴールでなければならない．患者をリハビリテーションに動機づけるゴールを設定できるよう働きかける．

　　具体的には，「歩行ができる」とか「料理ができる」というのでなく，「暑い中歩いて○○の店に行き，冷たいかき氷を食べながら，昔話をする」とか，「自分の作った料理を，夫がおいしいね，君の料理が一番だと言って，喜んで食べてくれる」というように，具体的に自己の喜びや存在価値を感じられるゴール設定を行う．そして患者が向かうゴールをサポート者である家族や医療従事者が共有し，患者のゴールの実現に向かって，連携したサポートを提供していかなければならない．そのためには，まず，患者自身が自己のリハビリテーションゴールを納得して設定できるように援助されなければならない．

　　「その人の抱える問題を解決する方策は本来その人自身が持っている」これはコーチング[2]の基本的考え方であるが，リハビリテーション段階においては，患者の問題を解決するために看護師はその人が持っている能力を引き出し，また，場合によっては医学的知識や技術を含めた必要な情報を提供することによって，患者自身がリハビリテーションのゴールやゴールに向かうための手段を選択できるように援助することが重要である．ゴールイメージを明確にする，目標達成のための戦略を決め計画を立てるといった作業を，患者とともに行い，最終決定を患

者が行うことで，自分が決めた目標であり，計画であるという自覚を促すことができる．また，計画を立てることで，見通しが立つ効果が期待できる．また，状況によっては自己評価の基準にもなる．

■ 状況によってゴールを変更できる柔軟性を持つ

患者の身体的状況，心理・社会的状況によってはゴールを身近なものに設定し直したり，計画を変更したりすることも必要になる．見直しを提案したり，変更は後退ではなく，より現実的で実現可能性を高めることを患者に納得していただくと同時に，看護師自身が認識する必要がある．

3）患者の努力を認め，共に喜ぶ姿勢を持つ

■ 患者への承認のメッセージを伝える

患者の変化に注意し，日常生活の中でもできたこと，できるようになったことをたとえどんなに小さなことでも見つけてともに喜ぶ姿勢が必要である．リハビリテーション段階は日々躍進的に機能が回復するケースばかりではなく，むしろ変化が見えない場合も多い．努力や変化を承認する，見方を変えてみる，など患者の意欲や自己効力感を高める働きかけが必要とされる．

■ 促進状態として状況を捉えアプローチする

また，リハビリテーション段階が進んで，自立が近い患者の場合，看護師のリハビリテーションへの関心や介入が減少することが多いが，このような場合にも，問題点にばかりに目を向けるのでなく，促進状態であることにも目を向け，声かけなどを行うことも必要なことである．

> **参考・引用文献** 5．リハビリテーション段階にある患者の心理・社会的反応と看護職の援助

1) 上田敏：リハビリテーション－新しい生きかたを創る医学－．講談社，1996．
2) 柳澤厚生，日野原万記・他：ナースのためのコーチング活用術．医学書院，2003．
3) 世界保健機構，障害者福祉研究会編：ICF 国際生活機能分類－国際障害分類改訂版－．中央法規，2002．

6．各機能障害からみたリハビリテーションの特徴

1. 運動機能障害のリハビリテーション

運動機能障害は，それを生じる原因や部位によってさまざまな特徴を示すが，ここでは大きく，①脳神経系と②末梢神経系や骨・関節・筋肉系の2つに分けて，原因疾患を含めて代表的な運動機能障害の特徴とそれに対するリハビリテーションに関して，簡単に解説する．

1）脳神経系障害による運動機能障害とそのリハビリテーション

脳神経系障害による運動機能障害をその代表的疾患も含めて表 3-5 に示す．

■ 中枢性運動麻痺とそのリハビリテーション

脳神経系が障害されたさいに生じる運動機能障害の代表は，中枢性運動麻痺である．
中枢性運動麻痺は，大脳皮質の細胞とその軸索である上位運動ニューロンが障害されて生じた運動麻痺であり，痙縮 spasticity を伴い，麻痺の回復過程は，共同運動や連合反応など脳神経

表 3-5 脳神経系障害による運動機能障害とその代表的疾患

運動機能障害	代表的疾患
1．中枢性運動麻痺	
1）片麻痺	脳卒中，頭部外傷，脳腫瘍
2）対麻痺	脊髄（胸腰髄）損傷，腰部脊柱管狭窄症
3）四肢麻痺	脊髄（頸髄）損傷，頸椎症
4）その他（両麻痺など）	脳性麻痺
2．運動失調症	脊髄小脳変性症，脳卒中
3．パーキンソン症状	パーキンソン病，脳卒中
4．不随意運動	脳性麻痺，パーキンソン病

系の混線による質的変化を示すとされている．この回復過程における質的変化のために，中枢性運動麻痺の完全回復は難しく，痙縮をコントロールして麻痺の最大限の回復をはかることが重要となる．

その方法として，Brunnstrom 法，Bobath 法，Kabat らの固有受容性神経筋促通法 proprioceptive neuromuscular facilitation（PNF），川平法などのファシリテーション・テクニックが利用される．しかし，麻痺の完全回復は望めないことを考えると，片麻痺では健側半身，対麻痺では両上肢などの残存部位の筋力強化や長下肢装具・短下肢装具などの補装具，自助具，車椅子などの利用を検討する必要がある．

最近では，脳卒中後の片麻痺患者で，麻痺側上肢の回復を目的に，非麻痺側上肢の動きを副木やスリングなどで拘束してでも，麻痺側上肢を集中的かつ積極的に使用することで，機能改善を図る constraint-induced movement therapy（CIMT），痙縮を軽減するボツリヌス療法と併用した集中的作業療法の実施，ロボット技術を利用した上肢訓練機器を使用した訓練や体幹をスリングで吊り上げることで，下肢への荷重を減らしトレッドミル上で早期から歩行訓練をさせて，歩行能力を改善させる部分免荷トレッドミル歩行訓練などが行われている．

なお，受胎から新生児期までの間に生じた脳の非進行性病変に基づく永続的な，しかし変化しうる運動および姿勢の異常である脳性麻痺では，中枢性運動麻痺でも，脳卒中などとは違い，痙性を伴わない場合も多く，運動麻痺をきたす部位も，一肢のみの単麻痺から四肢麻痺までさまざまであり，両下肢の麻痺では，上肢の麻痺がない場合には対麻痺 paraplegia，上肢の麻痺がわずかでもある場合には両麻痺 diplegia とされている．脳性麻痺では，運動発達の変化を十分に評価し，Bobath などの Neuro-developmental treatment（NDT），筋力増強訓練，体力訓練などが行われている．

■ 運動失調，パーキンソン症状，不随意運動とそのリハビリテーション

中枢性運動麻痺以外の脳神経系障害による運動機能障害としては，小脳系を中心に障害されたさいに生じる運動失調症と，基底核を中心とした錐体外路系が障害されて生じるパーキンソン症状，小脳系・錐体外路系のいずれが障害されても生じる不随意運動がある．

運動失調症に対しては，その原因疾患にもよるが，運動失調症によるバランス障害の改善と視覚や固有感覚などを利用した機能・能力の代償をすすめる．具体的には，中枢性運動麻痺にも行われている PNF，重錘の負荷，弾性緊縛帯の使用が行われてきたが，最近では，重量負荷と靴底補正した靴型装具を使用することで，歩行能力が改善し，立ち上がりや立位などの動作分析に基づくバランス訓練で，バランス能力が改善するとされている．

表 3-6　脳神経系障害による運動機能障害に対するリハビリテーションの留意点

1）多彩な運動機能障害に対する多数のリハビリテーション手段を理解し，効率的・効果的な治療方針をたてる
2）運動機能障害の原因疾患の予後を考慮し，効率的・効果的な治療方針をたてる

　パーキンソン症状に対しては，抗パーキンソン剤の使用にあわせて，運動不足から起こりやすい廃用の予防と姿勢反応障害に対する姿勢矯正やバランス改善が有効である．最近では，中枢性運動麻痺にも行われているトレッドミル歩行訓練が，歩行能力を改善するとされている．
　不随意運動に対しては，薬物療法に比較して，有効なリハビリテーション手段は少なく，小脳系の障害による運動時振戦には，運動失調症にも使われる重錘の負荷や弾性緊縛帯の使用が有効な場合もある．

■脳神経系障害による運動機能障害に対するリハビリテーションの留意点
　脳神経系障害による運動機能障害に対してリハビリテーションを行う上で留意すべき点を**表3-6**に示す．
　すでに解説したように，脳神経系障害による運動機能障害にはさまざまな障害があり，そのリハビリテーション手段も多数ある．しかも，同じ疾患で複数の運動機能障害を生じることも多く，いくつかのリハビリテーション手段を併用する必要がある．
　例えば，脊髄小脳変性症患者の中には，中枢性運動麻痺と運動失調症を生じる場合もあり，それぞれの障害に対するリハビリテーション手段を検討し，効率的かつ効果的な対応が必要となる．
　また，中枢性運動麻痺をきたす疾患もひとつではなく，脳卒中，頭部外傷，脳腫瘍などさまざまである．そのため，中枢性運動麻痺に対するリハビリテーション手段が同じであっても，その原因となっている疾患の予後を考慮した治療計画をたてる必要がある．
　例えば，再発を繰り返す脳腫瘍術後の片麻痺患者では，時間をかけて中枢性運動麻痺である片麻痺の回復をはかるより，できる限り早く在宅復帰させるために，下肢装具や杖・車椅子などを利用して，移動能力を改善することが重要となる．

2）運動機能障害のリハビリテーション

■末梢神経障害による運動機能障害とそのリハビリテーション
　末梢神経が障害されたさいに生じる運動機能障害は，末梢性運動麻痺である．末梢性運動麻痺は，脊髄前角細胞，脳神経核細胞とその軸索である下位運動ニューロンが障害されて生じた運動麻痺であり，痙縮は伴わず，麻痺の回復過程も残存機能や能力の強化・開発による量的変化を示すとされている．そこで，ポリオなどでときにみられる過用性筋力低下（以下，overwork（overuse）weakness）などの運動量の過負荷に十分注意しながら，麻痺の回復に向けて積極的に筋力増強訓練が行われる．
　つまり，運動麻痺でも，前述した脳神経系障害による運動麻痺である中枢性麻痺と末梢神経障害による運動麻痺である末梢性麻痺とでは，その症状・障害が違っている．この中枢性麻痺と末梢性麻痺の違いをまとめると**表3-7**のようになる．運動麻痺に対してリハビリテーションを行う際には，表3-7に示した違いを考慮した上で対応する必要がある．
　ただし，末梢性運動麻痺でも麻痺が重度であると完全回復は望めず，中枢性運動麻痺と同様

表 3-7 中枢性麻痺と末梢性麻痺の違い

項　目	中枢性麻痺	末梢性麻痺
筋トーヌス	亢進	低下
深部腱反射	亢進	低下，消失
病的反射	陽性	陰性
Fasciculation	無	有
筋萎縮	軽度	著明
麻痺の回復過程	質的変化	量的変化
リハビリテーションの目的	「痙縮」のコントロールを含めた麻痺回復促進	筋力増強を中心に麻痺回復

表 3-8 骨・関節・筋肉系障害による運動機能障害とその代表的疾患

運動機能障害	代表的疾患
1）骨萎縮，骨破壊	骨粗鬆症，骨折
2）関節痛，関節拘縮，変形	関節リウマチ，変形性膝関節症
3）筋力低下，筋萎縮	ミオパチー（筋ジストロフィー症）
4）四肢の欠損	切断

に，残存機能・能力の強化や補装具，自助具，車椅子などの導入が必要となる場合がある．

また，末梢神経の障害程度にもよるが，低周波などの電気刺激を利用した筋力維持・増強方法が，治療的電気刺激 therapeutic electrical stimulation（TES）として行われてきている．

なお，筋萎縮性側索硬化症のように，中枢性麻痺と末梢性麻痺の両方の特徴をあわせもつような運動機能障害を示す場合には，そのリハビリテーション・アプローチはむずかしくなる．

■ 骨・関節・筋肉系障害による運動機能障害とそのリハビリテーション

骨・関節・筋肉系障害による運動機能障害をその代表的疾患も含めて表 3-8 に示す．

骨系障害による運動機能障害には，骨萎縮と骨破壊があるが，それらに対するリハビリテーションは，まったく正反対な対応を行う．

① 骨萎縮へのリハビリテーション：長期の臥床による廃用症候群のため生じた骨萎縮では，骨に対する体重負荷と適切な運動が必要である．

② 骨破壊へのリハビリテーション：骨折による骨破壊に対しては，ギプス固定などによる一定期間の局所の安静が骨癒合をはかるために必要となる．

関節系障害による運動機能障害は，関節痛，関節拘縮・変形が中心となるが，そのリハビリテーションは，痛みのコントロールを行いつつ，障害関節の保護とその関節可動域 range of motion（ROM）を維持するために，徒手的な ROM 訓練をしっかり行う必要がある．

筋肉系障害による運動機能障害は，筋肉の破壊から生じる筋力低下，筋萎縮であるが，その原因疾患により，一過性（可逆性）のものと進行性（不可逆性）のものがある．そのリハビリテーション・アプローチとしては，前述した末梢性運動麻痺のさいと同様に，可逆性のものに対しては積極的に筋力増強をはかるが，不可逆性のものに対しては，過度の運動負荷は筋力低下を悪化させる（overwork weakness）ため，できるかぎりの筋力維持をはかる目的で，適切

な運動負荷量を設定することが大切である．

骨・関節・筋肉系が同時にすべて障害される運動機能障害の代表として，切断による四肢の欠損がある．このさいのリハビリテーションとしては，欠損した四肢を義肢（義手，義足）で人工的に補って機能を再獲得するか，欠損せずに残存した部分で機能・能力を代償する手段をとる．

2. 循環機能障害のリハビリテーション

循環機能障害患者における心臓リハビリテーションの目的は，個々の心疾患患者において医学的な評価を行い，突然死や再梗塞などの危険徴候に注意しながら運動耐容能向上のための運動療法を施行することである．そして，冠危険因子を是正するため患者・家族に生活様式変更の教育を行う．さらに，社会復帰に関する日常生活の指導をし，職業的問題点なども改善することが含まれる．このことから心臓リハビリテーションは，長期間にわたる心疾患患者におよぼす身体的・精神的な影響をできるだけ軽減するための包括的なプログラムである．

近年，心臓リハビリテーションの効果はエビデンス科学的な根拠に基づいて十分確立されている[1]．2002年には，わが国の「心疾患における運動療法に関するガイドライン」[2]が発表された．しかし，心臓リハビリテーションへの参加率は，現在でも5～10％でしかない．患者・家族のみならず医師・看護師を含めた心臓リハビリテーションの認識が低いことも原因の一つとされている．看護において心臓リハビリテーションをどのように行うかを理解し，その重要性を認識することが，今後の普及に不可欠であろう．

■ 心臓リハビリテーションの実際

一般に心臓リハビリテーションは，①日常生活への復帰を目標とする急性期（第Ⅰ相：phaseⅠ），②社会復帰を目標とする回復期（第Ⅱ相：phaseⅡ），および③社会復帰以後継続させる維持期（第Ⅲ相：phaseⅢ）の3つに分かれる．対象となる心疾患は心筋梗塞，狭心症，冠動脈インターベンション，不整脈，慢性心不全，開心術後および心移植患者などと幅広くなってきている．

1）急性期プログラム

入院中の長期臥床の弊害と運動療法の有効性が明らかになって以来，脱調節を改善するため早期離床，退院が急性期の目標となった．本邦の急性期リハビリテーションについては急性心筋梗塞・開心術後の急性期リハビリテーション・プログラムが用いられる．近年，冠動脈インターベンションの導入により急性期治療は進化し，院内死亡率が5％前後まで改善した．このため心筋梗塞後リハビリテーションを受ける患者の状態が，残存する虚血や心不全が改善されて脱調節を伴わず，心機能が的確に評価されていることが多くなったので，負荷試験の回数が減少でき，活動性の拡大を短縮できるようになった．そのため2・3週間プログラム（表3-9）[3]が提案され，普及した．現在，欧米においてさらに短縮され，心筋梗塞後では4日間で行うearly cardiac rehabilitation（早期心臓リハビリテーション）[4]が施行されている．

下記の基準に適応すれば2週間プログラムが可能である．

- 入院時に再灌流療法を行っており，必要に応じて冠動脈造影や経皮的冠動脈形成術による血行再建が可能な施設
- maxCPK 3000 mIU/ml 以下，ポンプ失調の合併がない killipⅠ型

6．各機能障害状態からみたリハビリテーションの特徴

表 3-9 合併症のない急性心筋梗塞症のリハビリテーション・プログラム[3]

（平成 5 － 7 年厚生省循環器病研究 5 公 － 3：[循環器疾患のリハビリテーションに関する研究] 班）

ステージ	病日 2週間	病日 3週間	実施場所	負荷試験*・検査など	リハビリテーション活動 室内・病棟内動作	リハビリテーション活動 運動療法	看護・ケア・食事 看護・ケア	看護・ケア・食事 食事	娯楽
I	1	1 – 2	CCU	受動坐位（90度，10分）	臥床・安静 受動坐位・自分で食事		病気・安静の説明 全身清拭 運動療法の説明	水分のみ 普通食 (1/2)	テレビ・ラジオ可
II	2	3 – 4		ベッド脇に坐って足踏み（5分）	自動（自由）坐位 歯磨き・セルフケア		症状をさらに詳しく説明	自分で摂取可	新聞・雑誌可
III	3	5 – 6		ベッドから降りて立位 →室内歩行（2分）	室内自由 室内便器使用可		立位体重測定 介助洗髪		
IV	4	7 – 8	一般病棟	200 m 歩行試験 500 m 歩行試験	トイレ歩行自由 病棟内自由	200 m × 3 500 m × 3	検査は車椅子 検査は介助歩行	普通食	ロビーで談話
V	5 – 6 / 7 – 8	9 – 10 / 11 – 14		低負荷運動負荷試験（マスターシングルまたは70％maxHR 負荷試験）	シャワー可	500 m × 3 （速歩）			
VI	9	15	リハビリ施設	慢性期運動負荷試験 （トレッドミル負荷試験，負荷心筋シンチ，心肺運動負荷試験，冠動脈造影）		階段 1 → 3 F 監視型運動療法	退院前検査の説明		
VII	10 – 13	16 – 20			入浴可		退院指導 （食事，運動，服薬，生活，復職など）		
	14	21				運動の指導			

*負荷試験では，試験前，直後，3分後に心電図記録（動作中は心電図モニターを行う），血圧測定を行う．
歩行負荷試験時は歩行速度60 m/min 程度とし，歩行訓練は1日3回施行する．

- 発症3日以内に狭心発作や著明なST変化のないもの（心室細動，心房粗細動のエピソードのないもの）
- 左室駆出率40％以上で心室瘤形成のないもの（広範前壁梗塞を除外）

循環動態が安定している症例では12時間以上の安静臥床は不要とされているが，プログラム開始は絶対安静後，CPKのピークを過ぎ循環動態が安定した時点である．その後，段階的に進め，最終的に症候限界性運動負荷試験を行って運動耐容能を確認する．プログラムを段階的に上げる時は，自覚症状，血圧，脈拍および心電図変化に注意し，下記の進行基準を確認しながら負荷を行う．

- 胸痛，動悸，息切れ，疲労感，眩暈およびふらつきなどの自覚症状が出現しないこと
- 心拍数が120拍/分以上または，安静時より40拍/分以上（心房細動は150拍/分以上）増加しないこと
- 負荷後の心電図で1mm以上のST上昇および下降がないこと
- 重症不整脈の出現がないこと（心室性期外収縮が10回/分以上増加など）
- 収縮期血圧において発症2週間以内は20 mmHg，それ以降（歩行負荷以降）は30 mmHg以上の上昇がないこと，または20 mmHg以上の低下がないこと

これらの所見がひとつでも出現した場合は，合併症がないかを確認する．リハビリテーション進行に伴って合併症として，薬剤溶出ステントの登場により冠動脈インターベンションの再狭窄問題は克服されてきているが，狭心発作，不整脈，再梗塞，心破裂および心不全などが起こる可能性がある．合併症が出現した場合は段階を戻し，十分コントロールした後に再度プログラムを進行させる．

慢性心不全では，重症度などの程度によって個々に違うがNYHA IV度でも局所的な個別的骨格筋トレーニングの適応となりうる．最初は過負荷にならないようにベッド上の関節可動域訓練，筋力増強訓練から開始する．

重症心不全例に対する心臓ポンプ機能の代行手段として，補助人工心臓（VAS）が心臓移植までの橋渡しとして用いられている．このような補助人工心臓装着患者や心臓移植後患者は，装着前および手術前の心不全により床上安静を余儀なくされている．やはり長期安静臥床による褥瘡，関節拘縮，筋萎縮などの合併症を防止し，精神的ストレスを軽減する目的で，循環動態が安定すれば，表3-10のようなプログラム[5]に沿って早期から心臓リハビリテーションを行う．

2）回復期のための運動強度決定

急性期から回復期にかけて過負荷な運動や危険徴候が出現せずに効果的な運動を行うためには運動強度をきちんと評価し，日常生活活動における安全域を示す必要がある．また，患者の退院後運動療法への動機づけにもなる．呼気ガス分析を併用した心肺運動負荷試験[6]を施行し，最大酸素摂取量（$\dot{V}O_2max$）および嫌気性代謝閾値（anaerobic threshold：AT）を求めることがもっとも正確である．抗血栓薬を服用していればステント留置翌日でも運動負荷は可能なことが報告されている．

基本的には自転車エルゴメーターなどを使用し，症候限界まで漸増負荷（毎分10ワットぐらいの割合で仕事量を直線的に増加させる）を行う．被験者がそれ以上運動強度を増やしても酸素摂取量（$\dot{V}O_2$）が増加しない状態が$\dot{V}O_2max$で客観的な最大運動能力である．この運動強度

表3-10　補助人工心臓装着患者のリハビリテーションプログラム[5]

第一段階	（循環動態安定後） 　安静度：ベッド上（受動坐位は60〜70°） 　食事・洗面：自力可 　清拭：全身清拭（介助） 　排泄：ベッド上 　運動：自動運動（筋力低下が著しい場合は他動的屈伸運動を行う） 　娯楽：ラジオ・テレビ・新聞・読書　可
第二段階	（端坐位・立位負荷後） 　安静度：病室内 　食事：ベッドサイドで可 　洗面：洗面台使用可 　清拭：自力可．洗髪介助 　排泄：ポータブルトイレ使用可（病室内トイレがあれば使用可） 　運動：病室内歩行1日3回，10分間歩行練習
第三段階	（自転車エルゴメーター20W 5分間負荷試験後） 　運動：自転車エルゴメーター20W 5分間1日2回
第四段階	（100m歩行負荷試験後） 　安静度：病棟内歩行可 　運動：100m歩行練習1日1〜3回 　　　　自転車エルゴメーター20〜25W　5〜15分間1日1〜2回
第五段階	（200m歩行負荷試験後） 　運動：200m歩行練習1日1〜3回 　自転車エルゴメーター20〜25W　5〜15分間1日1〜2回
第六段階	（500m歩行負荷試験後） 　運動：500m歩行練習1日1〜3回 　自転車エルゴメーター20〜25W 5〜15分間1日1〜2回
第七段階	（500m歩行が十分できる段階） 　運動：自転車こぎ（心臓リハビリテーション部）週2〜3回 　　　　20分程度，Borg指数12〜13（ややきつい）の段階まで行う 　それ以外は，500m歩行練習1日1〜3回 　自転車エルゴメーター20〜25W 5〜15分間 　　　1日1〜2回を行う

を増加する過程において有酸素的代謝に無酸素的代謝のエネルギー産生が加わった時の$\dot{V}O_2$がATである．

運動強度としては，$\dot{V}O_2max$の50〜70％（慢性心不全患者などでは40〜60％）あるいはATレベルの90〜100％とすることが多い．しかし，一般的に漸増負荷試験のend pointは被検者の主観が入りやすく，必ずしも$\dot{V}O_2max$を測定しているとは限らない．そのため現在ではAT処方が推奨されている．ATレベル以下での一段階負荷試験では，心拍数や血圧の変動があまりないので一定の負荷運動療法ができる．また，乳酸が蓄積しないため疲労感がなく，長時間運動が可能で脂肪が効率よく代謝される．一方，AT以上では交感神経活性が亢進し，不整脈や末梢血管抵抗の増加による後負荷増加をもたらす危険性がある．

表3-11 American College of Sports Medicine (ACSM) における
運動療法の主な禁忌

不安定狭心症，安静時心電図ST変化（＞2 mm）
冠動脈狭窄　左主幹部病変　3枝病変
安静時収縮期血圧＞200 mmHg ないし拡張期血圧＞110 mmHg
症状を伴う20 mmHgを越える起立性低血圧
重篤な大動脈弁狭窄症
（大動脈弁口面積0.75 cm^{2}以下，最大収縮期圧較差50 mmHg以下）
急性の全身性疾患ないし発熱
コントロールされていない心房性ないし心室性不整脈
コントロールされていない洞頻脈（120/分以上）
代償されていないうっ血性心不全
III度房室ブロック（ペースメーカー挿入なし）
活動性の心膜炎，心筋炎
新しい塞栓
血栓性静脈炎
コントロールされていない糖尿病（空腹時血糖400 mg/dl以上）
運動が禁忌となるような整形外科的な疾患
急性甲状腺炎，低または高K血症，血液量減少（脱水）などの代謝障害

3）回復期（発症6カ月ぐらいまで）

　急性期リハビリテーション後には，平地歩行を含む日常生活が最低限に自立していることを確保して家庭復帰する．回復期ではさらに職場復帰などに必要な運動耐容能を獲得する運動療法を引き続き行う（通常2〜4カ月間）．まず，運動療法を行うには，表3-11に記載してある疾患および病態の運動療法の禁忌に該当しないことを確認する．そして，個々の患者に対して運動の種類，強さ，時間および頻度の運動処方を設定する必要がある[7]．

■ 運動の種類

　血圧にあまり変動を与えない低強度の体力・持久力をつける有酸素運動で，いつでも，どこでもできること，さらに多くの筋を動員し運動効果があがることを考慮にいれると，歩行が適している．肥満者（肥満度30％以上）では関節や腱に過負荷となるため，自転車エルゴメーターや水中歩行を選ぶ．また最近ではこれらの運動に加えて筋力トレーニングの有用性も指摘されている．加圧筋力トレーニング[8]と命名されている血流制限下においての低強度筋力トレーニングなども試みられている．心不全が安定（NYHA II—III度）したら座位，立位，移乗動作および歩行訓練を施行し，リハビリテーション施設での回復期プログラムへと移行する．

　調節運動としてのウォーミングアップwarming upとクールダウンcooling downも重要である．加齢とともに筋肉結合組織の弾性が低下するので，5分程度の軽い歩行などのwarming up（理想的warming upは目標心拍数下限から20拍/分以内まで心拍数を上げる）後，5〜10分のストレッチ運動を施行することで整形外科的障害を軽減できる．また，運動後のcooling down（心拍数や血圧を安静時のレベル付近まで低下させる）で，ストレッチ運動を行うと，腱や靱帯の伸縮が亢進して効果的である．

表3-12 Borg指数による自覚的運動強度
(Rate of perceived exertion：RPE)

15段階指数（原型指数）	
6	
7	Very, very light（非常に楽である）
8	
9	Very light（かなり楽である）
10	
11	Fairly light（楽である）
12	
13	Somewhat hard（ややきつい）
14	
15	Hard（きつい）
16	
17	Very hard（かなりきつい）
18	
19	Very, very hard（非常にきつい）
20	

■ 運動強度

前述の如く$\dot{V}O_2$maxおよびATを測定し，それに基く処方が良い．運動負荷または$\dot{V}O_2$は，心拍数と直線的な比例関係なので，一般的に運動強度は心拍数で指示する．よって，ATレベルの心拍数が歩行運動などの指標となる．運動中には目標心拍数を3分以上越えないように指導する．このほかに心拍数および自覚的運動強度を目安にする方法がある．

a）心拍数による方法
　・Karvonen（カルボーネン）の式による心拍数を求める方法
　　心拍数＝（最大心拍数－安静時心拍数）×係数(%)＋安静時心拍数

係数は，一般に0.5～0.6の中強度トレーニング心拍数が使用されるが，心不全や低心機能例では0.3～0.5の低強度，心移植適応になるよう重症拡張型心筋症例では0.25～0.3程度に設定する．

　・年齢別予測最大心拍数を用いる方法
　　最大心拍数＝（220－年齢）×係数(%)

しかし，自律神経障害者および降圧剤（βblocker，Ca拮抗薬など）内服している人では脈拍が増加しないことなどで誤差が生じやすく，心疾患には勧められない．

b）自覚的運動強度（ratings of perceived exertion：RPE）による方法（表3-12）

Borg指数（原型）とも言われ，6～20段階に区分してあり，奇数ごとに自覚的症状が記載されている．12～13点程度の運動がATに近い．よって13点以下の運動強度が安全で効果的であると言える．心拍数も点数の10倍に近い値に相当する．

c）METs（metabolic equivalents）による方法（表3-13）

安静における運動強度と比較して何倍の運動量に相当するかを表している．1METは安静座位で$\dot{V}O_2$ 3.5 ml/kg/min（ただし，40歳，体重70 kgの健常白人男性が基準）に相当し，エネルギー消費量は1 kcal/kg/hrになる．通常目標のMETsより1 MET低い運動強度から処方する．最低限の身の回り動作をするには3 METs，在宅生活や自力通院は5 METs程度，通

表 3-13　日常生活における運動強度（Metabolic Equivalents：METs）

A．身のまわりの行動		D．家事	
1.2	坐位，安静	1.6～2.0	床掃除，野菜の調理
1.1～1.5	立位，安静	2.1～3.0	肉類の調理，皿洗い
1.5～2.0	食事，会話	2.1～3.0	はたきを使う，食器を磨く，アイロンをかける
1.6～3.4	手洗い，洗面，歯磨き		
2.6～4.3	更衣，室内歩行（女性）	3.1～4.1	ベッドメイク，掃除機を使う，買物（軽い荷物）
3.7～4.4	更衣，室内歩行（男性）		
B．趣味や気晴らしの行動		4.2～5.3	床磨き，買物（重い荷物）
1.5～2.0	編み物，縫い物，ラジオを聴く	E．運動	
1.5～2.0	カード遊び，TVを見る	2.6～2.7	歩行　50 m/min
1.8～2.8	楽器（ピアノ，弦楽器）	3.1～3.2	歩行　65 m/min
2.8～4.0	オルガンを弾く，ドラムを叩く	3.6～3.8	歩行　80 m/min
C．家での軽作業		4.1～4.4	歩行　95 m/min
1.5～1.9	机上の事務的な仕事	2.0～3.4	軽い体操（前屈，膝屈伸，腕まわし）
1.5～2.0	タイプ・オフコン操作	2.3～4.4	ボーリング
1.2～3.6	自動車の運転（ラッシュを除く）	2.0～3.0	ゴルフ（電動カート）
3.1～4.2	庭仕事（草むしり，移植ゴテの使用，剪枝，熊手を使う）	4.0～7.0	ゴルフ（手押しカート）
		2.5～5.0	バレーボール
5.3～5.7	垣根の刈り込み，芝刈り	4.0～5.0	卓球
		4.0～5.0	階段をおりる
		6.0～8.0	階段をのぼる
		4.0～6.0	性交

勤を含む一般事務的な職場復帰では6～8 METs以上が必要である．

■ 運動の時間および頻度

　運動開始時の有酸素運動の酸化-ATP系エネルギー供給は糖質に60％，脂質に40％依存し，歩行運動などの低強度運動20分後にはそれぞれ50％ずつ動員され，それ以後は脂質の動員が高くなる．よって運動継続時間としてはエネルギー源が脂質依存で，有酸素運動効果を求めるには1回20分以上持続することが望ましい．定められた運動強度より低めで，最初は慣れることに努める．短時間しか運動できない人には1日数回5分間から進めて，運動時間も10分，15分，20分と徐々に増加していく．

　運動の頻度は，骨格筋のインスリン感受性が運動療法を3日間休むと低下することから，冠動脈危険因子における耐糖能異常の見地から1週間のうち3日は行う必要がある．前日の疲れが残るときや体調不良の時は休むことなども指導する．

■ 監視型または非監視型運動療法

　監視型はリハビリテーション施設などを利用し，安全で，動機付けができ，運動効果が定量的に示せる．非監視型は専用施設が不要であり，自宅で歩行運動などを行う．最近では，退院後に10～14日間の短期入院型（監視型）の回復期包括的心臓リハビリテーション[9]を実施している施設もある．運動療法の形態の決定には個々の患者の病態および危険因子に加え，自宅と病院の距離と通院手段，職業の内容，家族や環境などを考慮に入れる必要がある．実際には，患者の生活環境や職場復帰に伴い時間の確保が困難な状況などで頻回の外来通院ができない場合が多く，非監視型になりやすい．欧米ではインターネットに基づくケアマネジメントシステムなども行われ始めている．

■ 職業復帰

　通常1カ月程度の回復期リハビリテーションを経てから復職することが望ましいが，6〜8 METsで胸痛，息切れ，虚血性ST変化および狭心症がなくて，冠危険因子があってもコントロールされている症例などは，1〜2週の家庭生活を経て，事務職などに完全復帰できる．しかし，肉体労働者や公共的仕事（電車・バスの運転手など）の場合は，職場復帰が困難になる可能性があるので配置転換を職場労務担当や産業医などに働きかける必要がある．

4）維持期

　回復期は，自己の健康管理対策が主体である．獲得した運動能力を持続し，さらにQOLおよび生命予後を改善するために運動習慣を継続させる．その人にとって長続きするふさわしい運動なら，ゴルフ，テニス，ボーリングなどのスポーツやレクリエーション的な運動などを個々の興味や趣味に応じて取り入れて指導する必要もある．本邦において生涯にわたって心臓リハビリテーションを継続できるような活動も始まっている（Japan Heart Club）．

5）心臓リハビリテーションにおける運動療法効果

　心疾患の運動療法効果は多彩である．1 METの改善が18％の生命予後の改善をもたらす．最近では，狭心症患者の運動トレーニングと冠動脈インターベンション（PTCA/ステント）施行の効果を比較した研究[10]では，運動トレーニング群の心事故率が少なかったことが報告された．しかし，心臓リハビリテーションのメタアナリシスによる臨床ガイドライン（AHCPR）[1]では，心筋梗塞後患者に対して運動療法単独だけでなく，生活指導，禁煙，カウンセリング，食事指導など多要素（包括的）リハビリテーションを行うことにより予後改善効果があると示している．その中で精神面の支援は不可欠である．患者は心疾患の多彩な治療の中でどのくらいの運動ができるかなどに不安を持っている．看護において継続的にリハビリテーションを施行していることの効果やその評価結果を提示することによって患者の不安が除去し，過度の運動制限を取り除き積極的な運動療法が行えるように指導するなどの包括的な心臓リハビリテーションの実施が重要である[7]．

　2013年，心筋梗塞急性期・回復期の心臓リハビリテーション標準プログラムが策定された．このプログラムに基づき質の高いリハビリテーションが実施されることが望まれる[11]．

参考・引用文献　　2．循環機能障害のリハビリテーション

1) Wenger N.K., et al : In : Cardiac rehabilitation. Clinical Practice Guideline No.17, Agency for Health Care Policy and Research and the National Heart, Lung and Blood Institute. AHCPR publication 96-0672, 1995.
2) 斉藤宗靖, 他：循環器病の診療と治療に関するガイドライン（2000-2001年度合同研究班報告）．心疾患における運動療法に関する報告．Circulation J 66（Suppl IV）：1177-1260, 2002.
3) 斉藤宗靖：厚生省循環器病研究—循環器疾患のリハビリテーションに関する研究．平成5年度報告書．p. 520, 1994.
4) Williams M.A., et al : American Association of Cardiovascular and Pulmonary Rehabilitation. Guidelines for Cardiac Rehabilitation and Secondary Prevention Programs. 4 th ed., Human kinetics, Champaign, IL, U.S.A., 2004.
5) 国立循環器病センター循環器疾患ケアマニュアル作成委員会編：標準循環器疾患ケアマニュアル．pp. 295-305. 日総研出版，2002．
6) Wasserman K. et al：Principles of exercise testing and interpretation, 2nd, Lea & Febiger, Philadelphia, 1994.
7) 広瀬　健，江藤文夫：心筋梗塞後の運動療法．治療学 36：837-842, 2002.

8) 石井直方：加圧トレーニングのメカニズム．臨床スポーツ医学 21：215-223，2004．
9) 上月正博，他：東北大学医学部附属病院内部障害リハビリテーション科における心臓リハビリテーションの実際．心臓リハビリテーション・チーム医療の実際(日本心臓リハビリテーション学会編)pp. 18-24，総合医学社，2000．
10) Giannuzzi P. et al：Antiremodeling effect of long-term exercise training in patients with stable chronic heart failure. Results of the exercise in left ventricular dysfunction and chronic heart failure (ELVD-CHF) trial. Circulation 108：554-559，2003．
11) 日本心臓リハビリテーション学会編：心臓リハビリテーション標準プログラム（2013年版）―心筋梗塞急性期・回復期―．日本心臓リハビリテーション学会，2013．

3. 呼吸機能障害のリハビリテーション

呼吸リハビリテーションの適応疾患は，主に慢性閉塞性肺疾患(COPD)並びに痰量の多い急性肺疾患，大葉性無気肺などである．本稿では，慢性閉塞性肺疾患（COPD）を中心にその実際を述べる．

1）慢性閉塞性肺疾患（COPD）

慢性閉塞性肺疾患(COPD)とは，慢性気管支炎，肺気腫または両者の併発により引き起こされる閉塞性換気障害を特徴とする疾患である[1]．

1996年の厚生省調査によれば，わが国のCOPD患者は22万人，そのうちの16万人が65歳以上の高齢者で占められている．また，高齢者の中でも75歳以上の後期高齢者の割合が高いのが特徴とされている[2]．本疾患は，加齢とともに増悪してADL，QOLを著しく阻害すること，高齢者で頻度の高い急性増悪は死亡率を増加させて医療費の高額化を招くことなどから，とくに高齢者における疾患ケアは重要といえる[3]．

欧米と比較して，わが国のCOPDに高齢者の割合が高いことは，高齢化に伴うさまざまな問題の合併と，加齢によるADL低下を伴う症例を多く含むことを意味する．

また，剖検診断によれば，わが国のCOPDは陳旧性肺結核の合併率が高く，これは現在の高齢者の多くが過去に肺結核の罹患を経験していることと関連している[4]．陳旧性肺結核の合併は，肺気腫に特有な閉塞性障害に肺実質破壊による拘束性障害が混在することで，欧米型と比較してわが国のCOPDの病態をより複雑にしている．

2）呼吸理学療法

■ 呼吸訓練

　① リラクセーション

全身の筋緊張を緩め，訓練を効率よく行う準備として行う．呼吸補助筋の不必要な活動を抑制し，酸素消費を節約する効果も期待される．仰臥位で，頭部と膝部に枕をあて，四肢末梢から中枢へ，筋収縮の後，脱力することを反復する．

　② 腹式呼吸（横隔膜呼吸）

横隔膜の上下の可動域を拡大し，肺の伸縮を促進し，呼吸補助筋によらない効率の良い呼吸をするために行う．仰臥位で，吸気時に腹部が膨らみ呼気時に凹むよう介助する．腹部に砂嚢や本などを乗せて，吸気時にこれを押し上げるように指導することもある．

　③ 口すぼめ呼吸

口をすぼめて緩徐に呼出することで，気道内の陽圧を保ち気道の虚脱を防ぎつつ1回換気量

の増大，酸素当量の減少，血液ガスの改善などが期待できる．その機序は従来信じられていた横隔膜呼吸によるものではなく，肋間筋や呼吸補助筋を効率的に活用することで，横隔膜の疲労を軽減することによるとされる[5]．

④ パニック時の姿勢

上体を前傾させ，上肢を安定した台について肩甲帯を固定しながら上半身を支えることで，呼吸困難が改善することがある．

■ 排痰法

① 体位排痰法

協調的な呼吸や自己排痰が困難な喀痰の多い症例では，体位排痰を指導する．病変側を上側にした体位で強く自発呼吸を行うと，気道内分泌物の排出と肺胞の再拡張に有効である．

② その他の排痰促進法

有効に排痰するために催咳法，努力呼気，huffing その他の方法についても指導する．叩打法については一部弊害も報告されており，注意が必要である．呼気時に胸郭を圧迫するスクイジングは，より安全有効な方法として最近多用されている．また，排痰を促進する治療器具としてフラッターがある．

■ 運動療法

多くのプログラムの中核となるものであり，平地歩行を中心とした持久力トレーニングが行われる．通常は，20～45分の持久力訓練の前後にウォームアップ，クールダウンエクササイズを組み合わせ，週に4～6回行う．運動強度については一定の見解はないが，持久力向上のためには最大仕事量の80％までの高負荷が要求される[6]．一方で最大仕事量の30％の低負荷運動でもQOLの改善は見られたとの報告もある[7]．運動中の酸素飽和度は90％を維持するよう，必要なら酸素吸入を併用する．12分間歩行は，訓練と評価が同時に行える．エルゴメーターや階段昇降訓練など，下肢のトレーニングも運動能力の改善に有効とされている．

3）包括的呼吸リハビリテーション

従来わが国では，排痰法を中心とした肺理学療法が，医師，看護師，理学療法士などにより行われてきた．しかし，近年ではわが国でもQOL向上を最終目標に置いた多職種によるチーム医療としての「包括的呼吸リハビリテーション」が導入されつつある．

「包括的呼吸リハビリテーション」の基本構造としては，個別的評価に基づき，禁煙指導を中心とした日常生活全般に渡る患者教育，吸入療法やワクチン接種の指導を含む薬物療法，栄養指導，酸素療法，肺理学療法，運動療法などからなり，これらを一定のプログラムに沿って患者・家族とともに各職種が協力して進める[8]．同時に，改善指標の評価を定期的に行い，総合的な治療効果の判定を行う．

これらのプログラムを行う場として，「入院」「外来」「在宅」が考えられ，それぞれ一長一短がある．集中的に行うならば「入院プログラム」であり，この場合きめ細かいモニタリングやケアが可能で重症例にも対応でき，患者・家族に対する集団指導も可能である．しかし，医療費が高額になることと，十分な入院期間の確保が難しいことが難点である．

それに対して，高齢者の多い日本のCOPD患者の現状からは，患者が通院可能な地域の中核病院での「外来プログラム」もひとつの現実的な形といえる[4]．

参考・引用文献

1) 日本呼吸器学会編：COPD 診断と治療のためのガイドライン．メディカルレビュー社，1999．
2) 厚生省大臣官房統計情報部編：平成8年患者調査．厚生統計協会，1999．
3) 桂　秀樹・他：高齢者の慢性閉塞性疾患に対する包括的治療．MB Med Reha，7：1-11，2001．
4) 木田厚瑞：在宅呼吸ケアのデザイン．日本医事新報社，2001．
5) 安藤守孝・他：高齢患者における呼吸リハビリテーションの効果．日本呼吸器学会雑誌，41：81-88，2003．
6) 柳原幸治・他：呼吸リハビリテーションの基本手技とその理論．J Clin Reha 別冊，72-98，2000．
7) Zu Wallack R.L.：Selection criteria and outocome assessment in pulumonary rehabilitation of COPD. THE LUNG perspectives，9：236-242，2001．
8) 木田厚瑞編：包括的呼吸リハビリテーション．メディカルレビュー社，1998．

4. 感覚機能障害のリハビリテーション

1）視覚障害時のリハビリテーション

■ 全盲児へのアプローチ

　　盲学校の対象となる児童生徒は，両眼の矯正視力（合計）0.1 未満の場合，両眼の矯正視力（合計）0.1 以上 0.3 未満で，点字教育を必要とする者，または将来点字による教育を必要とするようになる者，と定められている（学校教育法）．盲学校以外の教育では，弱視学級，通級による指導，通常の学級がある．

　　幼児期では，盲学校幼稚部での教育の基本は，子どもの主体性を重視した環境による教育と発達の側面を助長させていく遊びが重要とされる．全盲児での指導内容は，基本的生活習慣（食事，排泄，更衣，衛生等）の自立活動，人・物・環境への対応（人との関わり，手指による触覚的な観察，運動・歩行，ことば・認識，音楽・リズム等）となる．とくに，空間認知は全盲児にとって非常に重要な経験である．

　　盲学校での教育の基本は，点字の指導，空間概念の指導（ボディイメージの形成，立体・図形イメージの構成，歩行地図・空間概念の指導等），漢字・漢語の指導，ことばと事物・事象の対応関係の指導（山，炎，天体，雲，色等），運動・動作を伴う指導（日常生活動作から走る・跳ぶ・投げる等）がある．

■ ロービジョン（弱視）者へのリハビリテーション

　　WHO のロービジョンの定義は，両眼視 0.05 以上 0.3 未満である．日本での正式な定義はなく，全盲以外の視力・視野など視覚的な困難をもっている者が対象となる．リハビリテーション開始は，視覚障害による日常生活上の問題が生じた時点とされている．視機能評価に基づき，コミュニケーションの手段と訓練，歩行訓練，日常生活訓練，職業訓練，社会的援助がある．

　　コミュニケーションの手段として，大きく分けて光学的補助具と非光学的補助具（照明器具等）がある．

　　光学的補助具の種類は，弱視眼鏡，拡大鏡，単眼鏡，拡大読書器，コンタクトレンズがある．弱視眼鏡は，長時間の読書，書字，針仕事，庭仕事等に適している．欠点は，眼鏡と対象物の距離が短いこと（例：10 D レンズで 10 cm）である．拡大鏡は，卓上式と手持ち式があり，新聞の大きな文字をさっと見る，買い物で価格を読む，処方箋を読む等に適している．単眼鏡は，遠方視を助ける補助具である．手持ち式，眼鏡装着式などがある．拡大読書器は，紙面からビ

表 3-14　視覚障害等級一覧

級	
1級	両眼の視力（矯正視力）の和が 0.01 以下のもの
2級	①両眼の視力（矯正視力）の和が 0.02 以上 0.04 以下のもの ②両眼の視野が 10 度以内でかつ両眼による視野について視能率による損失が 95％以上のもの
3級	①両眼の視力の和が 0.05 以上 0.08 以下のもの ②両眼の視野が 10 度以内でかつ両眼による視野について視能率による損失が 90％以上のもの
4級	①両眼の視力の和が 0.09 以上 0.12 以下のもの ②両眼の視野がそれぞれ 10 度以内のもの
5級	①両眼の視力の和が 0.13 以上 0.2 以下のもの ②両眼による視野の 1／2 以上が欠けているもの
6級	1眼に視力が 0.02 以下，他眼の視力が 0.6 以下のもので，両眼の視力の和が 0.2 を越えるもの

デオカメラで読み取って大きく写しだすテーブル移動式がある．白黒モニターは，白背景に黒い字の表示と黒背景で白抜きの字の表示がある．白背景ではまぶしい場合，黒背景に変更する．色の識別が可能な場合，カラー拡大読書器もある．他に，スキャナー式拡大読書器があり，小型・軽量化が可能という利点がある．各補助具の使用訓練と指導は必要であり，視能訓練士が実施する．

歩行訓練は，白杖，点字ブロック，ガイドヘルパー，歩行援助装置等がある．

白杖は，身体を防御する緩衝器としての機能と路面等の状況を知る探知機としての機能，視覚障害者であることを知らせる機能などがある．構造は，グリップ，シャフト，石突の3つの部分がある．基本は，ペンを持つようにグリップをもって，常に一歩半先あたりで扇形を描くように探りながら歩行する．上方にあるものに気づかない欠点がある．専門的な操作技術習得には，歩行訓練士の指導を受ける．

点字ブロックは，駅のホームや歩道等に設置してある黄色の突起のあるブロックである．ブロック状に線が並んでいる線ブロック，無数の点々がある点ブロックの2種類ある．線ブロックは，この上を歩いても安全という意味である．点ブロックは，この先は危険なので注意という意味である．駅のホームや階段開始・終了などに設置されている．

ガイドヘルパーは，晴眼者を利用して安全に歩行する方法である．視覚障害者は，ガイドヘルパーの右左のどちらか一方の上腕（肘やや上）を軽く握り，いっしょに歩行する．路面等の情報は，ガイドヘルパーから聴く．

歩行援助装置として，超音波を利用したソニックガイド（眼鏡型），ソニックトーチ（手持ち型）がある．約4～5m以内のものが認識され，音で距離を伝える．

日常生活訓練は，身辺処理と家庭動作に分けて訓練を受ける．生活用具（コントラストを活用した調理器具，音声時計，音声電卓等）の紹介や使用方法などの指導も含まれる．

盲導犬は，18歳以上の重度視覚障害者（1～2級）（**表3-14**）を対象に申し込みを受け付けている．全国に9カ所の盲導犬協会があるので，もよりの盲導犬協会に相談して手続きとなる．通常，各協会の訓練センターで共同訓練を一定期間受けた後，在宅で盲導犬と生活することに

なる．ただ，盲導犬希望者約4,000人に対して，盲導犬約850頭（1997年）と圧倒的に不足している．

2）聴覚障害時のリハビリテーション

聴覚障害は，聴力障害（難聴）が最も大きな問題である．聴力障害部位によって，伝音性障害（外耳・中耳の障害），感音性障害（内耳性難聴と後迷路性難聴），混合性難聴（伝音性障害と感音性障害の合併）に分けられる．難聴の原因では，遺伝性難聴，先天性難聴（胎生期性，周産期性），後天性難聴（後天性疾患，外傷，老人性，原因不明等）に分けられる．

聴覚障害程度の分類は，聴力検査法に基づいて判定される（**表3-15**）．主な検査法は，純音聴力検査である．同検査は，決められた各音の高さ（Hz：ヘルツ）で聴こえた音の強さ（dB：デシベル）を測定する．0（ゼロ）dBとは，成人正常耳で聴こえる最も小さな音に相当する．測定結果を下記の式にあてはめて障害等級の判定等に用いる．

平均聴力レベル＝(500 Hz 閾値＋2×1,000 Hz 閾値＋2,000 Hz 閾値)÷4

■ 補聴器

イヤホン式（箱形，耳掛け形），挿耳形，FM，骨導式（眼鏡形，箱形）がある．信号処理によりアナログとデジタルに分けられる．挿耳形補聴器は，本体が外耳道内に挿入されるタイプである．FM補聴器は，ワイヤレスマイクを用いた補聴器である．骨導式は，主に伝音性難聴に適応される．補聴器のフィッティングと装用訓練を行って十分慣れる必要がある．乳幼児への補聴器装用は，言語獲得が目的のため，できるだけ早期に常用とされている．

■ 人工内耳

直接内耳を電気刺激することによって脳へ音を伝える機器である．機器は，体外部と体内部に分かれ，埋め込み手術とリハビリテーションが必要である．人工内耳適応基準は，日本耳鼻咽喉科学会で定められている．年齢と聴力では，小児では，2歳以上，両側100 dB以上の高度難聴者，成人では，両側90 dB以上の高度難聴者，小児・成人とも補聴器の装用効果が少ないもの，とされている．人工内耳の聞こえの程度は，90 dB〜100 dBの補聴器装用者（児）とほぼ同じである．

■ 聴覚障害者への対応

老人性難聴の場合：聴力障害の特徴は，語音明瞭度の低下と補充現象（一定以上の音が普通人の感覚以上に大きく感じる）である．精神・知的機能の老化があるため，新たに学習すること（機器操作等）が困難である．このため，聴力上必要なら補聴器を装用し，操作・管理等は本人と家族に指導を行う．補聴器だけでは聞き取りが不十分な場合，筆談など音声以外の手段を利用する．それでも難渋する場合，言語聴覚士に依頼する．

表3-15 聴覚障害等級一覧

等級	内容
2級	両耳の聴力レベルが100 dB以上のもの
3級	両耳の聴力レベルが90 dB以上のもの
4級	①両耳の聴力レベルが80 dB以上のもの ②両耳による普通話声の最良の語音明瞭度が50％以下のもの
6級	①両耳の聴力レベルが70 dB以上のもの ②一側の聴力レベルが90 dB以上，他側耳の聴力レベルが50 dB以上のもの

中途失聴者（成人）の場合：まず，聴力と適切な補聴器装用と装用訓練から開始となる．補聴器装用下でも不十分な場合，読話訓練と手話訓練がすすめられる．読話は，口周囲の運動を視覚的に弁別して発話内容を理解する手段である．ただし，b，m，pの弁別ができない，同口形異音語が存在するなど一定の限界もある．手話は，手の動きや表情などを使って表現する言葉である．日本で使用される手話は，日本手話と日本語対応手話の2種類ある．日本手話は，先天性聴覚障害者を中心として使用される手話で，文法や表現方法などで日本語と大きく異なっている．日本語対応手話は，日本語の文法に手話を合わせた人工的言語である．

　小児の場合：障害児の重要な要因として，まず，難聴の自覚（訴え）がなく，親等だれかが発見する必要がある．聴力に合わせて補聴器装用へとすすめる．高度難聴では，人工内耳の適応を耳鼻科医師に相談する（2歳以上）．次に，言語発達過程にあることでは，たとえば，1歳で「マンマ」などを言い，2歳で意味のある単語（「ワンワン」等）を数語言い，3歳で2語文（「ホン，ヨンデ」等）を言うようになるので，年齢，言語能力等に合わせたアプローチが必要である．あらゆる補聴でも効果がない場合，聾学校幼稚部や教育相談をすすめる．

参考・引用文献

＜視覚障害時のリハビリテーション＞
1）香川邦生編著：改訂版　視覚障害教育に携わる方のために．慶応義塾大学出版会，2000．
2）築島謙次著：コンパクト眼科学18　ロービジョンケア．金原出版，2004．
3）松井進著：盲導犬ハンドブック．文藝春秋，2002．
4）「盲導犬を普及させる会」ホームページ：http://www.modokenfukyu.net
＜聴覚障害時のリハビリテーション＞
1）山田弘幸，佐場野優一編：言語聴覚療法シリーズ5　聴覚障害Ⅰ－基礎編．建帛社，2000．
2）佐場野優一，山田弘幸編：言語聴覚療法シリーズ6　聴覚障害Ⅱ－臨床編．建帛社，2000．
3）相樂多惠子，鷲尾純一編：シリーズ言語臨床事例集　第11巻　聴覚障害．学苑社，2004．
4）前川喜平著：医師のための育児相談ガイドブック．新興医学出版社，1996．
5）人工内耳友の会〔ACITA〕ホームページ：http://www.normanet.ne.jp/~acita/

5. コミュニケーションの自立援助

■コミュニケーションとは

　一般にコミュニケーションcommunicationとは，身振り，言葉，文字，映像などの記号を媒介として，知識，感情，意志などの精神内容を伝達し合う，人間の相互作用過程といわれる．すなわち，コミュニケーションは単純な伝達ではなく，2人ないし，それ以上の人間がお互いに話し合い，意志を伝え合い，理解し合い，協力し合うことである．その意志を伝え合うときの「聞く，話す」の能力は人間の成長，発達とともに学習されてきたものである．この「聞く，話す」は人間関係において不可欠なものであり，家族間，職場，社会一般など，私たちの生活の中で日常的に行われている．

　このように，私たちが人間らしく生きていくうえで，コミュニケーションは大きな役割を果たしている．

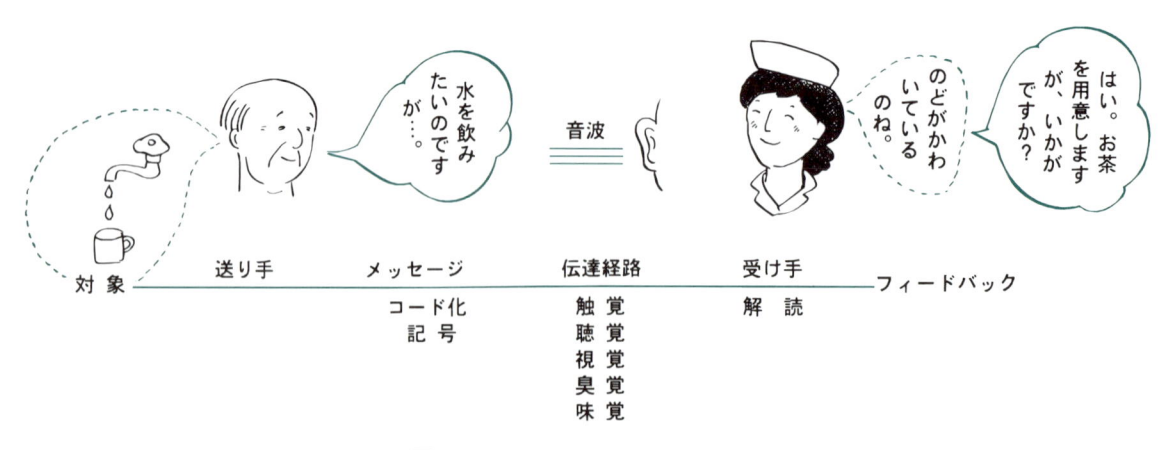

1）リハビリテーション看護におけるコミュニケーション

■ コミュニケーションの対象

　リハビリテーション看護におけるコミュニケーションの対象は，患者および患者を取り巻く家族や友人，またリハビリテーション・スタッフなど，患者に影響を与える人びとである．
　私たちは日ごろ，何気なく言葉を話しているが，ある日突然に発症をして，運動障害（片麻痺など）のみならず，意志の伝達の手段を失った患者は，想像もできないほどの不安，苦痛，悲しみの感情を抱く．この心理的外傷を受けた患者の家族内においても，長いリハビリテーションの過程には，役割の交代など，家族関係の変化も起きてくる．
　看護師は危機的状況に陥っている家族に対しても，心理的援助をして，家族が患者を理解することができ，支持的態度で働きかけるような，豊かなコミュニケーション環境をめざさなければならない．

■ コミュニケーションの過程

　コミュニケーションの過程は図3-11のように表すことができる．①対象，②送り手，③メッセージ，④伝達経路，⑤受け手，⑥フィードバックは，コミュニケーション過程の六つの要素となる．
　コミュニケーション活動はメッセージの送り手の意図が受け手に伝わり，受け手と送り手がプロセスを通してともに変化することである．コミュニケーション過程の六つの要素のうち，どれが欠けてもコミュニケーションは成り立たない．

■ コミュニケーションの障害とは

　コミュニケーションの障害は統一された定義づけは難しいといわれるが，便宜上，表3-16のような類型に分けられている．
　人間社会においては，言葉による意志の伝達能力が日常生活に不可欠であり，コミュニケーション障害をもつ人びとのハンディキャップは大きい．

2）言語障害者（失語症）とのコミュニケーション

　この項においては脳血管障害に伴って出現することの多い失語症について述べる．

図 3-11　コミュニケーション過程

表 3-16 コミュニケーション過程のレベルにおける言語障害の分類

言語障害の種類	コミュニケーション過程のレベル
言語発達遅滞 失語症	言語学的レベル
発声障害（無喉頭発声を含む） 機能的構音障害 運動障害性構音障害 口蓋裂に伴う構音障害 脳性麻痺に伴う構音障害（言語学的レベルと重なる） 吃音	生理学的レベル （出力系）
幼児の難聴（二次的に言語学レベルをひき起こす） 成人の難聴（中途失聴，老人性難聴など）	生理学的レベル （入力系）

臨牀看護，18(14)：2240—2244，1992．

■ 失語症 aphasia とは

　失語症は，優位大脳半球（言語に関しては，大部分の人が左半球が優位）にある，言語野または言語中枢が脳血管障害，頭部外傷，脳腫瘍などにより，器質的病変を起こし，メッセージを語や文に符号化したり，語や文からメッセージを解読する能力に障害をきたした状態である．ほとんどの場合，話す，書く，聞く，読むのすべての回路が障害される．

　失語症に失認や失行，知的低下や記銘力低下などを有する場合は，さらにコミュニケーション過程は複雑になる．おもな失語症のタイプと言語領野は，図 3-12 および表 3-17 に示したとおりである．

■ 言語治療と予後

　失語症の言語治療は次の障害の 3 側面に対して行われる．
① 機能障害 impairment：崩壊した言語行動を再確立する．
② 能力障害 disability：障害を心理的に受容させ，環境に適応させる．
③ 社会的不利 handicap：家族など周囲の人々の指導を行い，コミュニケーション環境の改善を行う．

　以上の目標を達成するために専門的な言語聴覚士 speech therapist（ST）によって行われる．
　失語症の治療開始は早いほどよいといわれている．発症後 2〜3 カ月は自然回復が期待できる時期であるが，この時期を過ぎても症状が残存している場合は，治療を行われなければ，ほとんどの場合，言語は改善しない．一般に全失語の改善は困難といわれる．

■ リハビリテーションプログラムの概略

　急性期においては，言語的に突然外界より閉ざされた患者に，何らかのコミュニケーション手段を早急に確立することである．患者の置かれている環境を知るとともに，患者の状況をまわりの人びとに知らせることから始まる．

　言語評価の結果を検討し，具体的な訓練内容を決定する．
① 各言語様式（発話，聴覚的理解，読解，書字）の中で，特徴的に障害されているものに働きかける．
② 残存している言語能力を手がかりに言語機能の回復をはかる．

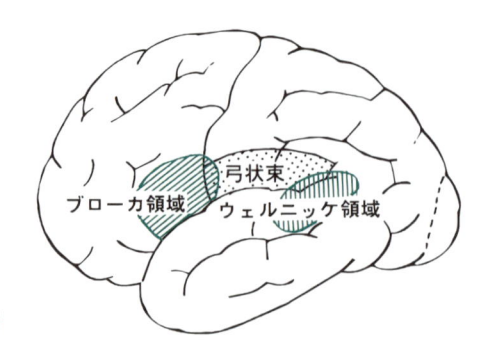

図 3-12 脳における言語領野

表 3-17 おもな失語症のタイプ

タイプ	言語症状と病変部位	会話の進め方
運動性失語（ブローカ失語）	聴覚的理解は比較的良好だが，発語はとくに困難 優位半球の第3前頭回後部（Broca領）の損傷による．	ゆっくりと待って言葉を引き出す． 言葉が出ない場合は「はい，いいえ」で答えてもらう．
感覚性失語（ウェルニッケ失語）	なめらか（流暢）であるが，言い間違い（錯話）が多い．聴覚的理解は著しく障害される．優位半球の第1側頭回後部（Wernicke領）の損傷による．	発せられた言語よりは患者の意図に注目する．実物や実際の場所や動作を示す．漢字で書いて示すなど，患者が理解できる方法で，話しかける．
健忘失語	すぐに言葉が思い浮かばない（換語困難）． 名詞，とくに固有名詞の障害が著しい． 聴覚的理解は良好 優位半球の頭頂-側頭葉の損傷による．	相手をする側から，言葉を補いながら話題を展開する．
全失語	すべての言語様式に重度の障害を示す． 発話はいくつかの音節や常同言語に限られる． 言語野の広範な損傷による．	実物の提示や体の接触など，言葉以外のコミュニケーション手段を活用する．患者の生活習慣や表情，身振りなどから意図を理解する．

③ コミュニケーションの妨げになっている問題点のうち，比較的容易に改善でき，コミュニケーションの効率を上げるのに役立ちそうなものに働きかける．

3）失語症患者のリハビリテーション看護

■ 患者の状態

　失語症患者の状態は図3-13のように表される．看護師は変化するニーズを理解し，基本的ニーズの表出から高次のニーズ（自己実現）へと変化がもてるような援助をはかる必要がある．そのため早期に，患者と看護師間の信頼関係の樹立が求められる．
　とくに注意することは，言語の表出や理解が障害されているからといって，大部分の患者は知的に劣っているのではないということである．したがって，つねに患者を尊重する言葉がけ

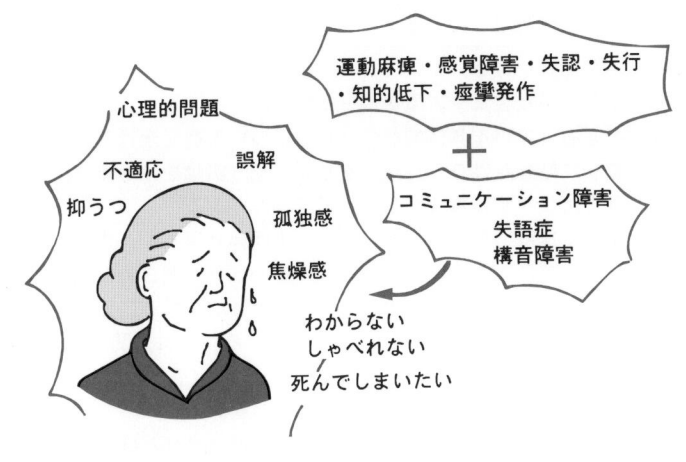

図3-13 失語患者の状態

や態度が必要である．また，まわりの人々にも，患者を理解できるように働きかける．

■ コミュニケーション環境を知る

患者の置かれている環境を知ることから始まる．医学的所見や言語能力はもとより，生活環境の情報を知ることで，その患者背景に合った援助をする．家族構成とその関係，学歴，職業，経済的状況，性格，病前の言語状態などより，患者の全体像を理解する．

言語訓練に意欲がないと思われても，病前の趣味の話で，言葉が出たりすることがある．また歌う，文字を模写する，絵を描く，ゲームをするなどの能力は残存していることが多いので，これらの能力を生かし患者間の交流の場としたり，自己実現の場とすることができる．

■ コミュニケーション手段の確保

患者は身振り，表情，口や目の動きなど，全身で意志を表現していることが多い．患者の反応を注意深く観察し，またSTの評価を活用して日常生活でのコミュニケーションの方法を確立する．

■ コミュニケーション意欲を引き出す

患者のよりよい担い手となり，ニーズを理解する．

① **急性期**：患者の精神状態を考慮して，手や目を使うOKサインやうなずき，指さし，コミュニケーション・ボード（絵，簡単な漢字）などを決めておく．

② **安定期**：言語によるコミュニケーションがはかれるよう，コミュニケーション意欲を引き出す（表3-18）．

言語訓練に対しては，患者がリラックスして訓練を受けられるような環境づくりをする．患者の情報や問題などをSTと共有する．

■ 心理的アプローチ

患者は脳の機能回復とともに，自分の置かれている状況が理解できるようになる．失語症はすぐに回復することは難しく，随伴症状（失行，失認など）を伴うとさらに回復に時間がかかる．障害に対する受容は容易ではない．医療スタッフのかかわりや訓練の場などから，障害を受容していく患者もいる．しかし大部分は自分で納得し，障害を受容していく過程が必要であり，長い時間を必要とする．そのため看護師はあせらず，障害受容をしていく過程で発生してくる患者の心理的問題を的確にとらえ，対応をしていかなければならない．

表 3-18 失語症患者とのコミュニケーションを促進するための 10 項目

1) 短い文でゆっくり話しかける．早口で言わない
2) 病前から使い慣れていた言葉や表現を使って話しかける
3) 患者が現在関心をもっている具体的なことがらについて話しかける
4) 抑揚や表現を豊かに話しかける．身振りを加えたり，実物をみせたり，文字（漢字の方が「かな」より理解しやすい場合が多い）で示したりする
5) 話しかけても1回で理解できないときは，もう1回繰り返すか，または別の表現に変えてみる（繰り返すときに大声を出さないこと，患者は耳が聞こえないのではない）
6) 1つのことが理解されたことを確かめてから次のことにすすみ，話題を唐突に変えない
7) うまく話せない患者に対しては Yes, No で答えられるように質問を工夫する
8) 患者が話すための時間を十分に与え，ゆっくりと辛抱強く聞く
9) むりやり話させようとしたり，誤りを訂正したりしない
10) 患者がうまく話せたり，理解できたりしたときは，はっきりとほめたり，いっしょに喜んだりして励ます

■ 家族へのアプローチ

患者にとって家族の存在は大きい．家族の不安や過大な要求は，患者の不安や意欲低下につながるため，患者が安心して闘病生活を送れるように，家族が病気や障害を受容できるように援助する．家族の共感的な姿勢が患者の自立につながる．

また患者は医療者には反応しないことでも，家族に表現したりすることもあり，家族から患者への接し方のヒントを得ることがある．

■ 事例 1 ── 失語症の患者に紙と鉛筆を用意する

42歳，男性，重度のブローカ失語．ナースステーションに来て何かを話したそうな表情である．「どうしたのですか？」と声をかけると，「ミタ…，エッ，ミタム…」と話すが，適切な発話が出ない．自分の部屋の方向を見るので，「お部屋のことですか？」と聞くとうなずく．うまく伝わらないため，あきらめようとする表情であったので，紙と鉛筆を用意すると，部屋のベッドの配置を描いて，ひとつのベッドの横に〇印をつけた．他のナースがそれを見て，1時間ほど前に来院していた，同室患者であったBさんについてだと察知した．"Bさんが病室に挨拶に来てくれたのに，会えなくて残念だ"という気持ちを看護師が理解すると，嬉しそうに部屋へもどった．

✚ ナーシングポイント

この事例は聴理解は良好であるが，言語の表出能力が重度に障害されている患者との場面である．この場合のコミュニケーションの方法は，看護師はゆっくりと聞く姿勢を示し，話すための時間をもつことである．また「はい・いいえ」で答えられるような会話の工夫や患者の日常生活状況より推察しながら，患者の訴えを導く工夫をすることが，コミュニケーションのポイントである．

■ 事例 2 ── 疎外感，孤独感が招いた事故

67歳，男性，全失語．ADL は食事と車椅子の操作以外は介助レベルで，看護師の指示がほとんど入らず，ナースコールの使用方法を理解できない．また周囲の患者とは孤立している状況であっ

た．入院5カ月ごろより拒薬をしたり，"早く家に帰りたい"という気持ちをうなずきや eye コンタクトなどで訴えはじめていた．ある日，地下1階の駐車場入口の坂で，車椅子ごと転倒しているのを発見された．

ナーシングポイント

事例2は，表出，理解とも重度に障害されていることから，疎外感や孤立感が強くなり，自分の欲求（家に帰る）を行動で表現した事例である．このケースに対しては，家族の理解と協力を深め，面会を多くしてもらったり，外泊をすすめたりするなどの環境調整が必要である．

一般に全失語は状況に対する判断能力は保たれていることが多いが，知的低下を伴うと状況や自己能力の判断力が低く，危険行為につながったりする．また環境の変化に適応できずに，予測されない行動を起こす場合もある．看護師は患者の微妙な表情の変化やしぐさを十分に観察し，ニーズを把握して環境を調整することが求められる．

■ **コミュニケーションの環境は人間的共感によって培われる**

このように看護師は常に五感を働かせて，患者の立場に添うという人間的共感で接し，コミュニケーションの橋渡しをしていかなければならない．そのことが，豊かなコミュニケーションの環境を培うことになる．

6. 精神障害のリハビリテーション

1）精神障害の概念

障害者基本法における障害者の定義は「身体障害，精神薄弱（知的障害），または精神障害があるため，長期にわたり日常生活又は社会生活に相当な制限を受けるものをいう」（同法2条）である．精神障害という言葉は広く用いられているが，使う人によってその意味や解釈が同じではないことに注意が必要である．精神障害のリハビリテーションといっても，統合失調症のリハビリテーションを中心に記載されている場合も多い．ここでは医学的に定義された精神疾患の総体であり，精神的に平均よりある程度偏った状態のすべてを包含する概念である精神障害（mental disorder）について説明する．

2）精神障害の重要性

精神障害の YLD（Years of life with disabilities：障害を抱えて生きる年数を余命の損失年数に換算したもの）は，全世界での上位10疾患のうち4つを占めている（**表3-19**）[1]．生涯有病率は精神障害によって異なるが，統合失調症や双極性感情障害で約1％であり，うつ病や不安障害では20％前後である[2]．精神障害のほとんどは，発症が早く，人生の長期にわたって障害を抱えなければならず，改善したとしても再発の危険性もあり，包括的なリハビリテーションが必要となる．

3）精神障害の分類

■ **精神障害の原因と分類**

古典的精神医学では，「原因」のどこに重点があるかによって，精神障害を身体因（外因・内因）と心因とに3つに分けていた．外因とは身体の病気，例えば梅毒や頭部外傷などによって

表3-19 全世界疾病負担（Global Burden of Disease）調査における相当喪失年数（YLD）上位の10疾患

	% of total YLD
全世界において	
1　単極性うつ病	12.1%
2　聴力障害，成人発症	4.7%
3　アルコール症	3.4%
4　骨関節炎	3.0%
5　統合失調症	2.9%
6　周産期の問題（出生時低体重，新生児仮死など）	2.7%
7　双極性感情障害	2.5%
8　COPD（慢性閉塞性肺疾患）	2.4%
9　先天奇形	2.1%
10　喘息	2.1%

WHO, Global Burden of Disease in 2000

起こる精神障害という意味である．内因とは身体（とくに脳）に素質的な要因があり，普通は明らかな外的要因なく発病し，例えば統合失調症や気分障害などが含まれる．心因（精神的原因）は心が大きく動かされたときに症状が引き起こされ，殺人などの大きな事件でなくとも，失恋や就職，結婚や引っ越しも原因となり得る．

しかし現在ではどのような原因であっても，精神症状を引き起こす際には脳に何らかの変化が生じて症状が出現していると考えられるようになってきている．DSM-IVの冒頭でも「"精神mental"の障害には多くの"身体physical"の障害が，"身体"の障害には多くの"精神"の障害が含まれるため，身体障害を暗に区別する精神障害という言葉は時代錯誤である」という断り書きがある．これは精神の問題と考えられていたものが，次第に身体的な基盤も持つことが分かってきたからである．近年，心因や身体因など原因にこだわらず，症状に焦点を当てた記述的な診断基準としてICD-10（WHO）[3]（表3-20）とDSM-5（アメリカ精神医学会）[2]が作成されている．どちらも臨床経験が少ない精神科医や精神保健関係者にも理解しやすいものになっているのが特徴である．

■ **精神障害における機能障害**

精神障害における機能障害は，いくつかのレベルでその障害を表現することができる（表3-21）．脳内の神経伝達については，例えば統合失調症におけるドパミン過剰仮説，気分障害におけるセロトニンの脳内欠乏を推定するセロトニン仮説，ノルアドレナリン系の機能異常仮説や視床下部-下垂体-副腎皮質（HPA）系障害仮説などがある．抗精神病薬は脳のドパミン神経を遮断することで抗幻覚作用を示し，抗うつ薬はセロトニンやノルアドレナリン系神経に働くことで効果を示すといわれている．

また実際に臨床場面で観察される精神症状のレベルでいうならば，幻覚・妄想などの精神症状，あるいは抑うつ感や制止症状などの抑うつ症状，躁症状などの感情の障害，不安症状などがあげられる．

表 3-20 精神障害の分類

F0 症状性を含む器質性精神障害	認知症や健忘など脳の器質的な障害を背景としたもの
F1 精神作用物質使用による精神および行動の障害	アルコール，覚せい剤，麻薬などの依存や乱用
F2 統合失調症，統合失調型障害および妄想性障害	統合失調症，統合失調感情障害，妄想性障害など
F3 気分[感情]障害	うつ病エピソードと双極性感情障害＜躁うつ病＞，持続性気分[感情]障害など
F4 神経症性障害，ストレス関連障害および身体表現性障害	恐怖症性不安障害（パニック障害），全般性不安障害，恐怖症，強迫性障害，解離性[転換性]障害など従来は心因による神経症に含まれていたもの
F5 生理的障害および身体的要因に関連した行動症候群	摂食障害，睡眠障害，性機能不全，産褥期精神障害など
F6 成人の人格および行動の障害	パーソナリティの偏りによる障害，性同一性障害など
F7 知的障害（精神遅滞）	
F8 心理的発達の障害	広汎性発達障害，言語・学習・運動の発達障害
F9 小児＜児童＞期および青年期に通常発症する行動および情緒の障害	多動性障害，行為障害，チック障害など

(ICD-10を参考に筆者作成)

4) リハビリテーションにおける問題点と社会参加を阻むもの

　精神科においてリハビリテーションという言葉は，主に退院，社会復帰を念頭に置いた用いられ方をしてきた．しかし最近では，心理社会的アプローチの発展を踏まえたより広範のものを指す，より包括的なリハビリテーションが提案されている．精神科リハビリテーションにおいては，医学的治療もリハビリテーションの一環であるととらえたほうが現実的である．すなわち精神科リハビリテーションとは，脱施設化と地域ケアを前提にして，精神障害者の障害を最小にし，能力を最大限に生かし，精神障害者の人間としての復権を図るものである[4]．

■ 問題点と注意点

　実際には明確にそれぞれを区別することはできないが，理解を助けるために精神障害のある人のリハビリテーションについてまとめた（表3-21）．
　精神障害の特徴として，まず症状がそのまま能力低下であることも多く，機能障害，能力低下，社会的不利が共存しており，それらの関係が複雑に入り混じっていることがあげられる．次に精神障害の経過，各レベルの障害がしばしば変化しやすく，かつ相互に影響しているために，固定的な障害の把握の仕方での評価は困難であることがあげられる．さらに仕事や家事をこなしていて一見問題なさそうでも幻聴や妄想が持続していたり，集中力が持続せずに疲れやすかったりすることもあり，精神障害の重症度と，機能障害，能力低下，社会的不利の重篤度が一致しない点がある．さらに，もともと画一的な対応には乗りにくい上に，社会生活そのものが障害されており，時々で変化する症状も見ながら援助を行わなければならないにも関わら

表 3-21 精神障害がある人のリハビリテーション

障害のレベル	内　容	リハビリテーション
機能障害	脳機能レベル（仮説） 　ドパミン神経の過活動 　ノルアドレナリン神経の機能不全 　セロトニン神経の機能低下 　認知機能障害：選択的注意，注意の配分や 　　　　　　　　持続の障害，情報処理能力 精神症状レベル 　思考障害：観念奔逸，妄想など 　知覚障害：幻覚など 　感情の障害：躁，うつ，不安など 　意欲・行動の障害：欲動減退，意欲低下， 　　　　　　　　　食欲の障害，性欲の障 　　　　　　　　　害など	薬物療法 　抗精神病薬，抗うつ薬，抗不安薬 認知機能リハビリテーション，認知矯正療法 認知行動療法
能力低下	日常生活活動 　掃除・洗濯などの家事能力の低下 　セルフケア能力の低下 社会生活能力 　対人接触能力，コミュニケーション能力， 　他者への配慮など社会生活技能の低下，習 　得の障害 　学習の遅さ 集中力，課題についての持続力，ペースの障害 仕事への適応能力の低下 　不十分な問題解決能力，意思決定の障害	認知行動療法，認知療法，生活技能訓練 家族心理教育 就労援助（職業リハビリテーション） 　就労移行支援，障害者就業・生活支援センター，ハローワーク 居宅介護（ホームヘルプ） 危機介入 デイケア・デイホスピタル
社会的不利	支える友人がいない・少ない 住宅環境の厳しさ 失業・安い賃金 自己管理の難しさ（服薬・生活習慣など） 自由に余暇を楽しめない 社会的受け皿がなく退院できない 援助者の負担	昼間の活動の場 　地域活動支援センター，デイケア，共同作業所，就労継続支援Ａ型・Ｂ型 生活の場 　自主訓練(生活訓練)，福祉ホーム，グループホーム 経済的援助 　障害年金，自立支援医療(外来医療費補助) 職場環境整備 　障害者の法定雇用率 地域社会の理解と援助 　宣伝と広報 　精神障害者の社会参加

三野善央：精神科リハビリテーションの歴史と概念．井上新平，堀田直樹(責任編集)：臨床精神医学講座 20 精神科リハビリテーション・地域精神医療．p. 44，中山書店，1998 を改変

ず，その症状が目に見えないために周囲の理解が得られにくい状況にある．
　そして精神障害のリハビリテーションは，それ自体が治療であり再発予防にも繋がっているということが特徴である．リハビリテーションにおいては，精神障害そのものの不安定性と，それによるさまざまな生活上の障害を理解しつつ適切な援助を行うことが重要になる．

■ 実際の援助

　精神障害のリハビリテーションを行うときには，表3-21に示したようなさまざまなものを個人の障害レベル，生活環境，利用目的や意欲に合わせて組み合わせることになる．そしてチームアプローチをとる際の看護師に期待される役割として，危機介入や精神症状管理，患者への治療教育，治療への関与や薬物療法，ACT（包括型地域生活支援）などがあげられている[5]．日本の実情に合わせるならば，入院看護から訪問看護，ケースワークや地域連携，危機介入など，主として地域保健師の行っている活動までが期待されているということになろう．

　例えばうつ病を持った患者さんが休職中の場合であれば，まず薬物療法や認知行動療法（心理療法の一つ）を利用して抑うつ症状を軽減すると同時に「ゆっくり休むことを勧め」生活のリズムを保ちながら十分休養する．次いで集中力や意欲が改善してくるのを待ちながら，復職に向けて少しずつ活動性を上げてゆく．職場の理解が得られて融通が利く場合には勤務を軽減してもらいながら仕事を行い，徐々にリハビリテーションを行い，働く時間を延ばしてゆき，復職へのハードルが高い場合や抑うつが上手くコントロールできない場合には，復職に向けての職業リハビリテーションをはじめることになる．

　個々の病院でのプログラムの他，厚生労働省は精神障害者総合雇用支援の一つとして職場復帰支援（リワーク支援）を全国の地域障害者職業センターで行っている．同時に職場の環境調整や家族への心理教育なども，リハビリテーションの大切な柱である．

■ 社会参加を阻むもの

　周りからの偏見に対しては啓発活動が必要であるが，精神障害者自身の精神障害に対する偏見の強さも問題になる[6]．職場環境の整備という面では，障害者雇用促進法が改正されて，一定の割合で精神障害者を含めた障害者（精神障害，知的障害，身体障害）を雇用することが法律で義務付けられるようになった．社会参加のためには，障害者自立支援法とあわせて，さまざまな条件の勤務時間や仕事内容などが必要である．

参考・引用文献　6．精神障害のリハビリテーション

参考文献
1) 中井久夫・山口直彦：看護のための精神医学．医学書院，2001．
2) 井上新平，堀田直樹（責任編集）：臨床精神医学講座20　精神科リハビリテーション・地域精神医療．中山書店，1998．

引用文献
1) World Health Organization：Global Burden of Disease in 2000：Version 2 methods and results. Global Programme on Evidence for Health Policy Discussion Paper No. 50, p. 37, World Health Organization, 2002.
2) American Psychiatric Association：Diagnostic and Statistical Manual of Mental Disorders：DSM-5. American Psychiatric Association, Washington, D.C., 2013. 日本精神神経学会監修．DSM-5 精神疾患の診断・統計マニュアル．医学書院，2014．
3) World Health Organization：The ICD-10 Classification of Mental and Behavioural Disorders: Clinical descriptions and diagnostic guidelines. World Health Organization, Geneva, 1992. 融道男，中根允文，小宮山実監訳．ICD-10 精神および行動の障害—臨床記述と診断ガイドライン．医学書院，1993．
4) 三野善央：精神科リハビリテーションの歴史と概念．井上新平，堀田直樹（責任編集）．臨床精神医学講座20　精神科リハビリテーション・地域精神医療．中山書店，1998．
5) Liberman RP, et al.: Requirement for multidisciplinary teamwork in psychiatric rehabilitation. *Psychiatric Services*, 52(10), 1331-1342, 2001.
6) 内野俊郎・他：「精神分裂病」とスティグマ—本邦における心理教育の臨床的課題．臨床精神医学，32(6)：677〜688，2003．

4 リハビリテーション看護技術

1. 情報・アセスメントとそのアプローチ

1. リハビリテーション看護に必要な情報

■ 回復期別に必要な情報を収集する

患者に対するリハビリテーション活動は，チーム医療による．チームの一員としてのナースは，患者の諸機能の回復，ADL自立度向上への援助過程が，より効果的に進行し，よりよい状態で社会復帰できるよう援助するために，その時々の状況に応じた最適な援助が提供できるように努力しなければならない．そのためには，個々の患者についての正確な情報把握が必要不可欠なものとなる．

リハビリテーション看護に必要な情報を回復期（急性期，積極的リハビリテーション期，維持期）別に考えていく．各期ごとに示した情報を収集し，アセスメントし，具体的な援助を実践することにより，リハビリテーション看護目標は達成される（第3章1参照）．

1）急性期のリハビリテーション看護に必要な情報

■ 主観的情報

リハビリテーションは患者が主体である．苦痛の多いこの時期の患者の訴えを，医療者側（初期リハビリテーション期においてはとくにナース）がどう受け止め，どう対処するかによって，リハビリテーションの成否は分かれる．

① 疾病に関連する自覚症状の訴え
② 現状態に対する不安，心配
③ リハビリテーションを開始したことに対する不安，不満
④ 始められたリハビリテーションに起因する苦痛の訴え，ほか

■ 客観的情報

客観的情報を正確に収集することは，必要な援助の実践に直結する．もれなく必要な情報を集めるには，あらかじめ項目を抽出しておくことが有効となる．

① 疾病に関連する身体所見，行われている治療
② 安静臥床時に自然にとっている肢位
③ 関節の可動状況
④ 健側筋力の程度
⑤ 体位による血圧の変化
⑥ 患者自身の現状態の認識程度
⑦ 家族の現状態の認識，行われている初期リハビリテーションの理解度

⊞ ナーシングポイント
　主観的および客観的情報を正確に把握し，適切なアセスメントを加え，初期リハビリテーション看護の実践につなげる．

2）積極的リハビリテーション期のリハビリテーション看護に必要な情報

　急性期のリハビリテーション看護に必要な情報に加え，回復段階にあるこの時期の患者の状況は多種多様であり（第3章1参照），必要な情報も個別性が高い．

■ **主観的情報**
　① 残ってしまった障害（麻痺や言語障害，四肢の欠損など）や体動制限に対する不安，不満の訴え
　② リハビリテーションに関連した身体的苦痛の訴え
　③ 家族の対応に対する不満，不安の訴え

■ **客観的情報**
　この時期の看護目標である「訓練が効果的に進行するよう援助する」が達成されるよう，正確な情報収集，アセスメントを行い，適切な援助を提供する．
　① 障害の原因疾患の再確認，現在の状態
　② 現在行われている治療，禁忌事項
　③ 合併疾患の有無，状況，治療
　④ 期待される機能回復程度，ADL自立程度
　⑤ リハビリテーションに対する意欲の程度，意欲を阻害すると考えられる因子の有無（第3章5参照）

⊞ ナーシングポイント
　積極的リハビリテーション期は，チームによる活動が中心である．チームの連携の良否が患者の予後を決定するともいえる．この"チームの連携"については，しばしば問題点としてあげられる項目である．リハビリテーションチーム活動におけるナースの役割（第2章4参照）をつねに認識し，役割のひとつである"情報提供"の責任を全うするよう心がける．

3）維持期のリハビリテーション看護に必要な情報

　この時期に必要な情報の大部分は，すでに積極的リハビリテーション期において収集・アセスメントされ，援助がなされていると考えられるが，なお，社会復帰，家庭復帰に向けて，実生活にかかわりの深い情報が必要となる．

■ **主観的情報**
　退院後の実際の生活に関する具体的な不安の訴え
　① 動作，行動にかかわる不安
　② 家族，社会の受け入れにかかわる不安

■ **客観的情報**
　① 訓練続行の必要性についての理解の程度
　② 障害受容の程度（第1章5参照）
　③ 回復意欲の程度，阻害因子の有無（第3章5参照）
　④ 退院後の生活環境（障害をもってしまった状態での実生活の予測）

⑤ 退院後の生活に適合した訓練を退院直前に行っているか否かについて
⑥ できるADLが使えるADLになっているか（後退していないか）
⑦ 家族の具体的状況（サポート係の存在）

✚ ナーシングポイント

この時期の情報収集は、「具体的に」が原則となる．受傷が突然であればあるほど、大きければ大きいほど、健常時の生活動作の印象が強く残っており、障害を負った状態での社会生活は想像しにくい．病院におけるベッドの生活では自立できていた起立〜歩行が、和式の生活のために不可能になってしまった事例に遭遇したことがある．退院時の情報収集では、患者が生活上の不都合さに気づくよう働きかける必要がある．それが適切な情報収集および援助につながる．

また、できるADLが使えるADLになるように、機能が低下しないように、事故を起こさないようにサポートしてくれる人の存在についての情報は重要である．

2. アセスメント・アプローチ

■ 情報の効果的な活用のために

収集された情報の効果的な活用のためには、正確なアセスメントが不可欠である．そのアセスメントを用いて、当該患者に適切な援助を提供することがリハビリテーションナースの責務といえる．患者の背景は多岐にわたる．一方向からのみのアセスメントでは患者の個別性に対応できない．多方向から判断する姿勢を身につけることが求められる．

1）急性期のアセスメント・アプローチ

①「今，なぜこのことをしなければならないのか」を説明し，納得を得る

この時期の患者の訴えは、現状認知ができずにいることから起こってきていることが多い．現状を認知する力のない（または不足している）ことも考えられる．苦痛の多いこの時期に「今，なぜこのことをしなければならないのか」をよく説明し，納得を得ることが必要である．しかし、理解したようにみえても、実際は理解できていなかったり、または忘却してしまっているなど、根拠のある訴えになっていないことも多い．

② 自覚症状の訴えに対する援助

自覚症状（頭痛、頭重、めまい、胸部不快感）の訴えは、再発作や他の疾患の初期症状であることも考えられる．聞き流しはせず、バイタルサインや検査値と照合して判断する姿勢をつねにもつことが大切である．

また、患部痛、同一体位に起因する疼痛（背部痛、腰痛など）、リハビリテーションに起因する痛みなどは、疼痛個所、程度を確認し、緩和処置の効果が期待できるか否かを判断し、援助を実施する．援助には、①漸進性の原則を守って進める、②回数や範囲を縮小する、③温熱療法その他を試みる、などの方法がある．単にリハビリテーション拒否のひとつの表現であると判断されたとしても、看護者側の提供する緩和処置が有効になることも多い．

③ 初期リハビリテーションが患者の身体状況におよぼす影響の判断

客観的情報は、まず疾患に関連する情報から、現在の患者の状況をアセスメントする．すなわち、初期リハビリテーションの疾患・身体状況への影響を判断することから始まる．

体位変換すら血圧に影響を与えることを考慮し、安静臥床による弊害予防のための援助を、

④ 現有機能の低下予防を工夫する

事例1のように，危険と判断したら，その人に合った働きかけを行うことは，適切な援助につながる．

関節の可動状況，健側筋力の程度は，不動状態を続けることで，負の状態に向かう．関節拘縮，筋力低下の発生機序，その期間を認識したうえで，関節は，動きのにぶさ，抵抗，痛みの有無など拘縮の初期症状が出ていないか，筋力は低下の程度（張りおよび徒手筋力テスト値で）の判断を行う．援助は第3章4，第4章3を参照し，現有機能の低下予防を目的に，苦痛を増強させない方法を工夫して行う．

⑤ 患者の理解度を査定する

患者自身および家族の現状態の認識程度はリハビリテーションを進めていくうえで大いに影響する．とくに現状態の認識がなければ，初期リハビリテーションの必要性は理解できない．厳密な現状認識，疾病の最終ゴールの理解まで求めるのではなく，具体的に現在の状態を正しく理解しているかを査定し，リハビリテーションの必要性の理解にまでつながるよう援助する．おりにふれその理解度が持続しているか，あらたな疑問，不安が生じてきていないか査定する．

■ 事 例 1 ── 筋力低下予防運動の理解

> 75歳，女性，大腿骨頸部骨折で入院，下肢鋼線牽引を開始
> 　患肢，健肢ともに外旋位をとっていることが多かった．安静による筋力低下を防ぐことと手術後のリハビリテーションに備えることも含めて，大腿四頭筋の等尺性運動を行わせているが，下肢をいく度となく内旋外旋中間位に戻しても，いつの間にかまた外旋位をとっている状態であった．腓骨小頭がどうしても圧迫されがちになってしまう．ナースAがこのままの状態では腓骨神経麻痺になると判断し「膝小僧を天井に向けておくようにしなければダメよ」と声をかけた．Aさんはすかさず「あたしのアシャ（足は）いつも外向いているんだョ」．そこでナースBは，Aさんに健側の大腿を脱力位にするように話した．足は外旋し，腓骨小頭は圧迫されている．「さあ足の親指を力いっぱいそらせてください．足首も曲げてみてください．足を動かしている神経がここを通っているの（腓骨小頭をさわりながら）．ここが押されていると，神経が麻痺してしまうのよ．4～5時間でダメになるの．足の親指が下に向いたままになったら，けつまずいてしまって歩けませんね．Aさんの足は外に向きやすいから，ご自分で気をつけて，膝小僧がいつも天井に向いているように直してくださいね」．Aさんは「えッ！ そんなかっこうになったら（骨折が）治っても歩けなくなっちゃう．今度から気をつけるね」と理解してくれた．その後のAさんは，ナースの顔を見ると，「わたしの膝，天井向いているよね．見て」と言うようになり，つねに気をつけるようになった．大腿四頭筋の等尺性運動も上手にできるようになった．

2）積極的リハビリテーション期のアセスメント・アプローチ

① リハビリテーション意欲を阻害する患者の不安・不満を把握する

病期は回復期に入っている．この時期を効果的に経過していくための第一条件は，患者自身の回復意欲を阻害する事項が存在しない，もしくは，ごく少ないことといえる．

患者の訴えとして出てくる情報，すなわち主観的情報は，不安，苦痛が多い．したがって正

確な査定には患者との人間関係が影響する．患者が訴えやすい，思いを表出できる人間関係をつくっておくことが大切である．

気がついたら障害者になっていた，自分の意志どおりに動かない身体や制限されている動作のためにADLの自立がはかれないなど，患者の不安，不満は多く，この不安は，患者の病状説明の不足，患者の理解不足などに原因していることが多い．非言語的表現からも心情を把握し，確認し，リハビリテーション意欲を阻害する大きな原因とならないうちにリハビリテーションチームに情報を提供し，援助を実践していく．

② 痛みの訴えの確かな原因を把握する

関節可動域拡大運動時の疼痛の原因が，機械の故障にある場合もあるので，痛みの訴えは，安易に"患者の疼痛閾値の問題"と片づけてしまうことは危険である．確かな原因を把握し，適切な援助を試みることが大切といえる．

リハビリテーション時の痛みは判断を誤ると，組織の破壊を起こしてしまったり，また意欲の阻害にとどまらず，"ぼけ"につながってしまうこともある．

③ 家族への不満に対する働きかけ

家族の対応に対しての不満，不安は表出されることが少なく，把握しづらい情報である．訴えとして表出されてきた場合には，患者にとってかなりのストレスになっていると考えられる．患者の性格，家族内の患者の位置，家族の面会状況などから予測・判断し，看護側から意識的に働きかけることが必要である．

④ 原因疾患の再確認

客観的情報の第一にあげられている，"原因疾患の再確認"は，身体障害として表れている状況は同じであっても（たとえば片麻痺），原因疾患によって，バイタルサイン，不快の訴えなどのアセスメントが異なることもあるため，原因疾患をつねに意識下におく対応が大切となる．再発作の前徴を見過ごしてしまうことのないようにする．

⑤ 病棟リハビリテーションが回復に逆行しないための援助

現在の治療，骨癒合状態，軟部組織の修復に抗する動きや負荷，すなわち禁忌事項の情報および必要なリハビリテーション量をつねに把握し，患者の病棟リハビリテーションがこれに逆行していないかを判断，指導援助する．リハビリテーションの逆行は，骨折や関節疾患患者の病棟リハビリテーション時によくみられる．事故発生への不安が強く，大事をとりすぎて次のリハビリテーション段階に進めない患者，また逆に一段階ずつ先をいってしまう患者など，どちらも回復の妨げとなる．これは患者の性格，生活背景なども影響するので，予測が大切である．

また，リハビリテーションを行うことで身体諸機能にどの程度影響するかの知識（第3章3参照）をもとに，合併疾患の悪化につながらないか否かをアセスメントし，援助を実践する．糖尿病，高血圧，心疾患，肝機能障害などを合併しているケースは多い．運動時間，回数，休養など，十分に考慮する．

⑥ リハビリテーションに対する患者の理解，とらえ方の判断

期待される機能回復程度，ADL自立度を知り，リハビリテーションに対する患者の理解，とらえ方が的確であるか否かを判断する．患者は医師やコメディカルスタッフからの説明を受けて了解しているようにみえても，正しい理解に至っていないことがある．リハビリテーションの効果を上げるためにも，患者にもっとも近いところに存在しているナースには，患者がリハ

ビリテーションをどうとらえているかを正しく判断することが期待されている．

リハビリテーションに対する意欲の程度，阻害因子（第3章5）については，患者の状況から意欲を左右する因子を予測し，正しい判断を行い，必要な援助を提供する．この援助はナースが単独で行うより，他職種に依頼したり共同で取り組むほうが効果的であることも多い．この判断も大切である．

■ 事例 2 —— 疼痛を伴うリハビリテーションから意欲のもてるリハビリテーションへの変換

> 68歳，女性
>
> 膝関節の可動域拡大のための運動が日課になっていたが，この運動が非常な痛みを伴うため，とても嫌がっており，この運動が始まって2〜3日後には，運動時になると意味のない言葉を口走り続け，それが2時間あまり持続してしまう状態であった．疼痛緩和のために，運動前後に膝関節の温罨法を試みたりしても改善されなかった．医師は和式の生活が送れるようにと考え，膝関節の可動域を拡大させることを指示していたが，患者は，「自宅はすべて洋式の生活であり，膝は曲がらなくてもいいから歩けるようになって早く帰りたい」との思いが強いことがわかり，訓練を歩行中心に変えた．間もなく杖歩行が上達し，元気に退院した．1カ月後家庭訪問をしたところ，Bさんは毎日朝夕2回入浴し，入浴時に膝関節の運動をしているとのこと．膝関節可動域は入院中よりはるかに拡大し，床への横座りもできるようになっていた．

3）維持期のアセスメント・アプローチ

① 社会生活への不安の原因を確かめる

不安をかかえたままの者，ADL自立が進んで意欲的に社会生活に入っていく者，ともにここでは実生活に直接かかわることがらに対する援助が中心となる．「病院は病者の社会，一般社会は健常者の社会である」ことを，患者も家族介護者も認識して社会生活に戻れるよう指導することが必要といえる．

患者の訴えとしては，退院後の生活にかかわるものが大部分であり，障害を背負ってしまった生活または体動制限，禁止事項の多い生活に関する訴えが具体的に表現されてくる．不安の根拠を確かめることで，援助の方法もみえてくる．

片足免荷での生活を課せられた患者が，日常生活全般にわたって不安をもっており，それを訴えたにもかかわらず，とくに指導もないまま退院してしまったため，"寝たきり予備群"になってしまったケースもある．健常者である医療者には予測もつかないような小さな動作への不安もある．不安の原因を確かめ，対処する必要がある．

② 患者を受け入れる家族とのコミュニケーション

この時期には，障害者になってしまった，または治療のための禁忌事項があることに対する周囲の受け入れも不安の原因となる．家族とのコミュニケーションをよくとり，具体的な情報収集，判断を行う．"家族のあるべき姿"のみを追い求めることは避け，患者にQOLの高い自立した生活を送らせるための最適の手だてを探る．"家族"に視点を合わせて考えた場合，私たち日本人は，"患者のための家族"を意識しがちであるが，患者は"家族の中の1人"でもあることを考え，すべてを家族の犠牲のうえにと考えることは避けたい．社会資源の活用などもふまえて援助することが大切である．

客観的情報として把握する情報は，"固定されてしまった機能障害"のADLへの影響が最低限である状態を維持していくのに必要な事項が中心になっている．そのためには，この時期の看護目標である「QOLの高い，誇りをもった生活が送れるための援助」にアセスメントの焦点を当て，これらの実現の可否を査定できるものにする．退院後の訓練続行についての誤った理解は，事故につながる．

③ 退院後の訓練への理解を退院時に確認する

次に示す事例3の場合，知的な夫婦であり，退院時，病棟ナースはこの夫婦が退院後の訓練について十分に理解しているものと判断していたが，実際には間違った訓練が行われていた．どのような場合でも，理解の確認が大切である．

■ **事 例 3**――退院後のリハビリテーションに対する家族の理解

> 82歳，女性
> 　大腿骨頸部骨折で人工骨頭置換術を受けて退院．退院後2週間ほど経過した時期に訪問した．79歳の夫との2人暮らしのこの女性は，1日3回廊下での杖なし歩行を1回10往復，1日1回は家のまわりをやはり杖なしで歩行訓練を行っていた．退院時の医師からの指導は，"終生杖歩行"であったが，夫は，「妻が杖をついて歩くのは嫌だ，杖なしで以前のようにすっきりと歩けるようにしたい」との思いから，杖なしでの歩行練習をさせていた．驚いたナースは，あらためて"杖なし歩行による股関節の負担（体重の3.5倍の荷重となる）"を夫に話した．夫は自分の無知をわび，杖歩行をさせる約束をしてくれた．

④ 障害受容の判断と援助

障害受容の程度の判断は難しい．障害受容過程（第1章5参照）は，スムーズに経過するものではない．受容と非受容を繰り返しながら最終的な受容に至ると考え，おりにふれ判断する姿勢が大切である．査定からの援助は，個人の判断を避け，チーム内で検討し，最適な援助となるよう努力する．障害受容の可否は，回復意欲に大きく影響する．他の回復意欲阻害因子（第3章5参照）の査定とも合わせて慎重に援助を決定する．

回復意欲阻害因子は，医療者の目のとどく状態にある間に，正確に査定し援助する必要がある．退院後は状況が把握しにくい．したがって援助も提供できない．生きる望みを失ってしまって自殺した脊髄損傷患者の例もあるので，そこまで追いつめることは避けなければならない．退院間近な時期の障害受容にかかわるアセスメントは重要である．

⑤ 退院後の生活環境のアセスメント

退院後の生活環境によっては，できていたADLが，使えない状態にもなりかねない．生活環境を広くとらえ，物理的環境から人的環境までをアセスメントする．

(1) **物理的環境のアセスメント**：とくにベッド上の生活から和式の生活に変わる場合，起立すら不可能になることがある．OTが退院後の生活自立査定のために家庭訪問を行ったり，試験外泊時に同伴したりする施設もあるが，これが不可能な施設の場合には受け持ちナースが，これを行うようにしたい．

(2) **人的環境のアセスメント**：人的環境を考えた場合，サポートを担う人材のアセスメントが大切になる．前述したように家族のあるべき姿のみを追うことは避けなければならないが，患者の"QOLの高いADL自立"にとって，家族の支えは必要不可欠である．サポート担当者が

有効なサポートを行えるよう指導援助する．できる ADL が，使えるすなわち，している ADL になっていくためにも，このサポート担当者への指導援助は大切になる．再事故を恐れるあまり，寝かせきりにしてしまうことは，よくあることである．寝たきりは寝かせきりから生まれるともいわれている．QOL を高めるためにも，寝かせきりは避けなければならない．寝かせきりにしてしまう危険性が潜んでいないか，すなわち，患者の 1 日の生活状況や，動作範囲の物理的状況，患者および家族の性格などからも判断する．この時期の援助は，施設から地域への継続システムを利用して行うとよい（第 5 章参照）．

2．基礎となる機能評価

1. 関節可動域（ROM）評価法

■ ROM 測定の目的

　人体各部の関節は骨関節疾患ばかりでなく，筋・神経系に障害があり，長く不動の状態におかれると硬化し，関節可動域は制限されるようになる．この状態で放置されると，やがて関節拘縮を生じる．このような状態になると，本人の自発的な日常生活動作が制限されるばかりでなく，日常の介護や看護の際にもさまざまな問題を生じる．

　障害の程度を理解し，日常生活における介護量を少なくする工夫をするうえでも，関節可動域 Range of Motion（ROM）を測定することは重要である．

■ ROM の測定方法

　日本整形外科学会，日本リハビリテーション医学会では 1974 年，各関節の基本的肢位をすべて 0°として表示する方法に統一した[1]．その後検討を重ね，1994 年に関節可動域表示ならびに測定法改定案を報告した．この改定案では用語の不統一な箇所，内容が不明確または不適切な箇所が改められた．また測定方法が理解しやすいよう参考図が書き改められている．以下に改訂された関節可動域表示ならびに測定法を示す（**表 4-1〜8**）．

表 4-1　関節可動域表示および測定法の原則

1．関節可動域表示および測定法の目的 　　医師，リハビリテーション医ばかりでなく，医療，福祉，行政その他の関連職種の人びとをも含めて，関節可動域を共通の基盤で理解するためのものである．したがって，実用的でわかりやすいことが重要である． 2．基本肢位 　　Neutral Zero Method を採用しているので，Neutral Zero Starting Position が基本肢位であり，おおむね解剖学的肢位と一致する． 3．関節の運動 　1）関節の運動は直交する 3 平面，すなわち前額面，矢状面，水平面を基本面とする運動である．

表 4-1 つづき

2) 関節可動域測定とその表示で使用する関節運動とその名称を示す．
   (1) 屈曲と伸展
   (2) 外転と内転
   (3) 外旋と内旋，回外と回内
   (4) 水平屈曲と水平伸展
   (5) 右側屈・左側屈
   (6) 橈屈と尺屈
   (7) 挙上と引き下げ（下制）
   (8) 母指の橈側外転と尺側内転
   (9) 掌側外転と掌側内転
   (10) 対立
   (11) 第3指の橈側外転と尺側外転
   (12) 外がえしと内がえし

4．関節可動域の測定方法
   1) 関節可動域は，他動運動でも，自動運動でも測定できるが，原則として他動運動による測定値を表記する．自動運動による測定値を用いる場合には，その旨明記する．
   2) 角度計は十分な長さの柄がついているものを使用し，通常は5刻みで測定する．
   3) 基本軸，移動軸は，四肢や体幹において外見上わかりやすい部位を選んで設定されており，運動学上のものとは必ずしも一致しない．また，手指および足指では角度計のあてやすさを考慮して，原則として背側に角度計をあてる．
   4) 基本軸と移動軸の交点を角度計の中心に合わせる．また，関節の運動に応じて，角度計の中心を移動させてもよい．必要に応じて移動軸を平行移動させてもよい．
   5) 肢位は「測定肢位および注意点」の記載に従うが，記載のないものは肢位を限定しない．変形，拘縮などで所定の肢位がとれない場合は，測定肢位がわかるように明記すれば異なる肢位を用いてもよい．
   6) 多関節筋は原則としてその影響を除いた肢位で関節可動域を測定する．たとえば，股関節の屈曲を測定する場合は，膝関節を屈曲した肢位で計測する．
   7) 筋や腱の短縮を評価する目的で多関節筋を緊張させた肢位で関節可動域を測定する場合は，測定方法がわかるように明記すれば多関節筋を緊張させた肢位を用いてもよい．

5．測定値の表示
   1) 関節可動域の測定値は，基本肢位を0として表示する．たとえば股関節の可動域が屈曲位20から70であるならば，この表示は以下の2通りとなる．
      (1) 股関節の関節可動域は屈曲20から70（または屈曲20〜70）
      (2) 股関節の関節可動域は屈曲は70，伸展は−20
   2) 関節可動域の測定にさいし，症例によって異なる測定法を用いる場合や，その他関節可動域に影響を与える特記すべき事項がある場合は，測定値とともにその旨併記する．
      (1) 自動運動を用いて測定する場合は，その測定値を（ ）で囲んで表示するか，「自動」または「active」などと明記する．
      (2) 異なる肢位を用いて測定する場合は，「背臥位」「座位」などと具体的に肢位を明記する．
      (3) 多関節筋を緊張させた肢位を用いて測定する場合は，その測定値を< >で囲んで表示するか，「膝伸展位」などと具体的に明記する．
      (4) 疼痛などが測定値に影響を与える場合は，「痛み」「pain」などと明記する．

6．参考可動域
   関節可動域は年齢，性，肢位，個体による変動が大きいので，正常値は定めず参考可動域として記載した．関節可動域の異常を判定する場合は，健側上下肢の関節可動域の参考値一覧表，年齢，性，測定肢位，測定法などを十分考慮して判定する必要がある．

（日本整形外科学会，日本リハビリテーション医学会，1994より一部抜粋）

表 4-2 上肢測定

部位名	運動方向	参考可動域角度	基本軸	移動軸	測定部位および注意点	参考図
肩甲帯 shoulder girdle	屈曲 flexion	20	両側の肩峰を結ぶ線	頭頂と肩峰を結ぶ線		
	伸展 extension	20				
	挙上 elevation	20	両側の肩峰を結ぶ線	肩峰と胸骨上縁を結ぶ線	背面から測定する.	
	引き下げ（下制） depression	10				
肩 shoulder（肩甲帯の動きを含む）	屈曲（前方挙上） flexion (forward elevation)	180	肩峰を通る床への垂直線（立位または座位）	上腕骨	前腕は中間位とする．体幹が動かないように固定する．脊柱が前後屈しないように注意する.	
	伸展（後方挙上） extension (backward elevation)	50				
	外転（側方挙上） abduction (lateral elevation)	180	肩峰を通る床への垂直線（立位または座位）	上腕骨	体幹の側屈が起こらないように90°以上になったら前腕を回外することを原則とする． ⇨［その他の検査法］参照	
	内転 adduction	0				
	外旋 external rotation	60 ※	肘を通る前額面への垂直線	尺骨	上腕を体幹に接して，肘関節を前方90°に屈曲した肢位で行う．前腕は中間位とする． ⇨［その他の検査法］参照	
	内旋 internal rotation	80 ※				
	水平屈曲（水平内転） horizontal flexion (horizontal adduction)	135	肩峰を通る矢状面への垂直線	上腕骨	肩関節を90°外転位とする.	
	水平伸展 horizontal extension (horizontal abduction)	30				
肘 elbow	屈曲 flexion	145	上腕骨	橈骨	前腕は回外位とする.	
	伸展 extension	5				

表4-2 つづき

部位名	運動方向	参考可動域角度	基本軸	移動軸	測定部位および注意点
前腕 forearm	回内 pronation	90	床への垂直線	手指を伸展した手掌面	肩の回旋が入らないように肘を90°に屈曲する.
	回外 supination	90			
手 wrist	屈曲（掌屈） flexion (palmar-flexion)	90	橈骨	第2中手骨	前腕は中間位とする.
	伸展（背屈） extension (dorsiflexion)	70			
	橈屈 radial deviation	25	前腕の中央線	第3中手骨	前腕を回内位で行う.
	尺屈 ulnar deviation	55			

色文字の場所は改訂測定法（1994）での字句，角度の訂正.
※AAOSに基づく修正.

表4-3 手指測定

部位名	運動方向	参考可動域角度	基本軸	移動軸	測定部位および注意点
母指 thumb	橈側外転 radial abduction	60	示指（橈骨の延長上）	母指	以下の手指の運動は，原則として手指の背側に角度計をあてる．運動は手掌面とする.
	尺側内転 ulnar adduction	0			
	掌側外転 palmar abduction	90			運動は手掌面に直角な面とする.
	掌側内転 palmar adduction	0			
	屈曲（MCP） flexion	60	第1中手骨	第1基節骨	
	伸展（MCP） extension	10			
	屈曲（IP） flexion	80	第1基節骨	第1末節骨	
	伸展（IP） extension	10			

表4-3 つづき

部位名	運動方向	参考可動域角度	基本軸	移動軸	測定部位および注意点
指 fingers	屈曲（MCP）flexion	90	第2-5中手骨	第2-5基節骨	⇨［その他の検査法］参照
	伸展（MCP）extension	45			
	屈曲（PIP）flexion	100	第2-5基節骨	第2-5中節骨	
	伸展（PIP）extension	0			
	屈曲（DIP）flexion	80	第2-5中節骨	第2-5末節骨	DIPは10°の過伸展をとりうる.
	伸展（DIP）extension	0			
	外転 abduction		第3中手骨延長線	第2,4,5指軸	第3指の運動は橈側外転, 尺側外転とする. ⇨［その他の検査法］参照
	内転 adduction				

表4-4 下肢測定

部位名	運動方向	参考可動域角度	基本軸	移動軸	測定部位および注意点
股 hip	屈曲 flexion	125	体幹と平行線	大腿骨（大転子と大腿骨外顆の中心を結ぶ線）	骨盤と脊柱を十分に固定する. 屈曲は背臥位, 膝屈曲位で行う. 伸展は腹臥位, 膝伸展で行う.
	伸展 extension	15			
	外転 abduction	45	両側の上前腸骨棘を結ぶ線への垂直線	大腿中央線（上前腸骨棘より膝蓋骨中心を結ぶ線）	背臥位で骨盤を固定する. 下肢は外旋しないようにする. 内転の場合は, 反対側の下肢を屈曲挙上してその下を通して内転させる.
	内転 adduction	20			
	外旋 external rotation	45	膝蓋骨より下ろした垂直線	下腿中央線（膝蓋骨中心により足関節*内外果*中央を結ぶ線）	背臥位で, 股関節と膝関節を90°屈曲位にして行う. 骨盤の代償を少なくする.
	内旋 internal rotation	45			

表4-4 つづき

部位名	運動方向	参考可動域角度	基本軸	移動軸	測定部位および注意点	参考図
膝 knee	屈曲 flexion	130	大腿骨	腓骨（腓骨頭と外果を結ぶ線）	股関節を屈曲位で行う。	
	伸展 extension	0				
足 ankle	屈曲（底屈） flexion (plantar flexion)	45	腓骨への垂直線	第5中足骨	膝関節を屈曲位で行う。	
	伸展（背屈） extension (dorsiflexion)	20				
足部 foot	外がえし eversion	20	下腿軸への垂直線	足底面	膝関節を屈曲位で行う。	
	内がえし isversion	30				
	外転 abduction	10 ※	第1，第2中足骨の間の中央線	同左	足底で足の外縁または内縁で行うこともある。	
	内転 adduction	20 ※				
母指（趾） great toe	屈曲（MTP） flexion	35	第1中足骨	第1基節骨		
	伸展（MTP） extension	60				
	屈曲（IP） flexion	60	第1基節骨	第1末節骨		
	伸展（IP） extension	0				
足指 toes	屈曲（MTP） flexion	35	第2-5中足骨	第2-5基節骨		
	伸展（MTP） extension	40				
	屈曲（PIP） flexion	35	第2-5基節骨	第2-5中節骨		
	伸展（PIP） extension	0				
	屈曲（DIP） flexion	50	第2-5中節骨	第2-5末節骨		
	伸展（DIP） extension	0				

*下腿外旋内旋は削除．
※ AAOSに基づく修正，追加．

表4-5 体幹測定

部位名	運動方向		参考可動域角度	基本軸	移動軸	測定部位および注意点
頸部 cervical spine	屈曲（前屈）flexion		60	肩峰を通る床への垂直線	耳孔と頭頂を結ぶ線	頭部体幹の側面で行う．原則として腰かけ座位とする．
	伸展（後屈）extension		50			
	回旋 rotation	左回旋	60※	両側の肩峰を結ぶ線への垂直線	鼻梁と後頭結節を結ぶ線	腰かけ座位で行う．
		右回旋	60※			
	側屈 lateral bending	左側屈	50	第7頸椎棘突起と第1仙椎の棘突起を結ぶ線	頭頂と第7頸椎棘突起を結ぶ線	体幹の背面で行う．腰かけ座位とする．
		右側屈	50			
胸腰部 thoracic and lumbar spines	屈曲（前屈）flexion		45	仙骨後面#	第1胸椎棘突起と第5腰椎棘突起を結ぶ線#	体幹側面より行う．立位，腰かけ座位または側臥位で行う．股関節の運動が入らないように行う．# ⇨［その他の検査法］参照
	伸展（後屈）extension		30			
	回旋 rotation	左回旋	40	両側の後上腸骨棘を結ぶ線#	両側の肩峰を結ぶ線#	座位で骨盤を固定して行う．
		右回旋	40			
	側屈 lateral bending	左側屈	50	ジャコビー線の中点にたてた垂直線	第1胸椎棘突起と第5腰椎棘突起を結ぶ線#	体幹の背面で行う．腰かけ座位または立位で行う．
		右側屈	50			

※AAOSに基づく修正．
#脊椎外科学会による修正．

表 4-6 その他の検査法

部位名	運動方向	参考可動域角度	基本軸	移動軸	測定部位および注意点	参考図
肩 shoulder（肩甲骨の動きを含む）	外旋 external rotation	90	肘を通る前額面への垂直線	尺骨	前腕は中間位とする．肩関節は90°外転し，かつ肘関節は90°屈曲した肢位で行う．	
	内旋 internal rotation	70				
	内転 adduction	75	肩峰を通る床への垂直線	上腕骨	20°または45°肩関節屈曲位で行う．立位で行う．	
母指 thumb	対立 opposition				母指先端と第5指基部（または先端）との距離（cm）で表示する．	
指 fingers	外転 abduction		第3指中手骨延長線	2，4，5指軸	中指先端と2，4，5指先端との距離（cm）で表示する．	
	内転 adduction					
	屈曲 flexion				指尖と近位手掌皮線（proximal palmar crease）または遠位手掌皮線（distal palmar crease）との距離（cm）で表示する．	
胸腰部 thoracic and lumbar spines	屈曲 flexion				最大屈曲は，指先と床との間の距離（cm）で表示する．	

表 4-7 顎関節計測

顎関節 temporo-mandibular joint	●開口位で上顎の正中線で上歯と下歯の先端との間の距離（cm）で表示する． ●左右偏位（lateral deviation）は上顎の正中線を軸として下歯列の動きの距離を左右とも cm で表示する． ●参考値は上下第1切歯列対向縁線間の距離 5.0 cm，左右偏位は 1.0 cm である．

表 4-8 関節可動域の参考値一覧表

関節可動域は，人種，性別，年齢などによる個人差も大きい．また，検査肢位などにより変化があるので，ここに参考値の一覧表を付した．

部位名	1	2	3	4	5
肩関節					
屈　曲	150	170	130	180	173
伸　展	40	30	80	60	72
外　転	150	170	180	180	184
内　転	30		45	75	0
内　旋					
①	40	60	90	80	
②				70	81
外　旋					
①	90	80	40	60	
②				90	103
肘関節					
屈　曲	150	135	150	150	146
伸　展	0	0	0	0	4
前　腕					
回　内	80	75	50	80	87
回　外	80	85	90	80	93
手関節					
伸　展	60	65	90	70	80
屈　曲	70	70		80	86
尺　屈	30	40	30	30	
橈　屈	20	20	15	520	
母　指					
外　転		55	50	70	
屈　曲					
CM				15	
MCP	60	50	50	50	
IP	80	75	90	80	
伸　展					
CM				20	
MCP		5	10	0	
IP		20	10	20	
指関節					
屈　曲					
MCP	90	90		90	
PIP	100	100		100	
DIP	70	70	90	90	
伸　展					
MCP			45	45	
PIP				0	
DIP				0	
股関節					
屈　曲	100	110	120	120	132
伸　展	30	30	20	30	15
外　転	40	50	55	45	46

表 4-8 つづき

部位名	1	2	3	4	5
内　転	20	30	45	30	23
内　旋				45	38
外　旋				45	46
膝関節					
屈　曲	120	135	145	135	154
伸　展			10	10	0
足関節					
伸　展（背屈）	20	15	15	20	26
屈　曲（底屈）	40	50	50	50	57
母指関節					
屈　曲					
MTP	30	35		45	
IP	30			90	
伸　展					
MTP	50	70		70	
IP	0			0	
第 2-5 指関節					
屈　曲					
MTP	30			40	
PIP	40			35	
DIP	50			60	
伸　展					
MTP					
PIP					
DIP					
頸椎					
屈　曲	30			45	
伸　展	30			45	
側　屈	40			45	
回　旋	30			60	
胸腰椎部					
屈　曲	90			80	
伸　展	30			20-30	
側　屈	20			35	
回　旋	30			45	

注：1．The Committee on Medical Rating of Physical Impairment, Journal of American Medical Association.
　 2．The Committee of the California Medical Association and Industrial Accident Commission of the State of California.
　 3．A System of Joint Measurements, William A. Clake, Mayo Clinic.
　 4．The Committee on Joint Motion, American Academy of Orthopaedic Surgeons.
　 5．渡辺秀夫・他：健康日本人における四肢関節可動域について．年齢による変化．日整会誌，53：275-291，1979．
　　　なお，5の渡辺らによる日本人の可動域は10歳以上80歳未満の平均値をとったものである．

表 4-9 徒手筋力テストにおける筋力評価基準
Daniels, L. & Worthingham, C.（1972）による判定基準を一部改変

	筋力表示			判定
100 %	5	N	(Normal) 正常	最大抵抗を与えてもなおそれ及び重力に抗して完全に運動できるもの
	5 −			
	4 +			
75 %	4	G	(Good) 優	若干の抵抗を加えてもなおそれ及び重力に打ち勝って全可動域にわたり運動できるもの
	4 −			
	3 +			重力に抗しての運動域の終末にわずかの抵抗を加え得るもの
50 %	3	F	(Fair) 良	重力に抗してなら，その関節可動域全体に渡って動かすことのできるもの
	3 −			重力に抗して，正常可動域の 50 % 以上動かすことのできるもの
	2 +			重力に抗して，正常可動域の 50 % 以下しか動かすことのできないもの
25 %	2	P	(Poor) 可	重力除去位でなら，関節可動域全体に渡って運動できるもの
	2 −			重力除去位で正常可動域の 50 % 以上動かすことのできるもの
	1 +			重力除去位で正常可動域の 50 % 以下しか動かすことのできないもの
10 %	1	T	(Trace) 不可	筋の収縮を触知あるいは視診し得るが関節運動は生じないもの
0	0	0	(Zero) ゼロ	筋の収縮が全く認められないもの

各段階の±表示は便宜的なもの

2. 筋力評価法

■ 筋力評価の目的

リハビリテーションにおいて筋力を評価する目的としては，次のことがあげられる．

① 筋力低下を示す部位と範囲およびその程度の判定
② 診断の補助
③ 治療訓練計画の立案
④ 治療効果の評価・判定

■ MMT の筋力評価基準

日本では，Daniels らの徒手筋力検査法 Manual Muscle-Test（MMT）が広く普及している[2]．この方法は特別な測定器具を必要とせず，ベッドサイドでも簡単に実施可能である．

検査の実施に際しては正しい姿勢，肢位，固定に注意することが必要である．

評価は，肢節を全可動域にわたって動かし得る能力を基本として 6 段階に評価する．基本的段階づけに加えて，プラスかマイナス記号を加えることが便宜上行われている（表 4-9）．

■ MMT の検査方法と注意点

検査の実施に際しては必ず触診を行い，筋腹や腱の状態を把握する．さらに姿勢，肢位，固定を正確に行い（図 4-1, 2），代償動作などのごまかし運動を見きわめることが重要となる．このため検者側には解剖学と運動学の知識が必要である．この検査方法では被検者の理解と協力が必要なため，幼児や認知症（痴呆）患者では信頼性に乏しくなることに注意する．この検査法は筋あるいは筋群の収縮力をそれぞれ独立して評価するので，中枢性運動麻痺のように共動運動が認められる症例の筋力評価に用いることは適切でない．

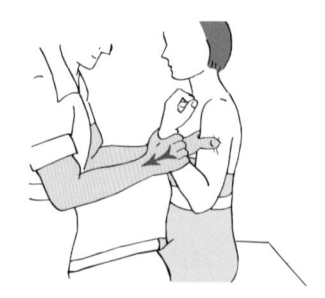

正常と優（Normal and Good）
検者は片手で上腕二頭筋や上腕筋に圧迫を加えることなく上腕を固定し，他方の手で手の関節の近位部に抵抗を加えて，この抵抗に抗しつつ最後まで屈曲を行わせる．

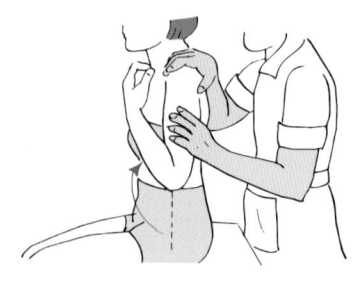

良（Fair）
上腕をつかんで固定し，前腕の重力に抗して最後まで肘関節を屈曲できるかどうかを検査する．

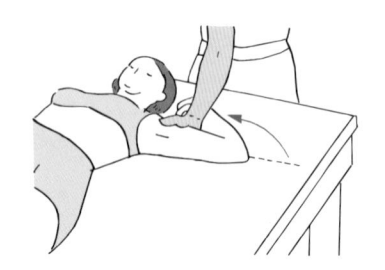

可（Poor）
仰臥位で，肩関節を90°外旋位をとらせる．上腕を押さえて固定し，患者に台の上で前腕をすべらせながら肘関節を完全に屈曲させる．

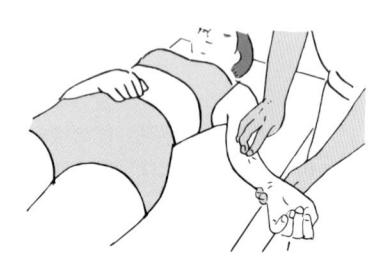

不可とゼロ（Trace and Zero）
上腕二頭筋の腱を肘関節の前のところで触知する．

図4-1　徒手筋力テストの例：肘関節屈曲
上腕二頭筋，上腕筋，腕橈骨回内筋が主動作筋となる．
(Daniels, L., et al. 東野修治，津山直一訳：徒手筋力検査法より)

3. 片麻痺機能評価法

脳卒中等による片麻痺は障害の本質が末梢性の筋力低下とは異なっている．筋力低下が量的な問題であるのに対して，片麻痺は質的な変化の問題である．

■ Brunnstrome Stage

現在日本ではBrunnstrome評価ステージが広く利用されている．基本は急性期の脊髄ショックによる弛緩性麻痺の状態から，痙性・連合反応が出現し，徐々に随意的筋収縮が可能になり共同運動が出現し，分離運動へと回復する過程を段階的に示したものである．その各段階を示す（表4-10）．片麻痺の機能がStage Ⅴ，Ⅵまで回復した段階で徒手筋力検査法（MMT）を補助的に併用することで，障害の状態を一層正確に把握可能である．

■ 脳卒中機能評価法 SIAS

中枢性障害による共同運動パターンの回復過程とMMTを組合せ，さらに感覚機能，関節可動域，疼痛，体感機能，視空間認知，言語機能，非麻痺側機能を総合的に評価する目的で脳卒中機能評価法 Stroke Impairment Assessment Set（SIAS）が開発されている[3]．

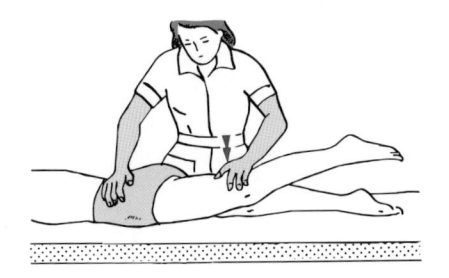

正常と優（Normal and Good）
伏臥位をとる．骨盤をおさえて固定．可動運動範囲の終わりまで股関節を伸展させ，膝関節の中枢側に抵抗を加え，これに対抗して股関節を後方に伸展できるかどうかを検査する．

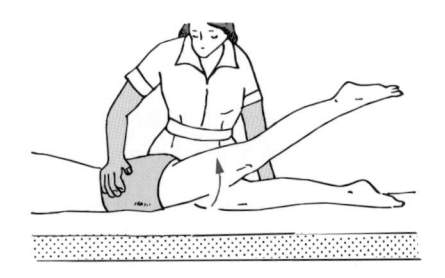

良（Fair）
伏臥位をとり，骨盤をおさえて固定．重力に抗して下肢を最後まで伸展できるかどうか検査する．

＜大殿筋単独の検査法＞
膝関節屈曲位で伏臥位をとる．骨盤をおさえて固定．膝関節は屈曲したままで股関節を伸展させる．膝関節の中枢側に抵抗を加え，これにうち勝って伸展できるかどうかを検査する．

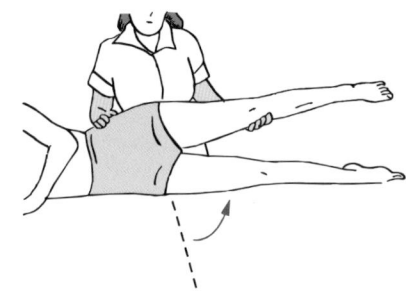

可（Poor）
検査する側を下にして股関節屈曲，膝関節伸展位で側臥位をとる．上側の脚は検者が支え，かつ骨盤を固定する．患者に股関節をできるだけ伸展させ，その可能運動範囲をみる．

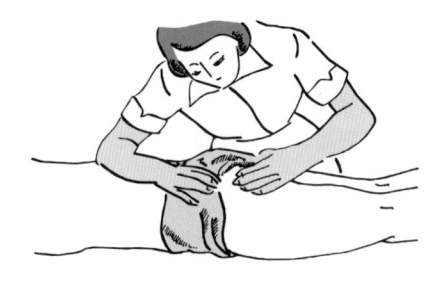

不可とゼロ（Trace and Zero）
伏臥位で股関節を伸展しようとさせる．大殿筋が収縮するかどうかを検査する．大殿筋が収縮するかどうかは殿部の皺が狭くなるかどうかでわかる．

良および可のテストにおいても大殿筋の作用のみをみるためには膝関節を屈曲して行うのがよい．

図4-2　徒手筋力テストの例：股関節伸展
大殿筋，半腱様筋，半膜様筋，大腿二頭筋長頭が主動作筋となる．
(Daniels, L., et al. 東野修治，津山直一訳：徒手筋力検査法より)

4. 高次脳機能障害評価法

1) リハビリテーション効果を阻害する高次脳機能障害

運動機能が十分に保たれていても，高次脳機能障害が存在する場合には，十分なリハビリテーション効果は期待できない．結果としてADLの自立は困難となる．日常的な生活動作がうまくできないときには，次に述べるような高次脳機能障害が関与している可能性を検討する．

リハビリテーション効果を阻害する高次脳機能障害の代表的なものとして，知的機能障害，

表 4-10　Brunnstrome stage

	認められる運動パターン
Stage 1	弛緩性麻痺．筋緊張が低下し，反射も消失した状態． 下位中枢が上位中枢からの連絡を絶たれ，固有の機能まで失った状態．
Stage 2	連合反応（associated reaction）による麻痺側筋収縮の出現． 体の一部の筋に随意的に強い筋収縮を働かせると，他の部の筋に筋収縮または，運動が誘発される状態．上肢で，ほぼ対称的．下肢で内外転は対称性，屈筋は相反性の運動を示す．
Stage 3	共同運動（synergy）が出現．片麻痺回復初期に出現する運動． 随意的だが，一定の固定したパターンに従った運動しかできない状態． 脊髄レベルでの原始的な運動統合の出現を示す．
Stage 4	共同運動しか認めなかった運動に部分的に分離運動が認められる．
Stage 5	分離度の高い分離運動が出現．
Stage 6	ほぼ正常な運動が可能な状態．

連合反応：上肢では大胸筋と僧帽筋上部．下肢では股内転筋群で誘発しやすい．

共同運動パターン

関節		屈曲共同運動	伸展共同運動
上肢	肩甲帯	挙上・伸展	屈曲
	肩関節	屈曲・外転・外旋	伸展・内転・内旋
	肘関節	屈曲	伸展
	前腕	回外	回内
	手関節	（掌屈）	（背屈）
	手指	（半屈曲）	（屈曲）
下肢	股関節	屈曲・外転・外旋	伸展・内転・内旋
	膝関節	屈曲	伸展
	足関節	背屈・内がえし	底屈・内がえし
	足趾	（伸展）	（屈曲）

（　）：末節関節運動（上肢では手関節，手指．下肢では足趾）は個体差が大きい

　　失語症 aphasia，失行症 apraxia，失認症 agnosia，運動持続困難症 motor impersistence（MI）などに注意する．

2）知的機能障害の評価

■ 知的障害のスクリーニング

　　知的障害のスクリーニングとして改訂長谷川式簡易知能評価スケール（HDS-R）（表 4-11）や，Mini-Mental State Examination（MMSE）が使用されている．

① スクリーニング用検査の注意点

　　HDS-R は認知症（痴呆）の中核となる記憶障害を重点に評価する目的で言語性知能の検査のみで構成されている．MMSE では書字や図形模写などの動作性課題も含まれている．標準化がなされており結果の信頼性は高い．スクリーニング用の検査なので，この結果だけで認知症の有無を判断できない．言語性知能は保持されやすく教育歴の高い人では得点が高く出る傾向が

2．基礎となる機能評価　119

表4-11　改訂長谷川式簡易知能評価スケール

氏名_____　施行日___年___月___日　施行者名_____
生年月日　M・T・S___年___月___日　年齢___歳　男・女　施行場所_____
備考(教育年数：　　年)

	質問内容		配点
1	お歳はいくつですか？（2年までの誤差は正解）		0　1
2	今日は何年の何月何日ですか？　何曜日ですか？ (年月日，曜日が正解でそれぞれ1点ずつ)	年 月 日 曜日	0　1 0　1 0　1 0　1
3	私達が今いるところはどこですか？（自発的に出れば2点，5秒おいて，家ですか？病院ですか？施設ですか？の中から正しい選択をすれば1点）		0　1　2
4	これから言う3つの言葉を言ってみてください． あとでまた聞きますのでよく覚えておいてください． (以下の系列のいずれか1つで，採用した系列に〇印をつけておく) 　1：a) 桜　b) 猫　c) 電車　　2：a) 梅　b) 犬　c) 自動車		0　1 0　1 0　1
5	100から7を順番に引いてください．(100－7は？それからまた7を引くと？と質問する．最初の答が不正解の場合，打ち切る)	(93) (86)	0　1 0　1
6	私がこれから言う数字を逆から言ってください．(6-8-2, 3-5-2-9) (3桁逆唱に失敗したら打ち切る)	286 9253	0　1 0　1
7	先ほど覚えてもらった言葉をもう一度言ってみてください． (自発的に回答があれば各2点，もし回答がない場合，以下のヒントを与え正解であれば1点)　　a) 植物　b) 動物　c) 乗り物		a：0 1 2 b：0 1 2 c：0 1 2
8	これから5つの物品を見せます．それを隠しますので 何があったか言ってください． (時計，鍵，タバコ，ペン，硬貨など必ず相互に無関係なもの)		0　1　2 3　4　5
9	知っている野菜の名前をできるだけ多く言ってください． (答えた野菜の名前を右欄に記入する．途中で詰まり，約10秒待ってもでない場合にはそこで打ち切る) 　5個までは0点，6個＝1点，7個＝2点 　8個＝3点，9個＝4点，10個＝5点		0　1　2 3　4　5

満点：30　　　　　　　　　　　　　　　　　　　　　合計得点
カットオフポイント：20/21（20以下は痴呆の疑いあり）

あり，うつ状態ではその抑制症状のために認識機能が低下し，スケール得点は低くなる．通常の教育歴の老人で，総得点がHDS-Rでは20点以下，MMSEでは23点以下であれば認知症状態を疑う．認知症の疑われた症例では他の検査法を用いて厳密に評価することが必要である．

■ コース立方体組合せテスト Kohs Block-Design Test

言語発達障害のある小児の知的能力の検査として開発された．知的能力のみでなく構成能力

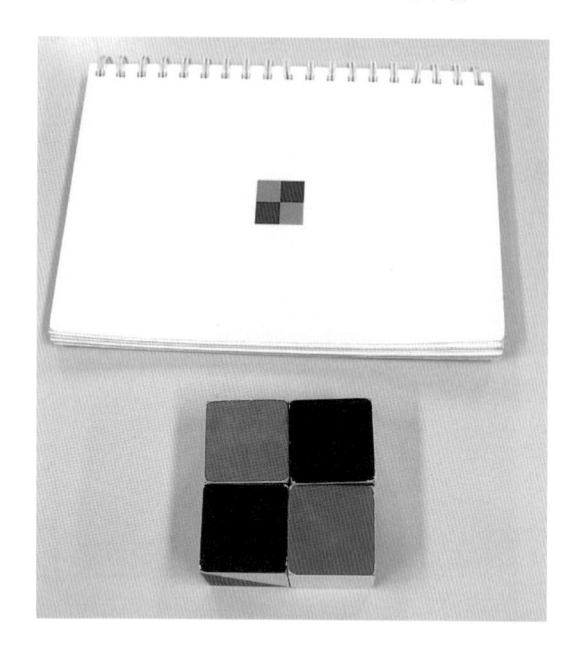

図4-3 コース立方体テスト
課題は図版の見本にしたがって,積み木模様を完成する.制限時間内に完成できるかどうかを観察する.時間内に完成した場合でも,所要時間によって配点が異なる.

課題に2問連続で失敗すると,そこで中止となるので施行が困難な場合ほど早く終了する.

を評価する検査としても使用可能である.

動作性の検査方法で,操作が容易で短時間で実施可能である(図4-3).

課題内容が,図版をみて積み木模様を完成させるという非日常的なものなので,教育年数や職業経験の影響を受けにくい特徴がある.リハビリテーションの臨床では失語症患者や高齢障害者によく利用される.

■ レーヴン色彩マトリックス検査 Raven's Color Progressive Matrices(RCPM)

児童と高齢者を対象とした非言語的知能検査である.日本語版では知的能力の低下が疑われる壮年期から老年期,および失語症患者を対象に標準化されている[4].設問の意味が理解しやすく,短時間で実施可能で言語反応を必要とせず,複雑な運動反応を必要としない点が特徴である.

■ 日本版ウェクスラー成人知能検査改訂版 Wechsler Adult Intelligence Scale-Revised(WAIS-R)

代表的な知能検査方法である.下位検査として,言語性尺度の6項目(常識,数字復唱,語彙,計算,理解,類似問題),動作性尺度の5項目(絵画配列,絵画完成,積み木図案,組み合わせ,数字符号問題)の11項目の下位検査より構成され,知能を多面的に評価可能である.下位検査の結果を見ることで障害の特徴をつかむことが可能である.下位検査の粗点は各年齢層で平均10点の評価点に換算し,さらにIQを算出する.IQは言語性IQ(VIQ),動作性IQ(PIQ),全IQ(FIQ)が別々に算出可能である.このIQは偏差値で得られるので年齢層,教育歴,性別間での比較検討が可能である[5](図4-4).VIQとPIQの差(V-Pディスクレパンシー)が15以上になるときは脳の器質的損傷が疑われFIQが意味を持たなくなる.WAIS-Rの得点は教育年数との相関が高い[6]とされており,結果を解釈するには教育年数など背景に関する情報が必要である.

また全体で90分以上の時間が掛かり,後半成績が低下する傾向があるので,高齢者や認知症(痴呆)の疑われる症例の検査は分割して実施したほうがよい.

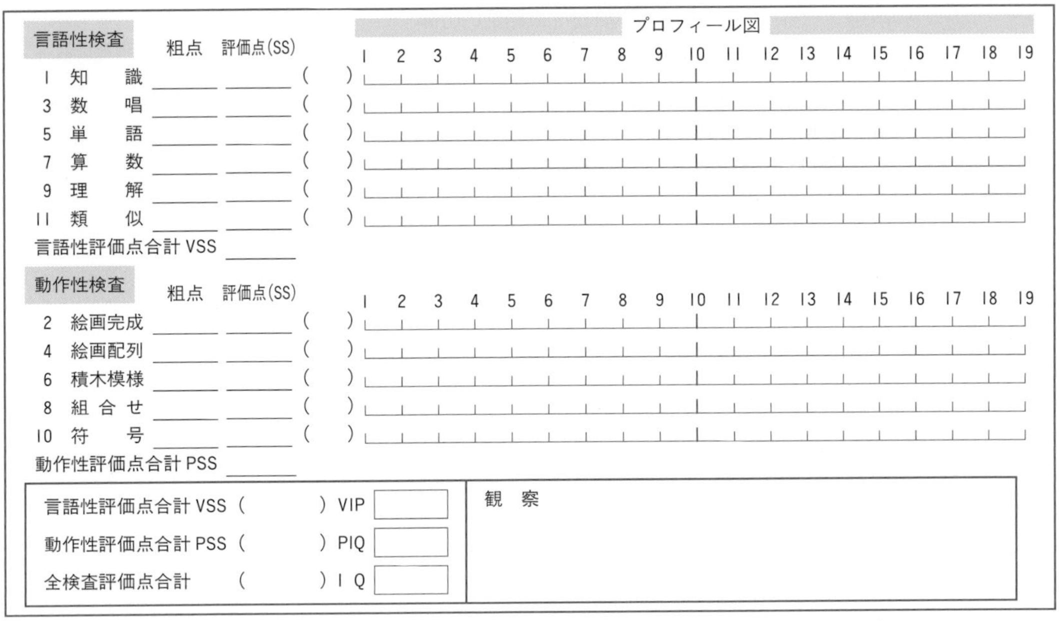

[表: WAIS-R 記入用紙]

各下位検査の結果より評価点を算出し,プロフィール図にプロットし折れ線グラフを作成する.
VIQとPIQのどちらが低下しているか,下位検査は全般的に低下しているのか特定の検査項目のみが低下しているのかを検討することで障害の特徴をつかむことが可能となる.

図4-4　WAIS-R

3) 失語症 aphasia

■ 症状による失語症の分類

　　失語症は大脳の限局性の病変によって生じる音声言語,文字言語の理解と形成の障害された病態である.症状によっていくつかのタイプに分類される（**表4-12**）.
　　失語症を認める症例では障害の型や重症度を決定し治療計画を立て,予後推定のために評価をすることが必要である.これは専門の言語聴覚士の分野である.

■ 看護計画──発話面での評価を利用

　　失語症の評価方法としては標準失語症検査 Standard Language Test of Aphasia（SLTA）が標準化され,広く用いられている（**図4-5**）.検査の施行には専門的知識が必要で,日常的な実施は困難である.病棟などの生活場面では失語症重症度評定尺度（**表4-13**）を主体とし,補助的に発話面での評価である会話明瞭度5段階評価（**表4-14**）を利用して看護計画の一助とすることが望ましい.

4) 失行症 apraxia

■ 麻痺や失調がなく,目的動作がわかっているのにできない

　　失行症は,成長に伴い学習によって獲得された目的動作遂行の後天的な障害で,麻痺,失調,意識障害などの個々の要素的障害では説明し得ない統合段階における能力の障害である.実際には指示された簡単な運動を誤る(手招きができない),手渡された物品を誤って扱う(錯行為：

表 4-12 失語症の分類

運動失語 motor aphasia／Broca 失語
　言語表出面における機能障害.
　統語，換語が困難で，文法的な誤りの多い非流暢な失語.
　理解面にも障害が認められる.
感覚失語 sensory aphasia／Wernicke 失語
　言語理解面の大きな障害.
　言語は流暢によどみなく出るが，錯語やジャーゴンが多く，表現は内容に乏しい.
伝導失語 conduction aphasia
　復唱障害を主とする失語.
　病巣部位の限定は困難で，拡大 Wernicke 領域に散在すると考えられている.
超皮質性運動失語 transcortical motor aphasia
　表出能力の障害に比して復唱能力がよく保たれている失語.
　Broca 失語の回復期によく認められるため，その独立性には疑問がある.
超皮質性感覚失語 transcortical sensory aphasia
　理解面での障害が著明であるにも関わらず，復唱のみが良好な失語.
　相手の言語内容を理解せぬまま，おうむ返しに復唱する．自発語は少なく，呼称も困難で，復唱以外は Wernicke 失語と症状は似ている.
超皮質性混合失語 transcortical combined aphasia
　超皮質性運動失語・超皮質性感覚失語が混合したような失語.
　表出と理解が高度に障害されているが，復唱はよく保たれている.
失名詞失語 anomic aphasia／健忘性失語 amnesic aphasia
　発語は流暢，理解も良好，復唱もよく保たれている．名詞の換語が困難な特徴が認められる．文章の中の名詞より単独の名詞のほうが換語困難となる．形容詞，動詞，副詞なども多少障害される．Broca，Wernicke，伝導失語などの回復期に見られることもある.
全失語 grobal aphasia
　言語のすべての面で重篤な障害を見る失語.
　受容面ではごく一部のものの理解が可能なこともあるが，ほとんど不能．表出面でもまったく無言か，常同語，残語がわずかに出る程度．コミュニケーションは不可能．pointing ができない場合は全失語であることが多い.
皮質下失語 subcortical aphasia
　皮質下病変によってみられる失語.
　①視床失語 thalamic aphasia
　超皮質性失語に似た症状（呼称，換語，理解などの軽度の障害，良好な復唱能力）を呈し早期に改善し，数カ月で消失することが多い.
　②被殻失語 putaminal aphasia
　Broca 失語を呈するものが多いが，軽度のものは失名詞症状を呈したり，失語と断定できない程度のわずかの異常を呈する.
　他に明らかな失語症状を呈するものの分類不能なものも多い.

くしを歯ブラシのように使う），同じ行為を繰り返す（保続），一連の動作の順序を取り違える（急須にお湯を入れる前に，空の急須で湯飲み茶わんに注ぐ）などの動作異常によって明らかになる．

■ **代表的な失行症**
　観念運動失行：単純な運動や習慣的動作（バイバイなど）や，物品を使用する動作（櫛を使うなど）が口頭指示，模倣，実際の使用ができなくなる．

2. 基礎となる機能評価　123

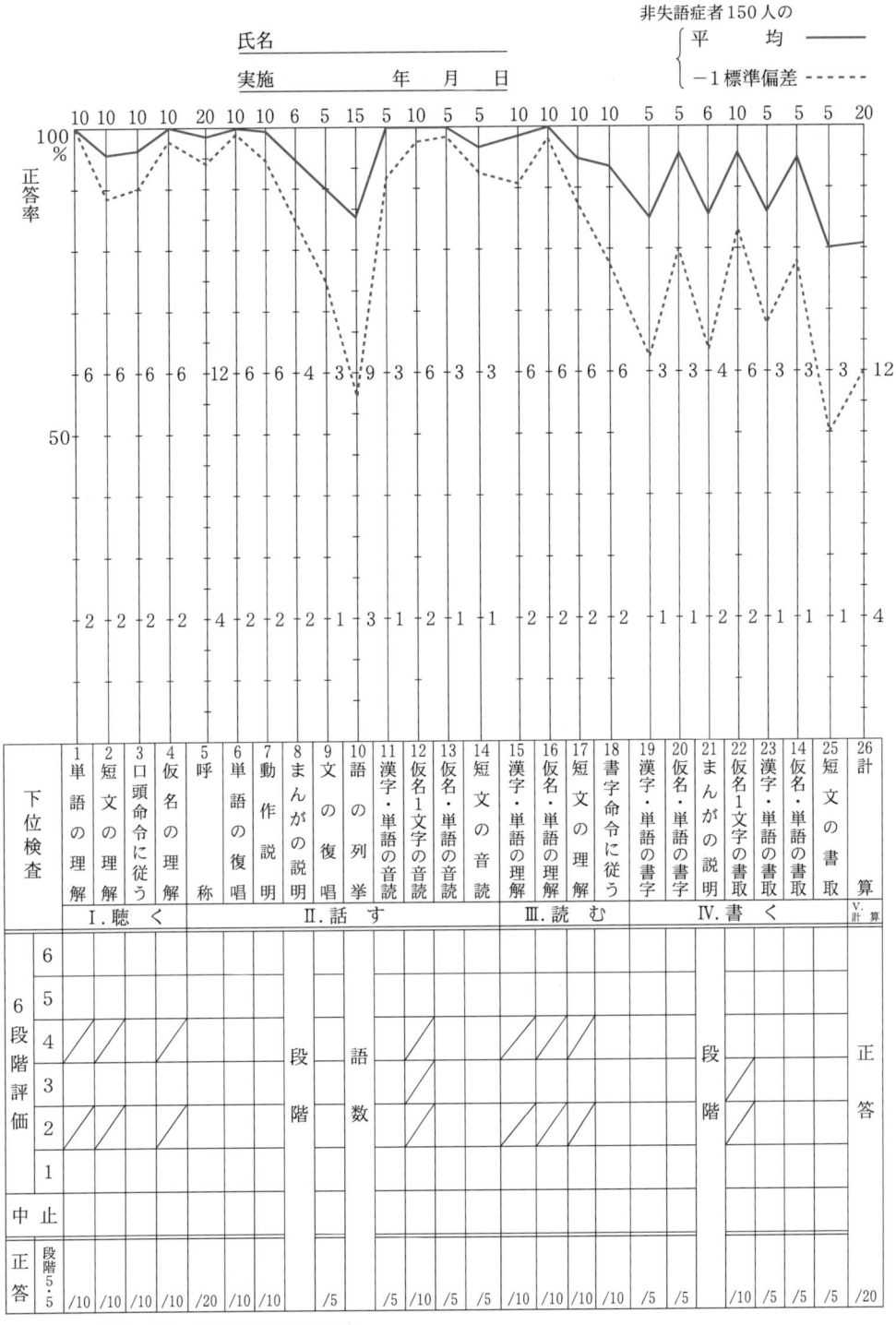

図 4-5　標準失語症検査
下位検査の結果をプロフィールとしてプロットすることで障害の状況を一覧可能となる．

表4-13 失語症重症度評定尺度（笹沼）

0 :	ことばを用いての実用的なコミュニケーションは不可能．自発的に言えることばも理解できることばもない．
1 :	きわめて少数の単語または慣用句による断片的な発語に限られる．理解力のほうも短い文や単語を何回も繰り返していってもらえればわかる程度．
2 :	文法的な誤りはあるが，単語をどうにか文の形に並べて意志を伝えようとする．簡単な聞き慣れた文の理解はどうにか可能．
3 :	日常的な事柄については大きな支障なく意思の疎通を図ることができるが，非日常的な事柄やなれない場面になると目立って困難になる．
4 :	たいていの場合でほとんど支障なく，自分の考えを相手に伝えることができるが，話し方の流暢さに問題があったり，込み入った話の理解に軽度の障害を伴ったりする．
5 :	きわめて軽度の障害が残っており，患者自身はそのためにときどき困難を感じることがあるが，周囲の者にはほとんど気づかれない．

表4-14 会話明瞭度評価尺度（言語障害辞典）

明瞭度	
1	よくわかる
2	時々わからないことばがある
3	話の内容を知っていればわかる
4	時々わかることばがある
5	全然わからない

観念失行：道具を使用した一連の動作や行為（お茶を入れるための一連の動作など）がうまくできない状態でわかる．

構成失行：幾何図形，絵の模写がうまく描けない．文字の形が崩れる．積み木が組めない．手指の模倣ができなくなる．

着衣失行：衣服を着脱する行為に限り困難になる．服の上下左右や裏表を間違える．きちんと着ることができなくなる．診断はくしゃくしゃにした衣服を渡し，ひとりで着ることができるかどうかを観察すれば良い．

5）失認症 agnosia

■ 要素的知覚の障害はないのに対象を認知できない

失認症は，一定の感覚路を通しての対象の意味把握の後天的障害で，視力，視野，聴力，表在感覚あるいは意識といった要素的障害では説明し得ない認知能力の障害である．半側空間失認，身体失認，病態失認，視覚失認などが知られている．

■ 代表的な失認症

半側空間失認と身体半側失認は主に右半球障害によって発生することが多い．臨床的には左片麻痺に合併し左半側の空間，左身体に対する認知障害を多く認める．ここでは左半側に対する障害を例に説明する．

① 半側空間失認

左半側空間失認が多く認められる．左側の空間に注意が向かなくなり，配膳された食事の左

図形模写試験

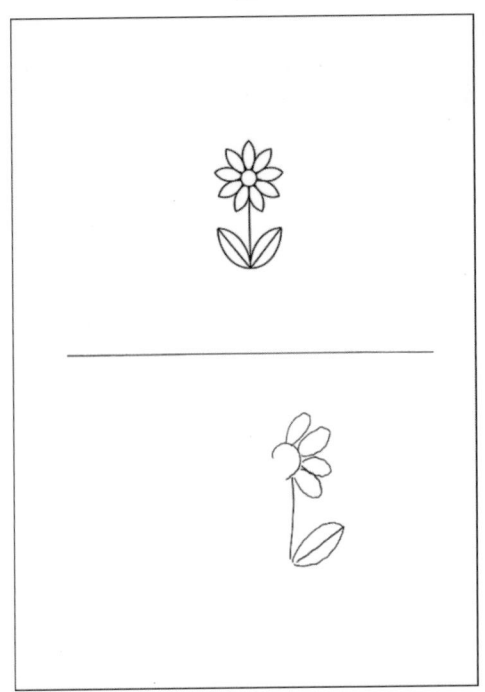

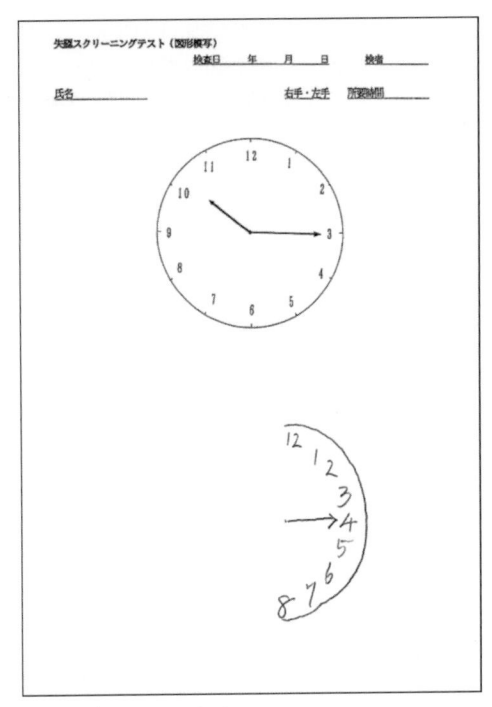

花　　　　　　　　　　　　　時計

半側空間失認の検査では，検者と被験者は課題をはさんで必ず正対して実施する．
左半側空間の例では，下段のように課題の左半側のみが描写されずに終了する．

図 4-6　半側空間失認の検査

半分を常に食べ残したり，左側からの呼びかけに答えなくなったりする．
　線分二等分テスト，図形抹消テスト，描画や図形模写(時計，人の顔，花，立方体の絵など)などの検査を行う（図 4-6）．Rode らは，普段の姿勢（顔や視線の方向）の観察より，
0　頭位，視線の偏位なし
1　自発的に偏位を修正し反対側を向くことが可能
2　声をかけたりして注意すれば修正可能
3　声をかけても無視側を触れたりして刺激しても片側を向いたままで修正不能
の 4 段階に評価した[7]．

❷ 身体失認
　左片麻痺の否認や歩けなくても"歩ける"と主張したり，時に否認はしないが片麻痺の存在に無関心であったりする（病態失認）．麻痺が存在しなくても左側の身体を使わない（不使用）．左側の身体の喪失感を訴える場合がある．左側の不使用では，通常自然に動く左上肢の使用がなく，全て右上肢を使うようになる．"どこか具合の悪いところがありますか"，"手足は動きますか"などと質問するとよい．随伴症状として左半身の感覚障害や左半側空間無視がある．
　Basiach は患者を閉眼させ，健側上肢で反対側(無視側)の肩，肘，手にふれるように指示し，その行動の観察より，

表 4-15　Motor Impersistence テスト（Joynt-平井）

予備テスト
1. 閉眼保持テスト　　：閉眼を命じ，続けさせる．2回繰り返す
2. 舌出し保持テスト：舌出しを命じ続けさせる．2回繰り返す
1回でも20秒以内に閉眼，舌出しを中断したとき異常とする．

本テスト
1．2の動作を同時に続けさせる．2回繰り返す．
1回でも20秒以内に中断したものを陽性とする．

注1：1．2の予備テストで痴呆，失行症で命令通り行い得ないものを除外する
　2：舌出し動作不良の時は開口動作で代用する

0　自然にふれることができる
1　肩や肘の目標を探して，とまどうが触れることができる
2　目標のそばまで手が動くが触れる前に止まってしまう
3　目標を探すことも触れることもできない
の4段階に分類した[8]．

6）運動持続困難症 Motor Impersistence

■ **命令による閉眼，舌出しなどが継続できない**

　運動持続困難症は失行とは異なるが，劣位半球障害時に出現する．命令による閉眼，舌だしなどが継続できずにすぐに中断してしまう状態である．この症状が存在すると，歩行能力や他のADLの自立が困難になる．リハビリテーションの予後判定の重要な指標のひとつである．テスト方法を示す（表4-15）．

5. 日常生活動作・活動（ADL）評価法

1）ADL評価の目的

　リハビリテーションを必要とする症例では一時的，永続的を問わず能力障害を生じている．とくにベッドから起き上がれるか，一人で歩けるか，トイレの用は足せるか，食事を摂れるか，更衣ができるかどうかということは介護や，看護計画にも大きく関与する．これらの能力障害の改善の度合いは，疾患に対する治療効果の判定にも利用可能である．それゆえ日常生活動作・活動 Activities of Daily Living（ADL）能力を評価することは，リハビリテーションにおける治療方針を立て，ゴールを設定するために必要である．

2）ADLの3段階

　ADLには四肢の運動障害ばかりでなく，脳の高次機能障害も関与している．
　そこで日常生活動作を
① 基本的日常生活動作（Basic ADL：BADL）
② 手段的日常生活動作 Instrumental ADL（IADL）/生活関連動作 Activities Parallel to

　　　　Daily Living（APDL）
　　③ 拡大日常生活動作 Advanced ADL（AADL）
の三段階に分けて考える．

■ 基本的 ADL の評価

　基本的 ADL は，日常的な生活を自立して行っていくうえで必要で，しかも多くの人に共通な基本的動作と考えられているものである．

　しかしこの能力は社会状況の変化によっても変化し拡大する．また文化的背景や風俗習慣によっても必要とされる能力は異なっている．そこで本来であれば各症例の生活背景を調べた上で個別にどのような能力が必要とされるかを判断し，それに見合った動作能力を評価することが必要である．実際には独立した生活を送るため必要で，なおかつ共通する最小限の項目として，食事，トイレ，歩行，更衣，入浴などの項目を選び，各領域を要素的な動作に細分化して評価する．

■ Barthel Index

　Barthel Index は基本的日常生活動作 10 項目を自立，部分介助，全介助の 3 段階で評価している（表 4-16）．この評価法には含まれていないがコミュニケーションの能力（Communication ADL：CADL）も基本的 ADL として評価すべきである（表 4-19 のⅣ参照）．

■ 機能的自立度評価法 Functional Independence Measure（FIM）

　FIM の母体は Barthel index で，基本的日常生活動作 13 項目にコミュニケーション能力 2 項目と社会的認知 3 項目を加えた 18 項目（表 4-17）を介護度に応じて 7 点法で評価する[9]．

a．評価時の注意

　採点は介護者がついていない場合を 7 点と 6 点にする．6 点は通常より時間がかかる場合（3 倍以上の時間）と安全性の配慮が必要な場合である．以下，評価する動作の何％を自分で行い，何％を介助者が行っているかにより採点する（表 4-18）．評価項目ごとの評価すべき動作範囲，認知項目における評価基準などが詳細にマニュアル化されている．マニュアルに沿って採点することで，検者間の差をなくすことが可能である．検者間で評価に差が生じた際には，最低限"している"状態を把握するため低いほうの得点を採用する．

b．FIM で評価できるもの

　FIM には介護量を測定すると明記されている．評価の基本は"している ADL"である．したがって日常の中でどのようであったかを注意して観察し，その結果に基づいて採点を行う．

■ 手段的日常生活動作（IADL）／生活関連動作（APDL）

学習能力や知的作業能力が関与する

　調理をしたり，洗濯をしたり，乗り物を利用したり，買い物をしたり，金銭を取り扱ったりする日常生活上の複雑な動作は IADL としてまとめて評価する．

① Lawton Index

　Lawton らは，高齢者の日常生活能力や介護の必要性を評価する目的で，IADL という概念を用い，基本的日常生活動作を評価する項目とは分離して評価することを提案した[10]．この能力は学習能力や知的作業能力が大きく関与するので，脳障害者や老年者のリハビリテーションにとって重要である．IADL として評価する項目として，電話の使用，買い物，食事の支度，家事，洗濯，移動手段，服薬管理，財産管理の 8 項目を選択した．原著では，食事の支度，家事，洗濯は女性のみ評価し，男性には実施しないので，総得点は男性のほうが低くなっていた．一方，

表 4-16　Barthel Index（Mahoney, F.I. & Barthel, D.W., 1965）

食事
　10：自立．自助具などの装着可．標準的時間内に食べ終える
　　5：部分介助（たとえば，おかずを切って細かくしてもらう）
　　0：全介助
車椅子からベッドへの移乗
　15：自立．ブレーキ・フットレストの操作も含む（歩行自立も含む）
　10：軽度の部分介助または監視を要す
　　5：座ることは可能であるがほぼ全介助
　　0：全介助または不可能
整容
　　5：自立（洗面，整髪，歯磨き，髭剃り）
　　0：部分介助または全介助
トイレ動作
　10：自立．衣服の操作，後始末を含む．ポータブル便器などを使用している場合はその洗浄も含む．
　　5：部分介助．体を支える，衣服・後始末に介助を要する
　　0：全介助または不可能
入浴
　　5：自立
　　0：部分介助または全介助
歩行
　15：45 m 以上の歩行．補装具（車椅子，歩行器は除く）の使用の有無は問わない
　10：45 m 以上の介助歩行．歩行器の使用を含む
　　5：歩行不能の場合，車椅子にて 45 m 以上の操作可能
　　0：上記以外
階段昇降
　10：自立．手すりなどの使用の有無は問わない
　　5：介助または監視を要する
　　0：不能
着替え
　10：自立．靴，ファスナー，装具の着脱を含む
　　5：部分介助．標準的な時間内，半分以上は自分で行える
　　0：上記以外
排便コントロール
　10：失禁なし．浣腸，坐薬の取り扱いも可能
　　5：時に失禁あり．浣腸，坐薬の取り扱いに介助を要する者も含む
　　0：上記以外
排尿コントロール
　10：失禁なし．収尿器の取り扱いも可能
　　5：時に失禁あり．収尿器の取り扱いに介助を要する者も含む
　　0：上記以外

　移動手段に対する評価は男性に厳しくなっており，現在の使用には問題がある．しかし人間の活動を概念的に体系化，階層化した点で重要である．
　Lawton 以降，BADL と比較して高次認知機能が大きく影響する動作で，家族や家を単位とした，家事などの広義の ADL で経済活動とは直接結びつかない動作項目を生活関連動作

表 4-17 FIM の評価項目

FIM 運動項目（Motor Items）		
セルフケア	食事	そしゃく，嚥下を含めた食事動作
	整容	口腔ケア，整髪，手洗い，洗顔など
	清拭	風呂，シャワーなどで首から下（背中以外）を洗う
	更衣・上半身	腰より上の更衣および義肢装具の装着
	更衣・下半身	腰より下の更衣および義肢装具の装着
	トイレ動作	衣服の着脱，排泄後の清潔，生理用具の使用
排泄コントロール	排尿管理	排尿の管理，器具や薬剤の使用を含む
	排便管理	排便の管理，器具や薬剤の使用を含む
移乗	ベッド・椅子・車椅子	それぞれの間の移乗，起立動作を含む
	トイレ	便器へ（から）の移乗
	浴槽・シャワー	浴槽，シャワー室へ（から）の移乗
移動	歩行・車椅子	屋内での歩行，または車椅子移動
	階段	12～14 段の階段昇降
FIM 認知項目（Cognitive Items）		
コミュニケーション	理解	聴覚または視覚によるコミュニケーションの理解
	表出	言語的または非言語的表現
社会的認知	社会的交流	他患，スタッフなどとの交流，社会的状況への適応
	問題解決	日常生活上での問題解決，適切な決断能力
	記憶	日常生活に必要な情報の記憶

食事項目の判定は例外的であり，評価動作は食物を口に運び，そしゃくし，嚥下することである．準備動作は配膳後と決められている．配膳後に肉などを食べやすい適切な大きさに切ってもらうことは介助ではなく準備となる．配膳してもらうことは準備のさらに前段階なので減点しない．

Activities Parallel to Daily Living：APDL としてとらえるようになり，以後種々の評価方法が考案された[11,12]．

② ADL-20

江藤らによって，老年者の障害度を反映する簡便な ADL 評価法として開発された[12]．BADL，IADL に加えてコミュニケーションに関する能力（CADL）の評価を加えたことが特徴である．判定方法は，

1）実用的時間内にできるか，できないかの判定が原則．
2）本人，同居家族あるいは介護者より面接聴取し，内容的には日常観察に基づき判定し，直接テストを施行しなくてもよい．
3）ADL 判定基準の原則（得点）は，

3 完全自立，補助用具不要（完全自立）
2 補助具（杖，手すり，自助具など）を利用して自立．監視不要（補助具を利用して自立）
1 他者の監視下，または部分的介助を必要とする（部分介助）
0 他者の全面介助による（全面介助）

の 4 段階評価である．

項目ごとに判定基準を含めて，施行法の指針を明確に示した（表 4-19）．記載は本人，同居家

表 4-18 FIM の採点基準

運動項目

採点基準	介助者	手出し	運動項目	認知項目
7：完全自立	不要	不要		←
6：修正自立	不要	不要	時間が掛かる，補助具が必要，安全性に対する配慮	←
5：監視・準備	必要	不要	監視，指示，促しが必要	監視，指示，促しが必要 90％より多く自分で行う
4：最小介助	必要	必要	75％以上自分で行う	70％以上，90％以下自分で行う
3：中等度介助	必要	必要	50％以上，75％未満自分で行う	←
2：最大介助	必要	必要	20％以上，50％未満自分で行う	←
1：全介助	必要	必要	20％未満しか自分で行わない	←

認知項目

採点基準	介助者	手出し	
7：完全自立	不要	不要	
6：修正自立	不要	不要	
5：監視・準備	必要	不要	監視，指示，促しが必要 90％より多く自分で行う
4：最小介助	必要	必要	75％以上自分で行う
3：中等度介助	必要	必要	50％以上，75％未満自分で行う
2：最大介助	必要	必要	20％以上，50％未満自分で行う
1：全介助	必要	必要	20％未満しか自分で行わない

族あるいは介護者より面接聴取して行う．日常観察に基づき判定し，直接テストを施行しなくてもよい．検査の妥当性，評者間信頼性についても検討されている．

この評価方法は，社会的自立度に関して簡潔に評価可能で，認知，精神機能（高次脳機能）の要素を含め包括的に APDL を評価することが可能である．

全般的介護ニーズ（表 4-20)[12]と強い相関を示し，cut off point が総得点で 48〜49 点と明らかである．地域リハビリテーションを展開していく上で有効な評価方法であると考えられる．

■ 拡大日常生活動作（AADL）

① 生活の質（QOL）の向上を目指したリハビリテーション

リハビリテーションの目標は障害者の社会的な統合である．この目標に基づいて ADL を考えるとき欠かすことができないものは，生活の質である．日常生活の充足度や満足度，すなわち時間の使い方や，過ごし方（外出や，知人友人との交流や趣味に費やすことができるかどうか）の問題である．AADL としては"生活の質"に関する評価となる．

② 老研式活動能力指標

高齢者の活動能力を評価する目的で作成された指標で，調査方法は自己評価方式である（表

表 4-19 ADL-20 老年者の ADL 評価項目と判定基準

Ⅰ. 基本的 ADL－起居動作（BADL m）
  1.（ベッド上）寝返り
    3：腹臥位から背臥位へ，およびその逆ができる
    2：柵などにつかまれば自分でできる
    1：介護者が手伝えばできる（監視を含む）
    0：全介助または介助してもできない
  2. 床からの立ち上がり，腰下ろし
    3：補助なしに摑まらずにできる
    2：机，柱などにつかまればできる（安全のためしばしばつかまるものを含む）
    1：介護者が手伝えばできる（監視を含む）
    0：全介助または介助してもできない
  3. 室内歩行（10 m を目安とする）
    3：補助なしにできる（10 m を目安とする）
    2：手すり，杖，歩行器などを利用して自分でできる
    1：介護者が手伝えばできる（監視を含む）
    0：全介助または介助してもできない
      ＊ 1' 移乗を含めて車椅子で移動できる
      ＊ 2' 移乗を介助すれば車椅子で移動できる
  4. 階段昇降（1 階分を目安とする）
    3：補助なしにできる
    2：手すりなどを利用して自分でできる（座ったままでの昇降を含む）
    1：介護者が手伝えばできる（監視を含む）
    0：全介助または介助してもできない
  5. 戸外歩行
    3：雨天，傘をさして歩行できる
    2：補助具（杖，補装具など）により歩行できる
    1：介護者が手伝えばできる（監視を含む）
    0：全介助または介助してもできない

Ⅱ. 基本的 ADL－身のまわり動作（BADL s）
  6. 食事
    3：箸（あるいはナイフ，フォーク，スプーンなど）を使用して，通常の食べ物はすべて自分で食べられる
    2：食事の工夫，自助具の利用により軽食は自分で食べられる
    1：介護者が手伝えばできる（監視を含む）
    0：全介助または介助してもできない
  7. 更衣
    3：自分ひとりでできる
    2：ボタンやファスナーなどの変更，自助具を利用して日常的な衣服は自分でできる
    1：介護者が手伝えばできる（監視を含む）
    0：全介助または介助してもできない
  8. トイレ
    3：自分ひとりでできる
    2：自助具を利用して，あるいは集尿器使用者も自分で処理できる
    1：介護者が手だすけを必要とする（排泄後の処理，下着の着脱などで）
    0：全介助または常時失禁する

表 4-19 つづき

9. 入浴　　　　　　　　＊入浴用具の準備は問わない
    3：浴槽の出入りがひとりでできて，体を洗いタオルを絞れる
    2：浴槽内に手すりを必要とし，自助具などを利用して自分ひとりでできる
    1：浴槽の出入りや洗髪や背中を洗うために介助を必要とする
    0：全介助またはシャワー浴もできない．
10. 整容
    3：化粧または髭剃りがひとりでできる
    2：促されて，かつ用具が定まった場所に準備されていれば自分でできる
    1：いつも誰か立ち会うか，一部手伝ってもらいながらやる
    0：全介助または介助してもできない
11. 口腔衛生
    3：歯磨き，口腔衛生の管理がひとりでできる
    2：促されて，かつ用具が定まった場所に準備されていれば自分でできる
    1：いつも誰か立ち会うか，一部手伝ってもらいながらやる
    0：全介助または介助してもできない

Ⅲ．手段的 ADL（IADL）
12. 食事の準備
    3：自分で献立を考え準備し，給仕できる
    2：材料があれば簡単な食事を準備し，給仕できる
    1：準備された食事を温めて給仕できるが，自分では調理できない
    0：すべて準備と給仕してもらう
13. 熱源の取り扱い
    3：外出のさい，ガス栓を止めテレビや電灯を消す
    2：湯沸かしや冷暖房は自宅にいるかぎり一人で任せられる
    1：監督者がいれば，お茶の湯沸かしは自分でできる
    0：火気，熱源は取り扱えない（調節できず，つけ放したりする）
14. 財産管理
    3：経済的問題を自分で管理し，維持できる
    2：日々の小銭は管理するが，預金や大金などは手助けを必要とする
    1：現金を持つとあればあるだけ，クレジットカードなら際限なく使ってしまう
    0：お金の取り扱いが全くできない
15. 電話
    3：自分から電話をかける（電話帳を調べたり，ダイアル番号を回すなど）
    2：2～3 のよく知っている番号にのみかけることができる
    1：かかってきた電話に出るが，自分からかけることはできない
    0：全く電話は使用できない
      ＊施設や病院にいて，その機会のないものは推定により判定する
16. 自分の薬の管理
    3：決められた時間に正しい量の薬を飲むことができる．あるいは内服薬なし
    2：時々内服を忘れたり，飲み過ぎたりする
    1：その日毎に予め量を分けて準備されていれば飲むことに責任がもてる
    0：その都度指示されなければ内服しない

表 4-19 つづき

17. 買い物
    3：全ての買い物は高額のものも含め自分でできる
    2：近所で購入できる生活用品は自分で買い物できる
    1：買い物に行くときは常に付き添いを必要とする
    0：全く買い物はできない
18. 外出
    3：電車やバスを利用したり，自動車を運転して自分ひとりで旅行できる
    2：付き添いや知人と一緒なら，電車やバスを利用して旅行できる
    1：付き添いや家族と一緒ならタクシーや自家用車に乗って外出できる
    0：介助を必要とするだけでなく，外出や旅行の機会が全くない
IV．コミュニケーション ADL（CADL）
    19. 意思の伝達
        3：話し言葉により，日常身近な人以外にも意思を伝達できる
        2：ジェスチャアを含めて，限られた（常時交流のある）人にのみ伝えられる
        1：基本的要求（空腹，疼痛，排泄など）のみ伝えられる
        0：意思を他者に伝達できない
    20. 情報の理解
        3：話し言葉により，日常身近な人以外からの用件も理解できる
        2：ジェスチャアを含めて，限られた（常時交流のある）人の言葉のみ理解できる
        1：基本的要求（空腹，疼痛，排泄など）に関する言葉のみ理解できる
        0：他者の意思や言葉を理解できない

表 4-20 日常生活における全般的介護ニーズの分類

表 8：日常生活における全般的介護ニーズの分類

0	完全自立，補助不要
1	補助具を利用して自立（ポータブル便器含む）
2	環境調整を行って自立（トイレ，風呂場などの改造，手すりの設置など）
3	時に誰かの手助けを必要とするが，家族や専門職でなくともよい
	＊ 状況によって変わる依存
4	有料または専門の介護者（週 18 時間以内のホームヘルプなど）を頼む
	＊ 1 日 3〜4 時間以内の依存
5	家族による介護を常時必要とする
	＊ 昼夜をわかたず頻繁に監視や介助を必要とする
6	家族および専門の介護者による全面介護を常時必要とする
	＊ 結果的に 24 時間付き添いを必要とする．あるいは入院や介護施設入所を要する

4-21)[13]．IADL に加え，知的能動性，社会的役割に関する評価が加えられており，障害老人ばかりでなく，一般在宅老人の独立した活動能力を測定するのにも適している．

BADL は医療従事者側のみでも評価可能であるが，IADL/AADL を正確に評価するには本人，同居者，介護者より情報を詳細に聴取することが必要である．時にはスタッフが生活の場を訪問し，現場を観察することも必要となる．

BADL, IADL/APDL, AADL の三者を階層的に考えることにより，生活の質 Quality of Life（QOL）の向上を図る（図 4-7）．さらに経済的な自立を含めた社会的自立に関する欲求（p. 7，

表4-21 「老研式活動能力指標」質問紙

毎日の生活についてうかがいます．以下の質問それぞれについて，「はい」「いいえ」のいずれかに○をつけて，お答え下さい．質問が多くなっていますが，ごめんどうでも全部の質問にお答え下さい．

1. バスや電車を使って1人で外出出来ますか………………………………… 1．はい　2．いいえ
2. 日用品の買い物が出来ますか………………………………………………… 1．はい　2．いいえ
3. 自分で食事の用意が出来ますか……………………………………………… 1．はい　2．いいえ
4. 請求書の支払いが出来ますか………………………………………………… 1．はい　2．いいえ
5. 銀行預金・郵便貯金の出し入れが自分で出来ますか……………………… 1．はい　2．いいえ
6. 年金などの書類が書けますか………………………………………………… 1．はい　2．いいえ
7. 新聞を読んでいますか………………………………………………………… 1．はい　2．いいえ
8. 本や雑誌を読んでいますか…………………………………………………… 1．はい　2．いいえ
9. 健康についての記事や番組に関心がありますか…………………………… 1．はい　2．いいえ
10. 友だちの家を訪ねることがありますか……………………………………… 1．はい　2．いいえ
11. 家族や友達の相談にのることがありますか………………………………… 1．はい　2．いいえ
12. 病人を見舞うことができますか……………………………………………… 1．はい　2．いいえ
13. 若い人に自分から話しかけることがありますか…………………………… 1．はい　2．いいえ

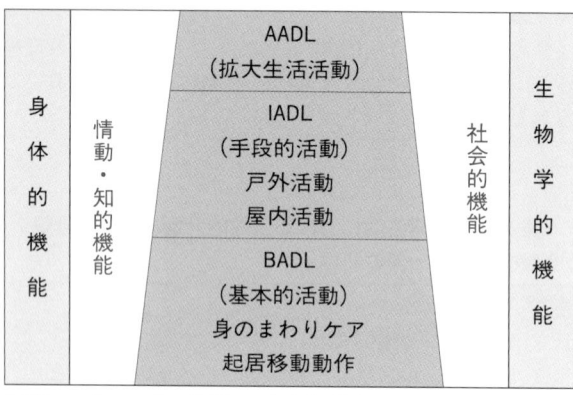

AADL : advanced activities of daily living
IADL : instrumental activities of daily living
BADL : basic activities of daily living

図4-7　ADLの階層モデル（江藤，1993）

図1-2参照）についても考慮することが現代のリハビリテーションでは重要である．

能力障害へのアプローチ

以上，各種機能障害の評価法について記述したが，リハビリテーションの実際においては，これらの機能障害によって引き起こされるさまざまな能力障害に対して，

できないことは何か？
できることは何か？
ある課題についてどのように行うか？
その課題のどの部分ができないか？
なぜできないのか？
最もよくできるのはどのような場面か？

最もよくできるのはどのような時か？

を観察し，常に日常生活に即したアプローチをすることが重要である．

参考・引用文献　2．基礎となる機能評価

1) 日本リハビリテーション医学会，日本整形外科学会：関節可動域表示ならびに測定法．リハ医学会 11：127-132，1974．
2) 津山直一：新・徒手筋力検査法．協同医書出版，2003．
3) 千野直一，里宇明元，園田茂，道免和久：脳卒中患者の機能評価 SIAS と FIM の実際．シュプリンガー・フェアラーク東京，1997．
4) 三村將：レーヴン色彩マトリックス検査における誤反応の質的検討．神経心理学 13（1）：29-37，1997．
5) 品川不二郎，小林重雄，藤田和宏，前川久男：日本版 WAIS-R 成人知能検査法．日本文化科学社，1990．
6) Birren JE, Morrison DF: Analysis of the WAIS subtests in relation to age and education. *J Gerontal* 16：363-369, 1961.
7) Rode G, Mauguiere F, Fischer C, et al.: Lesions hemispheriques droites et negligence unilaterale. La part de la déafférentation. Annales de Réadaptation et de Médecine Physique. 38：324, 1995.
8) Bisiach E, Perani D, Vallar G, Berti A.: Unilateral neglect: personal and extrapersonal. *Neuropsychologia*. 24：759-767, 1986.
9) 慶應大学医学部リハビリテーション科訳：FIM 医学的リハビリテーションのための統一データセット利用の手引き．医学書センター，1991．
10) M. Powell Lawton, Elaine M. Brody, : Assessment of Older people: Self-Maintaining and Instrumental Activ-ities of Daily Living：*Gerontologist* 9；179-186, 1969.
11) 白土瑞穂，佐伯覚，蜂須賀研二：日本語版 Frenchay Activities Index 自己評価表およびその臨床応用と標準値．総合リハビリテーション，27；469-473，1999．
12) 江藤文夫，田中正則，千島亮，五十嵐雅哉，溝口環，和田博夫，飯島節：老年者の ADL 評価法に関する研究．日本老年医学会雑誌，29；841-848，1992．
13) 古谷野亘，柴田博，中里克治，芳賀博，須山靖男：地域老人における活動能力の測定−老研式活動能力指標の開発−．日本公衆衛生誌，34；109-114，1987．
14) 千野直一，安藤徳彦，大橋正洋，木村彰男，蜂須賀研二編：リハビリテーション MOOK 9．ADL/IADL/QOL．金原出版，2004．

3．ADL 自立への援助技術

■ ADL に必要な要素

個体レベルでみた場合，ADL に必要な要素は，大きく次の 3 つに分けられる．

① **身体的機能**：筋力，関節可動域，感覚，運動の協調性，耐久性，全身の柔軟性，座位保持能力，立位保持能力，移動能力などの状態

② **高次脳機能（判断力）**：認知能力，構成能力，記銘力・記憶力，注意力・集中力，数や時間の概念，コミュニケーション能力などの状態

③ **心理的状態**：自発性，意欲，情緒の安定性，不安や恐怖心の程度，依存心の程度，障害受容などの状態

これら 3 つの要素のどれかに問題が生じると，ADL に支障をきたすことになる．つまり，患者・障害者の援助を進めていく場合，少なくともこれら 3 つの要素の状態を把握する必要がある．そして障害されている機能・能力を把握すると同時に，残っている機能・能力を的確に把握することが重要である．

■ 援助プログラムを検討する視点

具体的に，援助プログラムを検討する場合，次の視点が必要となる．
① 何ができないのか（各動作のどの行程ができないのか）
② なぜできないのか
③ どうすればできるようになるのか
④ どうすれば介助量の軽減になるのか
⑤ 何ができるのか
⑥ さらに良い方法や安全な方法はないか
⑦ 実際に日常的に行っているのか
⑧ 日常的に行っていないとすればその理由は何か
⑨ どうすれば日常的に行うようになるのか

■ 要求される対応

また，援助する場合の対応としては，次のような対応が要求される．
① チームとして統一した対応(同じ方法で援助を行う．介助が必要な場合は，どの行程をどのような手順でどの程度の介助を行うのかなど)
② 患者・障害者の自発性や意欲を向上させ，患者・障害者が自信をもつことができるように援助していく対応
③ 患者・障害者の意向や提案を尊重し，患者・障害者とともに行うという対応
④ 家族や介護者の協力を促すような対応

ADLの行動範囲としては，ベッド上から始め，ベッドの周囲，病室，病棟，施設，施設の外へと段階を経て，徐々に拡大していく．そして，最終的には退院後の生活環境，生活様式，家屋構造，介護者の状況などを考慮した具体的対応が必要となる．

1. 食事動作の自立援助

■ 食事動作の自立は病人意識から抜け出す第一歩

食事をとることは，栄養補給，エネルギーの補給そのものであり，活動の源である．食欲の程度や食事の内容などは，体調や心理的状態のバロメーターでもある．また，あまり意識はしていないが，食事をとること自体がひとつの楽しみとなっているのが普通である．

自ら食事をとることは，生きようとするひとつの意思表示であり，自分で食事をとる，あるいはとれるようになることは，病人意識から抜け出す第一歩である．

食事を介助する場合でも，機械的に行うのではなく，相手が何をどの程度食べたいのかなど本人の気持ちを確かめ，楽しい雰囲気をつくりだすように心がけることが重要である．

1）食事動作の行程に合わせた援助

食事動作の行程を分けると大きく次のようになる．
① 姿勢を保持する
② 箸やスプーン・フォークを持つ
③ 食物をすくう，さす，つまむ
④ 口に運び，入れる
⑤ 流動物を飲む

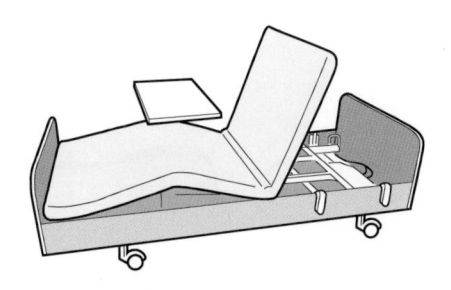

図4-8　特殊ベッド

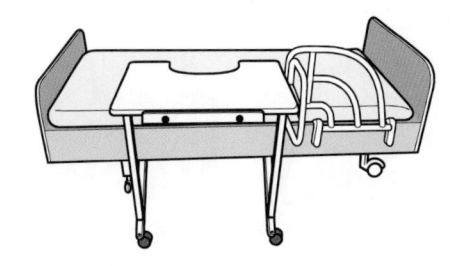

図4-9　高さ調節可能なテーブル

①姿勢を保持する

　脳血管障害者や脊髄損傷者など上・下肢の障害とともに体幹にも障害のある場合や，臥床期間が長く体力が低下している場合などは，自分で起きあがったり座位をとったりすることが困難であることが多い．このような患者・障害者に対しては，起立性低血圧や疲労などに気をつけながら，徐々に上体を起こし，できるだけ左右対称の姿勢をとれるようにしていく．

　(1) ベッド上座位の工夫：特殊ベッドの背上げ機能を利用すると，上体を起こす角度が調節しやすい．座位が不安定な時期には，臀部が前方にずれていき，適切な姿勢をとりづらくなる場合がある．この場合は，膝の下にクッションなどを置き，股関節と膝関節を屈曲させることにより，臀部が前方にずれるのを防ぐことができる．なお，特殊ベッドには背上げ機能の他に，股関節と膝関節を屈曲位に保持する機能が付いているのが一般的である（図4-8）．

　脳血管障害者や脊髄損傷者は，感覚障害や筋緊張のアンバランス，随意性の低下により左右対称の姿勢をとりづらいため，クッションなどにより調整する必要がある．

　とくに脊髄損傷者は，褥瘡の有無の確認や，褥瘡の予防のため臀部全体に圧がかかるようにする工夫のほか，褥瘡が生じやすい部位や褥瘡がある部位の除圧をする工夫が必要となる．

　(2) ベッド上端座位の工夫：ある程度耐久性と座位保持能力が向上してきた段階で，ベッド上端座位での食事を試みるようにする．この場合は，マットは少し硬めのほうが安定し，ベッドの高さは，両膝を90°よりやや内側に屈曲して足底がきちんと床に付く程度の高さになるように，ベッドそのものの高さを調節するか，足台のようなものを利用して調節する必要がある．また，食事用テーブルとして，キャスター付き（固定可能）で高さ調節が可能なテーブルを利用すると便利である（図4-9）．

　なお障害の原因や内容により，ベッド上端座位が困難な場合は直接車椅子座位での食事へ移行する．

　(3) 車椅子座位の工夫：さらに耐久性と座位保持能力が向上してきたならば，ベッド上ではなく車椅子に座って，食事をとるように促していく．車椅子座位でも臀部が前方にずれてしまう場合は，滑り止めシートやマット（図4-10）の利用や，座面の前方が高くなっている前後差のある車椅子用のクッション（図4-11）の利用など，座面の工夫が必要になる．座位の安定を保つために，各種のクッションや姿勢保持用具などを使用してみることも重要なことである．

　両下肢の筋緊張の過度の亢進や，逆に両下肢の筋力がないなどの理由により車椅子座位が安定しない場合は，下肢を固定するベルト（図4-12, 13）を使用するとよい．

②箸やスプーン・フォークを持つ

　(1) 柄を太くする：脳血管障害者など，一方の手の機能が残存していれば，持つこと自体に

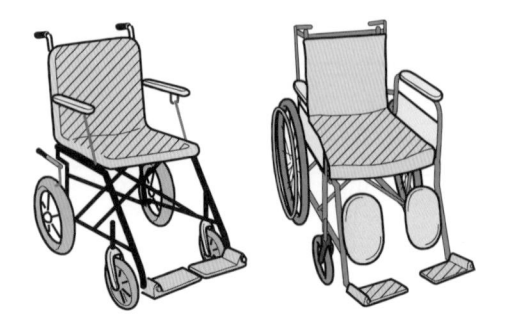

図4-10　滑り止めシートの利用（斜線部）

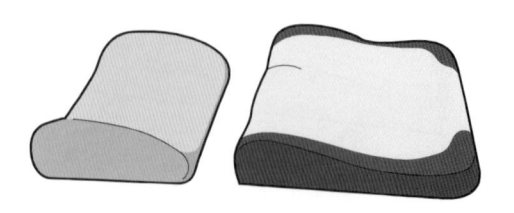

図4-11　車椅子用クッション（前後差あり）

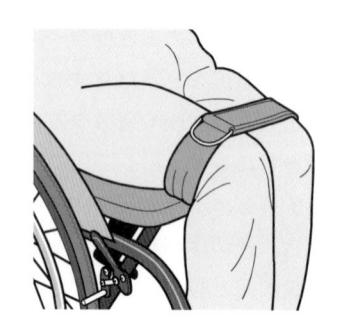

図4-12　下肢固定用ベルト（大腿部の固定）

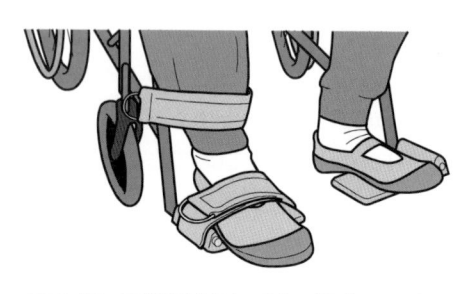

図4-13　下肢固定用ベルト（足部の固定）

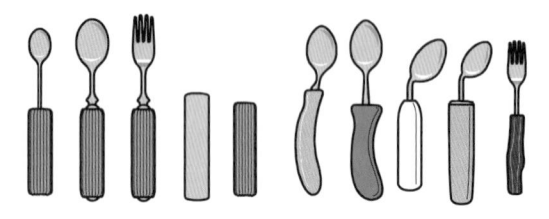

図4-14　柄を太くしたスプーンと筒状のスポンジをつけたスプーン

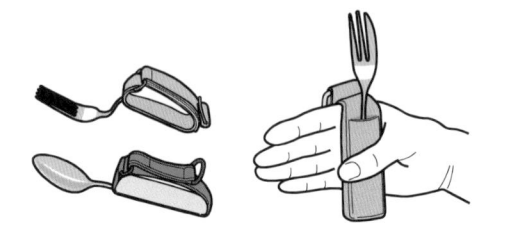

図4-15　万能カフとスプーン・フォーク

問題はない．手関節が動き，手指がある程度動く場合は，通常のスプーンなどの柄を手指にはさむ方法がある．また，柄そのものを太くして持ちやすくする，あるいは取り外し可能な筒状のスポンジを柄につけて持ちやすくする方法もある（図4-14）．手指の状態により，太くする程度や位置が微妙に異なるので注意する必要がある．

　（2）万能カフ：頸髄損傷者など手指の筋力がなく通常のスプーンなどを持てない場合に，一般的に用いられるのは，万能カフといわれるものである．これは，手掌側にポケットがあるベルト状のものを手に巻き付け，このポケットにスプーンなどの柄を入れ，結果として持った状態となるように工夫されたものである（図4-15）．なお万能カフは角度が一定であるが，角度をある程度上下左右に変えられるカフもある．ほかに柄の部分が形状記憶の可能な材質でできており，使用者の手の形状にあわせた柄の形を作ることが可能なものもある（図4-16）．

　（3）万能カフと手関節装具：手指の動きがなく，なおかつ手関節の動きが弱いか，ない場合

図 4-16　柄を使用者の手の形状に合わすことが可能なスプーン

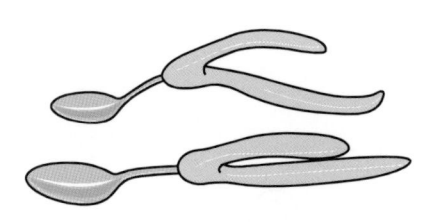

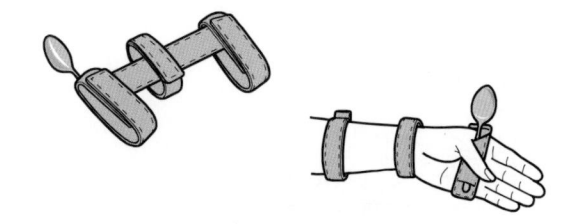

図 4-17　万能カフと手関節装具

は，前述した万能カフと手関節を適切な角度に保持する装具などが必要となる（図 4-17）．

■ ③食物をすくう，さす，つまむ

　(1) 食物が逃げない食器と食器が動かない工夫：通常の食器では食物が逃げてしまい，うまくすくえない場合は，深めの皿やまわりが内側にそり曲がっている皿などを使用するとよい．また，食器が動かないように食器の下にぬれタオルや滑り止めシートを敷くのもよい．なお滑り止め加工されたお盆もある．

　(2) テーブルの高さや角度の工夫：腕の筋力が弱いあるいは関節の動きに制限があるなどの理由で手が伸びず，食物をうまくすくえない場合は，テーブルの高さや角度を調整することにより問題が解決される場合もある．また食器の位置についても考慮する必要がある．

　(3) 食物の大きさや硬さの工夫：食物の大きさや硬さなども，すくったり，つまんだりするのに影響するため，事前の工夫が必要となる．

　(4) スプーンなどの柄の長さ，角度の調整：頸髄損傷者など，細かい動きができない場合は，スプーンなどの柄の長さや角度など細かい調整が必要となることが多い．最近は比較的自由に角度や向きの調整が可能なスプーンもあり，使用してみるのもよい．

■ ④口まで運び，入れる

　患者・障害者によっては，食物をすくえても，口に運ぶまでにこぼれてしまう，あるいは口まで運ぶことはできるが，口の中にうまく入れられない場合が意外と多い．

　口まで運び入れる動作は，上肢の動きと体幹，頭部，口の動きがうまく協調して始めてできる動作であり，上肢の能力だけでなく体幹など，つまり姿勢保持能力と密接に関係した動作であることを念頭に置く必要がある．

　(1) スプーンの柄の長さや角度の調整：前述したように，頸髄損傷者やリウマチの人などの場合は，スプーンなどの柄の長さや角度の調整が必要となる．

　(2) 上肢を空中に保持する工夫：頸髄損傷者や筋ジストロフィー症などで，体幹筋が弱くしかも上肢の筋力が弱い場合は，スプーンなどを口までもっていくこと自体が困難となる．このような場合は，スプーンなどの柄の長さや角度の調整のほかに，上肢を空中に保持する工夫が必要となり，これには上から上肢を吊すもの（図 4-18）が一般的である．なお，車椅子またはテーブルあるいはその両方に取り付けることが可能なものがあるが，どのようなところに設置するのか，よく検討する必要がある．

　(3) テーブルの上に置いた肘などを支点とする：上肢を空中に保持することが困難な場合，肘あるいは前腕部をテーブルの上に置き，そこを支点として食物を口に運び，入れる方法もある．ただし，この場合は体幹の前傾を必要とするので，体幹の動きがある程度可能な状態でな

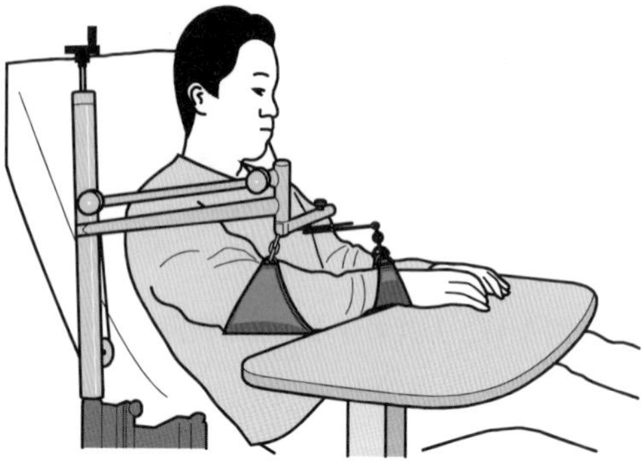

図4-18 上肢を保持する用具（吊すタイプ）

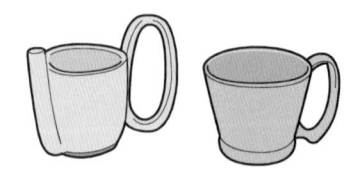

図4-19 握り柄の大きいカップ

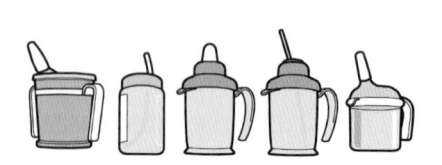

図4-20 流動物（流動食・液体）用の各種の容器

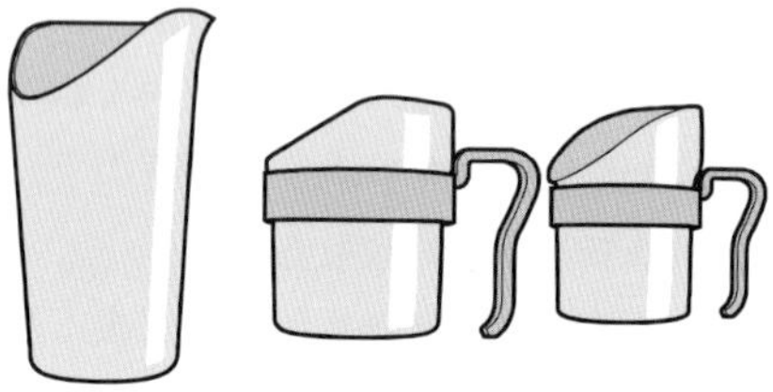

図4-21 縁の一部が滑らかに切り込まれたカップ

ければならない．

■ ⑤流動物を飲む

（1）握り柄の工夫とストロー：通常の柄のカップだと持てない場合は，握り柄の大きいもの（図4-19）を利用すると，持つ，あるいは引っかけることができてよい．また，ストローの利用や，軟性ビニールのチューブをストローのかわりに利用するなどの工夫も必要となる．

（2）飲む能力に応じた工夫：嚥下障害など飲む能力そのものに問題がある場合は，一度に吸い込む，あるいは飲み込む量や流動物そのものの成分の調整が必要となる．このような状況に対応できるように，例えば押すと吸い込みやすいもの，成分に応じて吸い口が替えられるもの（図4-20），あるいは頭部を後ろにそらなくても飲めるようにカップの縁が工夫されたもの（図4-21）など流動物用の容器が各種工夫されている．

（3）寝たままでも飲める工夫：寝たままでも飲めるように工夫されたものが各種あるので利用するとよいが，自分で行うには持つ力が必要となり，また，ストローを利用する場合はあまり長いと吸い込むことが困難な場合もあるなど注意を要する．

2）食事動作に伴う留意点

そのほかに食事動作に伴う留意点をいくつかあげておく．

■ 嚥下障害がある場合

飲み込みやすい姿勢の調整のほかに，食物の大きさ，硬さ，温度などの調整が必要となり，調理スタッフとの協議・検討を要する．

■ 視野障害あるいは半側無視がある場合
　　食器や食物を見やすい側に設定し，配置を確認する必要があり，途中でも声かけなど見えにくい側への注意を促すようにする必要がある．

■ 顔面や口腔に運動麻痺・感覚麻痺がある場合
　　頬や舌の動きが悪いため麻痺側に食物がたまりやすく，また食物が残っていても分からない場合や，食べこぼしても分からない場合があるため，食後に鏡を見て口の周囲や口腔内の衛生管理に気をつけるように指導していく必要がある．

2. 排泄動作の自立援助

■ 排泄のコントロール

　　排泄は人間にとってひとつの生理現象にすぎないが，社会生活においては，大きな意味をもっている．排泄動作の自立あるいは排泄自体のコントロールが可能になることは，端的にいえば外出することが可能となり，行動範囲が拡大することとなる．

　　尿意や便意の有無は重要であるが，尿意や便意がなくても，意識が明瞭であれば排泄のコントロールは十分可能になることを念頭に置く必要がある．

　　臥床状態であっても尿意や便意がある場合は，きちんと意思表示ができるような方向へ指導していく．また，尿意や便意が不明確な場合は，定期的に排泄を誘導するなどの方法をとるようにする．

　　排泄する場所も，体調や動作能力に応じてベッド上，ベッド周囲(ポータブルトイレの利用)，トイレへと替えていくことが，病人意識から脱け出す一つの機会となる．このことは，介助を要する場合でも同様である．

1) 排泄動作の行程に合わせた援助

　　排尿・排便ともに洋式便器を使用する場合の動作の行程は，大きく次のように分けられる．
　① 便座に対して適切な位置をとる
　② 下衣をおろす
　③ 便座に座る
　④ 排泄をする
　⑤ 尻拭きなど後始末をする
　⑥ 下衣を上げる
　⑦ もどる

■ ①便座に対して適切な位置をとる(車椅子利用者)

　　歩行可能な人は，とくに問題はない．この行程で問題になるのは車椅子利用者である．脳血管障害者で片麻痺の場合の原則は次の手順で行う．
　　(1) 健側を便座のほうにして近づく．
　　(2) 車椅子を便座に対して30°〜45°の範囲(図4-22)で設定する．
　　(3) 車椅子のブレーキを左右ともに確実にかける．
　　(4) 車椅子のフットプレートから患側下肢をおろし，フットプレートを上げる．
　　(5) 患側下肢の膝を曲げ，足底をきちんと床につける．とくに感覚障害のある場合は，きちんと確認する必要がある．

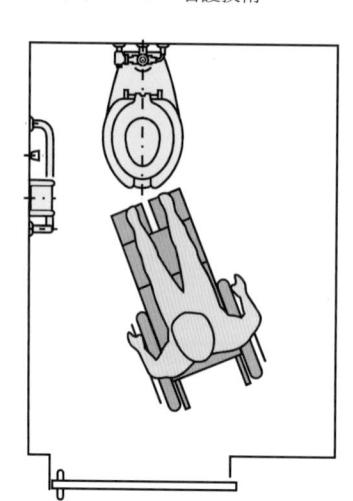

図 4-22　車椅子と便器の位置（洋式便器）

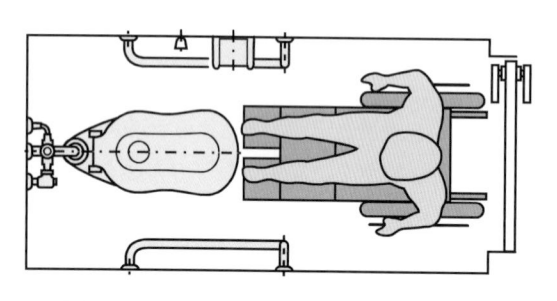

図 4-23　車椅子と便器の位置（楕円形便器）

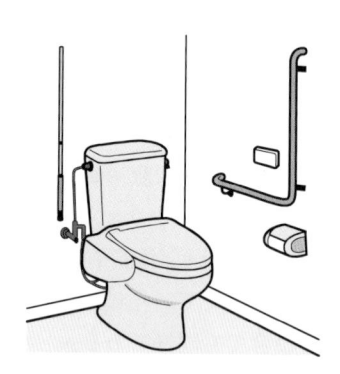

図 4-24　L字型手すりの利用

(6) 健側下肢の膝を 90°よりやや内側に曲げて立つ準備をする．

　脊髄損傷者で，両上肢によるプッシュアップを利用して車椅子から便座に移乗できる場合は，脳血管障害者と同様の位置関係に設定するとよい．プッシュアップが不十分な場合は，通常の便器ではなく，楕円形の長めの便器を利用し，前方移乗の方法をとれるように車椅子を便器に対して正面につける（図 4-23）．

■ ❷下衣をおろす

　脳血管障害者で，片手しか使用できないが立位が安定している場合は，左右前後と交互におろしていけば，片手でも十分下衣をおろすことは可能となる．

　(1) 立位が不安定な場合：立位が不安定な場合は，L字型手すり（図 4-24）の縦の部分に体をもたせかけるか，壁などに頭や体をつけて立位の安定を図った上で，下衣をおろす方法（図 4-25）を指導する．最初は恐怖心が強く，なかなかできないが，少しずつおろす範囲を広げていき，根気よく指導する必要がある．

　(2) 手がうまく動かない場合：リウマチや頸髄損傷の不全麻痺などにより，立位は安定しているが，手が届かないあるいは手指がうまく動かないために，下衣をおろせない場合は，ズボンなどのウエストの左右に紐などでループをつけ，これに指をひっかけておろすか，リーチャー（図 4-26）を併用する方法を指導する．

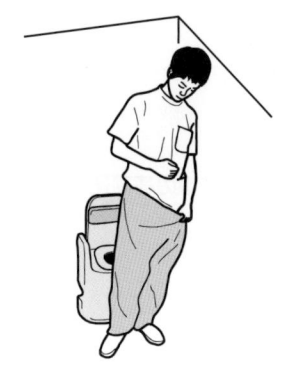

図4-25　壁に寄りかかる方法

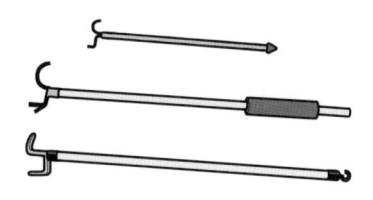

図4-26　各種のリーチャー

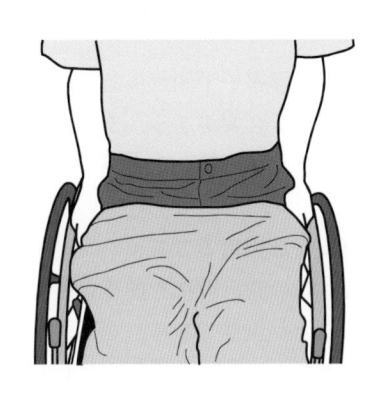

図4-27　車椅子上で下衣をおろす方法
（脊髄損傷者の場合）

　(3) 車椅子上で下衣をおろす方法：立位がとれない脊髄損傷者でも車椅子上で下衣をおろす方法を指導する．
両上肢が問題ない場合：両上肢が問題ない場合は，次の手順でおろす動作を指導する．
　1．プッシュアップをして臀部を前方に移す．
　2．左右の指でズボンのウエストを持つ．
　3．ズボンを持ったままプッシュアップをし，臀部を後方に引く（図4-27）．
プッシュアップできない場合：両上肢の筋力が弱くプッシュアップができない場合は，車椅子のアームレストに寄りかかる，介助用のグリップに腕をひっかけるなどをしてバランスをとり，上体を左右前後に傾けながら，もう一方の手で下衣を少しずつおろしていき，この動作を繰り返すことにより下衣をおろす方法を指導する．なお，この方法は便座上でおろす方法にも応用できる．
下肢の筋緊張が強い場合：立位はとれないが，下肢の筋緊張が強い場合は，上体を車椅子の背もたれに寄りかかり，両下肢をフットプレートの上でつっぱり，臀部を座面から浮かし，その間に手でおろす方法を指導する場合もある．

■ ③便座に座る
　車椅子利用者で，一度立位をとってから便座に座る場合に，車椅子から立ち上がることが困難なことが多い．その理由のひとつとして，上体を前傾し体重を前方に移動することがうまくできないことがあげられる．このような場合は，つぎのポイントをきちんと指導する必要がある．

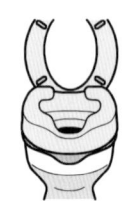

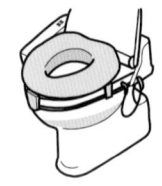

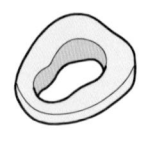

図4-28 各種の補高便座

1. 臀部をできるだけ座面の前方に移す．
2. 次に上体を前傾し，反動をつけるようにして前方に立ち上がる．
3. 車椅子のアームレストを利用する場合は，下に押しつけるように腕に力を入れる．
4. L字型などの手すりを利用する場合は，体を引き上げるように腕に力を入れる．

立ち上がった後は，脳血管障害者などは健側下肢を軸にしながら向きを変え，上体を前傾しながらゆっくりと座るように指導する．

(1) 適切な位置に座る指導：脳血管障害者などで視野障害や半側無視あるいは注意障害がある場合は，便座の位置を確認してから座るように指導する必要がある．また，感覚が障害されている場合は，適切な位置に座るあるいは姿勢を保つことが困難なことが多く，位置の確認や声かけなど適切な指導が必要となる．

(2) プッシュアップで便座に移乗する場合の注意：脊髄損傷者でプッシュアップにより車椅子から便座に移乗する場合は，手すりが必要となる．この時，臀部を便座などにぶつけたりこすったりしないように，確実に行うように指導することが重要である．もし，こすった気配がしたときは，傷や発赤の有無を確認しておく必要がある．また，そのままにしておくと褥瘡の原因となる可能性が大きいことを，患者自身にも十分すぎるぐらいに指導・教育をしておかなければならない．

(3) 通常の高さの便座に座れない場合の工夫：リウマチや変形性関節症などにより下肢の関節の可動域に制限があると，通常の高さの便座に座れない場合がある．このような場合は，補高便座を利用するとよい．補高便座には，ネジで止めるもの，置くだけのもの，柔らかい材質のものなどいろいろなものがある（図4-28）．逆に小柄な体格の人の場合など，便座に座っても両足がきちんと床面につかないときは，床に適当な厚さの板などを置いて調整する必要がある．

■ ④排泄をする

(1) 脊髄損傷者の場合：腹圧や手圧などの方法を指導するほかに，尿意や便意がない場合は，それに替わるサイン，例えば額に汗をかく，寒気がする，頭痛がする，お腹が張ってくるなどのサインを見つけ出すことも必要となる．脊髄損傷者にとって排便は，相当体力を要する動作であり，排便後の疲労の訴えなど体調の把握をしておく必要がある．

(2) 脳血管障害者の場合：脳血管障害者の場合，便秘傾向になりやすいため食物の成分や水分の補給に注意する必要がある．そのほかに注意力障害のある場合は，きちんと排泄し終わらないうちに終了してしまうことがあるため，確認をする必要がある．

■ ⑤尻拭きをする

(1) トイレットペーパーの位置：脳血管障害者の場合，原則としてトイレットペーパーを健側にくるように設置する．紙を切る場合は，紙を健側の手のひらに巻き付けてロールを押さえつけながら，ひきちぎるように指導する．

(2) 尻拭きの方法：排便後の尻拭きは，後部から手を回すのが普通であるが，脳血管障害者

などの場合は，臀部の一方を浮かし，片側に体重を掛ける動作が困難なため，前方から拭くように指導することが多くなる．この方法を指導するときは，とくに女性の場合は衛生管理の指導も必要となる．

（3）温水洗浄便座の利用：リウマチなどのように上肢の関節可動域に制限がある場合は，適当な長さの棒などにトイレットペーパーを巻きつけて拭く方法もあるが，最近では頸髄損傷者などを含め，温水洗浄便座を利用することが多い．

■ ⑥下衣を上げる，もどる

下衣を上げてもどる動作は，原則として下衣を下げる，便座に座る動作の逆の手順で行う．

2）排泄動作に伴う留意点

そのほかに排泄動作に伴う留意点をいくつかあげておく．

■ 脳血管障害者が立位で排泄する場合

最初のうちは，緊張して排泄自体がうまくいかないことが多いが，手すりなどを利用して徐々に慣れていくようにする．車椅子利用者の留意点を次に上げる．

① 車椅子を小便器に対して正面になるように設置する（車椅子が適切な位置についていないと，立ち上がりや立位保持に支障をきたすこととなる）．
② 車椅子のブレーキをかけ，患側下肢をフットプレートからおろし，フットプレートをきちんとあげる（患側への注意が不十分な場合が多いため，きちんと指導・確認する）．
③ 両下肢の足底をきちんと床面につけてから立ち上がり，手すりに寄りかかるなどをして立位を安定させる（とくに感覚障害がある場合や膝関節が屈曲しやすい場合は，バランスをくずしやすいので十分注意する必要がある）．
④ 立位の安定を確認してから，下衣を下げるか下衣の前を開き，ペニスを出す（ペニスをきちんと出さないため，下衣を汚すことが多いので，きちんと指導する必要がある）．
⑤ 排尿がきちんと終了したことを確認して下衣を上げ，車椅子に座る（排尿がきちんと終了しないうちに下衣を上げることが多いので確認を要す）．

■ 自己導尿について（脊髄損傷者の場合）

自己導尿は，最初はベッド上で練習し，次に車椅子座位，便器上座位でもできるように指導していく．指導のポイントを次にあげる．

① 両下肢の痙性が強いなどの理由により，適切に開脚できない場合は，両下肢を開脚状態に保つ用具（図4-29）を作成し利用するとよい．
② 女性の場合は，さらに鏡を必要とするため，適切な角度に鏡を固定する用具の工夫などの指導も必要となる．
③ 頸髄損傷者は，手指が思うように動かないため，カテーテルの取り出しや消毒綿のケースの蓋の開閉ができるように，リングなどを取り付ける必要がある．

■ 下衣の工夫

立位で排尿をする場合や自己導尿を行う場合，ズボンなどの前開き用ジッパーにリングを取り付け，上げ下ろしがしやすくなるように工夫する（図4-30）．

また，女性の生理時の対応は，前開きの下着を作るか，市販されている前開き下着を利用し，下着の上げ下ろしをしなくてもパッドを交換できるようにするとよい．

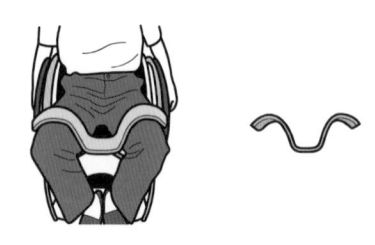

図4-29　両下肢を開脚状態に保つ用具

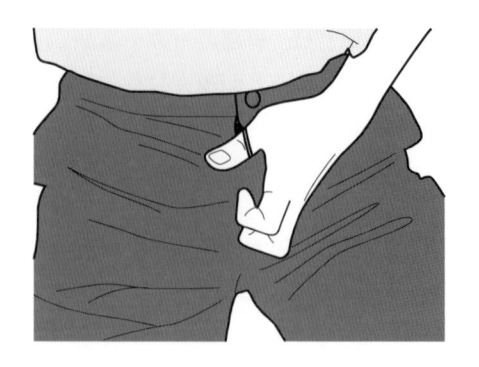

図4-30　リングを取り付けたジッパー

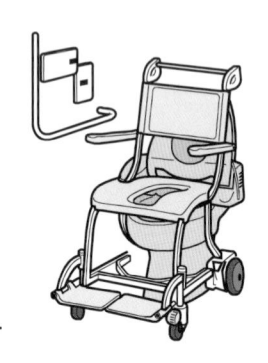

図4-31　トイレ兼用のシャワーキャリー

■ 摘便について

　摘便には，自己摘便と介助による摘便とがあるが，摘便を介助で行う場合は，トイレ兼用のシャワーキャリー（図4-31）を利用すると便器上でも可能となり，ベッド上で行うよりも心理的に落ち着いた状況で行うことができる．

■ 排尿・排便のコントロールの指導

　排泄は食事と同様，体調のバロメータであり，排尿・排便のコントロールは，飲食物の質・量，生活のリズムなどの適切な指導から始まることを念頭に置く必要がある．

3. 入浴動作の自立援助

■ 全身状態の把握と安全確保

　入浴は，ただ単に皮膚の衛生を保つだけではなく，温熱効果により血液の循環をよくし，筋の緊張をリラックスさせることにより疲労回復にも役立つ．また心理的にもゆったりとした気持ちになれる時間でもある．しかし，患者・障害者が在宅生活をするにあたって，排泄動作以上にいろいろな問題を解決していかなければならない動作である．

　最初のうちは，不安感や恐怖心をもちやすいため，できるだけ心身ともにリラックスできる雰囲気づくりをすることが大切となる．それと同時に，皮膚や関節の状態，さらに全身の状態を直接観察し把握できる機会であり，患者・障害者とコミュニケーションをとりやすい機会でもあることを念頭に置く必要がある．

　患者・障害者が，入浴すること自体に慣れてきたならば，介助浴のうちから，患者・障害者自身が動かせる部分は動かすように促し，受け身の状態から，いっしょに入浴する状態へと変

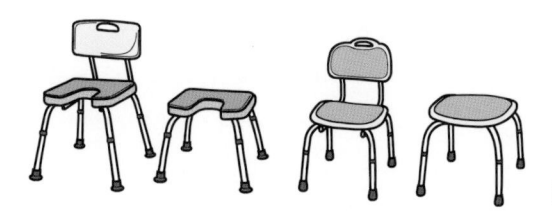

図 4-32　各種のシャワーチェア

化させていく必要がある．ただし，入浴は血圧や心機能の変化，さらに転倒など危険を伴う動作であるため，全身状態の把握とともに安全確保を優先させた対応が求められる．

1）入浴動作の行程に合わせた援助

入浴動作の行程を大きく分けると次のようになる（衣服の着脱は，次項を参照）．
① 洗い場まで移動し，座位をとる
② 体を流す（シャワー）
③ 洗う準備をする
④ 体幹を洗う
⑤ 上肢を洗う
⑥ 下肢を洗う
⑦ 洗髪をする
⑧ 浴槽に入り，座位を保つ
⑨ 立ち上がり，浴槽から出る
⑩ タオルを絞り，体を拭く
⑪ 脱衣室に戻る

■①洗い場まで移動し，座位をとる

(1) 転倒防止の工夫：歩行が比較的安定していても，洗い場が濡れている場合は，転倒しないように注意をする必要がある．とくにタイルなど滑りやすい材質の場合は，洗い場用の滑り止めマットを利用するようにする．

脳血管障害者などで患側下肢に体重をうまくかけられない場合は，手すりや杖，状況によってはプラスチック製の下肢装具を利用することも検討する．

(2) シャワーチェア（入浴用椅子）の利用：次に，洗い場に座り座位を安定しなければならないが，椅子座位が安定している人は，シャワーチェア（図4-32）などを利用するとよい．このとき，脳血管障害者で歩行している場合は，健側下肢のほうからシャワーチェアの前に移動していくほうが移動しやすく座位をとりやすい．また，車椅子を利用している場合は，健側下肢がシャワーチェアのほうにくるように車椅子を近づけ，手すりにつかまり，健側下肢を中心にして体を回転させて，シャワーチェアに座るように指導する．

リウマチなどで下肢の関節可動域に制限がある場合は，シャワーチェアの高さ自体を調節するか，座面にマットなどを敷くなどして高さを調整する必要がある．

(3) 椅子座位がとれない場合：脊髄損傷で椅子座位がとれない場合は，洗い場にマットを敷いて，長座位をとるようにする．それでも不安定な場合は，床面のほかに壁面にもマットを用いて，もたれかけるようにする必要がある．そうすることにより，部分的にでも自分で洗える

部位が多くなり，介助する場合でも介助しやすくなる．

(4) 移動や座位保持が困難な場合：移動や座位保持が困難な場合は，シャワーキャリーを利用するとよい．

❷体を流す（シャワー）

(1) 湯の温度の調整：この行程でとくに注意を要するのは，感覚障害がある場合であり，湯の温度を確認する場合は，必ず感覚が正常な部位で確認をするように指導する必要がある．

(2) シャワー操作：脳血管障害者などで，注意力や学習能力が低下している場合は，シャワーの操作方法をなかなか覚えられない，あるいはシャワーを患側にかけず健側のみにかけて終了することが多いため，デモンストレーションなどを行い，きちんと指導・確認が必要になる．

❸洗う準備をする

(1) 用具の確認：体や手足をスムーズに動かせる人が少ないため，あらかじめタオル，石けん，シャンプーなどを適当な位置に置き，確認しておく必要がある．また，シャンプー，リンス，ボディシャンプーなどが同じような容器に入っており区別できない人もいるので，わかりやすくする工夫も必要となる．

(2) タオルに石けんをつける工夫：タオルに石けんをつける場合，液状のものであればタオルを置いてたらすとよいが，固形石けんを使用する場合は，タオルを固定する必要がある．脳血管障害者で片手しか使えない場合は，椅子の座面と健側大腿部後面との間にタオルの端を入れて押さえつけ，大腿部にタオルを巻いて固定し，石けんをつける．洗い場に直接座っているときも，健側大腿部に巻きつけて固定する方法を指導する．また，手指を思うように動かせず，石けんをつかめない場合は，果物などを入れるネット状の袋の中に石けんを入れると滑り止めとなる．

❹体幹を洗う

(1) 片手しか使えない場合：脳血管障害者で片手しか使えない場合は長柄ブラシ（図4-33）や，2枚のナイロンタオル（あかすりタオル）の各々の端を縫いつけ，たすき状にしたもの（図4-34）を使用すると背中も洗いやすくなる．

手指にある程度ひっかけることが可能であれば，ナイロンタオルの両端にループをつけたもの（図4-35）を使用する方法もある．

(2) 手指が動かない場合：両上肢の手指がほとんど動かない場合は，ナイロンタオルをミトン状にして，手首の部位で止めるようにしたもの（図4-36）を利用すると，背中を洗うのは困難であるが，手の届く範囲であれば洗うことができるので，可能なかぎり自分で行うように指導していく．

(3) 背中を洗う工夫：椅子座位や長座位が安定している人は，比較的背中も洗いやすいが高位脊髄損傷者のように，長座位で壁によりかかっている人の場合は，上体を両下肢の上に前傾することにより背中を洗うことが可能となることもある．

(4) 臀部を洗う工夫：臀部を洗う場合は，椅子座位であれば，一度立位をとってから洗うか，座ったまま椅子の座面上で臀部を左右に少しずつ動かして洗う方法を指導する．長座位であれば，左右の斜め前方に上体を倒して洗うか，左右交互に半側臥位になって洗う方法を指導する．

❺上肢を洗う

(1) 片手しか使えない場合：脳血管障害者で片手しか使えない場合は，健側上肢を洗うことが困難であるが，固形石けんをタオルにつけるときと同じ要領でタオルを固定しておき，健側

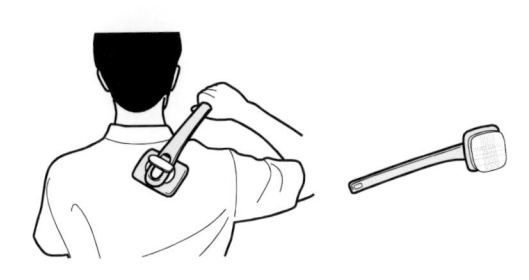

図 4-33　長柄ブラシ

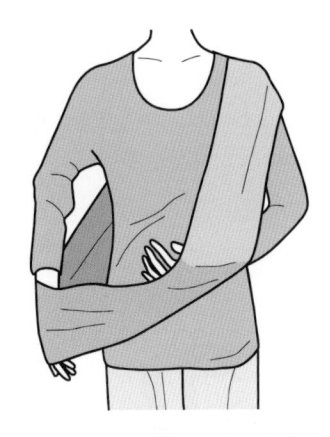

図 4-34　たすき状に工夫したタオル

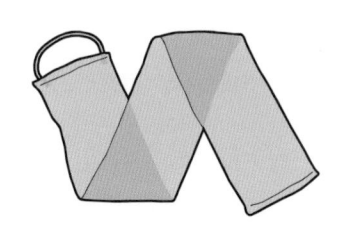

図 4-35　ループを付けて工夫したタオル

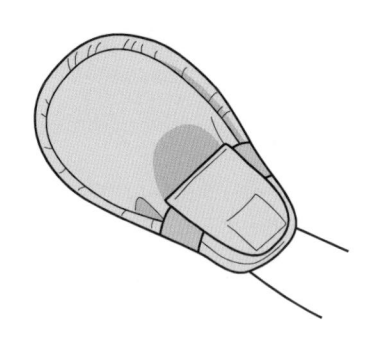

図 4-36　ミトン状に工夫したタオル

上肢をタオルにこするようにして洗う方法を指導する．洗い場に座っている場合は，健側下肢の膝を立ててタオルを巻きつける方法で行うと，より洗いやすくなる．長柄ブラシでもほぼ同じ方法で可能である．

　(2) 患側上肢がある程度動く場合：患側上肢がある程度動くが，タオルをきちんと持てない場合は，前述したミトン状のものを利用するように指導する．

■ ⑥下肢を洗う
　(1) 上体の前傾が困難な場合：脳血管障害者やリウマチなどで椅子座位の場合，下肢を洗うために上体を前傾するのが困難な人が多い．このような場合は，前述した長柄ブラシを使用する方法を指導する．
　(2) 長座位が不安定な場合：洗い場に座っている人で長座位やあぐら座位が安定している人は，とくに問題はないが，不安定な人は，上体を斜め前方に倒して肘で上体を支え，もう一方の上肢で下肢を洗う方法を指導する．

■ ⑦洗髪をする
　(1) 注意力が低下している場合：片手が自由に使える場合は，洗髪自体は可能であり，大きな問題はない．しかし，脳血管障害者で注意力が低下している場合は，髪をぬらさずにシャンプーをつける，あるいは患側のほうの頭を洗わないか，洗っても不十分なことが多い（このことは，体幹，上肢，下肢についても同様である）ため，声かけをするなど細かい指示や指導が

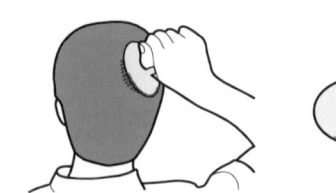

図4-37　指を通せる洗髪用ブラシ

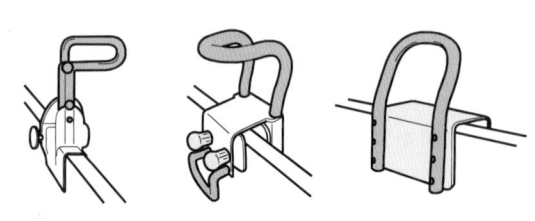

図4-38　各種の浴槽用手すり（着脱可能）

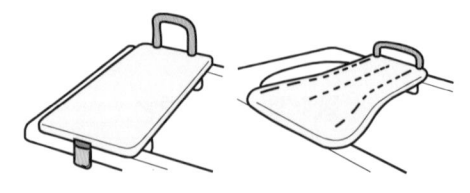

図4-39　バスボード

必要となる．
　（2）手が頭に届かない場合：リウマチなどで手が頭に届かない場合は，角度を調節した長柄ブラシを利用することにより可能となることもある．
　（3）指先に力が入らない場合：頸髄損傷などで，手は頭に届くが指先に力が入らず洗髪できない場合は，市販されている洗髪用ブラシにリングなどをつけ，指先に取り付けられるように工夫したものや，指が通せるようになっている洗髪用ブラシ（図4-37）を使用することもある．

■ ❽浴槽に入り，座位を保つ
　（1）手すりの利用：立位が比較的安定している場合でも，浴槽をまたいで入るのは，バランスを崩しやすく危険を伴うことが多いため，浴槽に直接取り付けられる浴槽用手すり（図4-38）が各種市販されているので，これらを利用することも考えられる．ただし，浴槽の大きさや手すりを取り付ける位置によっては，かえって出入りの妨げとなることもあり，十分な検討が必要である．また，取り付け方法によっては，力を入れる方向に注意を要する場合があることも，使用前に確認をしておく必要がある．
　（2）脳血管障害者の浴槽の入り方：脳血管障害者の浴槽の入り方は，バスボード（図4-39）という用具を使用するのが一般的であり，バスボードを浴槽に渡し，これに腰掛けて入る方法（図4-40）を指導する．半埋め込み型の浴槽の場合は，浴槽と同じ高さのシャワーチェアを利用して同じように指導するが，バランスを崩さないように，ゆっくり動くように指導することが大切である．
　（3）脊髄損傷者の浴槽の入り方：脊髄損傷者の場合は，両上肢でプッシュアップして浴槽に入るが，基本的には洗い場と浴槽の高さが同じ高さになるように設定する必要がある．
　（4）浴槽内に体を沈めるときの注意：次に浴槽内に体を沈め，座位を保つ行程で注意を要するのは，障害のある下肢が浮いてしまい，臀部が前方にずれ，頭が沈みそうになることがあるため，浴槽の縁や手すりにつかまり，ゆっくりと体を沈めていくように指導することであり，危険が生じそうになったら，すぐに対応できるようにしておくことである．一度危険な体験をすると，恐怖心が強くなり，入浴そのものを拒否するようになる可能性があるため，十分に注

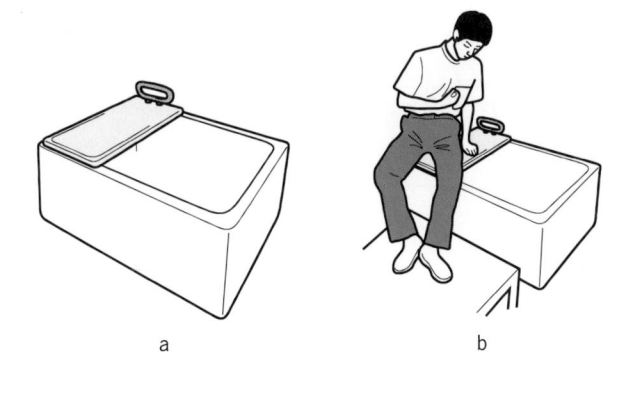

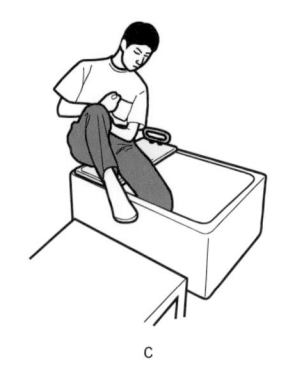

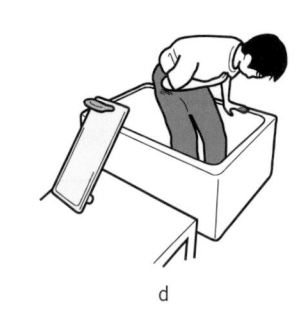

図 4-40 バスボードを利用した浴槽の入り方（脳血管障害者で右片麻痺の場合）
a 浴槽の大きさに合わせてバスボードの固定具を調整し，浴槽に渡す．
b 健側を浴槽の方にして，斜めに腰掛ける．
c 健側の足を先に浴槽内に入れ，臀部をバスボードの上で浴槽側にずらす．
　次に，健側の手で（あるいは介助者が）患側の足を持ち，浴槽内に入れる．
d 健側の手で浴槽の縁あるいは手すりにつかまって立ち，バスボードをはずしてから，体を沈める．

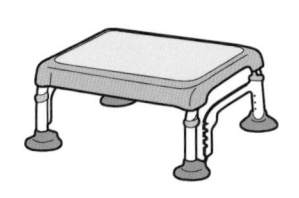

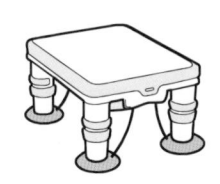

図 4-41 浴槽内用の椅子（高さ固定型と調節型とがある）

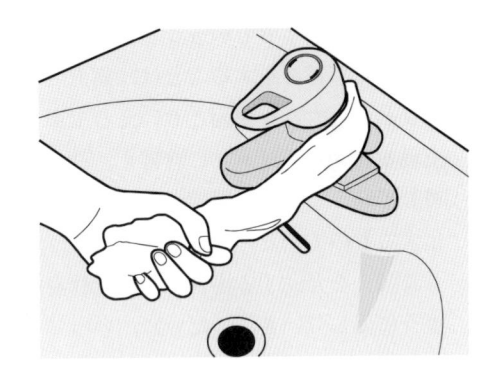

図 4-42 蛇口を利用したタオル絞り

意する必要がある．
　(5) 浴槽内椅子の利用：下肢の関節可動域に制限がある，あるいは筋力が弱い場合などは，浴槽の底までしゃがむのが困難なことが多い．このようなときは，浴槽内で使用できる椅子（図4-41）を利用する．

■ **❾立ち上がり，浴槽から出る**
　脳血管障害者などのように，立ち上がる力が弱い，あるいはバランスを崩しやすい場合は，前述した浴槽内椅子を利用するとよい．また，前述したバスボードに一度腰掛けてから出る場合は，必ずしも健側下肢から出入りするように指導するとは限らず，入るときとは反対側の下

肢から出るように指導することもある．

■ ⑩タオルを絞り，体を拭く

片手しか使えない場合や，両手が使えても力が弱い場合は，水道の蛇口にタオルを巻きつけることにより絞ることは可能となる（図4-42）．しかし，十分に絞りきれないこともあるため，念のため乾いたタオルを余分に用意しておくように指導する．

■ ⑪脱衣室にもどる

洗い場までの移動と原則として同じように行う．

2）入浴動作に伴う留意点

そのほかに入浴動作に伴う留意点をいくつかあげておく．
① 全身状態，とくに血圧や心機能，感染症などに注意する．
② 急激な温度変化を避けるため，事前に浴室や脱衣室の温度調節を行っておく．
③ 一般に，熱い湯に急に入ることは避けるように注意する．
④ 体調などの変化のほかに，転倒などにも十分注意する．
⑤ とくに浴槽内での状況変化に対応できるように，緊急時の体制作りをしておく．

4. 更衣動作の自立援助

■ 入院中から着替えの習慣をつける

普段の生活を考えると，朝起きて着替えをするのが普通である．着替えずにいるのは，休日かあるいは病気などで体調が悪いときぐらいであろう．普段はあまり意識していないが，朝起きて着替えをするということは，毎日の社会生活を過ごす行動の始まりともいえる．つまり，朝起きて着替えをすることは，病人という特別の状態から，社会生活を過ごす状態に変化させるひとつの大きな要因ともいえるであろう．したがって，入院生活においても状況が許す限り，夜寝るときにパジャマに着替え，朝は普通の服装か体を動かしやすい服装に着替えるように指導していくことが必要であろう．自分でできなくても介助にて着替えることでも，気持ちが変化するものである．

着替えを介助する場合でも，受け身的状態から患者・障害者自身ができることは自分で行うように促していき，しだいに，いっしょに行う，自分で行う状態に変化させていく指導が必要となる．この場合，同じような障害がある人との接触をもつ機会を提供することも大切なことである．

1）更衣の対象（部位）に合わせた援助

更衣は，上衣（前開き型），上衣（かぶり型），下衣，靴下，靴，下肢装具の着脱に分けられるため，更衣する対象（部位）に分けて説明する．

■ 上衣（前開き型）の着脱

（1）片麻痺のある場合：脳血管障害者の場合，一般的には患側の袖から通す方法（図4-43）を指導し，健側の袖から脱ぐ方法を指導する．

（2）可動域制限のある場合：肩関節などに可動域制限があると，服を背に回すのが困難となる．このような場合は，靴べらあるいはリーチャーなどを利用した方法（図4-44）を指導する．

（3）手指に障害がある場合：手指に障害がある場合は，ボタンやファスナーをするのが難し

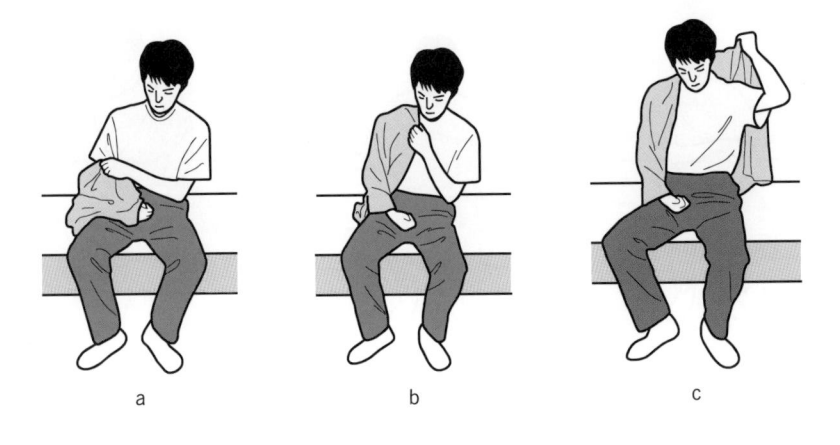

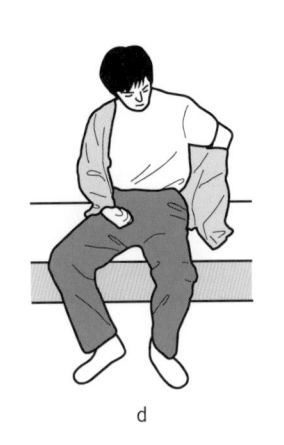

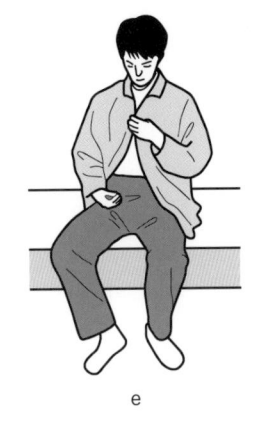

図 4-43 上衣(前開き型)の着方(脳血管障害者で右片麻痺の場合)
a 健側の手で患側の袖を通す.
b 患側の袖は,肩まできちんと上げる.
c 首のうしろに健側の手を回して,襟を持って背中に大きく回す.
d 健側の手をうしろに回して,袖を通す.
e ボタン(ファスナー)をする.

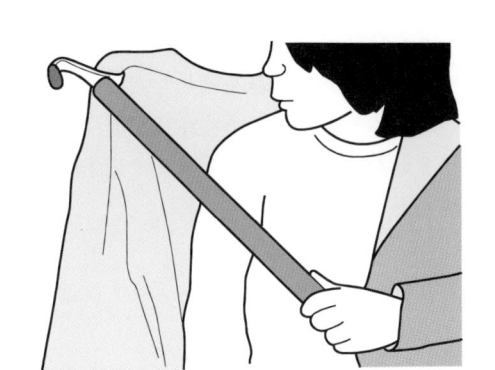

図 4-44 リーチャー(あるいは靴べら)の利用

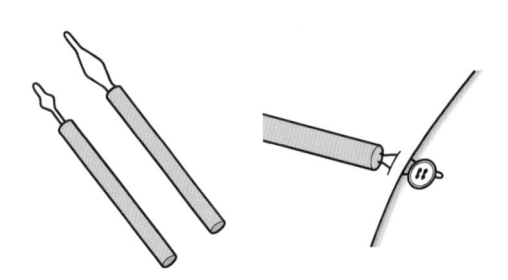

図 4-45 ボタンエイドの利用

いことが多い.ボタンはボタンエイド(図 4-45)を利用し,必要に応じて柄の長さを調節する.ボタンを飾りボタンとし,マジックテープを利用する方法もある.ファスナーは,練習すると片手でも十分できるようになるが,引き上げたり押さえたりしやすいように,リングをつけるようにする.

(4) 脊髄損傷者の場合:脊髄損傷者の場合は,座位の安定の確保が問題となるため,安定した座位を確保しやすい車椅子座位で行うように指導することもある.

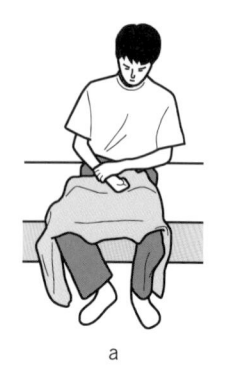

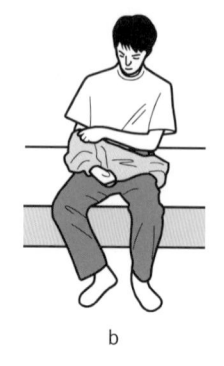

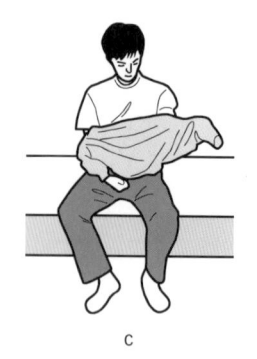

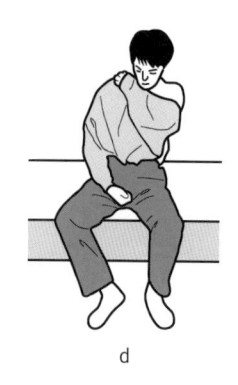

図 4-46 上衣(かぶり型)の着方(脳血管障害者で右片麻痺の場合)
a 上衣の背を上にし,裾を手前に置く.
b 裾を広げ,健側の手で患側の手を持ち上げ,裾から袖ぐりに入れる.
c 健側の袖を通す.
d 健側の手で患側の袖を肩まで上げる
e うしろの襟ぐりと裾を健側の手で持ち,頭を下げてかぶる.
f 前とうしろの裾を健側の手で下げる.

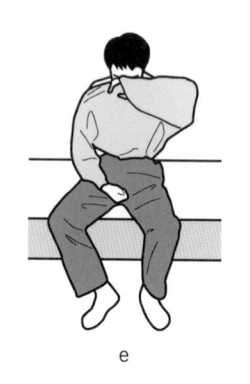

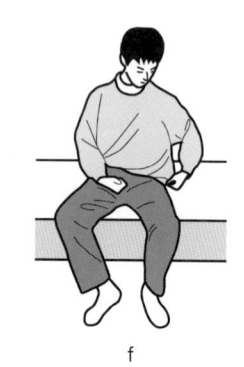

■ 上衣(かぶり型)の着脱

(1) 片麻痺のある場合:脳血管障害者の場合,一般的には患側の袖から通す方法(図 4-46)を指導し,脱ぐのは逆の手順で脱ぐ方法を指導する.とくに注意を要するのは,患側の袖を十分に上まで引き上げることをきちんと指導することである.患側の手首を通しただけでかぶろうとする人,あるいは患側の裾をきちんとおろさないかおろせない人が多く注意を要する.

(2) 脊髄損傷者の場合:脊髄損傷者で座位が安定していない場合は,寝たままで両上肢と頭を通し,左右交互に寝返りをしながら裾を下げる方法もある.

■ 下衣の着脱

(1) 片麻痺で立位がとれない場合:脳血管障害者で立位がとれない場合は,ベッドなどに仰臥位になって着脱をする方法(図 4-47)を指導することが多い.

(2) 片麻痺で立位が安定している場合:脳血管障害者で端座位が安定し立位がとれる場合のはき方を図 4-48 に示す.脱ぐのは逆の順で指導する.

患側下肢をうまく組めないときは,ベッドなどに斜めに座り,患側下肢をベッド上に乗せ,足関節位から先がベッド端から出るようにし,下衣の腰の部分から患側下肢を通し,次に健側下肢を通してから立位をとり,腰まで引き上げる方法を指導する.

(3) 脊髄損傷者の場合:脊髄損傷者の場合は,長座位をとり,左右の足を通してから,左右交互に寝返りをうちながら下衣を引き上げる方法を指導する.車椅子上で足を交互に組んで足を通し,プッシュアップをしながら下衣を上げる方法もある.

■ 靴下の着脱

(1) 片手しか使えない場合:脳血管障害者で片手しか使えない場合は,健側手指を靴下の足

3．ADL自立への援助技術

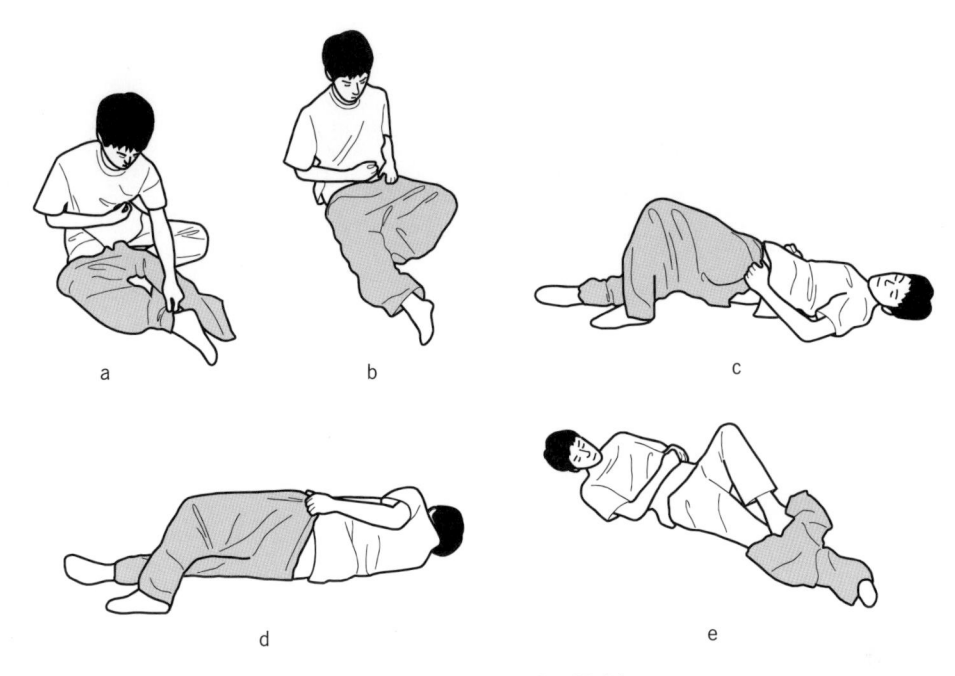

図4-47　下衣の着脱：立位不安定（脳血管障害者で右片麻痺の場合）
a　あぐら座位のように足を投げ出して（患側の足が上になるように）座り，健側の手を使って患側の足を通す．
b　健側の足を通す．
c　仰向けに寝て，健側の足で踏ん張り，腰を浮かしてズボンを引き上げる．
d　腰を浮かすことができないときは，横向きになり左右交互に上げる．
e　脱ぐときは，健側から脱ぎ，健側の足で患側のズボンを押し下げると，寝たままで脱ぐことができる．

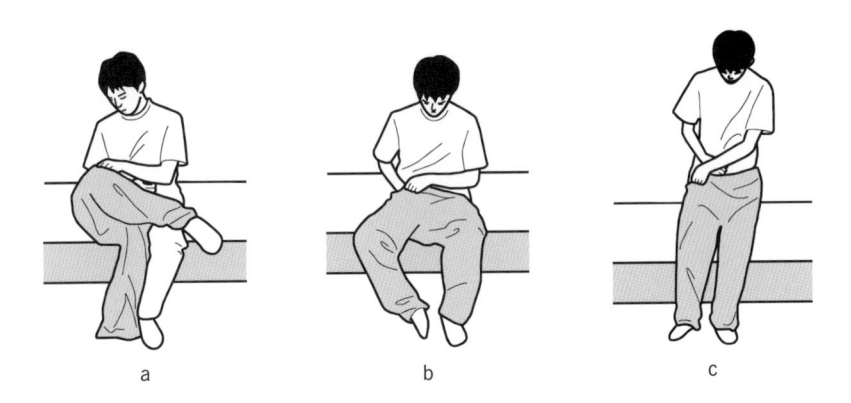

図4-48　下衣の着脱：立位安定（脳血管障害者で右片麻痺の場合）
a　椅子（あるいはベッド）などに腰掛け，患側の足が健側の足の上になるように足を組み，患側の足を通す．
b　ズボンが脱げないように患側の足をおろし，健側の足を通す．
c　立ってズボンを上げる．ファスナー，ホックは座ってから掛ける方が安全で楽に掛けられる．
＊脱ぐときは，cから逆に行う．

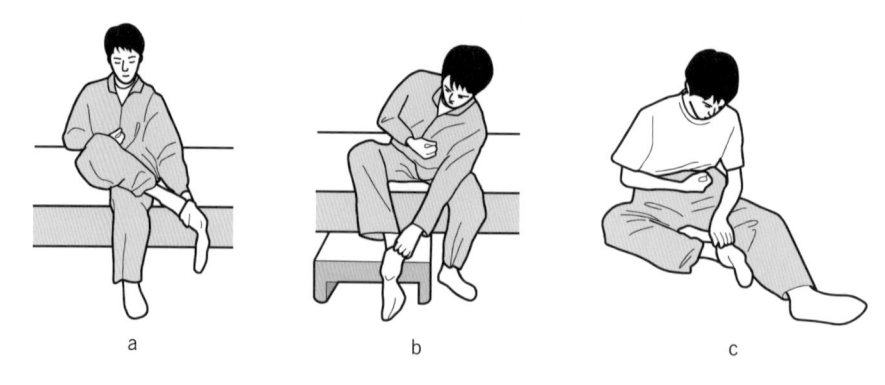

図4-49　靴下の履き方（3方法）
a　患側の足が健側の足の上になるように足を組んで座って履く方法
b　適当な高さの足台を使用して履く方法
c　足を投げ出して座って履く方法

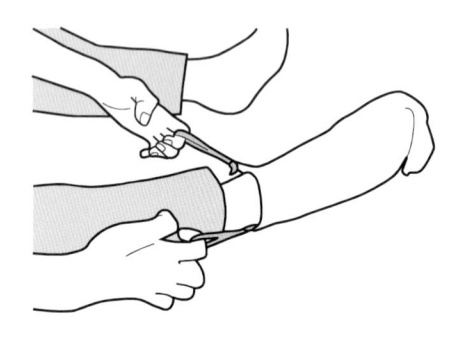

図4-50　靴下にループを付けて履く方法

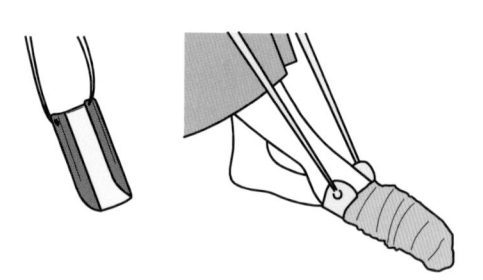

図4-51　ソックスエイドを利用する方法

首のところに手指を広げるように入れ、足の小指から親指にひっかけてから履くように指導する。履き方には図4-49の方法がある。

（2）手指に障害がある場合：手指の動きに問題がある場合は、靴下の足首の部分にループを取りつけ、指にひっかけて履く方法（図4-50）を工夫するとよい。

（3）手が足まで届かない場合：リウマチなどで、手が足まで届かない場合は、ソックスエイド（図4-51）を利用する方法もある。

■ 靴の着脱

（1）片麻痺の場合：脳血管障害者が靴を履く場合、ベッド上で端座位をとり、健側の靴を履く。次に患側下肢が健側下肢の上になるように足を組んで、患側の靴を履くように指導する。この時靴の開いている部分を患側下肢の小指の方まで持っていき、小指の方から履くように指導するとよい。端座位のバランスが不安定な場合は、車椅子に移乗してから同様の方法を指導する。この場合、靴を床に置いておくと、床に手を伸ばしたときに、組んだ足がずり落ちることが多いため、あらかじめ靴を車椅子のブレーキに掛けておくなど、取りやすい位置に置いておくとよい。

（2）手指に障害がある、あるいは手が届かない場合：指先に力が入らない、あるいは手が足元まで届かないなどの場合は、靴べらあるいはリーチャーの使用や、靴にループをつける方法

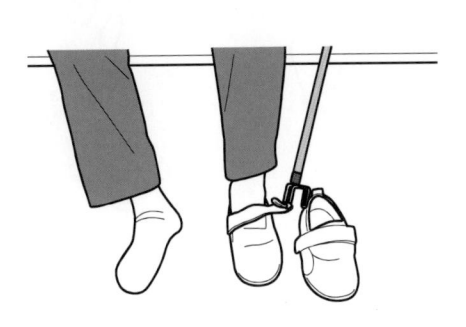

図 4-52　靴にループを付けて履く方法

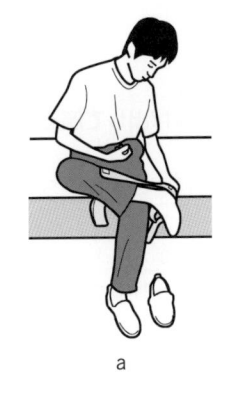

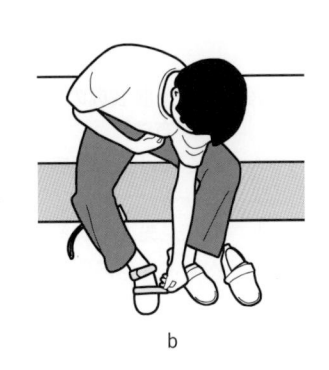

図 4-53　下肢装具の履き方（腰かけて足を組む方法）
a　患側の足が健側の足の上になるように足を組み，ふくらはぎの部分から入れる．
b　踵をいれ，足底を床につけ，足先をきちんと入れてからベルトをしめる．

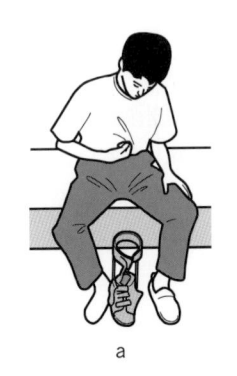

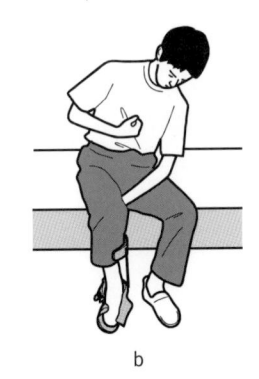

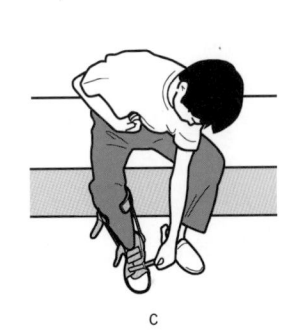

図 4-54　下肢装具の履き方（腰掛けて装具を床に置く方法）
a　履きやすい位置に，装具をきちんと立てて置く．
b　患側の足を健側の手で持って，足先から入れる．
c　体重を掛け，踵をきちんと入れ，ベルトをしめる．

（図 4-52）などを指導する．脊髄損傷者やリウマチなどの場合も，同様の方法を指導するとよい．

■ 下肢装具の着脱

　脳血管障害者は，下肢装具を使用する場合が多いが，装着することが困難なことが多い．下肢装具を履く方法として大きく次の三つがある．

　① ベッドなどに腰掛けて，足を組んで履く方法（図 4-53）
　② ベッドなどに腰掛けて，下肢装具を床に置いて履く方法（図 4-54）
　③ 床などに足を投げ出して，履く方法（図 4-55）

2）更衣動作に伴う留意点

　そのほかに，更衣動作に伴う留意点をいくつかあげておく．

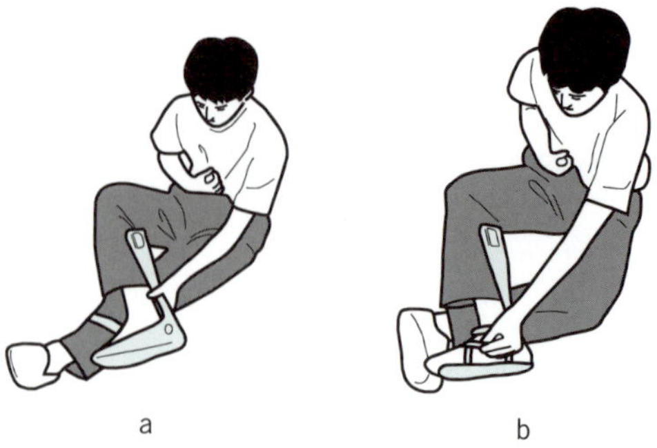

図 4-55　下肢装具の履き方（足を投げ出して座る方法）
a　足を投げ出して座り，ふくらはぎの部分から入れる．
b　踵，足先を入れる．このとき，踵がきちんと入るように健側の手で足首部分を押しつけてから，ベルトをしめる．

■ **衣服などの選び方と衣服の工夫について**
　① 伸縮性のある生地のものを選ぶ
　② 袖口，袖ぐりが，ゆったりしたものを選ぶ
　③ ズボンは，ベルト（ホック，ファスナー付き）のものを避け，ゴムのものを選ぶ
　④ 靴下は，足首の部分がゆるいものを選ぶ
　⑤ 衣服などに，マジックテープやループなどの利用を考える

■ **脳血管障害者について**
　身体機能と同様に，あるいはそれ以上に影響をおよぼすのは，高次脳機能障害の有無とその程度である．例えば，衣服の前後，左右，裏表などを理解しているか，あるいは衣服を着たり脱いだりする手順を理解しているかなどが問題となることが多い．このような場合は，患側の方に目印をつけるなどの工夫を行うとともに，根気よく何度も繰り返して指導する必要がある．

■ **脊髄損傷者について**
　とくに頸髄損傷者の場合は，体温調節機能の障害を伴うことが多いため，室内外の気温などに応じた服装をするなどの指導が必要となる．褥瘡ができやすい人は，衣服のしわそのものが褥瘡の原因となることもあり，十分な注意が必要である．また，適切なきつさや大きさの靴下や靴は，皮膚の保護，褥瘡の予防になるので，装着するように指導する．

5. 整容動作の自立援助

1）周囲への関心や社会性をとりもどす動作

　ここでは，洗顔，手洗い，歯磨き，整髪，髭剃り，爪切りについて述べる．これらの動作は，清潔さと同時に身だしなみをきちんと保つことである．つまり，これらに関心をもち，注意が行き届くようになることは，それまで自分の病気や障害のみに気持ちが向いていた状態から，それ以外の面に気持ちを向けられるようになってきたことを意味し，周囲への関心や社会性が，再び生じてくることに結びついていくこととなる．

　整容動作は，移動を伴う動作や体力を要する動作と異なり，ベッド上でも可能な動作であり，比較的早期から，自分で行うように指導していく．とくに女性の場合は，お化粧などをするように勧めてみるのも，気持ちを変えることになり，受け身的態度から抜け出すきっかけとなることもある．

　身だしなみに関心をもち，さっぱりとしていることは，その人の体調や心理的状態を把握す

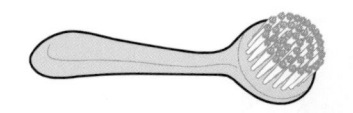

図 4-56　長めの柄付き洗顔用ブラシ　　　　　　図 4-57　吸盤付きブラシ

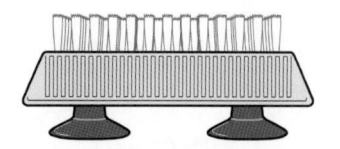

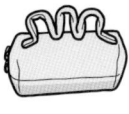

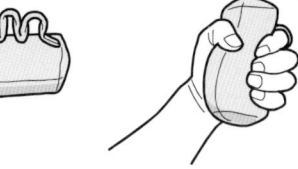

図 4-58　手指屈曲防止用クッション

るのに，十分に役に立つ一つの情報であることを念頭に置く必要がある．

■ 洗顔

　(1) 脳血管障害者の場合：片手でも洗顔自体は十分に可能である．むしろ問題は，顔を洗うために上体を十分に前傾することが可能かどうかということである．

　立位の場合は，洗面台に寄りかかるなどして，バランスを崩さないように指導する．

　車椅子の場合は，フットプレートから患側下肢をおろし，臀部を車椅子の座面の前方に移してから，前傾姿勢をとるように指導する．

　(2) 脊髄損傷の場合：脳血管障害者の場合と同様に，前傾姿勢がとれるように車椅子の前方に臀部を移すと同時に，体幹筋が障害を受けているため，洗面台に肘をつくなどをして体幹のバランスをとるように指導する必要がある．

　(3) 頸髄損傷者の場合：手指がうまく動かないため，手のひらで水をすくうことができない場合が多く，手に水をつけ手の甲の方で顔を洗うなどの工夫が必要となる．

　(4) 関節可動域に制限がある場合：リウマチなどで関節可動域に制限があり，手が顔に届かない場合は，小さい洗顔用ブラシに長めの柄をつけたもの（図 4-56）などを利用することを指導する．

■ 手洗い

　(1) 脳血管障害者の場合：問題になるのは，健側の手をうまく洗えないことである．この場合は，吸盤付きのブラシ（図 4-57）を洗面台に取り付け，それに手をこすりつけて洗うように指導する．また，患側の手指は屈曲位を取ることが多く，汚れがたまったり皮膚が割れてきたりすることがあるので，手指の間を十分洗うようにする．屈曲傾向が強い場合は，普段タオルなどを握らせておく，あるいは手指屈曲防止用クッション（図 4-58）などの利用を検討する．

　(2) 頸髄損傷者の場合：手の感覚障害を伴っていることが多いため，お湯の温度にも注意をするように指導する．

　(3) リウマチなど関節疾患の場合：手を洗った後，水分をきれいに拭き取るように指導し，手を冷やさないようにすることも大切である．

■ 歯磨き

　脳血管障害者で片手しか使えない場合でも，歯磨きは十分可能となる．歯磨きチューブの蓋は，口や片手で開けられるようになり，歯ブラシをおいてチューブから歯磨き粉をしぼり出せ

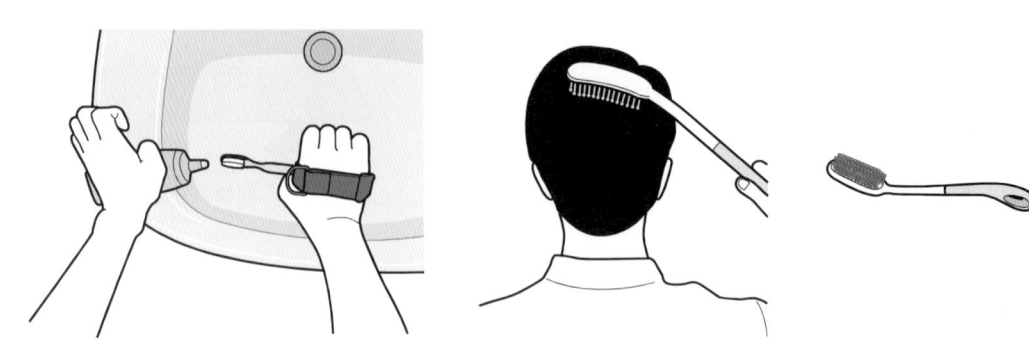

図4-59 頸髄損傷者の歯磨き（万能カフの利用）　　図4-60 長柄付きヘアブラシの利用

ばよい．むしろ問題は，患側の唇や舌の動きが悪い，あるいは感覚障害がある場合である．このような場合は，口を大きく開くことができない，食物が口腔内に残っていても分からないなどの問題がある．患側への注意力が低下している場合も同様である．

(1) 脳血管障害による感覚障害がある場合：鏡を利用して口腔内に食物が残っていないかを確認させるなど，根気よく指導する必要がある．感覚障害を伴うと，患側の口角からよだれが出る，あるいは食べかすがついていても分からないため，食後や洗顔時などに自分で確認する習慣をつける指導が必要となる．

(2) 「ブクブクペー」ができない場合：一般に脳血管障害者，とくに嚥下障害を伴う場合は，口をゆすぐこと，つまり「ブクブクペー」をうまくできない場合が多い．このような場合は，口の中に水を含み吐き出すだけでも，口腔内の衛生はある程度保たれるので，細かい指導が必要となる．また，市販の口腔ケア用（液状）のものの利用も考えられる．

(3) 歯ブラシが届かない，動かせない場合：リウマチなどで，口に手が届かない，あるいは届いてもうまく歯ブラシを動かせない場合は，電動歯ブラシの利用を検討する．この場合も柄の長さや太さ，持ち手の形の工夫などの調整が必要となる．ただし，歯茎の弱い人の場合は，電動歯ブラシの使用には十分な注意が必要である．

(4) 頸髄損傷者の場合：歯ブラシ自体を持つことができないため，前述した万能カフに歯ブラシを取り付けることにより可能となる．チューブの蓋は口で開けることが多く，チューブを洗面台に置いて，上から押さえつけるようにして絞り出す方法（図4-59）を指導する．

■ 整髪

脳血管障害者の場合は，片手でも十分可能な動作である．

リウマチなどで上肢の関節可動域の制限や痛みのために手が挙げられない，あるいは手指の変形のためヘアブラシを持てない場合は，柄を長くし角度を調整する（図4-60），あるいは柄を太くする，手指にひっかける方法などを工夫して指導する．

頸髄損傷者の場合も同じような工夫をして，指導することとなる．

■ 髭剃り

電気カミソリの使用法を指導するが，脳血管障害者で患側に注意がいかない場合は，患側を剃り残すことが多く，剃った後確認して指導する必要がある．

頸髄損傷者の場合は，電気カミソリを手掌にひっかけられるようなホルダーを工夫するか，両手で保持して行う方法を指導する．

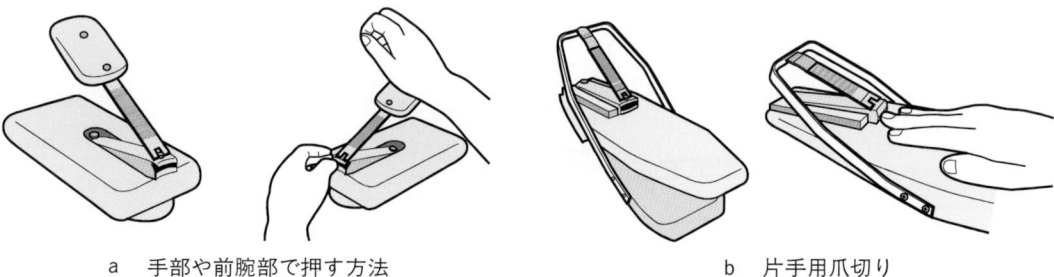

a　手部や前腕部で押す方法　　　　　　　　　b　片手用爪切り

図 4-61　片手用爪切り

■ 爪切り

通常の爪切りを使用できない場合は，大きな爪切りを使用するか，大きな爪切りを台に固定したものを使用し，手部や前腕部で押して切る方法を指導する．あるいは片手用の爪切り（図4-61）を利用する．

そのほかに，爪用のヤスリ（電動のものもある）を利用し，こまめに手入れを行うように指導することも検討する．とくに足の爪は，巻き爪といって皮膚にくい込んで伸びることがあり（親指に多い），そのままにしておくと痛みが生じ，化膿することがあるため，日常の観察などを行うように，指導する必要がある．

6. 移動動作の自立援助

1）車椅子による移動

■ 車椅子の使用目的

車椅子は，装具，杖などの歩行補助具を用いても実用歩行が困難な場合には使用する．また入院などで歩行が確立するまでの間に用いられることも多く，移送や本人が移動するためには安全で便利なものである．

実用歩行の獲得が困難で長期にわたって車椅子を使用する場合は，使用者の体型や機能障害の状態，使用目的を十分に考えて，各個人に処方されるのが原則である．自ら車椅子を操作すること（駆動）と，ベッドや車椅子，床に移る動作（トランスファー transfer）に習熟しておくことが必要である．

■ 車椅子の種類

① **普通型** standard type：後輪駆動型ともいわれ，駆動輪が後方，小輪（キャスター）が前方にあり，トランスファーや駆動がしやすい（図4-62）．

② **後方キャスター型**：普通型に対して駆動輪が前方にあるものは，後方キャスター型または室内用といわれ，介護しやすい．駆動輪の外側についているものをハンドリムといい，ここを握って車椅子を駆動する．握力が弱い場合はここにノブをつけたり，ゴムを巻いたりして駆動しやすくする．また高齢や知的低下などでハンドリムを使えない場合は，最初からハンドリムをとりつけず，この場合は介護用と称し駆動輪を小さ目にしていることが多い．

■ 車椅子の介助法

① 患者は車椅子に深く腰かけさせ，移動中に衝撃や異常音があったときは，必ず眼で確認す

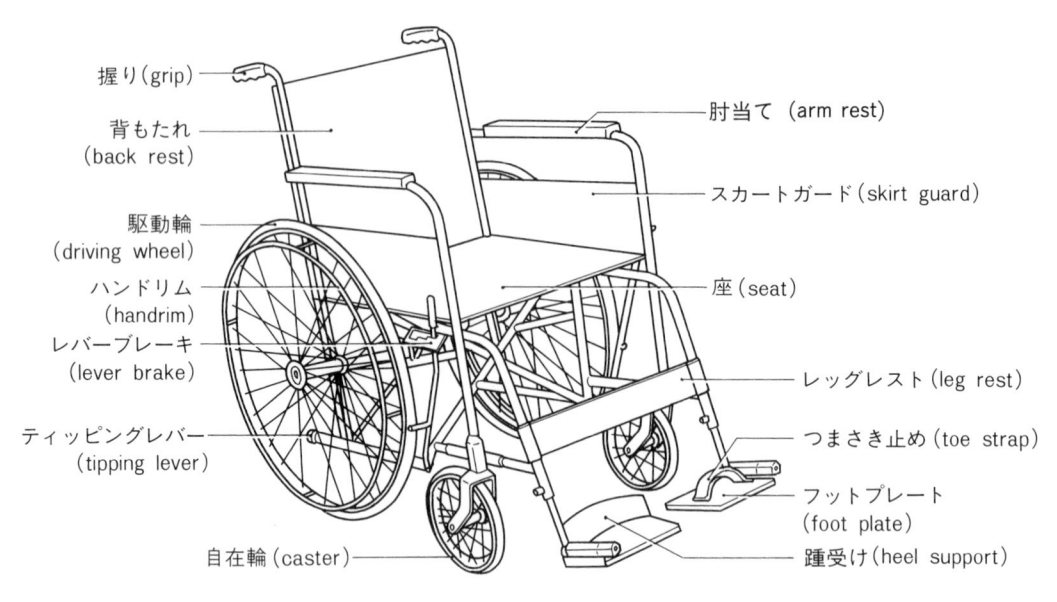

図4-62 車椅子の名称

る．
② 段差を越えるときは，握りを押し下げると同時に，ティッピングレバーを踏み込んで，キャスターを上げて乗り越える（図4-63）．
③ 段差を降りるときは，後ろ向きで少し後輪を浮かせ静かにおろす（図4-64）．
④ トランスファーのときは，必ず両側のブレーキがかかっているかを確認してから行う．
⑤ 収納時はブレーキが甘くなるのではずしておく．

2）歩行介助

■ 杖歩行の練習はどのように

つたい歩きや，平行棒内歩行ができるようになったら，杖歩行に進める．
① 松葉杖歩行
　a．四点歩行：杖と足を交互に出す（図4-65 a）
　b．三点歩行：患足と両松葉杖を同時に出す（図4-65 b）
　c．二点歩行：一側の松葉杖と反対側の足を同時に出す（図4-65 c）
② 片麻痺の歩行：片麻痺患者の初期は三点歩行である．①杖，②患足，③健足の順で歩行する．介助者は患側の斜め後方について，患者の足の運びに合わせて歩く．初期は前記のひもを用意して，それを持って介助したほうが安全である（図4-66）．
次に歩行が安定してきたら，杖と患足を同時に，次に健足の二点歩行でもよい（なお歩きはじめで患足が振り出し困難なときは，①杖，②健足，③患足のほうがうまく歩ける場合もある）．
　a．三点歩行：①杖，②患足，③健足（図4-67 a）
　b．二点歩行：①杖と患足，②健足（図4-67 b）

■ 物をまたぐ（敷居，溝など）ときは

できるだけ対象物に近く立ち，①杖，②患足，③健足の順で行う．

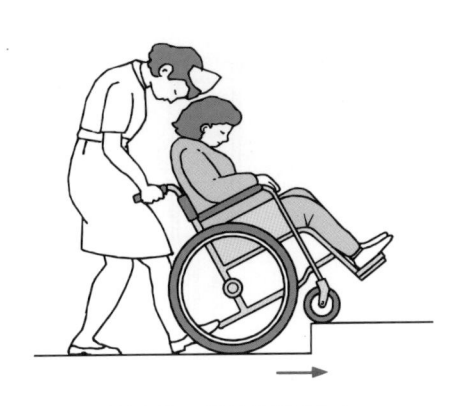

3．ADL自立への援助技術　163

図 4-63　段差の越えかた

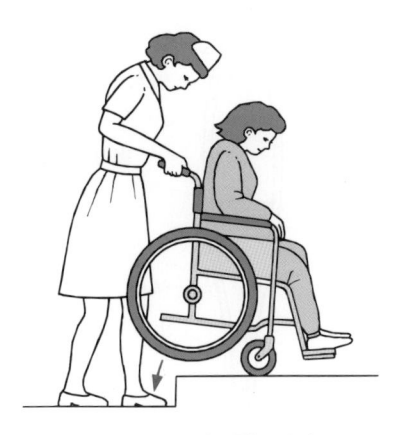

図 4-64　段差の降りかた

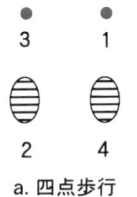

a. 四点歩行　　　　b. 三点歩行　　　　c. 二点歩行

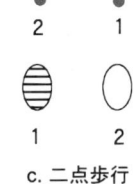

図 4-65　松葉杖歩行（両側）

a. 三点歩行　　　b. 二点歩行

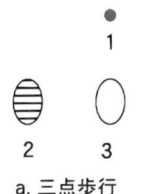

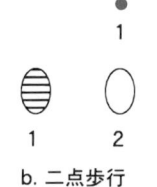

図 4-67　片麻痺の歩行
介助者は患側後方につく

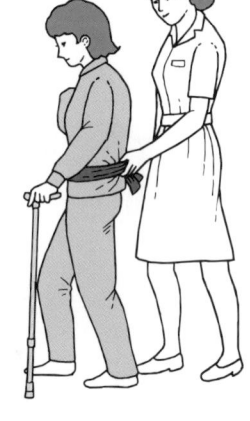

図 4-66　初期の歩行介助
患者の腰にひもを巻き，それを持って介助する．

■ **階段昇降は**

　　最初は手すり付きで練習するが，片側しか手すりがない，またはまったくない場合に備えて，杖でも昇降できるようにする．

　　昇り：①杖，②健足，③患足

　　降り：①杖，②患足，③健足

の順で行う．「往きは良い良い，帰りは悪い」と覚えると覚えやすい．

　　「昇りは健足が先」の理由は，段差を上るには強い踏み込みが必要なためであり，「降りるときは患足が先」の理由は，不安定な場所で体重移動をする（患足を着地する）には十分な間合いが必要なためである．

　　なお，介助者は昇り降りとも階段の下側に位置し，下方への転落を防ぐようにする．

■ **杖の種類**（図 4-68）

　① **松葉杖**：下肢の骨折で患肢に体重をかけられない時期，または重度の脳性麻痺者で歩行が

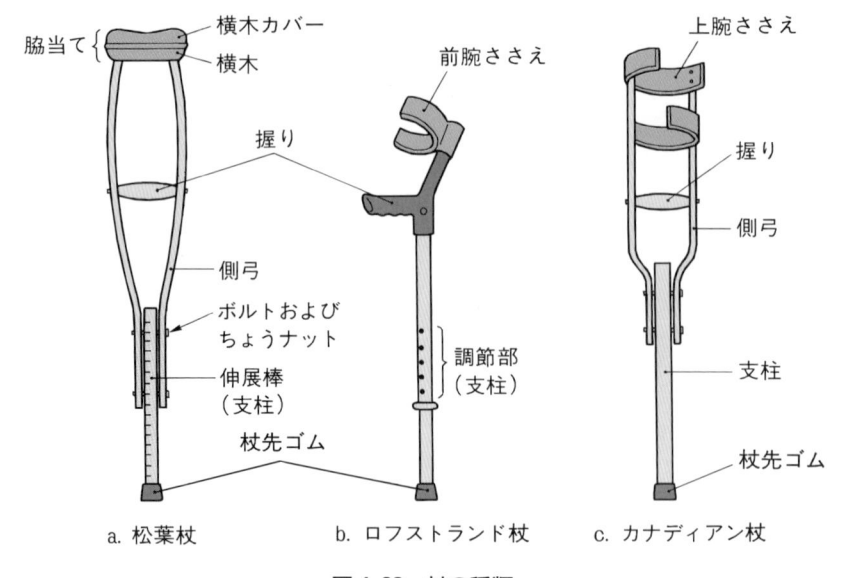

図 4-68　杖の種類

a. 松葉杖　　b. ロフストランド杖　　c. カナディアン杖

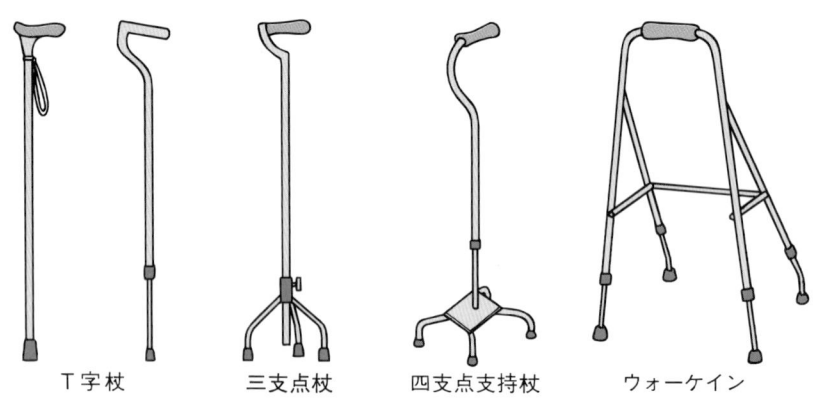

図 4-69　片麻痺に用いられる杖

T字杖　　三支点杖　　四支点支持杖　　ウォーケイン

非常に不安定なときなどに用いられる．木製，軽金属製があり，長さや握りの部分が調節可能型になっているものが多い．この杖を使用するには，握力，上腕三頭筋，広背筋，僧帽筋などの筋力がある程度なければならない．

　② **ロフストランド杖**：T字型杖より安定性があり，前腕支えの部分で杖を保持できるので，バスの昇降時などに握りの部分を離して，手すりをつかむことができる．

　③ **カナディアン杖**：肘伸展位で握りをつかむようにできており，肘伸筋が弱いときに使用する．

■ **片麻痺に用いられる杖**（図 4-69）

　① **T字杖**：患足に体重が十分かけられるときに用いられるもっとも一般的なもの．左端のループ付きは，バスの昇降時に手すりなどを持つときに都合がよい．

　② **ロフストランド杖**：前述

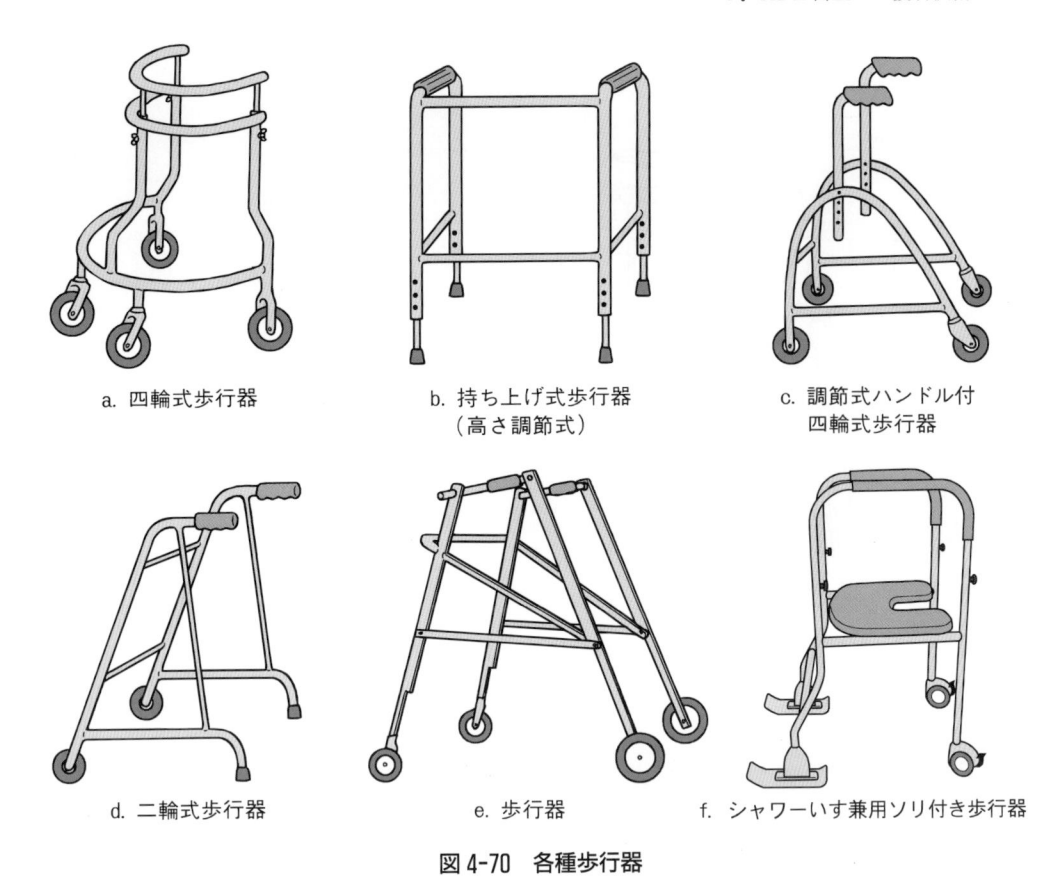

a. 四輪式歩行器　　b. 持ち上げ式歩行器　　c. 調節式ハンドル付
　　　　　　　　　　（高さ調節式）　　　　　　四輪式歩行器

d. 二輪式歩行器　　e. 歩行器　　f. シャワーいす兼用ソリ付き歩行器

図4-70　各種歩行器

　③ **三支点，四支点杖**：3〜4本の脚で安定性はあるが，反面，施設内の平らな床でないと使いにくい．要監視，要介助レベルに用いられることが多い．
　④ **ウォーケイン**：非常にバランスの悪い場合のみ，訓練用として用いることがある．

■ 各種の歩行器（図4-70）

　歩行バランスの非常に悪い場合，長期間臥床して下肢筋力の低下した老人などに用いられる．
　aはもたれかかれば片麻痺者でも使用できるが，b〜eは両手が使えることが条件である．eは従来のものは体が前かがみにもたれかかるので，これを防ぐために前方に進む方式にしたもので，後方へは自動的にストッパーがかかる．fは四輪では滑り過ぎることが懸念される場合に使用するが，転倒が心配なときは介護者がついたほうがよい．

■ 杖の長さ（図4-71）

　ふだん使用している履物でまっすぐに立ち，健側の体側に杖を逆さに立て，大転子部（腕時計のベルトの高さでもよい）の高さで杖を切る．この位置が肘30°屈曲位でもっとも使用しやすい．
　松葉杖の場合は，身長から41 cmを引いた長さが全長で，握りの高さはステッキ型と同じである．臥位で測定するときは，腋窩の前の部分から靴底までに5 cmを加えた長さである．

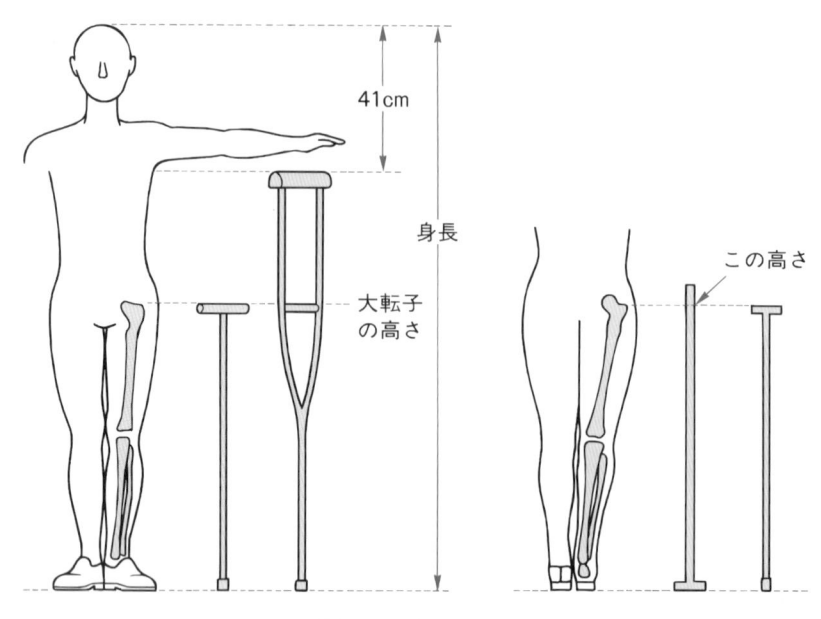

図 4-71　杖の長さ

4．ADL 訓練を生活に活用する援助

1）生活に ADL 訓練を組み込む

■ 生活の原点としての ADL

　ADL（Activities of Daily Living）は日常生活活動の意味で使用されている．ADL は一人の人間が独立して生活するために行う基本的な，しかも各人ともに共通に毎日繰り返される一連の身体動作群を言う（日本リハビリテーション医学会，1976 年）．この動作群は，食事，排泄等の目的をもった各作業に分類され，各作業はさらにその目的を実施するための細目動作に分類されている．ADL 訓練は，各個人の日常生活活動の自立を目指して行うものである．ADL の自立には身体機能，精神機能，環境条件など多くの因子が影響している．

　一般的に生活している人々にとって ADL は，だれもが無意識に行っている行動であるため日々の反復と見られがちである．しかし，ADL の自立を失った場合は，生が縮小してしまったような状態を来しかねない．ADL は「生活」のなかにあってそれを支えるものであり，生活する場と時間の中で展開されている．ADL の自立は，単にその行動が自力で行えるかどうかに留まらず，ADL の向上を目指し，主体性をもち，家族のなかでの役割を担い，その人らしく生活を送ることが QOL をもたらすこととなるであろう．

■ 回復段階に応じた ADL の拡大

　ADL 訓練は疾病，障害の状況と個々の患者の条件に合わせて進めることが求められる．したがって患者の状態変化を観察すると同時に回復段階を把握し，その時期に応じた ADL 訓練が取り入れていけるよう働きかけることが重要となる．図 4-72 は，脳卒中患者のリハビリテーションの基本的流れについて，①基本的回復パターン，②基本的運動療法，③病棟管理を軸として表したものである．ADL 訓練は発症後，医学的管理と並行して早期から開始され，患者の意

4. ADL訓練を生活に活用する援助

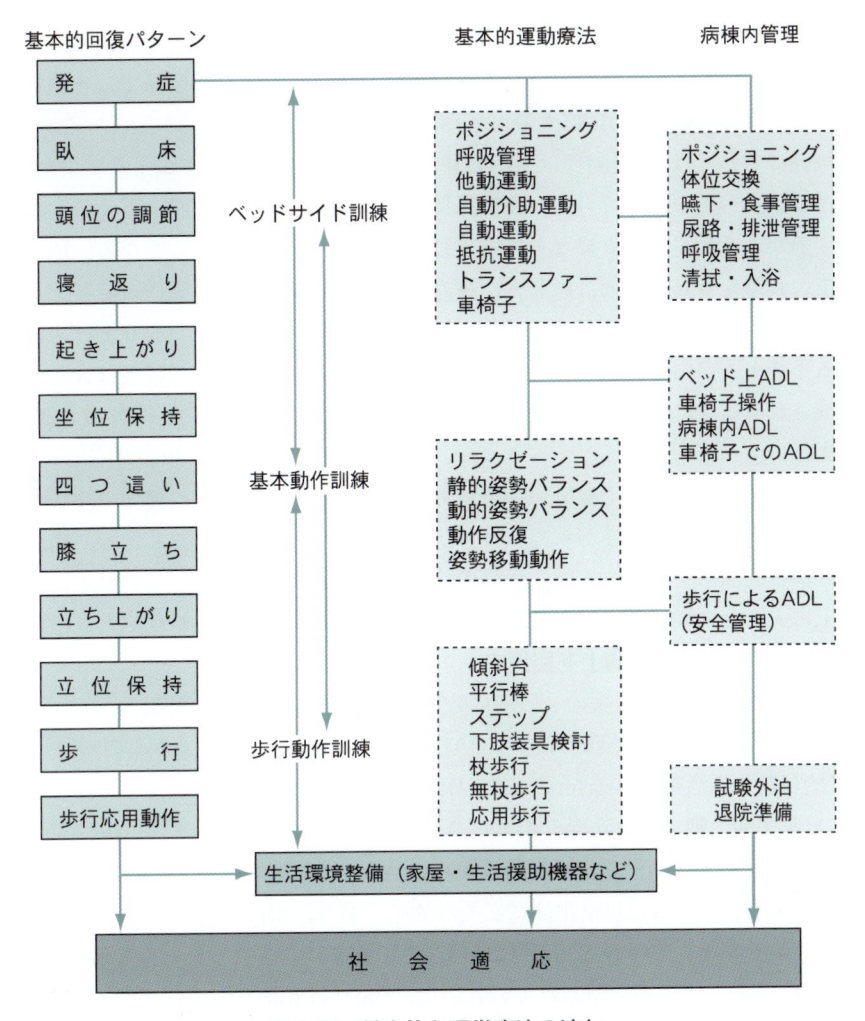

基本的回復パターン	基本的運動療法	病棟内管理
発症		
臥床	ポジショニング 呼吸管理 他動運動 自動介助運動 自動運動 抵抗運動 トランスファー 車椅子	ポジショニング 体位交換 嚥下・食事管理 尿路・排泄管理 呼吸管理 清拭・入浴
頭位の調節		
寝返り		
起き上がり		ベッド上ADL 車椅子操作 病棟内ADL 車椅子でのADL
坐位保持		
四つ這い	リラクゼーション 静的姿勢バランス 動的姿勢バランス 動作反復 姿勢移動動作	
膝立ち		
立ち上がり		歩行によるADL （安全管理）
立位保持	傾斜台 平行棒 ステップ 下肢装具検討 杖歩行 無杖歩行 応用歩行	
歩行		試験外泊 退院準備
歩行応用動作		

左側：ベッドサイド訓練／基本動作訓練／歩行動作訓練

生活環境整備（家屋・生活援助機器など）

社 会 適 応

図 4-72 基本的な理学療法の流れ
福井圀彦，他・編：脳卒中最前線（急性期の診断からリハビリテーションまで），第 3 版，
医歯薬出版，2003 より

識レベルと反応性の改善，関節機能，筋活動の維持改善を中心に，姿勢・動作の再学習・再獲得に主眼をおき，早期離床，ベッド周辺の ADL を目的としたアプローチが行われる．回復期に移行段階では，患者の変化に応じた機能回復がはかれるように，病棟・家庭での生活を視野に入れたプログラムが必要となる．ベッド上の ADL から歩行による ADL へと範囲の拡大に伴い獲得した機能を使い，安全に細心の注意を向け，患者の日々の生活への実用化に結びつけたいものである．

患者の機能・状態の変化，おかれた状況に合わせ，リハビリテーションに関わる各専門職がお互いの専門性を活かした効果的なアプローチが望まれる．

2）ADL 再構築への援助

■ 生活活動の意識化と ADL の拡大

健康時には当たり前と思っていた姿勢・動作が取れなくなり，食事も整容動作も臥床したまま，しかも介助を受けている状態では，患者のショックは大きいものである．起居動作から徐々

にステップアップし，まず座位保持により生活動作が確保され，視野が広がる．その座位保持の意味の大きいことを，言葉だけでなく，実際に座位保持ができた段階で，その実感の意識化をすることが次の目標，ADL拡大のエネルギーとなるであろう．

機能訓練においては，起居動作は生活の基本として早期に自立できるようアプローチを行い，座位保持の獲得へとつなげていく．座位保持は，ギャッチ座位，正座，長座位，端座位とさまざまな姿勢があるが，その人にとって安定して取れる姿勢がポイントとなる．座位保持の確保によって，食事をはじめ洗面，歯磨き，更衣，清潔等，多くの生活動作が起き上がってできることは，生活の活性化につながることはいうまでもない．食事ひとつ取り上げてみても，臥床で食べる不便・不自由さ，食べる楽しみさえ減退している状況からの解放は大きい．一つのことが達成されることにより，少しずつ自信と同時に次へのステップアップへの原動力となることが望ましい．

移動は車椅子から独歩まで幅広い手段があり，車椅子では車椅子の種類や移乗方法，歩行は歩行補助具の安全性や実用性が求められるが，移動動作が可能となることで，病室の限られたスペースから洗面所や病棟トイレ，浴槽の使用へと生活が拡大する．この拡大は物理的なスペース以上に人々との触れ合い，退院後の生活に向けての設計の手掛かりが大きいと言える．

■ ADL評価をベースにADL向上を目指す

ADLは生活の広がりから次の3段階に分けられている．（4章5参照）
① 基本的日常生活活動　Basic ADL；BADL
② 手段的日常生活活動　Instrumental ADL；IADL
③ 拡大日常生活活動　Advanced ADL；AADL

ここでは，①の基本的日常生活活動を中心にADL評価についてふれてみたい．ADLは，食事，移動，排泄，整容など日常生活に必要な活動であり，機能障害によりどんな行動がどの程度できないかを評価している．この評価は何をどの程度介助すればいいかを表すものでもある．

現在ADL評価として多く使われているのは，Barthel Index（表4-16）とFIM（Functional Independence Measure）（表4-18）である．どちらも能力低下を起こしうるすべての患者に用いられて，ADLのなかでの代表的な動作を評価項目としてあげ，大まかな自立度，介助量がわかり予後予測にも使われている．ADL評価としてFIMは，認知項目があり，評価の段階分けが細かく変化が捉えやすい点などで，多く用いられているようになっている．FIMの評価の基本は，病棟や家で「しているADL」を観察して採点することを原則としている．

ADL評価については，各病院，リハビリテーション施設において先の評価をベースにしたもの，または独自の形式を用いるなど評価表を作成し，日々のADL訓練に，患者の継続ケアの資料として活用されている．病棟で毎日行われる日常生活訓練は大きな役割を果たし，その訓練を適切に進めていくためには，現在患者は何ができて，何ができないか，どのような時に，どの程度の援助を必要とするのかケアするスタッフが共通認識をもつことが求められる．患者の身体機能や生活能力を十分把握することが重要となることはいうまでもない．

ADLには，訓練室でPTやOTの指導を受けて，できるようになった活動を「できるADL」，日常生活の病棟など実際に行っている活動を「しているADL」，将来実生活で行うADLを「する（ようになる）ADL」としている（図4-73）．

「できるADL」を規定している因子としては，機能障害，物理的条件，指導する側の能力があげられている（表4-22）．また「しているADL」を規定する因子としては，ADL，体力，習

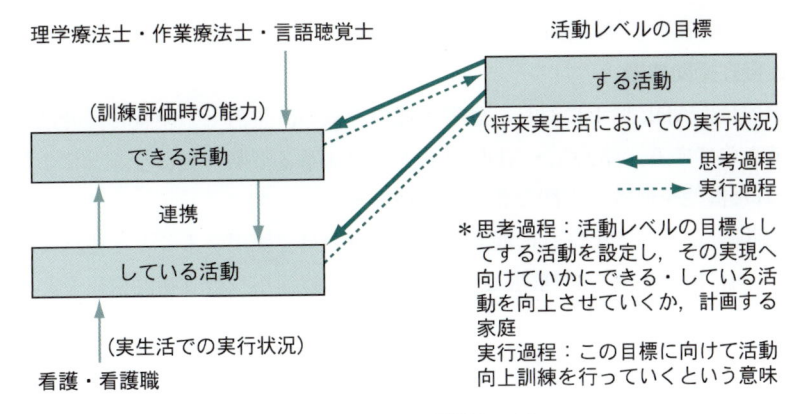

理学療法士・作業療法士・言語聴覚士　　活動レベルの目標

```
              （訓練評価時の能力）              する活動
                 ┌─────────┐          ┌─────────┐
                 │ できる活動 │◄────────►│         │
                 └─────────┘          │（将来実生活においての実行状況）
                      ↕ 連携                    ──► 思考過程
                 ┌─────────┐                   ---► 実行過程
                 │している活動│◄────────►
                 └─────────┘
              （実生活での実行状況）
```

*思考過程：活動レベルの目標としてする活動を設定し、その実現へ向けていかにできる・している活動を向上させていくか、計画する家庭
実行過程：この目標に向けて活動向上訓練を行っていくという意味

看護・看護職

図4-73　3つの活動レベル

大川弥生：目標指向的介護の理論と実際，第2版，p.102，中央法規，2001より

表4-22　「できるADL」を規定する因子

1. 機能障害（マイナス面）と潜在的健常機能（プラス面）
2. 物的条件
   1）訓練の場か生活の場か
   2）設備・家具類
   3）用具・自助具類
3. 指導する側の能力
   1）基本思想
   2）専門的知識・技術：応用運動学・身体力学など
   3）患者・家族教育の技術

大川弥生，太田喜久夫（1997）ADL：最も基本的で最も新しいテーマ―ADLにおける現在の課題を中心に―，看護技術43（12）より抜粋

表4-23　「しているADL」を規定する因子

1. できるADL
2. 体力
3. 習熟
4. ADL自立の重要性についての理解（本人・周囲）
5. 自立欲求と存在欲求
6. 指導する側の能力

大川弥生，太田喜久夫（1997）ADL：最も基本的で最も新しいテーマ―ADLにおける現在の課題を中心に―，看護技術43（12）より抜粋

熟，ADLに対する理解，欲求，指導する側の能力の6項目（表4-23）に加え，環境などがある．
「できるADL」を拡大して実生活の場面で活かしていける「しているADL」への援助，残存機能の活用と患者の潜在機能を引き出し，ADLの能力向上への働きかけが重要となる．将来の生活において「するADL」を目指して，「できるADL」「しているADL」に対して，具体的

なADL目標を明確にして，患者が意欲的に取り組めるよう援助していくことが重要である．

■ **ADL拡大と自立援助機器**

各種の機器は，ADL低下に対し，患者の機能を補い，生活上の便宜と，介助・介護者の負担軽減を図るものである．諸機能・ADLテスト（第4章2参照）を行うことにより，

① 残された機能を使って生活できる能力がある
② 治療訓練により引き出された能力に特定の自助具を使用することで生活できる
③ 半恒久的に機能が戻らず補助，代償としての機能活用や自立援助機器を必要とする

に分けられる．

③に対しては人による介助（精神的援助・物理的援助）と物による介助として自助具・機器が必要となる．

選択・導入に当たっては使用用途を明確にして，患者の主体性を尊重・自立能力を活かせるもので，患者や家族の負担が軽減できるものとする．

3）ADL訓練を生活に活用する援助のポイント

―退院後の家庭生活，施設，地域，職場での生活を見越して―

① 長期目標を描き実施できるように，当面の目標を具体化できるように

目標のハードルが高すぎると到達できず挫折感を残す．一方目標が低すぎると意欲を失い，努力工夫をしないままとなる．

② 患者の主体性を尊重する

医療者，家族の考えや方法の押し付けにならないように，本人の考えが出せるように，決定できるよう環境をつくる

③ 残存機能を十分活かした生活を

残された機能を使っての生活の工夫，麻痺した部位の僅かな機能の発見の喜び

④ 本人のペースを大切に

疾病や障害の状態の中で，本人の生活のリズムやペースが保たれている．そのペースが乱れ，ペースを乱され混乱し，転倒など事故につながる危険性がある，本人のペースを見守ることが大切となる

⑤ 家族・周囲の協力，サポートが得られるように

入院中の訓練状況，本人の取り組み状況の見守り，環境の変化への工夫を一緒に考えて，情報提供をし，さらに在宅・地域と広げられるように

⑥ 期間を設けて，「行っているADL」「行おうとしているADL」についてフィードバックし，検討案を基につぎの計画へ

参考・引用文献　4．ADL訓練を生活に活用する援助

1) 奥宮暁子・金城利雄・宮腰由紀子編：リハビリテーション看護における評価（1）．医歯薬出版，2001．
2) 中村隆一編：入門リハビリテーション概論，第4版．医歯薬出版，2001．
3) 福井圀彦他編：脳卒中最前線（急性期の診断からリハビリテーションまで），第3版．医歯薬出版，2003．
4) 中島由美：回復期リハビリテーション病棟における理学療法．PTジャーナル，35（8）：543-550，2001．
5) 奈良勲・監，吉尾雅春・編：標準理学療法 専門分野運動療法学各論．医学書院，2001．
6) 土屋弘吉・編：日常生活活動（動作）；評価と訓練の実際，第3版．医歯薬出版．2004．
7) 氏家幸子監修，大森武子　泉キヨ子編：成人看護学D．リハビリテーション患者の看護，第2版．廣川書店 2003．

5. 疾患に対するリハビリテーション看護

1. 脳卒中

1）疾患の特徴からみた障害の構造

（1）疾患の特徴と病型分類

　脳卒中は大きく脳出血，くも膜下出血，脳動脈奇形からの頭蓋内出血，脳梗塞に分類される[*1]．脳出血は脳内の血管の壊死により出血し，血腫が形成される．高血圧治療の進歩と生活習慣の改善から大幅に減少し，最近10年間の発症頻度は横ばいである．くも膜下出血は脳動脈瘤の破裂によってくも膜下腔に出血する．最近10年間の発症頻度は漸増傾向で，とくに女性では倍増している．脳梗塞は細い動脈（穿通枝）が梗塞するラクナ梗塞，太い動脈のアテローム硬化によって皮質に生じるアテローム血栓性梗塞，非弁膜性心房細動による心原性塞栓症，その他に分類される．高齢化の進行に伴い有病率が増加している．

（2）脳卒中による障害の構造（図4-74）

　脳卒中は脳が損傷されるため，精神機能や運動機能に多彩な障害が生じ，かつその障害が拡大しやすい．中枢性の運動麻痺は，移動の困難さ，作業の困難さとともに姿勢保持・修正の困難さを生じさせる．また意識障害や感覚障害があることと相まって転倒などの危険の増大や行

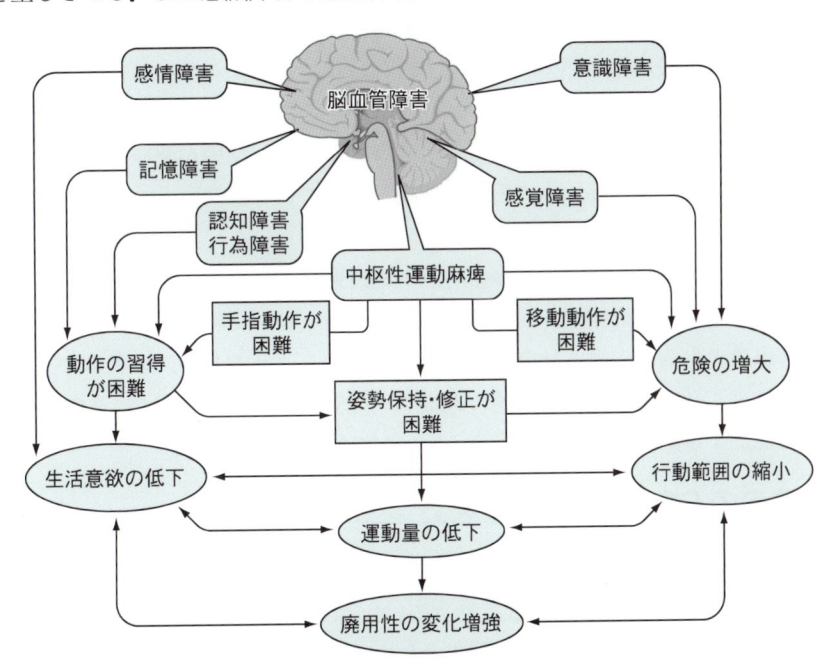

図4-74　脳血管障害が身体運動機能におよぼす影響

[*1] 脳卒中急性期患者データベース[1]（JSSR：1999-2003）（p24）によると，脳卒中確定診断の内訳は，脳梗塞が全体の78.0％，脳出血が15.5％，くも膜下出血6.5％であった．

動範囲の縮小を生じさせる．

感情障害，記憶障害，認知障害や行為障害などの高次脳機能障害は，作業そのものを困難にさせるとともに，麻痺のある体でのあらたな歩行や動作の獲得を困難にさせる．また生活意欲の低下を招く．生活意欲の低下と行動範囲の縮小はお互い影響しあって，運動量の低下に結びつき，廃用性変化が増強する．実際，65歳以上の寝たきりの原因の約40％が脳卒中であり，要介護状態の原因としてはもっとも多い．

（3）発症から回復のプロセス

片麻痺の回復は，発症後1カ月で60〜70％，3カ月時で80〜90％，6カ月時で90％が目安とされており，通常1年程度で完了する[2]．しかし，高次脳機能障害，失語症などはさらに長期間の回復過程をたどることもある．また生活の再構築の過程は，その後も5〜10年と長期間にわたり，継続していく．

（4）時期別治療とリハビリテーション

■ 急性期

発作後から病状安定が確認されるまでの時期である．病状の進行や急性期の再発，痙攣発作やせん妄症状が出現する危険性が高い一方，発症からリハビリテーション開始までの期間が長くなるほど廃用性変化が進行する可能性が強くなる．急性期のリハビリテーションの目標は廃用性変化の予防，および基本動作の再獲得である．

■ 回復期

車椅子乗車が可能になった時期から開始される．リハビリテーションの目標は，最大限の機能回復による障害の最小化と障害への対処方法の獲得である．そのために患者一人一人の機能評価と予後予測に基づいたリハビリテーションゴールの設定，リハビリテーションプログラムの立案，入院期間の設定を行う．そして患者と家族が納得し準備が整った状態での退院を支援し，維持期リハビリテーションへの円滑な連携を行っていく．

■ 維持期

機能回復のペースがゆるやかになった時点が維持期リハビリテーションのスタートとなる．
リハビリテーションの目標は，回復期リハビリテーションで獲得した機能をできる限り維持すること，患者の生活の自律と社会への適応を達成することである．患者のライフスタイルに合わせて，外来，通所，あるいは訪問によるリハビリテーションを行う．またショートステイあるいは入院による集中的なリハビリテーションを行うこともある．

2）脳卒中患者のQOLとアセスメント

（1）脳卒中の体験とQOL

脳卒中は急激に発症し，脳機能が低下するため，「なにが起こっているのかわからない」「なんのために入院しているのか，ぴんとこない」と自分に生じていること，おかれている状況を理解していないということがある．

そこからの回復過程は個人的な体験であり，「過去や周囲とのつながりと自分が価値をおいていたものを取り戻す体験」である[3]．このような主観的な回復体験なしに，身体運動機能が向上

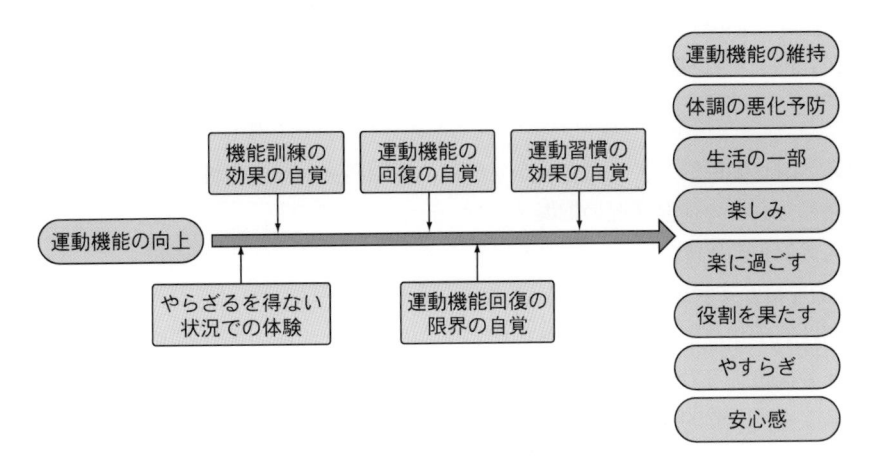

図 4-75 脳血管障害患者の運動習慣の意味の変化

しても，気持ちが体の動きについていくことができない．そのため「自分が行っている感じ」をもちにくい．「わたしという存在が回復する」すなわち，全人間的に回復するために必要なことは，機能の回復だけではない．患者にとって意味ある目標と自己が関与した決定，達成感が必要である．

しかし脳卒中患者の場合，急性期の意識障害や認知障害，感情障害などによって，「意味ある明確な目標」をもちにくく，「自己が関与した決定」をできないことも多い．また「困難感に圧倒される」「失敗体験が増え自尊心が低下する」などの体験をしやすいため，「わたしという存在の回復」を感じることが困難になりがちである．

脳卒中患者の QOL は，健常な高齢者と比較して低いこと[4]，発症後長期間回復しないこと[5]，退院直後に低下する[6]ことが報告されている．患者と家族の準備が不十分なまま退院してしまうと，閉じこもりの危険性が高くなることも指摘されており[7]，発症後もっとも大きな環境変化といえる退院前後の患者の健康と生活を，看護の継続と医療と介護の連携によって支えることが患者の QOL を守ることになる．

在宅で長期間過ごしている患者は，維持期のリハビリテーションを自らの生活に即して意味づけている．機能訓練の効果を感じられなくなり，身体運動機能の回復の限界を自覚した後も，「運動習慣」としての意味は多様になり[8]，患者は主体的に維持期のリハビリテーションに取り組むことができるようになる（図4-75）．

また，脳卒中の障害とともに老化の過程を生きていく患者は，「また動けなくなるのはこわい」「麻痺している手や足は，麻痺していないほうに比べて10年くらい老化のスピードが速いようだ」と身体運動機能の低下のサインを敏感に感じ取り，おそれを抱いている[9]．その一方で，「ここまでよくがんばったのは，みなさんのおかげ」「やれることはやってきた」と自己と脳卒中を受け入れ意味づけることもできる．

個人の長期的な QOL の変化の過程を見通しながら，患者が周囲との相互交流を保ち続けられるように，家族関係の調整や地域作りを行っていくことが脳卒中患者の QOL を支えることにつながる．

（2）リハビリテーションを受けている脳卒中患者の看護援助に必要なアセスメント

■ 急性期

アセスメントの目的：①生命を脅かす状態の早期発見，②廃用性変化の兆候の早期発見，③回復に向けた心身の準備状況の把握

アセスメントの実際

① 生命を脅かす状態の早期発見

急性期は脳圧亢進や神経症状の進行など生命を脅かす病態の進行が考えられる．脳神経症状をもっとも反映するのは意識レベルである．また意識レベルのモニタリングは異常の早期発見だけではなく，能動的な運動の開始時期の見極めにも重要である．チームで共通のスケールを用いて意識状態（表4-24）を把握する．血圧・脈拍・呼吸などの基本的なバイタルサインの観察は，再発作のリスクの把握とともに感染症など合併症の早期発見につながる．

② 廃用性変化の兆候の早期発見

急性期に不適切な姿勢（図4-76）をとることによって，関節拘縮，褥瘡などが生じやすい．廃用性変化兆候が出現していないかを把握する．

③ 回復期への準備状態の把握

座位耐性訓練の開始基準と車椅子乗車：意識がJCS 300まで改善し，コミュニケーションが可能となったら，座位耐性訓練を導入する．またベッド上80度の角度で30分間の長座位が可能となることが車椅子乗車の目安となる．

嚥下障害：急性期は脳卒中患者の6割程度が嚥下障害を有する．①構音障害がある，②つばを飲み込むときにむせている，③鼻汁やよだれが多い，④嗄声，⑤口唇が閉まらない，あるいは左右片方があいている，などの症状がある場合，水飲みテスト（表4-25）[10]を実施し，嚥下障害の有無を確認する．意識障害があると食物の認知や咀嚼という意図的な活動が困難となる．このような状況で嚥下が行われれば，誤嚥が発生し肺炎などの合併症を引き起こす．嚥下機能

表4-24　Japan Coma Scale；JCS[11]

Ⅰ　刺激しないでも覚醒している状態（1桁で表現） 　　(delirium, confusion, senselessness) 　　1．だいたい意識清明だが，今ひとつはっきりしない 　　2．見当識障害がある 　　3．自分の名前，生年月日がいえない
Ⅱ　刺激すると覚醒する状態，刺激をやめると眠り込む（2桁で表現） 　　(stupor, lethargy, hypersomnia, somnolence, drowsiness) 　　10．普通の呼びかけで容易に開眼する 　　　　合目的な運動（たとえば右手を握れ，離せ）をするし，言葉も出るが間違いが多い 　　20．大きな声または体を揺さぶることにより開眼する 　　30．痛み刺激を加えつつ呼びかけを繰り返すと辛うじて開眼する
Ⅲ　刺激をしても覚醒しない状態（3桁で表現） 　　(deep coma, coma, semicoma) 　　100．痛み刺激に対し，はらいのけるような動作をする 　　200．痛み刺激で少し手足を動かしたり，顔をしかめる 　　300．痛み刺激に反応しない

米本恭三監修：最新リハビリテーション医学．p. 182, 医歯薬出版，1999．

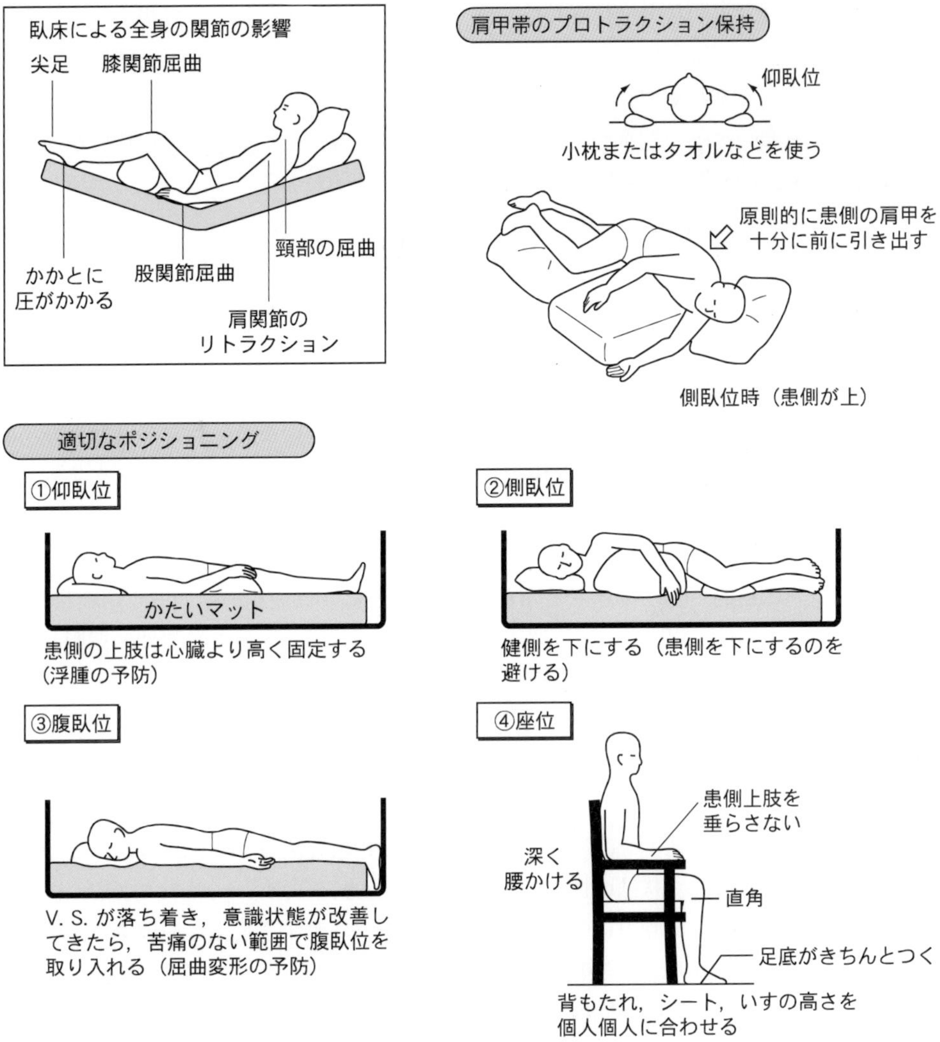

図 4-76　各体位での適切なポジション[12]

酒井郁子：脳血管障害のある患者への看護．奥宮暁子・阿部篤子編，シリーズ生活をささえる看護―生活の再構築を必要とする人の看護Ⅰ，p. 57，中央法規出版，1995．

表 4-25　改訂水飲みテスト

手技	冷水 3 ml を口腔前底に注ぎ，嚥下を命じる もし可能ならば追加して 2 回嚥下運動をさせる もっとも悪い嚥下活動を評価する もし，評価基準が 4 点以上なら最大 2 試行（合計 3 試行）を繰り返し，もっとも悪い場合を評価として記載する
判定基準	1）嚥下なし，むせる and/or 呼吸切迫 2）嚥下あり，呼吸切迫（silent asiration の疑い） 3）嚥下あり，呼吸良好，むせる and/or 湿性さ声 4）嚥下あり，呼吸良好，むせない 5）4）に加え，追加嚥下機能（空嚥下）が 30 秒以内に 2 回可能

米本恭三・他編：リハビリテーションにおける評価 ver. 2，医歯薬出版 p 147，2000 より

訓練の開始基準は，①病状の進行がない，②全身状態が安定している（呼吸の安定，発熱がない，血圧が安定している），③日中覚醒していて，開口提舌の指示に従うことができる，であり，安全な嚥下を保証するために必要な基準である．

排尿状態：意識レベルの低下があれば排尿は障害される．また脳卒中の重症度が高いほど排尿は障害される．膀胱機能の問題だけでなく，尿意の認知ができない，排尿の場所や方法を理解できない，尿意を適切に伝えられない，衣服の着脱が間に合わないといった記憶・認知の障害，あるいは，失語症などコミュニケーションの障害，行為や動作の障害によって結果的に失禁となってしまうことも多い．膀胱留置カテーテルを挿入したままにすることで，このような膀胱機能に起因しない排尿の障害が隠されアセスメントできない場合があり，不必要な自尊心の低下を招くため，膀胱留置カテーテルの使用は最小限にする．

患者の社会背景の把握：リハビリテーションのゴール設定のため，仕事の有無と経済的な問題，家族状況と家屋環境は急性期病棟に入院中に把握する．発症前のライフスタイルと生活習慣に関して情報収集し，再発作のリスクファクターを把握する．

■ 回復期

アセスメントの目的：①回復意欲と障害の認識の把握，②機能訓練への取り組み状況の把握，③変化する心身の機能と能力の把握，④将来についての認識と学習の必要性の把握

アセスメントの実際

① 回復意欲と障害の認識の把握

脳卒中後には抑うつ状態となりやすい．しかし脳卒中患者で認知障害やコミュニケーション障害がある場合，自分の症状に気づかなかったり，感情を表現できなかったりすることも多い．負担感の強さや自発性の低下を，動きの障害あるいは訓練の疲労と間違えられることもある．ケアを通して患者の抑うつ状態の把握（表 4-26）[13]を行う．

脳卒中患者が行っている回復に向けた取り組みと障害に対する認識を把握する．患者から語られることだけではわからないこともある．たとえば自分から進んで水分補給をしようとしている，といった日常的な行動が回復への取り組みとして意味づけられることもある．患者の行動をよく観察し，患者に問いかけることで回復意欲や障害に対する認識を把握することができる．

② 機能訓練に対する取り組み状況の把握

機能訓練前に体調の変動がないか，疲労がないか，疼痛がないかを把握し，機能訓練に積極的に取り組むことができる体調かを判断する．とくに疼痛がある場合，その原因のアセスメントを行う．また機能訓練に集中できる状況であるかどうか，たとえば，睡眠が十分とれているか，休息がとれているか，排便がコントロールされているか，訓練時間の前に排尿をすませているか，衣類が動きやすく体温の変化に対応できているかについても患者とともにチェックする．

集中できないと訓練効果が上がらないばかりか，訓練中の危険も倍増する．機能訓練中止の判断をすることも重要である．

機能訓練に対する患者の自発性や意欲，それぞれの訓練士との人間関係についても患者との話の中から把握し，患者にとって機能訓練時間が充実したものになっているかどうかアセスメントする．

表4-26 看護師がケアを通して抑うつ症状を把握するためのチェック項目の例[3]

患者氏名	測定年月日　　年　　月　　日
測定者氏名	

今日一日の脳卒中患者様の様子について伺います．あてはまるものに○をつけてください．患者さんに聞いて確かめることはしないでください．

1	朝から泣いている	〔　　〕	25	いらいらしている	〔　　〕
2	いつもぐったり疲れている	〔　　〕	26	動けるはずなのに動作が遅い	〔　　〕
3	動こうとしない	〔　　〕	27	薬を拒否する	〔　　〕
4	うずくまるような姿勢	〔　　〕	28	車いす操作をしようとしない	〔　　〕
5	うなだれている	〔　　〕	29	身体症状にこだわる	〔　　〕
6	顔を上げない	〔　　〕	30	身体の痛みにこだわる	〔　　〕
7	決まり切ったことをする以外は寝ている	〔　　〕	31	ただ部屋にいる	〔　　〕
8	元気がない	〔　　〕	32	他人と関わろうとしない	〔　　〕
9	声の音色や調子が沈んでいる	〔　　〕	33	楽しそうではない	〔　　〕
10	声をかけても反応がない	〔　　〕	34	できないことにこだわる	〔　　〕
11	声をかけないといつまでも寝ている	〔　　〕	35	できることもやらない	〔　　〕
12	視線が合わない	〔　　〕	36	できるはずのことでも何でも介助を頼む	〔　　〕
13	自分から食事をしようとしない	〔　　〕	37	トイレの場所を気にする	〔　　〕
14	自分からは何もやらない	〔　　〕	38	どうなりたいという気持ちが感じられない	〔　　〕
15	食事の摂取量が落ちている	〔　　〕	39	眠れない様子だ	〔　　〕
16	食事の時にこぼすことが多い	〔　　〕	40	一人でいることが多い	〔　　〕
17	ため息ばかりついている	〔　　〕	41	一人で何もしないでいる	〔　　〕
18	寝ていることが多い	〔　　〕	42	頻尿になる	〔　　〕
19	表情がない	〔　　〕	43	服を着ようとするが途中でやめてしまう	〔　　〕
20	部屋で一人で泣く	〔　　〕	44	間に合うはずなのに失禁する	〔　　〕
21	返事をしようとしない	〔　　〕	45	やたらに動き回る	〔　　〕
22	歩行をいやがる	〔　　〕	46	洋服の着方に気を配らない	〔　　〕
23	目が合っているのに無視する	〔　　〕	47	笑わない	〔　　〕
24	よく泣く	〔　　〕		○のついた数	【　　】

患者様の訴えや家族からの情報で気になったこと

患者様の精神状態に関する情報（医師や他職種の判断，痴呆テストの点数など）

③ 変化する心身の状態の把握

　回復期において患者の可能な動作は日々変化する．動けるようになっていくことと，患者が「動くようになってきた」と自覚できることが一致しないことも多い．
　FIMなどのADLスケールを活用して客観的に状況を把握し，チームで共有するとともに，その状況を患者がどのように認識しているかについて把握する．たとえば患者がその動作を「し

表 4-27　脳卒中患者の学習ニーズ

1	脳卒中の病態と最新の治療
2	機能の回復と維持に役立つこと
3	脳卒中に伴う症状への対応方法
4	脳卒中によって失ったことを受け入れる方法
5	同じ病気の人の生き方
6	豊かな人生を送るためにできること
7	他人のために役立つ方法
8	健康を維持増進するためにできること

たいとおもっているか，したくないと思っているか」「患者のやりやすい介助の方法はどのようなものか」「できると思うか」「できたと思うか」「その動作のどんなところを患者は工夫しているか」を患者から引き出し，ADL スケールによる客観的評価と患者が主観的に認識している内容をつきあわせ，そのずれを把握する．状況に合わせた必要な介助や見守りを提供するために，行っている数々の動作状況について，日々の変化と患者の気持ち，体調との関係を把握する．

④ 将来についての認識と学習の必要性の把握

再発の予防対策として，患者が保有しているリスクファクターの把握を行う．脳出血の場合，高血圧，大量飲酒，血清総コレステロール低値，脳梗塞の場合，心房細動，高血圧，高脂血症がある．これらのファクターに対して必要な治療と生活上の制限を把握する．

脳卒中患者は今後の人生を豊かに過ごしていくために，さまざまなことを学習したいと考えている．患者が持っている学習ニーズを把握(表 4-27)[14]する．またその患者にとって効果的な学習方法を探ることも必要である．

■ 維持期

　　アセスメントの目的：①機能の維持・向上のための活動の把握，②体調の把握
　　アセスメントの実際

① 機能の維持・向上のための活動の把握

維持期の脳卒中が活用している社会資源と行動範囲をアセスメントする．閉じこもりの兆候がないことを確認する．行動範囲を確保するための対策を考える上で，患者が生活している地域において，どのように豊かな地域交流がなされているか，社会参加できているかを把握する．また活動しやすい環境であるかを評価する．

② 体調の把握

患者が行っている運動習慣とその習慣を続けることで患者が感じている効果を把握する．また患者が実施している再発予防対策実施状況を把握する．ライフスタイルをともに振り返ることで，なにが日々の体調管理に役立っているかアセスメントでき，患者にとっても自分の生活を振り返る機会となる．

発作後，長期間経過している人では，補助具などの導入を判断するため，老化による身体運動機能衰退兆候の把握と，それをどのように感じているか把握する．

3）援助の実際

（1）急性期

① 基本的生命ニードの充足
麻痺の進行と合併症の早期発見と対処のため綿密な全身状態の観察を行い，異常を早期に把握し，必要な治療介入を行えるようにする．

② 廃用性変化の予防
発熱や意識障害の進行，神経症状の増悪がある場合でも，異常な神経反射と拘縮を予防するためのポジショニング（図 4-76）を行い，不良肢位の予防を行う．また他動的関節可動域訓練を行い，関節拘縮と筋力低下を予防する．

③ 回復に向けた心身の準備
座位耐性訓練（表 4-28）は全身状態のアセスメントのもとに行う．実施中は患者のそばを離れず，循環動態の異常や意識レベルの変動に即応できるようにする．また座位保持が不安定であると転落事故の危険も増大するため，ベッド柵を取り付けた後にベッドアップを行うなどの転落防止対策を十分に行う．

ベッド上での寝返りや起きあがり動作といった基本動作の獲得に向け，動作の説明と介助を行う（図 4-77, 78）．

表 4-28　座位耐性訓練の例

開始基準	以下の項目を確認して座位耐性訓練を適用する 病状の進行がないこと 意識状態が正常であること 体調不良の訴えがないこと
開始前	以下の項目を確認して開始する 動悸，息切れの自覚症状がない 安静時脈拍が 120／分以下である 収縮期血圧が 200 mmHg 以下である 拡張期血圧が 120 mmHg 以下である
実施方法	ベッドアップを 30 度，45 度，60 度，80 度の 4 段階とする 座位がその角度で 30 分以上可能になったら座位の角度を拡大する 一日 2 回，実施する（食事時間の前などを利用する） ベッド上座位 80 度が 30 分可能となったら，端座位をとる
実施中の注意点	かならず看護師が付き添っていること 患者と話しながらリラックスした雰囲気の中で行う（異常の早期発見もしやすく，循環へのストレスも緩和される） 患者の表情や言動をよく観察し，気分不快の兆候が現れたらすぐにヘッドダウンする 開始直後，5 分後，15 分後，30 分後に血圧と脈拍を測定し，血圧の 30 mmHg 以上の変動，脈拍の 30％以上の増加があれば中止する

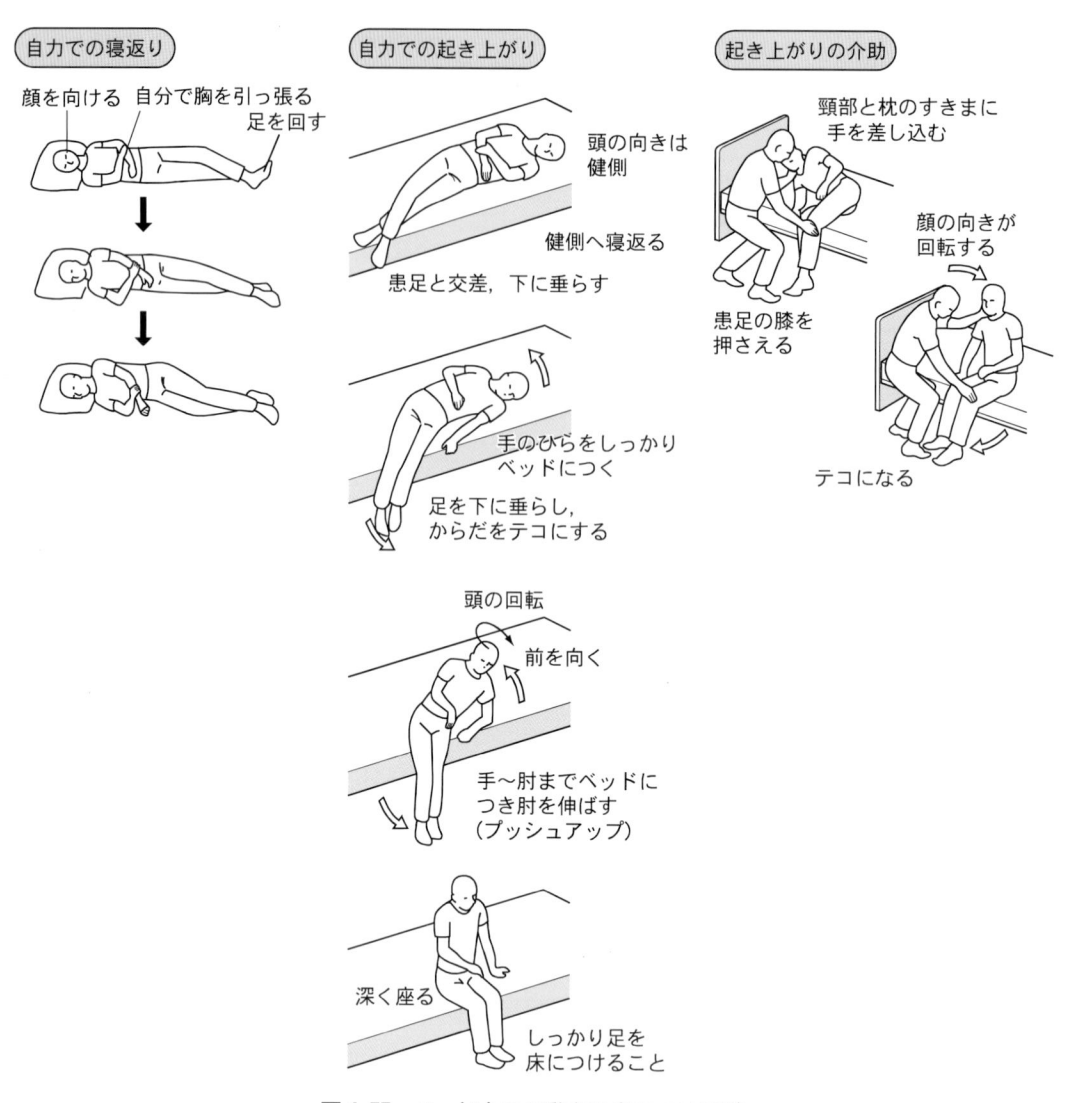

図4-77 ベッド上での動きを身につける[15]

酒井郁子：脳血管障害のある患者への看護．奥宮暁子・阿部篤子編，シリーズ生活をささえる看護―生活の再構築を必要とする人の看護Ⅰ，pp. 64-65，中央法規出版，1995．

(2) 回復期

① 回復意欲を支える

看護師は，患者が意欲的にADL拡大にとりくむことを促す（**表4-29**）．回復意欲を支える看護師の働きかけはひとつひとつのADLの介助の流れの中に看護師の言動として意図的に含まれる．

介助する前に，患者の認識の焦点を合わせるために，認知や記憶の障害の状況に合わせて援助の目的を患者に説明する，どのような服を着たいかなど患者の意思を問いかけ，引き出し尊重する，着替えにふさわしい適切な環境を整える，という働きかけを行う．このことによってその動作を「自分がしている」という感じをもつことを助ける．

自尊心を守りながら動作を介助する．優しい言葉かけや態度によって患者の気持ちを配慮す

ベッドから車椅子へのトランスファー

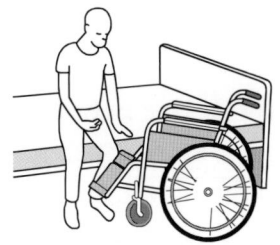

①ベッドに腰を掛け、車椅子を健側の斜め前につける

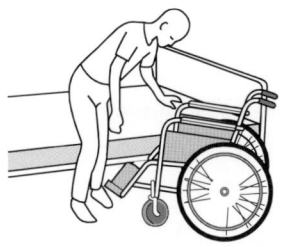

②あらかじめ腰をできるだけ前方にずらし、患側の足を前に出してから立ち上がる

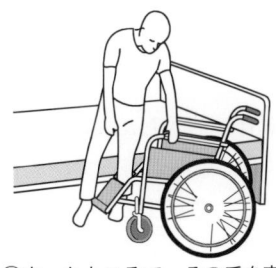

③立ったところで、その手を車椅子の遠い方のアームレストに移す

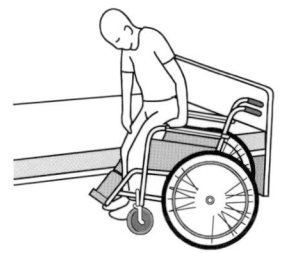

④身体を半回転する

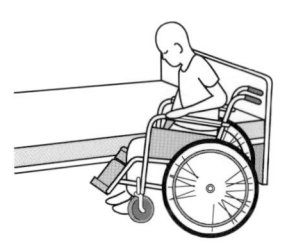

⑤座る

図4-78 移乗動作を身につける

酒井郁子：脳血管障害のある患者への看護．奥宮暁子・阿部篤子編：シリーズ生活をささえる看護生活の再構築を必要とする人の看護Ⅰ，中央法規出版，1995．

表4-29 患者が意欲的にADL拡大に取り組むことを援助する

分類	具体策	着替えの援助場面を例にして
援助前	患者の状態に合わせて目的を説明する	時間と次のスケジュールを告げ、その人なりに着替えの意味が達成されるように話す
	患者の意思を尊重する	洋服を選んでもらう。着替えの仕方の好みに従う。衣服の調節の意志を確認する
	適切な環境を整える	着替えるさい患者がどの程度プライバシーを保護してもらいたいか把握して場所を選ぶ。着替え動作が混乱しやすい人には、静かな環境を提供する。
援助中	患者の気持ちを配慮しながら援助する	介助者がそばについていた方が安心する人には、そばで見守る 言葉遣いや態度が患者を傷つけないように優しく接する
	患者の能力を活用しながら援助する	患者の持っている能力、例えば着たい洋服を準備できる、介助を依頼する、できる動作を自分で行おうとする、介助された後感謝の気持ちを述べる、などを看護師が気づいてそれを活用する
	患者の立場を配慮しながら援助する	一人ではできない、という困難な立場におかれた患者に、必要な介助を提供し患者の困った立場を解消する。
	環境から脅威をうけないように援助する	着替え中であることが必要以上に人目に触れないようにする
援助後	患者の目的が達成されたかどうか評価する	暖かい衣服を着ることができた、暑いから脱いでさっぱりした、訓練室に行くので運動しやすいようにした、などその時々の着替えの目的が達成されたことを評価する
	したいようにできたか評価する	自分の着たかったものを着ることができたか、好み通りに着替えられたか、などを確認する
	援助後の環境を整える	脱いだものを一緒にしまう。

る．患者の能力を活用しながら，必要な介助を提供することで，「できない状況におかれる」という困難な立場を配慮する．また着替え全体の過程が環境の脅威から守られることも重要である．

動作が終了した後，患者の動機や意思が達成されたかを確認する．たとえば，着替えが終了した後，患者が持っている着替えの目的が達成されたかを患者とともに評価する．看護師は「先週よりも着替えの動作がひとりでできるようになる」ことを目的にしているかもしれない．しかし患者がなぜそうしたいと思ったかという，さまざまな生活上の必然性のもとにわき出ている「着替えたい」という動機を援助の目的の中心に据え評価する．また患者がしたいようにできたか，確認し，援助後の環境を整える．

これらの一連の看護師の言動は介助によって脅かされる自尊心を守り，意欲的にADL拡大に取り組むことを支えるものである．

② 機能訓練に集中できる環境づくり

機能訓練に患者が集中できるように，心身の準備を十分行う．たとえば訓練時間の前にウォーミングアップ時間をとる．訓練前に排泄をすませる．訓練時間の把握が困難な患者には訓練時間が近づいていることを告げる，などである．

訓練後には水分補給を行い脱水を予防し，疲労感が強い場合は休息を勧める．訓練後に患者と訓練の内容について話し合うこともよい．身体の動きがどうだったか，体調と重ね合わせて自己評価することで，機能訓練の効果や次に注意することが明確になる．このように看護師が訓練前後の体調や取り組みを患者とともにモニタリングし，体調不良や疲労にきめ細かく対応することは，患者が自分自身で体調管理を行う際のモデルとなる．

脳卒中患者が機能訓練に抱いている意味や付加価値が達成されるように援助する．能力向上のために機能訓練をしている患者もいる一方，訓練室への行き帰りに売店に寄るのが楽しみ，訓練室で訓練士と話をするのが楽しみ，という付加価値を見出し，それが機能訓練の支えになっている患者もいる．その人なりの意味が達成されるように援助する．

③ 将来を考える機会と必要な学習の援助

回復期は，患者が将来を考える機会を多く提供できる時期である．看護師は将来についての患者の話をじっくり聞くという援助に加えて，患者がいろいろな立場の人たちと話し合えるように，患者同士の交流を促進する．

退院指導は脳卒中患者の持っている学習ニーズに対応し，障害にあわせた適切な学習方法を選択する．家族指導を優先するのではなく患者自身に必要な学習として考える．

(3) 維持期

① 機能の維持・向上のための活動を生活に取り入れるための援助

脳卒中の維持期にある患者の社会参加を促し支える．地域で行われているさまざまなサポートグループ活動とボランティア活動の情報提供を行うことも，社会参加のきっかけとなる．参加しやすい安全安心で便利な条件の確保が必要である（表4-30）[17]．また，患者が運動習慣を身につけられるように，楽しく継続できる運動の場と機会を紹介する．

② 体調のモニタリングと対応

脳卒中患者は体調が体の動きに大きく影響するため，十分な休息と睡眠のとれる生活リズムを患者自身が整えられるように援助する．また再発作の予防のため，定期的な受診と服薬管理，

表 4-30　脳卒中患者の地域参加のきっかけと支えている要因[5]

地域参加のきっかけ	参加を支えている要因	自覚している地域参加の効果
専門職の働きかけ サポートグループからの誘い 発症前の活動があった 自己の能力を発揮したい 将来の希望	安心な条件 便利な条件 明確な目的 仲間の存在 楽しみ 充実感	人間関係が広くなった 気持ちが発症前にもどった 家族がほっとしている 自分が励まされる 世の中に役立っている感じがする

リスクファクターの低減対策，体調の悪化のサインを早めに感じ取り，休息をとるなど健康状態を維持するためのセルフケアを促進する．

③ 機能低下を見越した環境整備と学習の援助

発作を体験している脳卒中患者は，「動けなくなること」を恐れる．脳卒中患者が，環境調整や，補助具の使用，動作介助について自己決定できる機会を作り，納得のいく形で導入できることが望ましい．

補助具や車椅子の導入を見越して家屋の改造などの環境整備を早めに行っておくことで，老化による行動範囲の縮小を防ぐことができる．車椅子や補助具を使用することになれておけば，実際に機能低下が生じたときに円滑に導入できる．今まで機能訓練をがんばり，自立に向けて人一倍努力してきたプライドから，介助を受けることに否定的な気持ちを抱く場合も多い．患者の自尊心を尊重した関わりを行い，介助を受けることが心地よい体験となるように援助する．また介助する人との人間関係が円滑に行くように調整する．

参考・引用文献

1) 小林祥泰編：脳卒中データバンク 2005．中山書店，p 24, 2005．
2) 出江紳一，石田暉：脳血管障害のリハビリテーション　急性期のリハビリテーション離床までの評価と訓練．日本医師会雑誌，125(12)，S 272-S 284，2001．
3) 末永由理，島田広美，井上聡子，佐藤弘美，酒井郁子：長期在宅脳血管障害患者の回復過程．川崎市立看護短期大学紀要，6(1)，37-49，2001．
4) 縄田茂毅，山田ゆかり，池田俊也：高齢者における EuroQol の研究：IADL 等の要因についての検討．医療と社会，10(2)，75-85，2000．
5) 澤俊二，磯博康，伊佐治隆，他：慢性脳血管障害者における心身の障害特性に関する経時的研究　リハビリテーション専門病院の入院・退院時比較．日本公衆衛生学会誌，50(4)，325-338，2003．
6) 小西かおる：脳血管障害患者における障害によるストレスの認知的評価に関する研究－ADL，認知能力によるストレスの認知的評価とコーピング行動の特徴．日本老年漢学会誌，6(1)，40-49，2001．
7) 河野あゆみ：在宅障害老人における「閉じこもり」と「閉じこめられ」の特徴．日本公衆衛生学会誌，47(4)，216-229，2000．
8) 島田広美，井上聡子，遠藤淑美，末永由理，佐藤弘美，酒井郁子：在宅脳血管障害者の地域参加のきっかけと参加を支えている要因と援助の検討．川崎市立看護短期大学紀要 7(1) 55-59, 2002．
9) 酒井郁子，佐藤弘美，島田弘美：在宅脳血管障害患者における老化の知覚と維持期リハビリテーションの取り組み．日本老年看護学会学会誌，7(1)，26-34，2002．
10) 米本恭三，石神重信・他編：リハビリテーションにおける評価 ver 2．医歯薬出版，p.147，2000．
11) 同書，182．
12) 酒井郁子：脳血管障害のある患者への看護，奥宮暁子・阿部篤子編：シリーズ生活を支える看護　生活の再構築を必要とする人の看護Ⅰ，中央法規出版，p.57，1995．
13) 酒井郁子：脳血管障害患者のうつ状態把握のためのチェックリストの開発．Quality Nursing，7(5)，55-67，2001．
14) Judi Johnson, Valinda Pearson, 酒井郁子：脳卒中患者のための教育コース－障害と生きることを支援する，

Quality Nursing, 8(3), 11-19, 2001.
15) 前掲12) pp. 64-65.
16) 前掲16) p. 67.
17) 前掲8)

2. パーキンソン病

1) 疾患の特徴からみた障害の構造

(1) 発症・回復のプロセス

　パーキンソン病は，中脳黒質神経細胞が変性・脱落し，ドーパミン欠乏状態となる緩徐進行性の神経変性疾患である．わが国では人口10万人に約100〜150人の有病率であり，今後さらに高齢化の進行にしたがって，患者人口はますます増加していくと思われる．しかし，現在でも原因は不明で根治療法の確立していない神経難病のひとつである．患者の多くは50歳代以降に発症するが，40歳代以前に発症することもあり，これらは若年性パーキンソン病といわれている．若年性パーキンソン病の中には家族性（遺伝性）がみられる場合もあり，早ければ10〜20歳代で発症することもある．

■ 症状

　典型的なパーキンソン病の症状としては，安静時振戦，筋固縮（筋強剛），無動／寡動，姿勢反射障害の四大徴候があげられる．それ以外にも，小刻み歩行・突進傾向・すくみ足といった歩行障害，便秘・起立性低血圧・流涎・排尿障害などの自律神経症状，小声・構音障害・小字症・仮面様顔貌などコミュニケーション障害となる症状などがある．また，それらの症状の出現頻度や程度は，決して一貫性のあるものばかりではなく，天候や季節，時や場所という外部環境や，全般的体調・精神状態という内部環境などによって影響されるものも多い．時に，抑うつ症状も合併症として報告される．また，抗パーキンソン病薬の長期内服により薬効の減退がみられるだけでなく，副作用症状として，wearing-off現象やon-off現象，peak dose dyskinesiaやbiphasic dyskinesiaなどの薬剤誘発性の不随意運動なども多くみられる．

■ 治療

　パーキンソン病の治療において中心的存在となるものは薬物（内服）療法である．パーキンソン病は，難病としては飛躍的にその治療法の研究が進んでおり，最も有用な薬剤であるL-dopa製剤をはじめとして，ドーパミンアゴニストやMAO-B阻害薬，COMT阻害薬，抗コリン薬，塩酸アマンタジン，ノルアドレナリン補充薬というように，パーキンソン症状をさまざまな経路から改善する薬剤がある．さらに，内服薬のみならずドーパミンアゴニストの注射薬やパッチ剤も利用可能である．また，その適応は制限されるが，外科的治療法として定位脳手術（破壊術／脳深部刺激療法）や交感神経節の自己移植術など行われることもある．しかし，外科的治療のみで全く症状がなくなるわけではなく，薬物療法も併用する必要が出てくることが多い．パーキンソン病患者にとっての運動療法も，表情筋や呼吸（補助）筋を含め全身の筋肉のストレッチや関節可動域訓練，バランス訓練など，廃用症候群を予防し長期的なQOLを高めるための大切な治療法のひとつである．

表4-31　パーキンソン病の生活機能障害度，Hoehn&Yahr重症度分類および修正版Hoehn&Yahr重症度分類

	Ⅰ度			Ⅱ度		Ⅲ度
生活機能障害度	日常生活，通院にほとんど介助を要しない			日常生活，通院に部分介助を要する		日常生活に全面的な介助を要し，独力では歩行，起立不能

	ステージⅠ	ステージⅡ		ステージⅢ	ステージⅣ	ステージⅤ
Hoehn&Yahr重症度分類	症状は一側性で機能的障害はないか，あっても軽度	両側性の障害があるが，姿勢保持の障害はない		立ち直りに障害がみられ，活動は制限されるが，自力での生活が可能	重篤な機能障害を有し，自力のみの生活は困難となるが，支えられずに歩くことはどうにか可能	立つことは不可能となり，介護なしにはベッド，車椅子の生活を余儀なくされる

	ステージ1	ステージ1.5	ステージ2	ステージ2.5	ステージ3	ステージ4	ステージ5
修正版Hoehn&Yahr重症度分類	一側性の障害のみ．機能障害は軽微またはなし	一側の障害に体幹障害が加わる	両側の障害だが，体のバランス障害は伴わない	両側の障害に自分で立ち直れる程度の突進現象が加わる	姿勢反射障害がみられる．立ち上がるときや歩行時に向きを変えるときにバランスを崩しやすい．身体的にほとんど独立した生活を遂行できる	症状が進行し，機能障害は高度．かろうじて介助なしで起立および歩行することができるが，日常生活は高度に障害される	介助がない限り寝たきり，または車椅子の生活を余儀なくされる

(2) ステージ別にみた治療と訓練

　　1967年に発表されて国際的に最も普及している評価スケールはHoehn&Yahrの重症度分類である．現在ではStage 1と2に，1.5と2.5を加えた修正版を利用することもある．また，日本では，それに対応して，厚生省の調査研究班による生活機能障害度がある（表4-31）．しかし，これらの評価スケールは評価指標が粗く，治療による症状の変化を細かくみることができないため，薬物療法の効果の指標などとして現在ではUPDRS（Unified Parkinson's Disease Rating Scale：日本語版もあり）が用いられることが多い．

　　いつからパーキンソン病の薬物療法を開始するかという明確なものはないが，一般に日常生活に支障を生じたと感じて患者自身が内服治療を望むときが内服治療開始の時だといわれている．利き手側の振戦など日常生活上の障害があって患者の希望がある場合のみ，なるべく少ない薬物量から開始して，状態に合わせて徐々に増量していくのが一般的である．また，L-dopaやドーパミンアゴニストの使用に際しては，治療ガイドラインが設けられている．L-dopaの使用開始時期は，将来的な薬効減退を考慮すると極力先延ばしするのが望ましいとされていたが，L-dopaによる治療開始を遅らせることにより神経変性が予防されるというエビデンスはみら

れていない．

　パーキンソン病患者においては日常生活そのものが訓練である．軽度のパーキンソン病患者には特別な機能訓練の必要はなく，職業を継続し，日常生活を活動的にする，体を動かす趣味があれば継続して行う，という程度である．しかし，この時期から意識的に歩行訓練を行うなど運動習慣を身につけて，下肢の力強さと身体の柔軟性をえるように心がけておくのがよい．徐々に日常生活行動上の支障が生じ，また，それが大きくなってきた場合，現在の能力を長期に渡って維持し，廃用症候群を予防するという目的で運動療法を中心とした機能訓練が行われる．関節可動域の維持，全身のリラクゼーションやストレッチ，バランス訓練，歩行動作・姿勢の改善，呼吸訓練，歩行訓練，筋力の維持，手指の巧緻性訓練，日常生活動作訓練，嚥下訓練などがその内容である．さらに症状が進みほとんどの日常生活に介助が必要になった場合は，他動的なROM訓練などにより拘縮などを予防していく必要がある．

2）パーキンソン病患者のQOLとアセスメント

（1）パーキンソン病の影響とQOL

　多くの患者は，初発症状として手のふるえや動作の遅さなどを自覚するが，「疲れているのではないか」としばらく様子を見て過ごす．しかし，症状は改善せず，場合によってはゆっくりと進行する．最初に神経内科に受診する患者はそれほど多くなく，整形外科に受診することもある．その場で診断がつくことがなく，経過観察となり患者は病名がはっきりしないまま不安な日々を過ごすこともある．

　パーキンソン病という診断を受けた患者は，病名が分からなかった不安からは抜け出せたものの，根治療法のない進行性の疾患に罹患したということで，大きい心理的ショックを受ける．この時期の症状自体は軽度の場合が多く，今までの日常生活行動を維持することは可能である．しかし，呈している症状によっては趣味や楽しみ等の継続の支障となる．とくに若年発症の場合，職業上の支障が生ずることが多い．また，若年発症の女性で，学童期の子どもの母親役割や，妻としての主婦役割をこなすためには，自分の症状にあわせた調整が行えない場合もある．体を動かして役割をこなすために過剰に内服薬を飲み，その結果として薬効減退や副作用の出現を早く迎え，長期的なQOLは大きな影響を受ける．

　パーキンソン病患者は，動作緩慢や治療薬の内服による症状の日内変動があることにより，周囲の人から「やる気がない」「怠けている」とみられることがある．また，振戦やすくみ足，突進傾向という歩行障害や，書字障害・小声・仮面様顔貌など，外見的に他者に分かる症状を呈することで受ける心理的な影響がある．周囲からの好奇の目を過剰に気にしているパーキンソン病患者や家族は，他者と接する社会的活動を控え，内にこもってしまいQOLの低下をきたす場合もある．

　パーキンソン病の症状が進行していくと，その影響によって徐々に日常生活で介助を要する部分が多くなってくる．自分で思うように，十分にできないことは患者のQOLが低下する一因となる可能性が高い．他者の援助で代償することができるとしても，患者本人がその決定にかかわっていけるようにすることが大切である．また，あわせて長期に渡る在宅療養における患者のQOLをどのように支援できるか考える必要がある．

（2）パーキンソン病患者のリハビリテーション看護援助に必要なアセスメント

- パーキンソン病および治療に関する知識や思い（患者・家族）
- リハビリテーションに関する思いや期待（患者・家族）
- 患者自身の趣味や楽しみはどのようなものがあるか？　それは今後も継続可能かどうか
- 患者自身の思考の傾向と性格
- 家族のサポート体制と家族関係および患者自身の家族内役割，在宅療養のリソース
- 今まで行っていた日常生活行動とその方法，今後行っていく方法
- 可能な ADL レベルと実際に行っている ADL レベル，薬効や環境による ADL レベルの変動
- 1 日の生活のリズムと内服薬の種類・量，内服時間，タイミング（食前／食後）
- リハビリテーションに影響する既往疾患は何かあるか
- 認知機能の問題はあるか

3）援助の過程

（1）発症から外来受診／診断告知直後〜日常生活上の困難感がほとんどない時期（修正版 Hoehn&Yahr stage 1 相当あるいはそれ以前）の援助

　この時期は症状がほとんどみられないか，あるいは，一側性の軽い症状のみであり日常生活上の困難感はあまりないことが多い．しかし，患者は診断確定により一時的な心理的危機状態（疾病や予後に関する不安や葛藤，病気を受けいれられないことによるもの）に陥っている場合がある．つまり，この時期に必要とされる援助は身体的な援助というより，主に心理的な援助やサポートをすることであり，今後の援助につなげるために患者との信頼関係を構築していくことである．

- 症状出現から受診・診断までの患者の思いを理解し，表出された思いを受け止める．
- 患者との信頼関係を構築できるようにする（何でも話せる「なじみ」の関係の構築をめざす）．
- 特別に新しい機能訓練的なものをとりいれようとせず，患者が普段行っている活動の中で機能維持・リハビリテーション的な意義もある活動についての情報を得ておき，その活動の継続ができるように助言する．

（2）日常生活上の困難感が少ない時期（修正版 Hoehn&Yahr stage 1.5〜2 相当）の援助

　この時期は日常生活上の困難感が少なく，一側性あるいは両側性のパーキンソン症状がみられたとしても姿勢反射障害はみられず，比較的日常生活行動は自立している．そこで，今まで行っていた趣味や楽しみなどをできるだけ縮小することなく維持し，また，普段行っている日常生活行動を継続できるように創意工夫しながら生活していけるように援助することが重要である．また，パーキンソン病について徐々に受けいれの準備が進んできていることを確認しつつ，病気や治療，今後の生活での注意点などの情報の提供を行い，あわせて在宅療養の基盤作りも行っていくのが望ましい．

- 趣味やレクリエーション活動をいかしつつ，ウォーキングなど，とくに下肢の機能訓練的な活動を生活の中に意図的に習慣としてとりこめるように生活調整する援助をする．
- 日常生活行動を自分で行う上で困難感がある部分について話し合い，患者本人の意向をふ

まえて，方法の変更や環境の調整などの対処方法を提案する．
- 患者自身の病気への気持ちや受けいれ状況を確認し，準備状況に合わせて，パーキンソン病やその治療に関すること（薬剤の種類や薬物療法による症状管理の方針，薬物療法・環境変化による症状の日内変動や日差変動のマネジメントについて等）や今後の生活に関する情報を提供する．

（3）日常生活上の困難感が増してきた時期（修正版 Hoehn&Yahr stage 2.5～3 相当）の援助

　この時期は，両側の症状が進行し，また，姿勢反射障害が著明にみられ，突進傾向，バランス障害により転倒のリスクが高まってくる．また，それらの症状により日常生活上の困難感も増し，自力で行うための意図的な工夫・対処が必要になってくる．また，受けいれざるをえないものとして障害や病気について認識する時期ともいえる．通院に家族の援助が必要になってくることもある．さらに薬剤の副作用として幻覚や精神症状を生じることもあるため適切な対処方法を指導することが必要である．

- バランス訓練，姿勢矯正訓練，筋力や体の柔軟性を保持し，廃用症候群を防ぐための訓練（パーキンソン体操，太極拳，自動/他動 ROM 訓練，呼吸訓練など）を指導し，定期的に行うように援助する．
- 移動に関する障害は，患者の QOL や生活意欲に大きく影響するため，すくみ足などに対する歩行訓練を重視して行う．
- 日常生活行動上の方法の変更や，他者からの介助を受けることに関して，自己概念の障害を引き起こさないように，徐々に考え方の転換ができるように援助する．また，患者を介助する家族への教育・援助的なかかわりも行っていく．
- 薬剤の副作用による幻覚や精神症状に適切に対処できるようにする．

（4）日常生活上，他者からの介助の必要性が生じてきた時期（修正版 Hoehn&Yahr stage 4 相当）の援助

　この時期は，前段階よりさらに症状が進行したことにより，生活上の多くの部分で介助を要するようになってくる．ひとつの行動にかなり時間もかかるようになってくる．自分でやりにくいことや他者による介助をうけることによる不適応状態にならないように，考え方をかえていけるかどうかが QOL に大きく影響すると思われる．心理的不適応状態は，抑うつ状態を引き起こしやすい．援助の過程は(3)とほぼ同様だが内容を強化して行う．

（5）寝たきり状態で日常生活に全面的な介助が必要な時期（修正版 Hoehn&Yahr stage 5 相当）の援助

　この時期はほぼ寝たきり状態となり，日常生活に全面的な介助を要するようになる．また，誤嚥や拘縮，褥瘡などのリスクも高まり，コミュニケーションをとることも困難になってくる．筋固縮による体のかたさや自律神経障害による便秘・排尿障害などパーキンソン病に関連した症状と廃用性の症状の違いを考えて（ROM 時に鉛管様・歯車様の抵抗があるのはパーキンソン症状によるもので硬縮しているわけではないなど）援助を行っていく必要がある．

- パーキンソン症状の悪化による二次的な廃用症候群を予防できるよう他動的な訓練を行っていく．
- 意思の表現に困難さのある患者の意思をじっくりと確認しながら援助する．

5．疾患に対するリハビリテーション看護　189

参考・引用文献

1) 東京都立神経病院編著, 平井俊策監修：神経疾患エキスパート看護師マニュアル．ヴァン メディカル, 2002.
2) 日本神経学会「パーキンソン病治療ガイドライン」作成委員会編集, 日本神経学会監修：パーキンソン病治療ガイドライン2011．医学書院, 2011.
3) 千野直一, 安藤徳彦編集主幹：リハビリテーションMOOK 10　神経疾患とリハビリテーション．金原出版, 2005.
4) 水野美邦, 近藤智善編集：よくわかるパーキンソン病のすべて．永井書店, 2004.
5) 作田学監修：健康ライブラリー　イラスト版　パーキンソン病最新治療と生活法, 講談社, 2004.
6) 近藤智善・他：パーキンソン病治療ハンドブック．医学書院, 2001.
7) 山之内博：よくわかる最新医学　パーキンソン病．主婦の友社, 2004.
8) 独立行政法人国立病院機構宇多野病院編著：神経筋難病看護マニュアル, 第2版．日総研出版, 2004.
9) 加倉井周一, 清水夏繪編集：神経・筋疾患のマネージメント　難病患者のリハビリテーション．医学書院, 1997.

3. 脊髄損傷

1）疾患の特徴からみた障害の構造

（1）発症・回復のプロセス

　事故（外傷性）や病気によって脊髄が損傷することを脊髄損傷という．外傷性脊髄損傷の原因は，オートバイなどの交通事故，ラグビー・鉄棒・スノウボード・柔道などによるスポーツ事故，建築現場や樹などからの転落事故などがある．最近の傾向としては，交通事故での損傷患者は減少し，後縦靱帯骨化症，変形性頸椎症などを基礎に持っている高齢者が転倒し，四肢麻痺となる頸髄損傷患者が増加している．また，外傷の他にも脊髄の血流障害や腫瘍，炎症などによる脊髄障害も広い意味で脊髄損傷に入れる．

　現代の医学では脊髄自体の治療は研究段階である．したがって，脊髄損傷を元どおり整復することはできない．脊髄損傷の看護の難しさは，合併症が極めて発生しやすいことにあり，予防の難しさにある．予防がなければ，その合併症により生活活動を不可能にさせ，生命を容易に奪うことになりかねない．受傷直後から，合併症予防のための看護と生活を見据えたリハビリテーションチームの専門性が脊髄損傷者の一生を決定すると言っても過言ではない．

　脊髄損傷者は，受傷直後から適切なリハビリテーション治療・看護を受け，合併症の予防など十分注意して生活すれば，社会・家庭での生活は可能である．

　脊髄損傷者のリハビリテーション看護の目的は，自分の体は自分で守るという意識をもち，自分でできることは自分で行い，介助が必要なことは他者にアサーティブに依頼・指示ができるよう援助していくことであり，障害をもったひとりの人間として生活を再構築し，社会参加できるように援助することである．

（2）ステージ別にみた治療と訓練（図4-79）

　脊髄損傷の急性期の治療は，救命処置を優先する．たとえば，頸髄損傷者は呼吸器合併症により重篤になりやすく，胸髄損傷者では血胸や腸管麻痺などを合併しやすい．ほか，受傷原因によっては，頭部外傷，無酸素脳症，内臓出血などを併発している場合もある．一方，脊椎骨折や脱臼に対しては，受傷部に異常な動きを加えると麻痺部位を悪化させるため，速やかに脊椎の固定をはかり，受傷部位の安静を保持する．

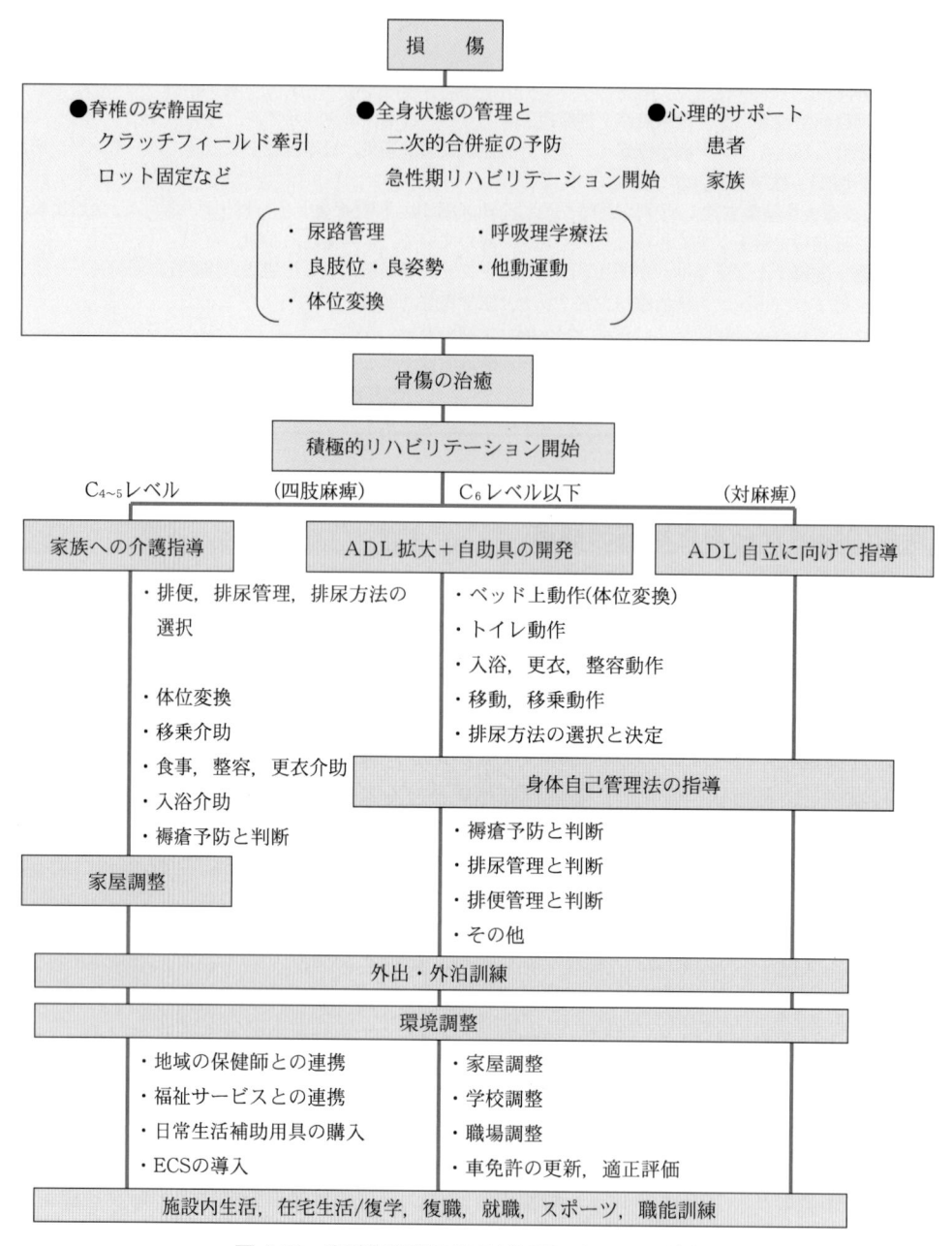

図4-79 脊髄損傷者のリハビリテーションの流れ

```
                            損　傷
                              │
┌─────────────────────────────┴─────────────────────────────┐
│ ●脊椎の安静固定      ●全身状態の管理と      ●心理的サポート │
│   クラッチフィールド牽引  二次的合併症の予防      患者         │
│   ロット固定など     急性期リハビリテーション開始  家族       │
│           ・尿路管理      ・呼吸理学療法                     │
│           ・良肢位・良姿勢 ・他動運動                        │
│           ・体位変換                                         │
└─────────────────────────────┬─────────────────────────────┘
                         骨傷の治癒
                              │
                    積極的リハビリテーション開始

    C₄〜₅レベル　　（四肢麻痺）　　C₆レベル以下　　（対麻痺）

  家族への介護指導        ADL拡大＋自助具の開発      ADL自立に向けて指導

  ・排便, 排尿管理, 排尿方法の    ・ベッド上動作(体位変換)
    選択                          ・トイレ動作
                                  ・入浴, 更衣, 整容動作
  ・体位変換                      ・移動, 移乗動作
  ・移乗介助                      ・排尿方法の選択と決定
  ・食事, 整容, 更衣介助
  ・入浴介助                      身体自己管理法の指導
  ・褥瘡予防と判断
                                  ・褥瘡予防と判断
    家屋調整                      ・排尿管理と判断
                                  ・排便管理と判断
                                  ・その他

                         外出・外泊訓練
                         環境調整

  ・地域の保健師との連携          ・家屋調整
  ・福祉サービスとの連携          ・学校調整
  ・日常生活補助用具の購入        ・職場調整
  ・ECSの導入                     ・車免許の更新, 適正評価

      施設内生活, 在宅生活/復学, 復職, 就職, スポーツ, 職能訓練
```

図4-79　脊髄損傷者のリハビリテーションの流れ

　救急処置，受傷部の安静固定がはかれたら看護師ほかリハビリテーションチームメンバーは合併症の予防のため積極的に援助する．**表4-32**からもわかるように，急性期の体位変換は多くの合併症の予防に効果がある．

表 4-32 脊髄損傷の合併症と対策

	合併症	原因	症状	対策
自律神経障害	起立性低血圧	麻痺域の内臓神経（交感神経）の機能の消失に伴い下肢や内臓の血管収縮機構が傷害される．そのため急に仰臥位から座位になると血液は麻痺域に移動し低血圧になる．	血圧の低下　気分不快　めまい　意識の消失	観察　体位変換　少しずつ座位のアップをし，徐々に慣らしていく　気分不快時の深呼吸　補助呼吸　意識の消失時は直ちに仰臥位に戻す　患者・家族への教育
	自律神経過反射	上位損傷者は損傷部位で神経の遮断がされているので，脳からの抑制を受けずに神経反射を刺激し全身性の血圧上昇を認める．麻痺域への刺激によって起きる反射現象．	発作性高血圧　頭痛　頭重感　発汗　徐脈　鳥肌立ち現象　鼻閉胸内苦悶　嘔吐	体位変換　原因の除去（膀胱～尿閉・バルントラブル　直腸～便秘・イレウス　皮膚～褥瘡・陥入爪・熱傷　骨折など）原因の除去をしても改善しない場合は薬物療法　患者・家族への教育
	体温調節障害	知覚麻痺部の発汗機能はなくなるか低下するため外界の温度に適応できない．	発熱	観察　衣服の調節　掛け物の調節　水分補給　冷罨法　室温のコントロール　アルコール清拭　患者・家族への教育
褥瘡		脊髄ショック期は，血管の反射性血流調節機構が消失する．他，圧迫や失禁など．	発赤　腫脹　熱感など　褥瘡進行度の分類を参照	観察　急性期は受傷部の安静を維持しながらの体位変換　清拭　患者・家族への教育
膀胱障害		損傷部位以下の排尿反射が消失する．	尿閉　性状　一日尿量　残尿量	観察　体位変換　腎機能荒廃の防止　感染防止　カテーテルフリーを目指す急性期は，無菌的間欠導尿法・無菌的持続留置カテーテル法と同時に排尿訓練をする．回復・維持期は，自己導尿法・経尿道的手術・膀胱瘻　患者・家族への教育
直腸障害		障害をうけている髄節部で上下の神経伝導が遮断されているため大脳を介する機能は全て消失する．運動麻痺のため腹筋が消失する．	便秘または下痢　腹満　麻痺性イレウス	観察　体位変換　急性期からの排便訓練　規則正しい食事　緩下剤の使用　腹部マッサージ　座薬の使用　浣腸の使用　摘便　排便姿勢の保持　患者・家族への教育
呼吸器障害		受傷部位により横隔膜や呼吸補助筋に麻痺が生じる．	呼吸困難　めまい　意識障害　気道分泌物の喀出困難　呼吸器感染症　低酸素血症　高炭酸ガス血症	観察　体位変換　肺理学療法　体位ドレナージ　ネブライザー　気道内吸引　IPPB　気管切開　患者・家族への教育

合併症	原因	症状	対策
静脈血うっ帯 静脈血栓	麻痺域の血管運動障害のため動脈壁は緊張を失い血管が拡張し循環血液量が減少する．そのため静脈血流の低下，うっ滞を起こし，静脈血栓を発症しやすくなる．	下肢の冷感 著しい腫脹 発赤 発熱	観察 体位変換 関節可動域訓練 下肢の挙上 下肢のマッサージ 注 圧迫靴下などは褥瘡の発生につながる 患者・家族への教育
四肢浮腫	麻痺域の血管運動障害のため動脈壁は緊張を失い血管が拡張し循環血液量が減少する．血管運動麻痺による毛細血管透過性の持続的亢進を認め，血液成分が血管外に濾出，貯留する．	下肢の冷感 腫脹	観察 体位変換 関節可動域訓練 下肢の挙上 下肢のマッサージ 患者・家族への教育
関節拘縮	運動麻痺により筋の短縮や萎縮によって発生する．	関節の発赤 腫脹 熱感 痛み 浮腫 関節可動域制限	観察 体位変換 関節可動域訓練 急性期の上肢のポジショニング 尖足予防 患者・家族への教育
異所性骨化	骨が発生してはならない部分に骨の形成をみとめる．股関節が一番多く，次は膝関節である．発生機序は不明．	関節の発赤 腫脹 熱感 アルカリフォスファターゼ値の増加 関節可動域制限	観察 体位変換 関節可動域訓練 薬物療法 患者・家族への教育
痙性	脊髄の錐体路が傷害されると発生する．	深部反射(腱反射)の亢進 表在反射(皮膚反射)の消失 病的反射やクローヌスの出現	観察 体位変換 関節可動域訓練 薬物療法 筋の切断 硬膜外ブロック 患者・家族への教育
骨萎縮 (骨折しやすい)	臥床による長期不動，筋活動の停止，運動麻痺により発生する．	X－P	観察 体位変換 関節可動域訓練 下肢の挙上 下肢のマッサージ 患者・家族への教育
疼痛	麻痺境界域の痛みや知覚残存型不全麻痺に伴う痛みなどがある．	痛み 部位	観察 薬物療法 神経ブロック 経皮的神経刺激療法 患者・家族への教育

2）脊髄損傷者のQOLとアセスメント

(1) 脊髄損傷の影響とQOL

　脊髄損傷による残存機能は，受傷部位によって大きく異なる．そのためADLの自立度は受傷レベルでほぼ決定してしまう（表4-33）．しかし，急性期の管理，受傷前の身体的状況（年齢，性別，体格，運動の経験，体力など），家族のサポート，患者本人の意欲・考え方によって大き

表4-33 脊髄損傷レベルと機能的予後

損傷レベル	主な支配筋	運動機能 残存機能	機能的予後（ADL）	
			移動	自立度など
C_1〜C_2	高位頸筋群	首の運動（軽度）		人工呼吸器 全介助 環境制御装置で部分自立
C_3〜C_4	胸鎖乳突筋 僧帽筋 横隔膜	首の運動 肩挙上，上肢屈曲，外転（水平以上） 吸息	電動車椅子（下顎などを力源として操作）	全介助 環境制御装置で部分自立
C_5	肩甲骨筋群 三角筋 上腕二頭筋 腕橈骨筋	上腕屈曲外転 肩関節外転 肘関節屈曲 肘関節屈曲	車椅子駆動可能（平地）（ハンドリムに要工夫）	ほぼ全介助 事例によっては自助具により食事動作自立
C_6	橈側手根屈筋 円回内筋	手関節背屈 手回内	車椅子駆動（実用的） ・事例によっては自動車運転可，移乗動作可（直角）	一部介助 自力体位変換可 自助具により食事動作可，書字動作可，自己導尿可 更衣動作一部可
C_7	上腕三頭筋 橈側手根屈筋 総指伸筋	肘関節伸展 手関節屈曲（掌屈） 手指伸展	車椅子駆動 ・移乗動作可（横のり） ・ベッド↔車椅子↔便座 ・自動車運転可	車椅子での日常生活ほぼ自立 プッシュアップ可 自助具により食事動作可，書字動作可，自己導尿可
C_8〜T_1	手指屈筋群 手内筋群	こぶしを握る 母指対立保持 つまみ動作 手指外転内転	車椅子駆動	車椅子での日常生活ほぼ自立
T_6	上部肋間筋群 上部背筋群	呼吸予備力増大 上部体幹の安定性	・骨盤帯付長下肢装具・松葉杖で歩行可能 ・実用的には車椅子	自立
T_{12}	腹筋群 胸椎部背筋	骨盤帯挙上	・長下肢装具・松葉杖で歩行可能（階段昇降可能） ・実用的には車椅子	自立
L_4	大腿四頭筋	膝関節伸展	・短下肢装具・1本杖で歩行可能 ・車椅子は必ずしも必要ではない	自立

標準リハビリテーション医学 2002，363，脊髄損傷のリハビリテーション，緒方甫・田島文博，より改変

く変化する．

① 存在機能レベルC_4の場合

左右前後の首ふり，肩甲骨の挙上（肩すくめ）ができる．顎による操作やマウススティック

（口でくわえる棒）や，呼気式のシステムを使用することによって，環境制御装置（電気機器の操作）やパソコンの使用，電動車椅子の操作ができる．

② 存在機能レベル C_5 の場合

患者に合わせた自助具を工夫すれば，食事動作，歯磨き，車椅子の駆動ができる．C5B群の患者によっては，体位変換や，車椅子とベッドの直角移乗動作も可能になる場合もある．

③ 存在機能レベル C_6 の場合

食事動作はもちろん，体位変換・起き上がり動作・更衣動作・車椅子とベッドの直角移乗動作も可能になる．患者によっては，横移乗，排尿動作，排便動作，車の運転も可能になる場合もある．

④ 存在機能レベル C_7 の場合

車椅子を使用しての動作はすべて可能になる．

（2）脊髄損傷者のリハビリテーション看護援助に必要なアセスメント

■ 急性期

全身状態と合併症について

スパイナルショック（脊髄ショック）期には，完全横断麻痺では，延髄と脊髄血管運動中枢を結ぶ交感神経路が遮断される．そのため損傷部以下の脊髄から出る血管運動神経が麻痺し麻痺域の血管は収縮機能を失って，血管が拡張し血圧は低下する．また，体内に水分は貯留され乏尿となる．スパイナルショック期を経過した後も急性期は，運動麻痺による身体の機能は非常に不安定で容易に合併症の発生を引き起こす．

受傷部の安静と固定について

受傷直後から急性期の約4週間は，受傷部の捻転を禁止する．損傷部位を捻転させることによって，損傷の程度は増悪し麻痺を悪化させる．

心理面について

脊髄損傷は，突然の事故などにより発生する．受傷により，呼吸障害，運動麻痺，知覚麻痺等により濃厚な医療管理をされる．患者は，医療や看護により身体は固定され，定期的な体位変換などが実施される．患者は，何がなんだかわからない状態であり，強い不安と回復の期待の中で苦しい時間を過ごす．

■ 回復期

セルフケアの獲得について

脊髄損傷者は，障害のレベルによって自立度はほぼ決定する．ADLの獲得への援助は，技術だけでなく，なぜそれが必要なのか理解することが必要である．さらに，生涯の生活を考え，現象を患者自身がアセスメントして自分で判断でき実施できるというセルフケアの獲得が大切である．

患者・家族の受け止めについて

医療者は障害の告知をこの時期にすることが多い．告知時には，受け持ち看護師は必ず同席し，告知後の患者の苦しい時期を一緒に過ごし，患者の気持ちを受け止める．

回復期になると，患者の病院での生活空間は拡大する．患者は，車椅子に乗車し訓練室に送迎され，自身の目で確認し，他の患者からいろいろな情報を得ることができる．家族は，退院の準備のため指導を受けたり，退院後の家屋や生活に向けての準備に忙しい日々を送る．

■ 維持期

　セルフケアの獲得の状況と今後の生活（復学・復職を含む）が準備されたかを確認し，それにあわせて生活リズムを整え，外出・外泊を繰り返し自分に自信をつけることが必要である．また，生活・社会に復帰後に利用できる制度なども知り，必要時活用できるように支援が必要である．また，性機能障害についても指導し，退院後必要時どこに受診するかなどを自分で考え行動できるように援助する．

　また，患者にとっての維持期の時間は社会での生活と同じである．困ったときなどトラブル発生時，どこに相談したらよいかなど，継続した関わりが必要になる．退院時より地域と連携をとることも必要である．

3）援助の過程

　すでに述べたように脊髄損傷者の日常生活の自立度は受傷部位によってほぼ決定する．しかし，合併症の予防や加齢による成人病の予防など自分自身の体に目を向け「障害とともに健康を維持する」ことは一生涯必要である．脊髄損傷者の自立とは「変化した自身の体と合併症の予防について十分熟知し，自分自身の体は自分で守るという意識を持ち，自分でできることは自分で行い，介助が必要なことは，アサーティブに他者に依頼・指示できること」であり，看護はそれを患者が獲得できるよう入院中に援助していくことである．

（1）急性期の援助

> **看護目標**
> ① 受傷部位の安静が維持される
> ② 全身状態の管理と二次的合併症の予防をする
> ③ 患者・家族が思いを表出できる

　救急処置，受傷部の安静固定がはかれたら看護師ほかリハビリテーションチームメンバーは合併症の予防のため積極的に援助する．表4-32からもわかるように，急性期の体位変換は多くの合併症の予防に効果があるため，受傷部の安静を維持しながらの体位変換は必須である．

■ 脊椎（受傷部）の安静への援助

　脊髄の損傷を拡大させないためには，損傷部を十分に支持し，脊柱を正しいアライメントに維持する．検査などで移動をする場合でも，脊柱を捻転させないよう医師を含めた多数の介助者で実施する．

　頭蓋牽引などの医療処置が効果的に維持され，麻痺域が拡大していないことを観察するのは必然である．

■ 褥瘡の予防

　脊髄損傷の合併症の中では一番発生しやすい．一度発生すると，リハビリテーションの阻害因子になるばかりでなく，体幹のバランスも悪くなり，軽快してもまた発生することが多い．急性期は，受傷部の安静も維持しなければならないため，ベッド面が左右交互に傾斜し側臥位がとれる特殊ベッドが有効である．特殊ベッドを使用しているときでも，ベッドを過信せず1日1回の背部清拭と観察は実施する．

■ 排尿管理への援助

スパイナルショック期は排尿反射が消失し尿閉になる．急性期の排尿管理は，脊髄損傷者の予後を決める大きな要素になることを念頭において援助する．とくに男性の場合，尿路と内性器が近いために，尿路粘膜に損傷を与えたり，感染を固定化させることによって，腎機能や尿路の荒廃にとどまらず，将来の性機能に大きな影響を与える．

> **脊髄損傷者の排尿管理の5原則**
> ① 麻痺膀胱を過伸展させない
> ② 排尿訓練を早期から始める
> ③ 本来無菌状態である尿路に細菌を侵入させない
> ④ 麻痺した尿路粘膜に機械的損傷を与えない
> ⑤ なるべく早くカテーテルをはずす

■ 排便管理への援助

受傷すると，腸管は神経因性腸管となり，スパイナルショック期は，腸蠕動運動が麻痺して麻痺性イレウス状態になる．腸蠕動運動は，スパイナルショック期を過ぎると次第に回復し排ガスが見られるようになる．しかし，自然排便は期待できず便秘になりやすい．便秘から再度イレウス状態になったり下痢を引き起こすこともありうる．排便機能障害は，障害にわたり続き，便失禁はQOLにも影響を与える．消化管の荒廃をできるだけ予防する目的で早期に排便訓練を開始し排便コントロールをつけることが必要である．

■ 呼吸管理への援助

頸髄を損傷するとなんらかの呼吸管理・肺理学療法が必要になる．受傷後は，交感神経の遮断により，肺循環血液のうっ帯・気管支粘膜の充血をきたし，気道分泌物が増加する．しかし，呼気の機能が低下しているため，咳が効果的にできず臥床が強いられるため痰が貯留しやすい．肺理学療法により，合併症を予防し，残存機能で有効な呼吸ができるよう援助していく．

> **肺理学療法の目的**
> ① 排痰法および咳嗽介助
> ② 肺拡張と胸郭可動性の維持
> ③ 呼吸筋力維持と強化
> ④ 呼吸方法の指導

■ 清潔への援助

皮膚の清潔，血液循環の促進，関節の拘縮予防，気分転換，観察を目的に清拭を実施する．とくに急性期は，受傷部位の安静を維持しながら清拭をする必要性があるので，医師と協力し実施する．

神経因性膀胱，神経因性腸管のため，尿や便によって陰部が汚染されやすい．毎日の陰部洗浄が尿路感染の予防，接触性皮膚炎の予防，褥瘡の予防につながる．

■ 心理面への援助

急性期の患者は，濃厚な医療環境に置かれ，強い不安により不安定な心理状態に置かれる．

時間を十分に取り傾聴するなどしないと，患者の不安はさらに高まりパニック状態になったり攻撃的になったりする．患者の訴えに耳を傾け，肯定も否定もせず，患者が思いを表出できるように援助する．

■ **家族への援助**

家族は，受傷直後に患者の障害の程度，将来の見通しについて説明される．家族の障害受容の過程は患者と同じである．家族の辛い気持ちを吐き出せるよう時間をもつことも必要である．

（2）回復期の援助

> **看護目標**
> ① 残存機能の有効な活用により日常生活動作の拡大ができる
> ② 合併症の予防のための知識と技術の習得をはかる
> ③ 家族・患者が生活する意欲がもてる

■ **セルフケア獲得に向けて**

急性期を経過したら，徐々に変化した自分自身の体を意識できるように関わる．日常生活が自立するよう援助するとともになぜそのことが必要なのか，異常を意識したときどのように対処したらいいかと，専門医への受診の判断ができるよう知識をもつことは必要である．そのため，日常生活の援助時，ひとつひとつ言葉にして患者に伝えていくことが必要である．

> **指導場面の実際①＜更衣介助時＞**
> Eさん，26歳，C_7頸髄損傷，下肢の痙性が著明
> 更衣介助時，痙性が強く介助がむずかしい．看護師は，そのときを指導のチャンスと考え，「こんなに強い痙性が，骨折を起こすとなくなるのよ．ボディチェックしなくても目安になるね」と声を掛けながら更衣介助をした．

> **指導場面の実際②＜体位変換介助時＞**
> モーニングケア時に，仙骨部の発赤を認めた．看護師は，手鏡を2個使い発赤を見せて，対処の方法を指導した．

ADL動作の獲得とともに脊髄損傷者は，**表4-34**のセルフケア能力獲得と判断が必要であるため，入院生活の中で自分で確認し判断できるよう関わる．

■ **心理面への援助**

障害の告知は，医師が医学的判断のもと正確に告げることが基本である．患者の心理状態・家族の心理状態を査定し慎重に時期を決める．告知には，看護師は必ず同席し，患者にとって辛く苦しい時間をともに過ごし信頼関係を深める．

アセスメントの項で説明したが，患者の行動範囲は拡大する．そのため誤った情報で患者の不安は増強することがある．患者の言動を十分に観察し，対応が遅れないようにする．状況によっては同じ障害をもった人のピアサポートなどの援助を実施する．

表4-34 脊髄損傷者がセルフケア能力獲得に必要な知識と判断

① 尿の性状（混濁，出血，結石の混入などの有無）の観察と異常の判断
② 排尿量の観察と飲水コントロール
③ 生活に合わせ，尿路合併症を予防した排尿時間の選択
④ 排便間隔・時間のコントロール
⑤ 便の性状観察
⑥ 生活に合わせた体位変換の実施と支持と時間の選択
⑦ 褥瘡好発部位や陰嚢などのボディチェック
⑧ 痙性の状態（骨折時は消失するなど）の理解の確認
⑨ 自律神経過反射の原因と判断
⑩ 消化器疾患から現れる症状（頸部への放散痛など）の理解
⑪ 発熱時の原因とアセスメント
⑫ そのほかの身体症状の有無と原因
⑬ 上記異常時の対処の方法

（3）維持期の援助

看護目標
① 生活の再構築をはかる
② 変化した自分の体を理解し，悪化させないための自己管理ができる
③ 在宅で，患者の介護が行える
④ 身体に起こった変化を理解した上で自分の存在価値が見いだせる
⑤ 生活環境を調整してQOLの向上をはかる

　急性期，回復期において患者は，合併症の予防，障害とともにある生活を指導された．維持期においては，それらの知識・技術を用いた生活の再構築をはかることが必要である．

　専門職から教育された知識と技術で，患者が自分自身で判断でき行動できることが地域で生活することになる．入院中に，ピアサポートなどを通して参考になるモデルがいることや外出泊などを繰り返し成功体験ができること，そしてそのことを看護者らから認めた言葉かけを受けることが，患者家族にとって自信につながる．

　障害者スポーツの紹介，自動車の運転の手続き，退院後に利用できる制度なども知り，必要時活用できるような支援が必要である．性についても，開放的に話せる雰囲気作りをし，入院中から関わることが必要である．

事例（回復期）

　Bさん，36歳，女性，夫（38歳）と長女（9歳）と次女（6歳）の4人家族．
　＜受傷から入院まで＞
　バイクで走行中，左折の車に接触し転倒，第4，5頸椎骨折によるC5脊髄損傷・四肢麻痺となる．救命センターで，気管切開による人工呼吸器下管理・クラッチフィールド牽引・ローリングベッドで体位変換・無菌的持続留置カテーテル（1週間ごとカテーテル交換）で尿路管理を受けたが，1カ月経過後経尿道的カテーテルに変更した．4カ月後人工呼吸器から離脱し，リハビリテーション専門病院へ入院した．

・心理面：情緒不安定になると気分低下がみられるが，元来の性格は積極的．訓練への意欲はあり，障害についてははっきり説明されていないが，ある程度覚悟している様子．

・体格　身長158cm，体重62kg
　肥満型

・起立性低血圧
　車椅子↔ベット移乗時
　移乗は2人介助

・知覚脱失　C_5レベル以下

・運動時痛
　（右肩～上肢）

・異常感覚
　（両母指）
　（右足趾）

・直腸障害
　自力での排便困難
　緩下剤と座薬で2～3日に1回

・褥瘡はないが下痢による仙骨部発赤軽度

・気切痕，ときどき呼吸困難あり
　肺活量 1.13ℓ（36.9％VC）
　　　　1秒率 1.0％

・関節の拘縮　ほとんどなし

・自動運動
　肩挙上60°まで
　肘，手　わずかに動く

上腕三頭筋　0
上腕二頭筋　右1
　　　　　　左4　　MMT
体幹筋，下肢　0

・膀胱障害あり
　尿流動態検査で痙性膀胱
　尿混濁著明
　尿貯留時，発汗・頭痛など

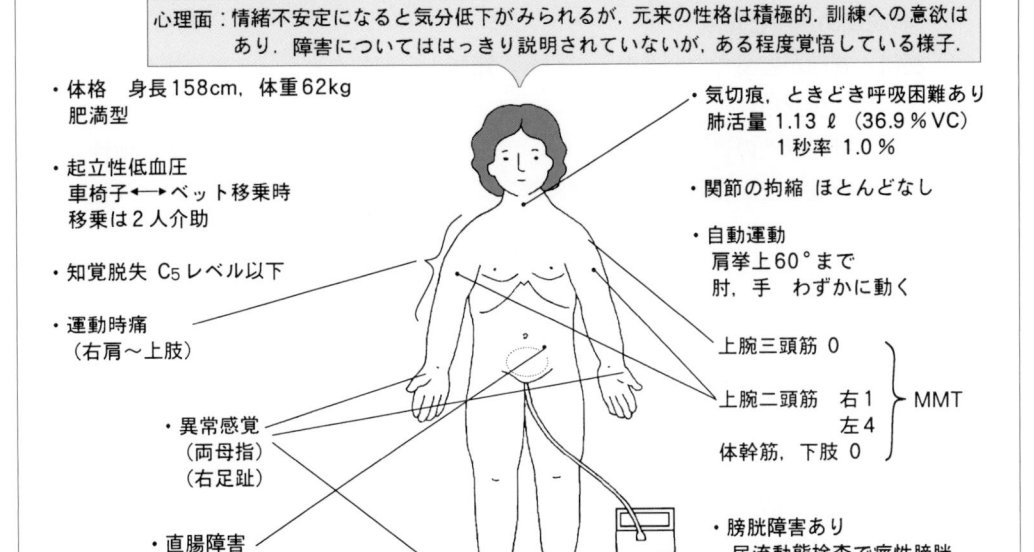

図4-80　入院時の患者の状態

＜入院時の状況＞
　図4-80参照．
＜入院後の経過＞
1　セルフケア能力向上に向けての援助
① 環境の準備
　電動ベッド，テレビ，ナースコールを環境制御装置に接続し，入院時から患者本人が，変化した自分の体を意識できるよう関わった．分圧できるマットを使用し褥瘡予防をするとともに，体位変換の時間を2時間から3時間・4時間と生活を考え延長した．褥瘡の好発部位の観察と発赤発生時の対応などを教育し，退院時には夜間の体位変換をせず，睡眠時間を確保し発赤が無いよう除圧機器を工夫した．
② 起立性低血圧と車椅子の管理
　起立性低血圧の症状と対応について指導した．ベッド上では，環境制御装置を使い，めまいなど自覚したときは援助を求めるよう指導，ベッドをダウンさせるなどをし，徐々に体を慣らしリクライニング車椅子の乗車可能となった．同時に，ＰＴ・ＯＴ訓練も開始となり，頸部の支持性も安定した．退院時には，車椅子マットを分圧マットにし，口吹きの電動車椅子で4時間持続し乗車できた．
③ 排尿と飲水の管理
　入院時より尿の混濁・発熱を認めたため，本人・夫・泌尿器科医師・担当看護師で退院後の排尿管理について検討した．結果，膀胱瘻＊を増設し，排尿量と水分量について患者に指導し，夫にバルンカテーテルの交換と毎日の膀胱洗浄について指導した．発熱や尿の混濁を認めたときは自分で水分摂取できるよう工夫し，水分量を増やすこともできた．

> **＊膀胱瘻の長所と短所**[4]
> **長所**：管理が容易で介助者の負担が少ない
> 　　　　排尿管理の自立性が高い
> 　　　　造設手技が比較的容易で低侵襲
> 　　　　可逆的である
> **短所**：定期的なカテーテル交換が必要
> 　　　　カテーテルトラブルおよびそれによる自律神経緊張過反射の危険性
> 　　　　尿路感染及び結石形成の危険性
> 　　　　膀胱癌発生の危険性

④ 排便

本人は，自然排便を希望したが，合併症・排便コントロールの必要性について説明した．緩下剤と座薬・摘便の併用でベッド上で実施し，コントロールした．排泄後は，訓練で腹圧がかかっても便の失敗がなく，日常は紙おむつを中止しパンツを着用した．本人より便座での排泄の希望があり試みたが，移乗介助・座位バランス・摘便操作のむずかしさがあり中止した．介助方法については夫に指導した．

⑤ 家族への援助と外泊訓練

夫は，妻の障害を受け止めつつ，看護師より介護指導を受け，同時に退院後の家の準備をソーシャルワーカーほかリハビリテーションスタッフと相談し，実施した．ベッドの準備とスロープなどが整った時点で外泊指導を開始した．外泊後，夫と本人別々に不安などについて表出する時間と場所を設定した．外泊ごとに少しずつ改善し不安を軽減した．

⑥ 性に対する指導

3回目の外泊後より，Bさんは外泊を拒否した．担当看護師が，時間を十分に設定し話を聞くことにした．Bさんは，「外泊時に夫は自分の世話で一生懸命してくれる．でもまるで看護師のように世話をするだけで，夫として私に触れてくれない」と伝えた．数日後，夫の面会時に担当看護師は，妻の気持ちを伝えた．その後の外泊後，Bさんは「夫といっしょの時間を持つことができました．退院してもいいのかなと思えるようになりました」と伝えてきた．

⑦ 食事摂取への援助

食の動作は，OTと協力して開始した．Bさんに適した食事動作補助器とアームスリング（可動式前腕懸吊装具）を作成し，昼食時に開始した．すくいやすいように工夫された縁付皿を滑り止めマットの上に置き，テーブルの高さを調節した．数口であるが自力摂取が可能になり，退院時には30分要すが自力摂取が可能になった．

⑧ 清潔の援助

エレベートバスを週2回，陰部洗浄を毎日実施した．座位バランスの安定と起立性低血圧が軽減した時点でシャワーチェアでの清潔の援助に変更した．

⑨ 合併症を発生させないための指導

入院中の日常生活の中でBさん自身が「自分の体は自分が守る」ことができるよう合併症の予防については教育された．退院時には，訪問看護ステーションの看護師やホームヘルパーに自身の体の変化について説明ができ，してほしいことは依頼できるようになった．

2　社会資源の活用と機器の利用による QOL の向上

Bさんと夫は，受け持ち看護師の紹介で同じ障害レベルのKさんに会った．Kさんは男

性であるが，在宅での生活を11年間経過し，ピアサポートのボランティア活動をしていた．Kさんの在宅での生活や社会資源の活用などを具体的に聞き，退院後の生活が少しではあるがイメージできた．

在宅では，毎日の移乗介助は介助者の負担になるため天井走行リフトを準備し，電動車椅子に乗車した．自宅の出入り口には油圧式の段差解消器を設置した．電動ベッドの周囲には環境制御装置とパソコンを準備し，電話やメール・書字が可能になった．

入院時に訪問看護ステーションに連絡し，看護師の訪問を病院において受け，看護の継続をした．他に，ホームヘルパーの利用，企業型入浴サービスの利用，ハンディキャブの利用を決定した．とくに，日に数回実施される体位変換と食事介助は，公のホームヘルパーと企業型のホームヘルパーにより夜間も実施された．

3 Bさんの生活に準備した機器と社会資源の活用

- 電動ベッド・分圧マット・天井走行リフト・電動車椅子・オーバーテーブル
- シャワーチェア・油圧式の段差解消器・環境制御装置・パソコン・エアコン
- 食事動作補助器とアームスリング・住宅改造費助成制度・補装具と日常生活用具の制度・税金の控除・公共料金の割り引き・訪問看護ステーションの利用
- ホームヘルパーの利用・企業型入浴サービスの利用・ハンディキャブの利用

参考・引用文献

1) 上田敏・他：標準リハビリテーション医学．医学書院．2002．
2) 宮内康子・他：脊髄損傷の看護　セルフケアへの援助．医学書院．2003．
3) 大橋正洋・他：脊髄損傷マニュアル　リハビリテーション・マネージメント．医学書院．1996．
4) 日本排尿機能学会・他：脊髄損傷における排尿障害の診療ガイドライン．リッチヒルメディカル株式会社，2011，p 3．

4. 変形性関節症・関節リウマチ

関節や筋肉・骨・腱・靱帯など運動をつかさどる臓器に，痛みやこわばりをきたす疾患を総称してリウマチ性疾患といっている．痛風のような代謝性疾患，甲状腺など内分泌疾患による関節症状，膝や腰の大関節に多い変形性関節症，細菌やウイルスによる関節炎など，さまざまな関節の病気がリウマチ性疾患に含まれる．

変形性関節症もリウマチ性疾患の一つであり，関節リウマチ（Rheumatoid Arthritis：以下，RA）はリウマチ性疾患の中では最も重大な病気であるといわれている．

1）疾患の特徴から見た障害の構造

■症状

全身症状である関節の痛みや，腫張，貧血，易疲労，発熱などは臥床がちとなり，重いものが持てない，手や足に力が入らない．関節の可動域を狭くして手や足を自由に動かせないなどの変化を生じる．また，何気ない身の回りの動作であるドアのノブが回せない，瓶の蓋が開けられない，髪が洗えない，衣服の着脱やボタンの掛けはずしが容易にできないなど，日常生活

動作（ADL）は著しく低下していく．

変形性関節症はリウマチ性疾患の一つであるが，肘，膝，股関節など大関節に見られるのが特徴である．骨の老化や外傷等が原因であり，過使用の間に関節の変形，機能障害が増強する．RAのような全身症状は伴わない．

（1）発症：回復のプロセス

変形性関節症・RAは関節痛で始まり，長期に経過する疾患であるため，身体症状が徐々に進み，精神的，身体的にも日常生活に著しく影響する．リハビリテーションを進めるにあたり，以下の3段階に分類されるが，補足として手術を受けるタイミングも加えた．

① 発症期（急性期）

発症は大部分が多関節痛であるが，診断確定の難しい時期．不安反応が強いが，除痛と関節機能維持のためリハビリテーションは必要である．

② 緩解期（安定期）

関節の炎症活動が安定し，比較的痛みのコントロールがしやすく，関節機能の回復・残存機能強化のためリハビリテーションに積極的に取り組む時期である．

③ 再燃期（増悪期）

関節等の炎症活動が高まり，全身症状も伴う時期である．障害の程度に応じたリハビリテーションの工夫が必要である．

■ 手術を受けるタイミング

変形性関節症，RAいずれの場合も，疼痛，変形，屈曲拘縮が時間の経過とともに進行する．歩行，食事，排泄，入浴が自力で行えなくなるなどの機能障害が強くなった場合，機能改善と除痛目的で手術療法の適応となる．

（2）ステージ別にみた治療と訓練

■ 発症期（初期）「炎症の抑制・除痛」

発症は大部分が多関節痛であるが，時には単関節痛で発症する．発症から数週間～数ヵ月で関節組織に異変を認められる．薬物療法を主体とした治療を早期に受けることが重要であり，炎症による発熱や痛みを上手にコントロールすることが大切である．

■ 緩解期（安定期）「関節機能の維持・強化・変形予防・ADLの自立」

リウマチの活動が安定している時期である．長期療養に伴い病気への心構え，付き合い方などが病状に影響するので精神の安定が良い治療やリハビリテーションにつながる．関節機能の保持と拡大，セルフケアの確立に向けて日常生活行動に関する教育的援助が重要である．

■ 再燃期（増悪期）「炎症の抑制・疼痛の緩和・関節の変形拘縮予防」

リウマチの炎症など活動性が高まり再燃する時期であり，関節の炎症に伴う発熱，白血球増加，関節の腫脹，痛みが強い．今まで可能であったADLの低下や仕事への影響等，社会的問題が患者にとって大変な苦しみとなる．関節リウマチの場合，そのほとんどに関節症状が伴うため機能障害に応じた治療やリハビリテーションの進め方が必要となる．その場合，スタインブロッカー法（表4-35）の関節症状の機能障害度が良い指標となる．

表 4-35 関節症状の機能障害度（スタインブロッカー法より）

クラス	
1	障害なしに通常の業務全てを行いうる完全な機能を持つ
2	1つ以上の関節に痛みや運動制限があるにもかかわらず，正常活動をするに足る十分な機能を持つ
3	通常の業務や身の回りを少ししかできない程度に機能を制限されている
4	ほとんど，あるいは全く機能を消失し，ベッドに寝たきりか，車椅子を用いなければならず，身の回りも少ししかできないか，あるいは全くできない

2）変形性関節症・RA の QOL とアセスメント

（1）変形性関節症・RA の影響と QOL

　変形性関節症・RA の特徴はいずれの場合も発症から徐々に進行するため，身体的な機能障害だけでなく，発症直後のショック，痛みによる苦痛，どうしてこのような病気になったのか，という苦悩との戦いだったと，変形した手を見つめながら話す場面によく出会う．混乱と解決への努力を経て，やがて障害を受け入れ新しい歩みを始める．私たちは障害を受けた人の心の歩みをゆっくりと見守り，必要なケアを相手を尊重した態度で必要な時，必要なだけ行えるよう努めなければならない．機能障害に対しては，外科的手術療法が効果的である．

（2）変形性関節症の膝人工関節全置換術（Total Knee Arthroplasty；TKA）を受ける患者に必要なアセスメント

ナーシングポイント

　関節の変形や疼痛の手術前評価が手術後のリハビリテーションを進めるにあたり，重要となる．例えば痛みから，つい，患側をかばうように歩いてしまうその人の習慣など，情報として表現しておくと PT がリハビリテーションを進める際の参考になる．
　患者を中心に医療チームは十分に情報を共有し，患者へのサポート体制を作る．
　① 術前評価

■ 身体的側面
- 関節可動域，筋力，疼痛の部位やその程度，歩行の状態（痛みをかばって歩くその人の特徴等）
- 床上排泄の練習，手術創をイメージして体動の練習（移動・体位変換・車椅子移乗）
- 一般状態，検査データ，内科的合併症の有無を把握する

■ 精神的側面
- 医師から説明された手術の目的，（痛みの除去，病状の改善，生活の範囲について）目標（改善のレベル，到達や退院までの期間）を患者および家族がどのように受け止め，理解できているかを把握し，納得して手術を受けられるよう援助する．
- 現在の痛みの程度と質，表現の仕方を把握する．
- 手術に対してどう思っているかを把握する．

② リハビリテーションプログラムの設定と共有

- 手術の目的を達成できるために，術後の管理を考慮しながら当院で作成したプログラムを用い，主治医を交えて手術後，回復の経過に向けてその人に合った進め方Aコースか，Bコースかを具体的に設定する（表4-36）．
- 回復経過のプログラムを患者がイメージできるように予定日，日課表により具体的に示す．
- プログラムを進めるにあたり，一つ一つの訓練の目的を患者に分かりやすく説明してからスタートする．
- 機能訓練の実際はPT[*1]により行われることが多いので，スタートの時点での医師とPT，ナースのミーティングは重要である．
- PTにて行われている訓練を理解し，患者が日常生活に生かせるよう支援する．

3）TKA後のリハビリテーションの進め方

当院は開設して14年目を迎えている．平成15年（1～12月）は101件のTKAが行われており，術前，術後のリハビリについては医師，PTと共同して作成したもの（表4-36）を用いて進めるが，筋肉や骨の状態も合わせて個別性を重視している．ここではリハビリテーションを進めるに当たり，とくに注意するポイントについて述べる．

（1）急性期のリハビリテーション—手術から歩行器使用までの5～7病日—

目標

術後の合併症予防と疼痛を確認しながら，リハビリテーションプログラムに沿って安全に，安心して取り組めるように援助する．

① 術後感染と深部静脈血栓症（以下，DVT）予防

TKA手術では，手術中の出血を予防するためタニケット（四肢空気駆血帯）が使用される．DVT発症を予防するためフットポンプ[*2]を帰室直後から開始する．

タニケットの使用時間に合わせてフットポンプ使用日数を決めるが，フットポンプ使用終了後は患肢には弾性包帯，健肢には弾性ストッキングを着用し，静脈還流促進を図る．膝関節伸展のまま足関節の他動運動から自動運動へと進めていく．

② 腓骨神経麻痺予防

患側は常に挙上のため安楽枕などを使用するが，枕にて腓骨神経を圧迫することにより動き始めてから腓骨神経の麻痺に気付くことがある．手術直後の麻痺が残っている状態時は，とくに枕の当て方，時間に気をつける必要がある．

③ 疼痛の除去

変形性膝関節症の場合，痛みのため患側を，つい，かばうような歩行を続けている場合が多い．そのため膝の周囲の拘縮が強く，リハビリテーションを進めるに当たり，痛みが強く障害となる．痛みを効率よく取り除いて取り組めることが大切になる．

---

*1〔PT〕Physical therapist 理学療法士
*2〔フットポンプ〕静脈還流促進を目的とした足部に装着する空気マッサージ器

表 4-36　人工膝関節全置換術　術後リハビリテーションプログラム

資料 2　人工膝関節全置換術　術後リハビリテーションプログラム

患者氏名　　　　　　　　　主治医
手術日　　　　　　Right・Left　　Total・Hemi　　Graft（＋・－）　　Cement（＋・－）

	day	Aコース fast	Bコース standard	Cコース slow	Dコース option
PreOPE		荷重歩行訓練・大腿四頭筋訓練・屈曲拘縮除去・車椅子移動訓練			
当日					
POD #1		ベッド上安静・患肢挙上・車椅子許可			
#2		ドレーン抜去法・起立・CPM 開始・患肢 touch 許可・大腿四頭筋等尺性訓練開始			
#3		平行棒内立位・歩行訓練開始 必要に応じて膝装具 荷重は疼痛自制内で適宜増加	膝装具着用で平行棒内立位訓練 患肢 touch 許可	膝装具着用で平行棒内立位訓練 患肢 touch 許可	
#4					
#5		歩行器許可			
#6					
#7(1w)		杖歩行又は全荷重歩行 自動・他動 ROM 訓練開始 大腿四頭筋等張性訓練開始	平行棒内歩行訓練 荷重は疼痛自制内で適宜増加 自動・他動 ROM 訓練開始 膝装具除去許可 大腿四頭筋等張性訓練開始		#　〜平行棒内歩行訓練開始 　　膝装具　要・不要 　　荷重 1/6・1/3・1/2・疼痛自制内
#8					
#9					#　〜歩行器許可
#10			歩行器許可		#　〜杖歩行又は全荷重歩行許可
#11					
#12		階段昇降訓練			#　〜階段昇降訓練開始
#13					#　CPM 開始
#14(2w)		目標 ROM 0〜90°以上	杖歩行又は全荷重歩行 膝装具除去 目標 ROM 0〜90°以上	平行棒内歩行訓練 荷重は疼痛自制内で適宜増加 自動・他動 ROM 訓練開始 膝装具除去許可 大腿四頭筋等張性訓練開始	#　〜自動・他動 ROM 訓練開始 #　大腿四頭筋等張性訓練開始 #　退院
#15					
#16					
#17				歩行器許可	
#18			階段昇降訓練		
#19					
#20					
#21(3w)				杖歩行又は全荷重歩行 膝装具除去 目標 ROM 0〜90°以上	
#22					
#23					
#24					
#25					
#26				階段昇降訓練	
#27					
#28(4w)					

（東京女子医科大学附属青山病院　整形外科）

> ナーシングポイント

　　患者にとって TKA は膝にチタンで作られた人工関節が身体の一部として植え込まれた状態である．リハビリテーションを進めるにあたって，患者の心理面を十分に理解した上で対応する．

（2）回復期のリハビリテーション―歩行器使用から段差練習まで 7～12 病日―

目標
　　手術後の安静により低下した筋力を強め，関節可動域の制限はあるが，満足なセルフケア能力を高められる．

① ROM*3 訓練開始
　　膝関節の可動域を維持，強化を図るため CPM*4 開始となる．その患者にとってどの時間帯がよいかを選別し，屈曲角度，継続時間はそれぞれ決められるので正しく実施する．やり過ぎはマイナスである．この頃の ROM は 90 度以上を目指すが，医師により関節周囲の問題を考慮した目指す角度を決められる．

② 疼痛のコントロール
　　離床し活動の範囲が拡大すると，患部の発赤，熱感，それに伴う痛みが発症する．不安からリハビリテーションに取り組む意欲等の低下につながるため，鎮痛剤の使用は効果的である．熱感に対しては冷庵法がよい．
　　痛みはその起始部といわれる始まり時，または予防的に使用するとリハビリテーションや ADL を進めるにあたり効果がある．

③ リハビリテーションで受けた内容を日常生活に活用できる
- 療養環境を歩行器使用が安全に行えるよう整備する
- 動作が安定するまで見守り，または適切な指導・介助を行う
- 大腿四頭筋等張性訓練を，食事と食事の間を利用し，自分で行うことができるように枕元にタオルを畳んだ状態で取りやすく置く．予定表を見やすい位置に貼るなどの工夫をする

> ナーシングポイント

　　TKA 後のリハビリテーションの進め方，痛みの質や程度は個人差がある．他の人と比較して，進め方が早い場合は良いが，遅い場合は元気をなくしたり，意欲が低下する場合がある．また，RA を持って TKA を受ける症例よりも，痛みの訴え方が強いのも特徴である．これらのことを理解してケアする必要がある．

（3）退院に向けてのリハビリテーション―階段昇降訓練から退院まで 13～21 病日―

目標
　　自宅での生活がスムーズに送れるように退院後の生活がイメージできる．

---

*3〔ROM〕range of motion　関節可動域
*4〔CPM〕continuous passive motion apparatus　持続的他動運動装置

① 退院後の生活に対する疑問・不安の内容を表現できるように関わり，医師，PT，家族の協力を得て問題解決に努める
- リハビリテーションの進行状況（ADL）を確認し，退院後の生活上の注意点を十分理解できているか．
- 家庭内での役割について把握し，家族のサポート体制を上手に活用できるように関わる．

② 退院後，自宅での生活が円滑に進められる
- 生活様式の見直しとその準備（階段の手すり，洋式トイレ，入浴時の椅子）
- 自宅に帰ってからのリハビリテーションの必要性とその方法を理解し，実行できるように指導する．

―夫の過保護によって筋力低下が進んだ事例から―

64歳女性．右TKA後，順調に退院したが，自宅に帰ってからは定年退職した夫が「妻が不憫で……」と，家事，身の回りの世話，買物，炊事等全てを行い，妻は動く必要がなかった．また，動くと右足の痛みもあり，消極的な日常生活を送っていた．そのため大腿四頭筋の筋力低下が進んでしまい，歩くことが難しくなった．

ナーシングポイント

世の男性の多くは家庭内の全てのことを妻に任せてしまい，仕事人間であることが多い．このケースも，夫の話を傾聴したところ，定年を迎え，時間に余裕ができたため，これまでの罪滅ぼしにと思い，妻の手足になろうとしたようである．現在，大腿四頭筋強化訓練と少しずつADLの確立に向けて，来院時を活用して働きかけている．

参考・引用文献

1) 関節リウマチ．日本臨牀増刊号，2005．1．
2) 齋藤輝信：外科的治療移行のタイミング．日本臨牀 60(12)：2432-2436，2002．
3) 尾崎承一，住田孝之，山本一彦：鼎談関節リウマチの現状と将来展望．現代医療 36(3) 8-10，2004．
4) 格谷義徳ほか：人工膝関節置換術．オルソペディクス 16(13)：61-65．全日本病院出版会，2003．
5) 氏家幸子監修，土居洋子・河口てる子・小松浩子編：成人看護学Ｃ 慢性疾患患者の看護，第3版．広川書店，2005．
6) 奥宮暁子・石川ふみよ監修：Nursing Selection 11 リハビリテーション看護，p 369, pp 382～391．学習研究社，2003．
7) 中村美知子・吉村茂和・三浦 規監修：リハビリテーションとケア，第4版．インターメディカ，2004．
8) 尾岸恵三子・足立悦子編著：関節リウマチのある患者の看護相談室．医歯薬出版，2003．
9) 特集・ADLを高めるリウマチ患者さんのケア．整形外科看護．メディカ出版，2004．7．
10) 氏家幸子監修，高見沢恵美子・泉キヨ子・大森武子：成人看護学Ｂ 急性期にある患者の看護II（周手術期看護），第3版．広川書店，2005．
11) 貝塚みどり・大森武子・江藤文夫編：QOLを高めるリハビリテーション看護，第1版増補．医歯薬出版，2003．
12) 勝呂 徹・中村卓司：人工膝関節置換術．松井 宣夫，井上 一，勝呂 徹編．図説関節リウマチの手術―基本手技の展開とポイント．p 144～157．メジカルビュー，2002．

5. 大腿骨頸部骨折

1）疾患の特徴からみた障害の構造

（1）発症・回復のプロセス

■ 病態と症状

　　その発症は75～85歳がピークと高齢者に多い疾患である．特に女性に多く，骨折の直接的原因は80％が転倒による．発生要因として加齢や閉経，遺伝的要因などによって骨が脆弱化した状態（骨粗鬆症）にあったり，筋力低下やバランス保持機能の低下などによって転倒しやすいこと，転んだ時の衝撃力を吸収する皮下組織が薄く衝撃を緩和できない状態にあることがあげられる．従来，大腿骨頸部骨折は，骨折部位によって関節包内の内側骨折と関節包外にある外側骨折に分類されていたが，近年は内側骨折を大腿骨頸部骨折，外側骨折を転子部骨折と表現しているものが多い（図4-81）．

　　大腿骨頸部骨折（内側骨折）は，①骨頭を栄養している血管が損傷されやすいため血流が遮断され，骨頭壊死や偽関節が発生しやすい（図4-82）．②骨膜の欠損が起こり，骨膜性骨化が起こらない．③骨折線が傾斜していることが多く，剪断力が働き，骨折面が離開しやすく骨癒合が不良となる．④骨の老化による骨再生能力の低下などにより骨癒合が不良となりやすい．これに比べて転子部骨折（外側骨折）は，関節外の骨折であり海綿骨であるため骨への血流が豊富である．そのため骨癒合が得やすいといわれている．しかし，発症の特徴から高齢者が多いため，長期臥床による身体への影響を考慮して，治療の多くは手術療法が用いられる．また，骨折の転位の程度により分類される4つのステージにしたがって（図4-83），治療法が選択される．ステージⅠ・Ⅱは骨癒合が期待されるため保存療法や骨接合術が適応されることが多いが，ステージⅢ・Ⅳでは骨癒合は期待されにくく，骨頭壊死などが起こりやすいため人工骨頭置換術が選択される．

　　受傷により，大腿骨頸部すなわち，股関節の疼痛があり，歩行困難となる．そのため寝たきりやADL低下の原因となり，さらに合併症や障害を起こすこととなる．東京都老人医療センター，および東京都多摩老人医療センターの調査では，大腿骨頸部骨折の合併症として認知症，

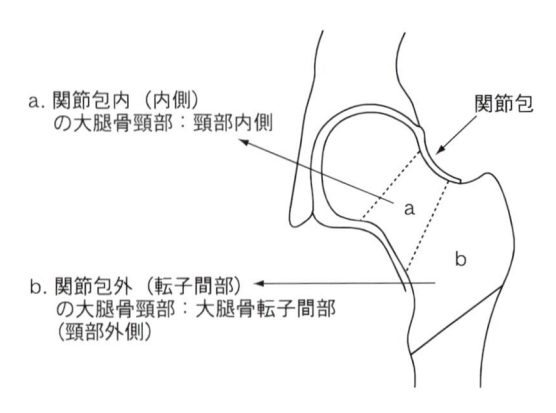

図4-81　大腿骨近位部

a. 関節包内（内側）の大腿骨頸部：頸部内側
b. 関節包外（転子間部）の大腿骨頸部：大腿骨転子間部（頸部外側）
関節包

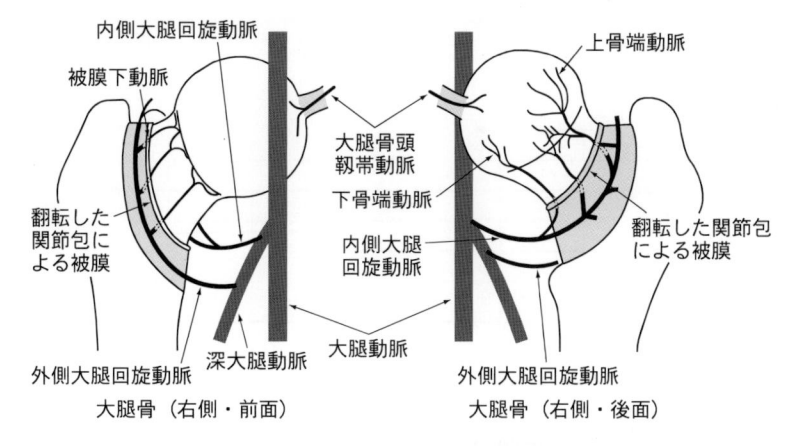

図 4-82　大腿骨頭への栄養血管

石渡和義：大腿骨頸部骨折に対する骨接合術，整形外科看護，10(6)，5-10，2005．より

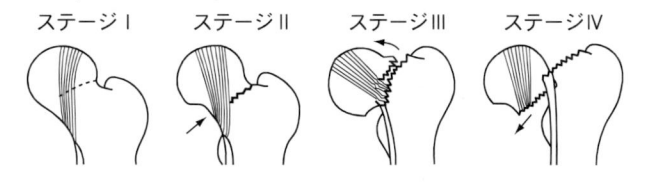

図 4-83　大腿骨頸部骨折のガーデン分類

ステージⅠ：不全骨折で，内側の骨性連続が残存し，骨頭が外転し嵌入したもの．
ステージⅡ：完全骨折で転位のないもの．
ステージⅢ：完全骨折で，骨頭の回転転位があるが，内側の皮膜の連続性が残存しているもの．
ステージⅣ：完全骨折で，すべての連続性が断たれたもの．

道田好枝，谷山真理子・他：ガイドラインに沿った効果的看護，整形外科看護，10(6)，29-34，2005．より

高血圧，脳血管障害，視力障害，呼吸器疾患，心疾患，膀胱炎などが多いと指摘されている．また，筋力低下，関節拘縮，骨の脆弱化といった骨筋肉系への影響のほか，循環器，呼吸器，消化器，泌尿器，中枢神経系などへの長期臥床の全身的影響については多くの指摘があるところである．

（2）ステージ別にみた治療と訓練

■ 急性期（受傷から手術後1～2日目まで）（図4-84）

治療：骨折とともに歩行困難となる場合が多い．また，高齢者の発症が多いため安静臥床による不活動性症候群を考慮し，多くの場合手術療法が適応される．術前は骨折部の転位を最小限にしたり，軟部組織の短縮を防ぐため床上安静，場合により牽引療法が実施される．牽引には直達牽引法と介達牽引法が適用される．手術は骨折のステージによって人工骨頭置換術または骨接合術が行われる．術後は骨接合部へのドレーン挿入，尿管留置カテーテルの挿入がされた状態で帰室する．帰室後，深部静脈血栓予防のために弾性ストッキングや弾性包帯の装着，間欠的空気圧迫装置が装着される．また，安静度は，手術当日術後と術後1日目は床上安静が

	入院	手術前日	手術当日	術後1日	術後2日	術後3日	術後4日	術後7日	術後8日	術後10日	術後14日
治療	牽引		手術							抜糸	退院可
			ドレーン挿入 →→→								
弾性ストッキング			装着 →→→→→→→→→→→→→→→→→→→→→→→→→→→								
間欠的空気圧迫装置			装着 →→→→→→→→→→→→→→→								
運動	患側下肢　大腿四頭筋セッティング, 足関節セッティング・パンピング										
	健側下肢大腿四頭筋セッティング, SRL　足関節セッティング・パンピング										
	上肢　挙上（重錘）—————————————————								挙上・プッシュアップ →→→		
リハビリ	床上 ———				リハビリ室で筋力運動	起立・歩行訓練			サークル歩行		
食事	床上 ——→			床上	車椅子 ————————————				車椅子または椅子		
排泄	尿管留置カテーテル			→トイレ							
清潔	清拭 ————————————————————————————									入浴	

図 4-84　大腿骨頸部骨折患者の活動度

指示されるが，1日目からギャッチアップ，術後2日目からは座位から車椅子乗車まで進むことが多い．食事は術後1日目から排ガスを確認後，流動食から開始される．

訓練：この時期の訓練は床上で行われる．運動機能を維持向上させるための運動としては，①健側下肢の筋力維持・増強，②患側下肢の筋力維持，③上肢の筋力維持・増強が行われる．また，術前術後ということもあり，呼吸機能の低下をきたしやすいので，深呼吸や排痰，含嗽といった術前訓練も必要となる．

■ **回復期**（手術後2～3日目から退院まで）

治療：術後2～3日で排液が少なくなり，血液の混入が少なくなるとドレーンが抜去される．また，術後2～3日目には，医師または看護師の介助で患側下肢は免荷の状態での立位から車椅子への移動開始され，トイレへの車椅子移動も介助で許可される．抜糸は術後10日から2週間で行われる．抜糸後は入浴が可能となる．間欠的空気圧迫装置の安静時の装着は術後1～3日程度，弾性ストッキングまたは弾性包帯は術後2週間程度の装着が指示される．術後2～3週間で退院となる．歩行機能の回復状況によっては，中間施設への転院も検討される．

訓練：術後早期は大腿四頭筋，大殿筋，中殿筋といった歩行に必要な筋肉の筋力維持のための運動が実施される．術後3日目ごろからはリハビリテーション室で起立・歩行訓練が開始され，術後8日目ごろからは歩行器歩行を開始し，徐々に杖歩行訓練が実施される．歩行訓練とあわせて歩行に必要な筋力の強化運動も行われる．

■ **維持期**（退院後）

治療：退院直後は必要に応じて2週間程度でフォローするが，その後は年1回程度のX-Pによるチェック程度となる．また，骨粗鬆症の予防として薬物療法が行われる場合もある．

訓練：安定した歩行を得るためには，術後6ヵ月は筋力トレーニングを続けることで，機能回復が期待できる．また，歩行が不安定であると再骨折の危険も大きいため，転倒予防のための運動も行うと良い．

2）大腿骨頸部骨折患者のQOLとアセスメント

(1) 大腿骨頸部骨折の影響とQOL

骨折によって歩行が困難となるため，患者の活動範囲が狭められる．また，骨折という突然の出来事で，しかも入院治療を余儀なくされるため，特に大腿骨頸部骨折の罹患率が高い高齢者においては急激な環境変化が起こり，状況への適応が困難となる体験でもある．高齢者では，身体の老化ゆえに活動範囲が狭められていることも多く，疾患への罹患はさらに患者の活動範囲を狭める体験となる．活動範囲の狭まりは，他者との交流の減少へとつながり，刺激が減少し，認知症などの発症にも結びつく可能性がある．また，骨折治療後の回復レベルは骨折前より1ランク低下するといわれており，これまで自分でできていたことができなくなる，あるいは，他者の手を借りなければ欲求が満たせない状況が生じ，これにより，患者の自立や自尊心が損なわれる結果ともなる．この結果，患者のQOLは低下する．

骨折前は一人暮らしをしていた患者が，入院期間の短縮化傾向もあって，生活の自立まで至らない段階で退院を迎え，施設へ入所となったり，いったんは家族の家に退院したが，家族も患者を一人で生活させるのは心配で，最終的には自宅へ戻ることはできなかったという事態も起こりうる．

(2) 大腿骨頸部骨折患者のリハビリテーション看護援助に必要なアセスメント

以下の点についてアセスメントする．
① リハビリテーションを行う体力があるか
② 不安や痛み，自尊心の低下などリハビリテーション意欲低下につながる要因はないか
③ 患者・家族・医療者側の目標にずれや設定した目標に無理はないか
④ 家族の支援は患者にとって十分か
⑤ 再骨折や転倒予防の対策は十分か

これらのアセスメントをするためには以下のような情報が必要となる．
① 発達特性：年齢，性別，家族構成
② 身体状況：現在の状況，二次障害の有無，症状，痛みの程度，既往歴，合併症の有無，受傷前のADL状況と歩行能力
③ 骨折および治療：骨折の原因，治療方法，術式，固定性，骨粗鬆症の程度，創部の治癒状況
④ 心理状況：リハビリテーションに対する不安の程度，認知症の有無，価値観，自尊心，性格
⑤ サポート状況：家族構成，キーパーソン，家族のサポート力（得られる可能性のある家族のサポート量と内容，患者との信頼関係，患者との意見の一致状況），家族内での患者の役割，家族以外の人からのサポートの有無と程度，活用可能な社会資源，家族の障害に対する考え方
⑥ 家屋の状況・経済状態：転倒予防のための対策が可能か否か，環境
⑦ 患者自身のリハビリテーションに対する目標：退院後の希望，生きがい，今後の生活のイ

メージ

3）援助の過程

（1）急性期の援助

安静臥床による筋力低下を予防する
  a．患側下肢の筋力低下予防：大腿四頭筋のセッティング，足関節および足趾のパンピング，セッティング
  b．健側下肢の筋力低下予防：大腿四頭筋のセッティング，伸展挙上運動（SRL），足関節および足趾のパンピング，セッティング
  c．上肢の筋力増強：上腕三頭筋のセッティング，重錘をもっての伸展挙上
  d．床上での日常生活動作：食事，排泄，清潔，更衣などの動作をできる限り自分で行う

手術に向けて術後合併症予防のための準備をする
  呼吸器合併症，創感染など．

  ＜感染予防＞
  a．観察（バイタルサイン，創部発赤，腫脹，疼痛，浸出液，ドレーンからの排液の量と性状）
  b．排泄物による創部汚染予防（バルンカテーテルの使用，早期からのトイレ誘導）
  c．ドレーンからの廃液を促す（自然圧で吸引することが多い，抜去注意）

  ＜静脈血栓予防＞
  a．観察（バイタルサイン，下肢の疼痛，浮腫）
  b．弾性ストッキング，弾力包帯による圧迫
  c．間欠的空気圧迫装置の装着
  d．足関節の底背屈運動
  e．早期離床（術後2～3日目より車椅子乗車，3日目よりリハビリテーション室での歩行訓練開始など）

  ＜呼吸器合併症＞
  a．観察（バイタルサイン，呼吸音，呼吸数，喘鳴，喀痰）
  b．深呼吸を促す
  c．体位変換（軽度のギャッチアップ，動かせる範囲で），早期離床を進める

  ＜腓骨神経麻痺を予防＞
  a．足関節の背屈が可能であるか，腓骨小頭の圧迫はないかを観察する．
  b．軽度外転，回旋中間位で股関節を保持する．

  ＜脱臼予防＞
  人工骨頭置換術を施行した場合には，手術のアプローチ方法によって脱臼しやすい体位があるので注意する．
  a．後方アプローチの場合：股関節を90度以上に屈曲し，内転・内旋位をとる体位は禁．一般には後方アプローチが多い．
  b．前方アプローチの場合：股関節を90度以上に屈曲し，外転・外旋位をとる体位は禁．

床上での日常生活行動が行えるよう援助する
  食事，排泄，清潔，更衣，体位変換など．

a．食事：排ガスが確認されれば，術後1日目よりギャッチアップ30度から開始．オーバーテーブルを使用し，必要時スプーン，フォークを使用する．車椅子乗車が可能になったら車椅子で食事をとる．
　　b．排泄：固定性がよければ術後2日目より車椅子乗車が可能となる．移動がスムーズになったら，バルンカテーテルを抜去し，トイレ誘導．
　　c．清潔：牽引中は清拭．術後1日目より清拭．入浴は抜糸後（10〜14日から）可能．
　　d．保温：牽引中は下肢の保温が難しい．牽引に影響しないようタオルやバスタオルなどで患肢を被う．靴下を使用する．掛け物で調整する．パジャマを利用した保温（患足側の足の部分を健足側に入れ込む．これにより，健足側の足の部分は二重となる．これを健足に履かせる．健足股関節の部分までパジャマで覆うことができる）．

骨折や打撲，整復位の保持や牽引による疼痛，同一体位による腰痛を緩和する

　　a．創部の腫脹や疼痛を緩和するため創部の冷罨法を持続的に行う．
　　b．同一体位によって圧迫されやすい臀部，背部はギャッチアップなどにより徐圧する．また，健側下肢の膝を立て，患測下肢の大腿四頭筋セッティングをゆっくり行うと，筋肉を緩めた際に腰部の血流が良くなるのを感じることができる．
　　c．腰部への温罨法なども効果がある．

治療や手術，予後に対する不安を緩和する

　特にベッド上安静の期間は，今後の生活や機能回復，突然の骨折により相当期間，自宅を空けることを余儀なくされることについてのあせりや不安が大きい．
　　a．今後の見通しや機能回復について十分に説明する（クリニカルパス等を活用するのもよい）
　　b．退院後の生活を患者や家族が調整できるように情報提供し，共に考える．
　　c．また，術後は，痛みによりリハビリテーションの進行が妨げられること，思うように回復しないことについて不満や，あせり，不安を感じていることが多い．患者の状況に合わせて，休憩や運動量の調整などを行い，無理なく，しかも必要な運動が続けられるように働きかける（声かけ，運動量，運動時間，運動回数の調整）．

入院による環境変化に伴う認知障害を予防する（特に高齢者の場合）

　高齢者が多く，受傷直後から入院を余儀なくされるため，環境の変化や疼痛・動けないことによるストレスなどにより，せん妄を起こしやすい．対策として以下のものがある．
　　a．臥床期間をできる限り短縮する
　　b．刺激を与えるため，受傷前日常的にしていたことで臥床していても可能なもの（新聞購読，テレビ鑑賞，ラジオを聞く，カセットで音楽を聴く，読書，手先を使った作業など）を取り入れる．
　　c．定期的に筋力増強運動を実施する．
　　d．退院後の状況や今後の方針について話し合う．医療スタッフの声かけ．
　　e．日常生活行動で自分できる部分は行ってもらう．
　　f．車椅子乗車が可能になったら，院内の散歩も組み入れる．
　　g．家族の状況や患者の年齢，認知状況の程度によっては，看護師の働きかけを増やす，家族の面会を促すよう働きかける．

> **事例**
>
> **大腿骨頸部骨折で人工骨頭置換術を受け，術後にせん妄前駆症状のみられたH氏**
>
> 　87歳，女性．夫を介護し2年前に看取り，現在は自宅で一人暮らし．受け答えはしっかりしており，認知障害はない．面会は週2回程度，息子が短時間面会に来るのみ．術後3日目ごろより，昼間は座位をとっていても，うとうとと眠っていることが多くなり，話し掛けても表情が乏しく，反応が鈍くなった．夜は見回り時には覚醒しており，ベッドから勝手に下りることはないが，起き上がってバルンカテーテルを触っている様子が毎回観察され，その都度説明し，横になってもらった．
>
> 　せん妄の初段階と判断し，術後4日目，早々にバルンカテーテルを抜去し，車椅子でトイレ誘導，昼間はできる限り座位をとらせ，新聞を読むことを勧め，話し掛けの回数を増やし，患者の介護体験やこれまでの生活，今後の生活の方法などについて話し合い，今後も一人暮らしをすること，身の回りの世話が自分でできるようになり買い物程度には外出もしたいという患者の意向を確認した．同時に，座りながらできる下肢，上肢の運動を一緒に行った．また，1日1回午前中に実施されるリハビリテーション室への移動のほか，午後には院内散歩を行った．
>
> 　これにより，夜間覚醒していることもなくなり，自分からトイレ誘導を依頼したり，リハビリテーション室での運動はもとより，病棟での運動にも積極的に取り組むようになった．運動の必要性についても，「この運動は，足のこの筋肉を強めることが目的なんですね」と自分から発言されるようになった．

(2) 回復期の援助

歩行能力および日常生活動作機能の回復を図る

　a．歩行能力の回復：通常術後4〜7日目ごろからリハビリテーション室での歩行訓練が開始される．下肢筋力，特に健側下肢の筋力維持増強は重要である．看護師サイドでは，急性期同様，床上運動を続ける．回復状況によっては運動回数や負荷を増やすなどを患者の疲労度を見ながら実施する．

　b．日常生活動作機能の回復：術後2〜3日目からは車椅子での移動が可能となるため，加重制限を守りながら患側下肢への負担をかけないで安定して移動ができるように，介助，指導，見守りを行っていく必要がある．介助を繰り返しながら，患者自身がこつをつかめるように，また，安全に移動ができるように促す．

　c．患者は早期の歩行訓練に恐怖や不安を抱いていることもある．歩行することのメリットを説明すると共に，手術で十分な固定性が得られていることを納得できるよう，患者の疑問に一つ一つ答えていくことが重要である．

転倒を予防する

　a．患者の活動範囲が広がると，過信なども起こり，慎重さを欠くこともある．移動の際には必ず見守るように配慮する．

　b．ベッドの周りや廊下などに危険物がないよう環境を整備する．

　c．転倒を予防する大きな要因として筋力増強がある．筋力維持・増強のための運動を継続する．リハビリテーション室で行うだけでなく，病棟においても日課として組み入れる．

また自分から運動を行わない場合には，看護師が声をかけて，実施方法を含めて指導する．

退院後の生活をイメージし，機能を回復し再骨折を予防するための対策を患者自身が検討し身につける

　　a．入院期間の短縮により，日常生活機能の回復が不十分な段階で退院を迎えることも多い．早期から退院後の生活についてイメージできるように働きかけ，家屋内の改善点などを話し合う機会を持ち，転倒予防の視点から，必要な情報を提供することが必要である．

　　b．リハビリテーションは術後6カ月は回復が期待できるといわれており，退院後も筋力や可動域訓練が行えるように，方法や患者自身が退院後も続けられる方法を検討する必要がある．時間帯や内容，マスメディアを活用した運動時間の確保など，患者に合わせた方法が選択できるよう働きかける．

　　c．必要に応じて活用できる福祉サービスなどについても情報提供する．

（3）維持期の援助

回復状況に合わせた生活スタイルを整える

　　自宅での生活を考慮したリハビリテーション内容を組み入れる．また，状況に応じて道具を使う．脱衣室での衣服の着脱時に使える折畳式の椅子を用意することで，不安定な動作が減り，転倒の危険は減少するというように，回復状態に合わせて生活スタイルを整えることが必要である．

活動範囲を徐々に広げる

　　活動範囲が狭まると運動量も減少する．これによって筋力が低下し，さらに活動できる範囲が狭められる．運動を継続して筋力を維持すると共に，バランスの良い姿勢や動作の学習，杖や手すりなど歩行安定のための自助具など転倒予防対策を十分に行いながら，恐れず，活動するよう勇気付ける働きかけが必要である．

困った時の支援システムを作っておく

　　自己解決できない問題が生じた時には相談できる専門的知識をもった人や場所を持っていることは，患者にとっての安心感につながる．

リハビリテーション看護の継続性を保つ

　　中間施設への的確な情報提供：高齢者が多く，自宅への直接退院が困難となるケースや，自宅退院までの一時期中間施設への転院となるケースも多い．患者に提供される看護が継続されるように情報を提供する必要がある．患者の目標を伝える．そのために今していること，できるようになったこと，できていないことなど，目標達成のための戦略にそって情報提供することが有効である．

参考・引用文献

1) 道田好枝，谷山真理子・他：ガイドラインに沿った効果的看護．整形外科看護，10(6)，29-34，2005．
2) 石渡和義：大腿骨頸部骨折に対する骨接合術．整形外科看護，10(6)，5-10，2005．
3) 萩野浩：大腿骨頸部／転子部骨折の疫学．整形外科看護，10(6)，19-22，2005．
4) 大田佐知子：大腿骨頸部骨折患者の看護．看護学生，2004(9)，9-11，2004．

6. 四肢切断患者

■ 四肢切断のおもな原因

切断原因は大きく，①外傷によるもの，②疾患による血行障害，③悪性腫瘍，に分けられる．

外傷による切断は，交通災害や労働災害など，予期せぬものが多く，全四肢切断の7～8割を占める．青・壮年層が犠牲になることが多く，働き盛りの年齢層の四肢切断は家族への影響も大きい．

疾患による血行障害が原因の切断は，人口の高齢化による動脈硬化症（閉塞性動脈硬化症）の増加，糖尿病の増加が根底にあり，増加傾向にある．

悪性腫瘍による切断は，死亡原因の第1位を示し続けている癌や肉腫が原因であり若年層に多い．筆者が看護した高校のサッカー選手の肉腫による下肢切断は悲愴であった．多くの人に読まれている『飛鳥へ，そしてまだ見ぬ我が子へ』の作者（医師）も肉腫による切断を体験しており，後に生命を落としている．

1）四肢切断のリハビリテーションの流れ

適応患者にかかわるチーム（医師・看護師・PT・OT・義肢装具士・ケースワーカーなど）による機能評価を皮切りに，切断術→術後ケア（断端強化・関節拘縮予防・松葉杖歩行など）→仮義肢（仮義肢装着による機能訓練，歩行訓練）→本義肢（本義肢装着訓練・歩行訓練・応用習熟訓練）→社会復帰，といった治療過程をとる．

切断の長さの決定から，常に社会復帰後のよりよい生活をふまえた治療・援助が行われる．どの過程においても看護師の質の高いかかわりが求められる．

ナーシングポイント

切断の原因，切断までの経過，また事故である場合の自損・他損など，その差異によって四肢切断患者の心理は異なり，画一的には考えられない．しかし"社会のなかで健常者とともに自立した生活が営める"という目的に向かって歩まねばならないことは同じである．そこで，四肢切断の看護目標を以下のように設定し，看護の要点を考えた．

＜看護目標＞
① 切断端の強化をはかりながら，切断の受容が進む．
② 義肢装着による ADL 自立がはかれる．

＜看護の要点＞
① 切断端の形成促進：いわゆる断端ケアで，切断術後の看護の中心となるケアである．目的は，a．断端の二次的合併症（皮下血腫・浮腫・循環障害など）の発生を防ぎ，創の治癒を可能なかぎりすみやかにする．b．創の回復後は，義肢装着のために切断端の強化をはかる，の2項目があげられる．

　　ドレナージが十分機能していることを観察しながら，当該患者に行われている切断端ケア法（弾性包帯法・ギプス包帯法・環境コントロール法など）について熟知し，異常を早期に発見でき，ケアが効果的に行われるよう看護を実践していく．

② 近位関節拘縮予防：切断端の形成と同様に切断術後の重要なケアである．人間の関節は，伸展筋より屈曲筋が強いため，切断部位近位関節の屈曲拘縮を起こしやすい．切断後の疼

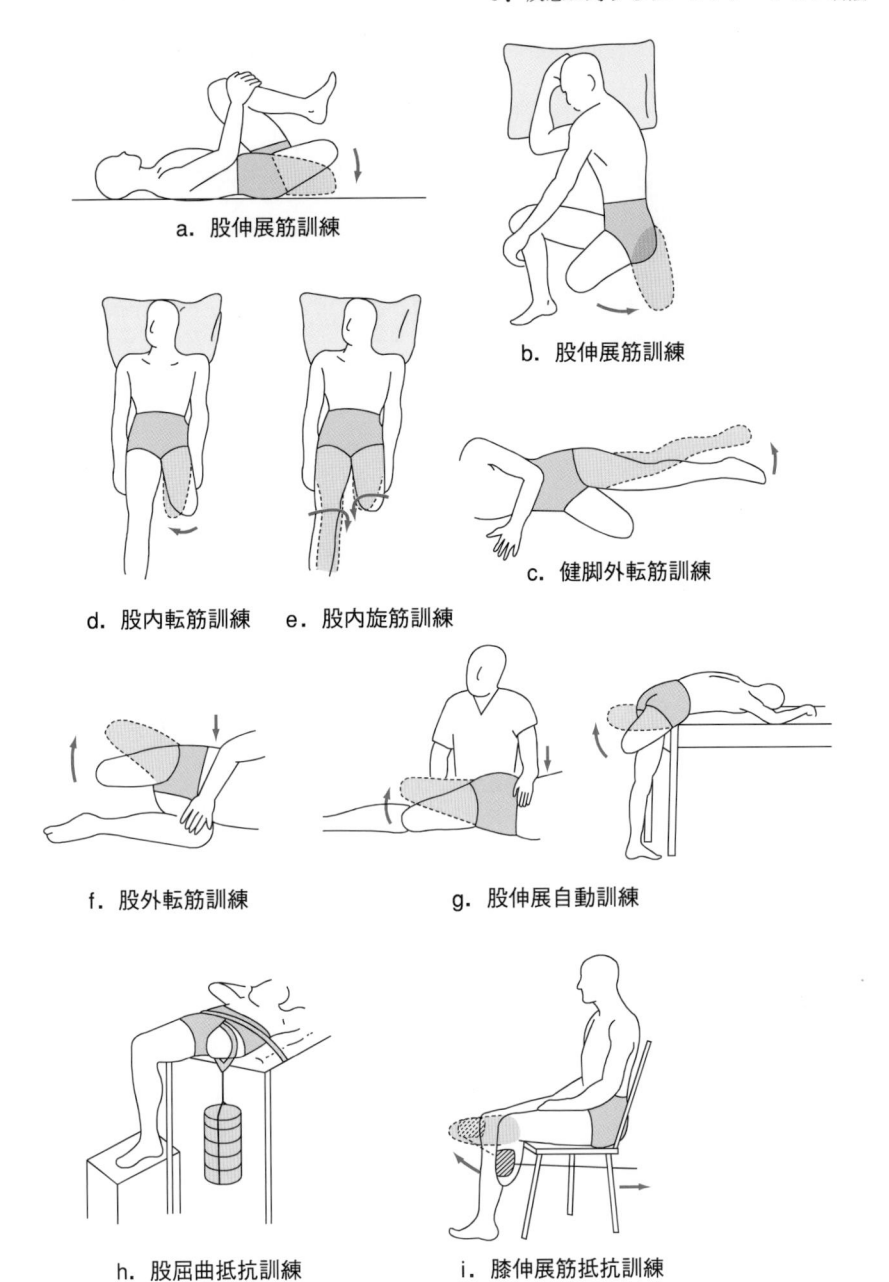

a. 股伸展筋訓練
b. 股伸展筋訓練
c. 健脚外転筋訓練
d. 股内転筋訓練
e. 股内旋筋訓練
f. 股外転筋訓練
g. 股伸展自動訓練
h. 股屈曲抵抗訓練
i. 膝伸展筋抵抗訓練

図 4-85　下肢切断者に対する断端訓練
(澤村誠志：切断と義肢．リハビリテーション医学全書18，第3版，医歯薬出版，1992 より)

痛，長期の不動，臥床位はこれに拍車をかける．関節拘縮を予防するためには術直後からの，臥位姿勢，座位，車椅子，杖歩行などの細かな指導が必要になる（図4-85，86）．

③ 幻肢感覚出現による不安の緩和：6歳未満の小児の切断には幻肢は出現せず，8歳ごろからは徐々に出現し，15歳以上成人には，ほとんど全員に出現するといわれている．大塚は成人の幻肢出現は正常であると述べている．

　この"正常である"という考え方を念頭におき切断患者の看護にあたることが，幻肢出現による不安をもつ患者に対しての適切なケアとなる．

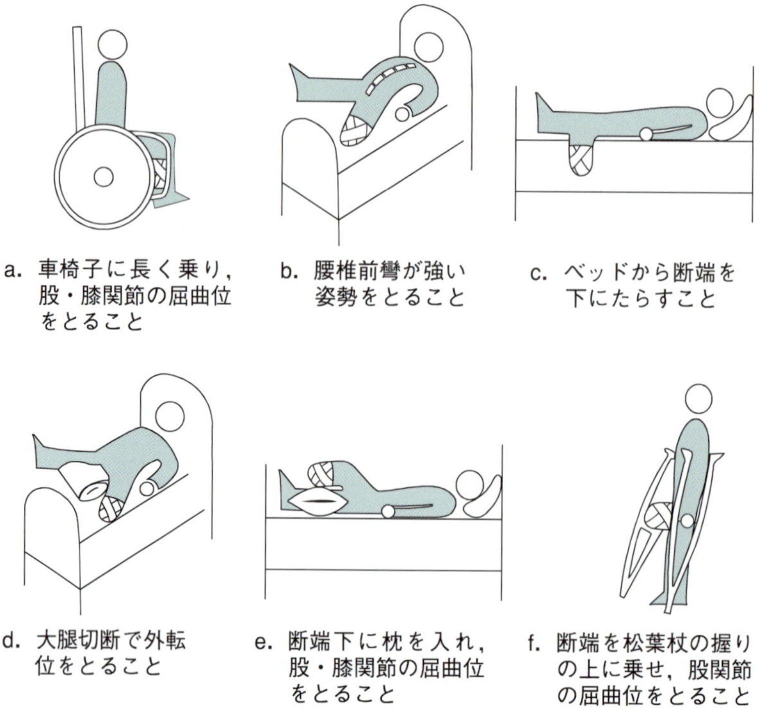

a. 車椅子に長く乗り，股・膝関節の屈曲位をとること
b. 腰椎前彎が強い姿勢をとること
c. ベッドから断端を下にたらすこと
d. 大腿切断で外転位をとること
e. 断端下に枕を入れ，股・膝関節の屈曲位をとること
f. 断端を松葉杖の握りの上に乗せ，股関節の屈曲位をとること

図 4-86 切断術後とってはいけない肢位

（澤村誠志：切断と義肢．リハビリテーション医学全書 18，第 3 版，医歯薬出版，1992 より）

「あなたの脳にある切断肢を支配していた神経は，切断された足のゆびを忘れてはいないのです．それを忘れるのには 3～5 年の歳月が必要です．それが普通なのです，心配なさらないでください」

　これは糖尿病で足趾を切断し，その幻肢を訴えてきた老人に対して私が話した言葉である．幻肢に対する不安を早期に察知し，適切なアドバイスをすることが必要である．幻肢出現によって患者が，暗くしずみ込むことは防がねばならない．

④ 切断受容への働きかけ：事故による突然の切断や，血流障害・悪性腫瘍のように疾病の進行の結果，切断を余儀なくされた場合など，原因により切断受容の過程は異なると考えられる．この過程に影響する因子はこのほかにもさまざまあり，当該患者にあった働きかけが必要不可欠となる（→ p.220 障害の受容とリハビリテーション看護参照）．

⑤ 義肢装着による ADL 熟達への援助：切断端の形成が順調に進むと，仮義肢による歩行訓練が開始される．前述①～④の看護の要点は行きつ戻りつが常と考え，そこへの援助を続けながら歩行訓練援助を行う．年齢の差こそあれ外観が気になり切断肢を隠したい気持ちは誰でももっていると考えられること，また，この時期には転倒による事故を起こしやすいことも忘れてはならない．病棟の廊下の水ぬれによる転倒事故は多い．本義肢装着訓練が進み，装着による歩行，ADL が熟達するまで看護の手は緩められない．

2) 四肢切断後の経過別リハビリテーション看護

　四肢切断患者が義肢を装着し，社会復帰していく過程には，医師・看護師・PT・OT・義肢装具士など，さまざまな職種がかかわり，義肢装着までのプロセスがよりスムーズに進行する

ようチームによる援助を開始する．医師は切断端の形成促進の役割を担い，看護師は，前述の看護の要点で述べているような援助を担う．PT・OT・義肢装具士は，義肢装着状態でのADL自立への援助を担う，というようにリハビリテーションチームは，四肢切断による精神不安状態に十分留意しながら援助を実践していく．

■ 切断後早期のリハビリテーション看護

この時期のリハビリテーションは，おもに機能形態障害に対して行われ，リハビリテーションチームとして活動する前の段階もここに含まれる．

① 断端訓練：切断手術3〜4日後から，断端の自動運動を開始する．抜糸後からは，徒手・砂袋およびプーリーによる抵抗訓練を筋力の増加の段階に応じて増していく．

② 健常な姿勢の保持：人間の身体は，伸筋より屈筋が強いことを念頭において，日常生活上の不良肢位を具体的に説明し，患者が健全な姿勢保持を常に意識して生活できるよう指導する（例　下肢切断後の場合，座位姿勢を長時間続けた後は腹臥位になるなど）．

③ 体幹筋訓練：③および④は，おもにPTが行う．看護師は，これらの訓練を病棟で継続するための方法を，PTの協力をもとに考え実践する．

長期臥床後に切断を受けた場合や高齢者の場合には，体幹筋筋力の低下が大きく，歩行するための持久力をつけるには，体幹筋筋力を増強することがたいへん重要となる．腹・背筋の基本訓練に，体幹の回旋，側方移動および骨盤挙上などの訓練を加えて行うのが効果的といえる．

④ 下肢切断者の健脚訓練

・健脚起立訓練

下肢切断例では，骨盤が患側に下垂して側彎を呈することがある．その予防には，鏡の前で起立訓練をさせ，姿勢の矯正を目的に，10分程度，支持がない状態での起立保持を目標とし，訓練する．

・連続片足飛び（hopping）

切断後に長期臥床した場合では，hoppingが困難となる例が少なくない．目的は，平衡感覚と安定性を養うこと，および健脚筋力を強くすることにある．

・膝関節屈伸運動

階段昇降時や電車・バスの乗降時の安定性や姿勢を変える場合などのために有効な訓練である．

⑤ 水治療法およびマッサージ

創の治癒後に，断端の表面を清潔にするとともに循環状態をよくするため，毎日20〜30分間，温浴療法を行うとよい．全身清拭時に併用して行うのもよい．また，この方法を家族に習熟させておくのもよい．ただし，マッサージは，断端の疼痛または感染がある場合には禁忌である．

⑥ 断端の清拭

ソケット内に包まれた皮膚は，正常な皮膚の状態と異なり，常に圧と摩擦，さらに温度・湿度の変化が加わってくる．とくに，負荷を必要とする断端部位には異常が起こりやすく，発汗の多い人ほど問題を起こしやすくなる．

断端は，毎日就寝前に温水と石鹸水で洗い，完全に石鹸水を洗い流すようにする．石鹸を残すと皮膚刺激の原因となるのでとくに注意する．また，断端の清拭は，皮膚が湿気を

帯びると同時に腫脹し，ソケットとの摩擦が大きくなるので，朝方に行うことは避ける．

■ **自立に向けてのリハビリテーション看護**

　この時期のリハビリテーションは，おもに能力低下（障害）に対して行われ，OTの役割が大きい．看護師は生活に即したアプローチがチーム内では一番可能であり，退院後の生活環境・役割など，当該患者に適した訓練となるために必要な情報を収集伝達する役割を担う．

　重要な点は，患者に自分のもつ能力を十分納得させ，克服意欲を向上させること，切断手術後からリハビリテーションまでの時間を短縮させることである．

　基本訓練は反復練習の時間を決めて行い，またADL訓練は日常生活の各場面に応用させていくようにすることが大切である．

　どこでどの訓練の応用ができるかを知るために，当該患者の1日の生活動作を知り，看護チーム内で十分に話し合う必要がある．

■ **障害の受容とリハビリテーション看護**

　この時期のリハビリテーションの目的は，障害者として生きるために，健常時とは異なる価値を発見することにある．価値の発見に至るためには，価値の喪失から価値の発見に至るまでの健康な反応の段階をたどることが必要である（第1章5参照）．看護師はこの心理反応を理解し，健康な反応の段階を乗り越えることができるように適切な援助や対応をしていく必要がある．

　障害の受容に対しては，患者だけでなく家族に対しても，正確な情報の提供と，誤った認識の矯正が必要である．患者に対して家族がとるべき態度や退院後の生活に向けての家族の役割を具体的に指導する．

　この時期は，家屋や生活環境の整備と対処法の工夫など，おもに社会的不利に対してのアプローチが求められる．

■ **事　例──障害の受容と自立に向けて**

> 　19歳，女性，学生，右大腿切断
> - 骨腫瘍のため12日前に膝上7cmの部位で大腿切断．
> - 母親ともども切断を非常に拒んだが，医師より生命にかえられないと，また看護師からは非常に性能のよい，そのうえ外見上も目立たない義足があると説得され納得し，切断術を受けた．
> - 現在切断創は抜糸もすみ，断端縮帯を巻き，断端強化が始まったところであるが，積極的に行おうとしない．
> - 昨日より歩行器を用いての歩行練習の指示が出ているが，歩行器使用に対する不安があるのか，積極的に歩行練習に取り組まない．
> - 車椅子での散歩はよくしており，大きめの膝掛けをかけて下肢切断を隠している．車椅子の長時間使用が多い（面会人との談話など）．
> - 夜間は眠りが浅いのか，看護師の巡視時よく覚醒している．
> - 4～5日前から幻肢感覚が出現し，気にしている．
> - 家族は両親と弟（高校2年生）．

　上記の場面には，順調な回復，社会復帰を阻む状況がいくつか含まれている．下線の箇所への必要な援助を考えてみよう．

7. 循環器障害

1）疾患の特徴から見た障害の構造

循環器疾患は多数あるが，心臓リハビリテーションが治療に有効で，かつ慎重に進めなければならない代表的疾患は，心筋梗塞である．

（1）発症・回復のプロセス

■ 発症の原因

成人の心臓の重量は，約250〜300gくらいで，1日10万回収縮と拡張を繰り返し活動している．心筋梗塞とは，その心臓を養っている3本の冠動脈が，血管内粥種（プラーク）の破裂による血栓などで閉塞し，その養っている範囲の心筋が壊死した状態である．壊死巣は正常に戻ることはない．血栓が原因となり起こる心筋梗塞と不安定狭心症を急性冠症候群と呼ぶ（図4-87）．

■ 心臓の筋肉の変性

- 0〜4日：炎症期（白血球浸潤，繊維の断裂，心筋繊維変性）
- 4〜8日：炎症消退（心筋崩壊進行，マクロファージによる壊死心筋除去）
- 6〜8日：壊死周辺から毛細血管と繊維芽細胞の増殖（治癒過程の開始）
- 心筋の脆弱化最大
- 3週間目：小梗塞の瘢痕化
- 6週以上：大梗塞の瘢痕化

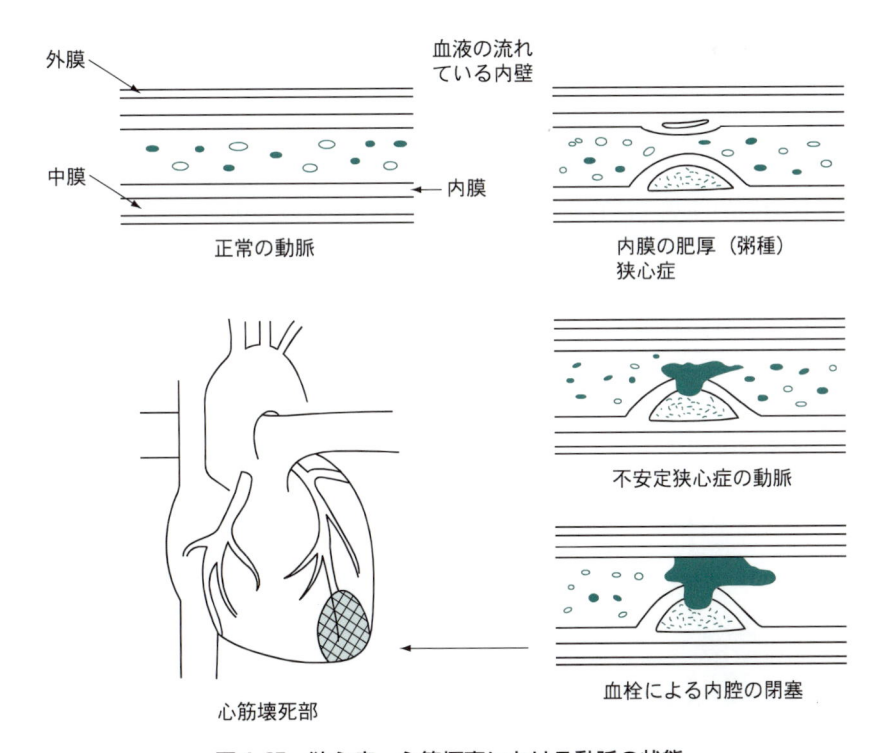

図4-87 狭心症・心筋梗塞における動脈の状態

（2）ステージ別にみた治療と訓練

■ 心筋梗塞のリハビリテーションのステージ

- 急性期：発症から退院までの期間．発症から退院の間，合併症の軽度な例では 2 週間プログラムにそって行われる．
- 回復期：退院から社会復帰までの期間．退院あるいは在宅において，回復した身体・精神的機能を維持していく期間．
- 維持期：余生，回復した身体・精神的機能を維持していく期間．

① 急性期の治療

急性心筋梗塞の治療は，心筋酸素消費量を最小限に抑え再発を防ぐこと（絶対安静）と合併症である不整脈，心不全，心筋破裂の予防と改善に努めることである．心筋梗塞発症後 6 時間以内であれば，積極的に壊死に陥っていない心筋を救済し，梗塞巣を最小限にするため再灌流療法が行われる．その手段としては，経皮的冠動脈形成術(PTCA，ステント等)，血栓溶解療法などが行われる．6 時間過ぎて再疎通させても死亡率を低下させ得ることが示されている．また，入院後治療を開始しても再発作のある時は，冠動脈造影（CAG）やその他検査を行い所見に応じて治療を開始していく（その他，図 4-88 参照）．

② 急性期のリハビリテーション

急性期のリハビリテーションは，患者が入院した時点から始まり，安全かつ迅速に質の高い社会復帰を行わせるための過程である．リハビリテーションを進めるにあたり大切なこととして以下の 3 点があげられる．

- 安全性：発症後に起こる心破裂や再梗塞の致命的な合併症や心不全，狭心症，不整脈など心筋梗塞の病態を正確に把握し，安全なリハビリテーションプログラムを基に，緻密な監視下に進めることである．この時期は CCU（Coronary Care Unit：冠動脈疾患集中治療

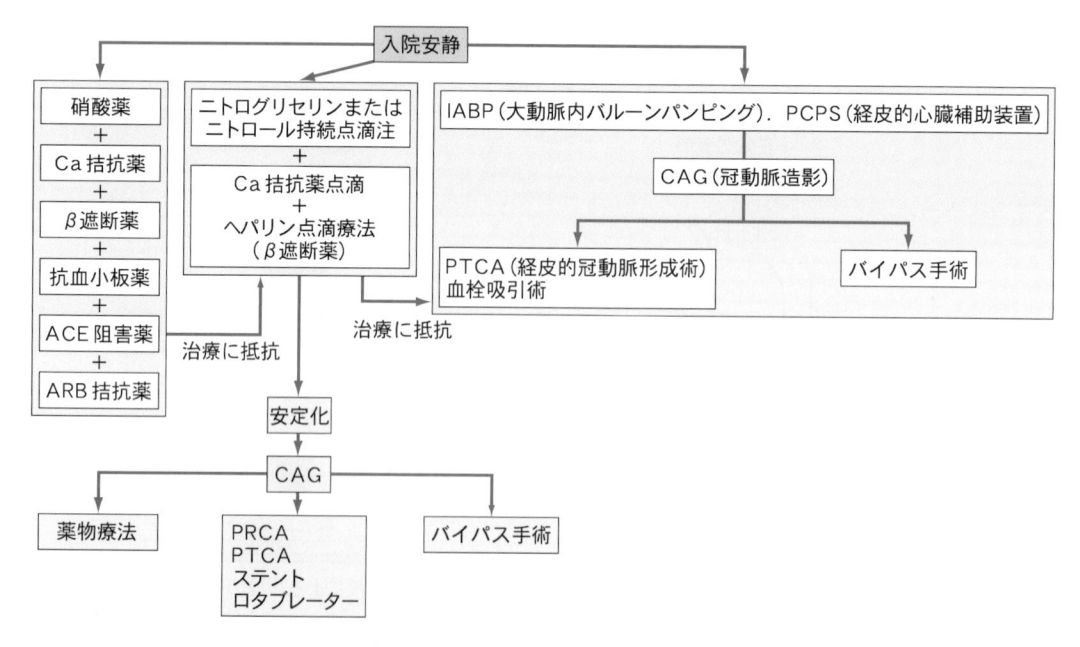

図 4-88　狭心症・心筋梗塞の治療

室）での治療が望ましい．
- 迅速性：長期臥床，長期入院による身体的・精神的・社会的脱調整を防止し，経済的・社会的損失を最小限にするための効率のよいリハビリテーションプログラムシステムを作成して遂行することである．
- 質の高い社会復帰：患者自身が病態を適切に把握し，それに基づいて日常生活，職業生活，運動療法がコントロールできることである．

2）心筋梗塞患者の QOL とアセスメント

　近年の心筋梗塞に対する治療，とくに再灌流療法などの初期治療が進んできたことで，患者の QOL はかなり高められてきている．しかし心筋梗塞は治る病気ではない．治療や生活管理のしかたによっては再発作につながり，悪化する可能性さえある．心筋の残存機能を残しつつ患者の呼吸や末梢筋肉組織を高め，円滑な社会復帰を目指さなければならない．したがって患者自身が病気をうまくコントロールしながら一生病気と付き合っていけることと，精神的に満足できる生活をするように支援していくことが大切である．

（1）心筋梗塞の影響と QOL

　心筋梗塞を持った患者は，急性期に CCU で治療とケアにより増悪を防止できた後も，一生涯に渡りこの病気や症状をコントロールしながら生活を管理し，生きていかなければならない．それは社会生活を営むことからいうと，多かれ少なかれ困難が伴っていることになる．患者の活動範囲は個々違い，満足度も違ってくる．ここでいう心疾患を持った患者の QOL とは，疾患を持って生活する人の意識に重点をおき，疾患を持ちながらの生活管理と主観的な生活評価としてとらえる．

　主観的な生活評価の指標としては次の3点があげられる．
① 心理的な安定状態：心理的に健康であるか
② 人生の満足度：人生の幸福感や充実感を感じているか
③ 自尊感情：自分の行動が理想的な自分と一致しているか

（2）心筋梗塞患者のリハビリテーション看護援助に必要なアセスメント

　CCU は急性期の心筋梗塞や不安定狭心症患者の治療とケアが行われるユニットである．ここに入室した患者は心電図，採血，超音波（心エコー）やバイタルサインなどの測定が頻回に行われ，心臓の状態が判断される．心破裂の危険や重症不整脈や心不全の悪化がなければ，ベッド上での運動が開始され，徐々に運動可能な範囲が拡大されていく．運動のリハビリテーションプログラムは表 4-37, 38 に沿って進められる．ここでの生活管理とリハビリテーションの進め方の中心はあくまでも症候管理（Symptom Manegement）である．

　厚生省循環器病委託研究班プログラムに準じたリハビリテーションプログラムの進行基準は以下の通りである．
① 血圧：収縮期血圧 30 mmHg 以上の上昇，20 mmHg 以上の低下がないこと
② 心拍数：120/分以上，または安静時より 30% 以上の心拍数の増加がないこと
③ 心電図：ST 変化が 1 mm 以上下降，ST 2 mm 以上上昇がないこと
④ 重症不整脈（多源性・多発性・連発性などの期外収縮，RonT，ショートランなど）が出

表4-37 心臓リハビリテーションプログラム～1週間～

Stage	1	2	3	4	5	6	7
病日	1日	2日	3日	4日	5日	6日	7日
運動負荷	なし	なし	立位	50 m（トイレ歩行）	200 m	500 m	入浴
安静度	ベッド上安静ベッドのリモコンでベッドアップすることができます	ベッド上安静	基本的にベッド上安静必要時にベッドより降りることができます	室内は自由に動くことができます	2Fの200 m以内であれば自由に動くことができます	心研内であればエレベーターを使い自由に動くことができます	心研内であればエレベーターを使い自由に動くことができます
清潔	必要時は行いますが、基本的には行いません	看護師が行います	ベッド上ではほぼ自分で行うことができますシャンプーは洗髪師を使うこともできます点滴などは看護師が行います	ベッド上では自分で行うことができますシャンプーなどは看護師がはずします	自分で行えますシャンプー台にてで行うことができます		浴室にて入ることができます
更衣	看護師が行います		自分で行うことができます点滴などは看護師がはずします		自分で行うことができます		
洗面	ベッド上にて、歯磨き・タオルで顔を拭くことができます			室内の洗面台で行うことができます	室内又は心研内の洗面台にて行うことができます		
食事	ベッド上にて食べることができますが、初日は食べられないことがあります	ベッド上で自分で食べることができます			ベッド上又は、椅子に座り食べることができます		
排泄	ゴム便器にてベッド上で行います		ポータブルトイレにて行えます	一番近い外のトイレで行えます	病棟内のトイレに行くことができます	心研内のトイレに行くことができます	
検査	部屋で行います		車椅子での移動になります	車椅子で検査に行きます		歩いて行きます	
移動	ストレッチャー又は、ベッドでの移動になります		車椅子での移動になります	50 m以内であれば歩くことができます	病棟内であれば歩くことができます	心研内であれば歩くことができますエレベーターを使い売店に行くことができます	
娯楽	新聞・テレビ・ラジオなど希望であれば、自由に見たり聞いたりすることができます						

5. 疾患に対するリハビリテーション看護

表 4-38 心臓リハビリテーションプログラム〜2週間〜

Stage	1	2	3	4	5	6	7	8
病日	1〜2日	3〜4日	5〜6日	7〜8日	9〜11日	12〜14日	15日	16〜20日
運動負荷	なし	なし	立位	50 m	200 m	500	シャワー	入浴
安静度	ベッド上安静。ベッドのリモコンでベッドアップすることができます	ベッド上安静	基本的にベッド上安静。必要時に下に降りることができます	室内は自由に動くことができます	病棟内であれば自由に動くことができます	心研内であれば自由に動くことができます。また、エレベーターを使って売店まで行くことができます		
清潔	必要時は行いますが、基本的には行いません	看護師が行います	ベッド上ではほぼ自分で行うことができます。シャンプーは洗髪車を使うこともできます。点滴などの操作は看護師が行います	ベッド上で自分で行うことができます。シャンプーは洗髪台にて看護師が行います。点滴などの操作は看護師がはずします	自分で行えます。シャンプー台にて行うことができます		シャワー負荷に合格すればシャワー室にてシャワーを浴びることができます	入浴負荷に合格すれば浴室にて入浴することができます
更衣	看護師が行います	自分で行うことは看護師が行います点滴など						
洗面	ベッド上にて、歯磨き・タオルで顔を拭くことができます		室内の洗面台にて行うことができます	室内又は洗面台で行うことができます				
食事	ベッド上にて食べることができますが、初日は食べられないことがあります	ベッド上にて自分で食べることができます		ベッド上又は、椅子に座り食べることができます		室内、椅子に座り食べることができます		
排泄	ゴム便器にてベッド上にて行います		ポータブルトイレにて行えます	一番近いトイレにて行います	室内トイレにて行えます		心研内のトイレに行くことができます	
移動	ストレッチャー又は、ベッドでの移動になります	部屋で行います	車椅子での移動になります	車椅子でない50 m以内であれば歩くことができます	病棟内であれば基本的には歩いて行えます	病棟内であれば歩くことができます	基本的には歩いて行えます	心研内であれば階段ではなく、エレベーターを使い歩くことができます
娯楽			新聞・テレビ・ラジオなど希望であれば、自由に見たり聞いたりすることができます					

★心臓リハビリテーションとは心臓に負担をかけないよう、ベッド上安静からからだを少しずつ立ったり歩いたりしていき、日常生活へと復帰できるように計画されたものです。

★リハビリテーションの方法
各運動負荷ごとに、行う直前・直後・3分後・5分後に心電図や血圧を測り、変化がないかをみながら行います。
リハビリテーションの進行度その後の状態により必ずしも予定通りに行かない場合もあります。医師の判断で行われますので、自己判断で行わないようにしてください。

★ダブル負荷とは…
食事や排泄など、心臓に負担になる事です。これにより、発作やその他の合併症を引き起こしてしまう恐れがあります。
・心臓を労わりながら1つの動作を行った後は、10〜15分休むようにしてゆとりのある生活を送るようにしましょう。

東京女子医科大学病院 心臓血圧研究所 CCU

表 4-39 各種労作の運動強度表

NWT$_5$	リハビリ労作	職業労作など	レクリエーションなど
1〜2	臥床安静 座位，立位 ゆっくりとした歩行（1〜2 Km/時）	事務仕事 手先の仕事	ラジオ，テレビ 読書 トランプ，囲碁，将棋
2〜3	ややゆっくりとした歩行（3 Km/時） 自転車（8 Km/時）	守衛，管理人 楽器の演奏	ボウリング 盆栽の手入れ
3〜4	普通の歩行（4 Km/時） 自転車（10 Km/時）	機械の組み立て 溶接作業 トラックの運転 タクシーの運転	ラジオ体操 バドミントン（非競技） 釣り ゴルフ（バッグを持たない）
4〜5	やや早めの歩行（5 Km/時） 自転車（13 Km/時） 柔軟体操	ペンキ工	園芸 卓球，テニス（ダブルス） バドミントン（シングル） キャッチボール
5〜6	早めの歩行（6 Km/時） 自転車（16 Km/時）	大工 農作業	アイススケート 渓流釣り
6〜7	ゆっくりしたジョギング（4〜5 Km/時） 自転車（17.5 Km/時）		テニス（シングル）
7〜8	ジョギング（8 Km/時） 自転車（19 Km/時）		水泳 エアロビクスダンス 登山，スキー
8〜	ジョギング（10 Km/時） 自転車（22 Km/時）		なわとび 各種スポーツ競技

現しないこと

⑤ 自覚症状：胸痛，息切れ，呼吸困難，動悸，めまい，ふらつきが出現しないこと

表 4-37，38 のプログラムに沿ったリハビリテーションを継続しながら，病状・リハビリテーションの進行状況によって，患者は CCU から一般病棟へと転出していく．一般病棟においても進行基準は，CCU 入室中と変わらずに行われる．歩行が可能になったら，1 日数回は許可された範囲内での歩行訓練を行う．最終段階でトレッドミル検査を行い，5〜6 Mets（**表 4-39** 参照）程度が可能となれば日常生活は可能となる．

■ **リハビリテーション上の注意事項**

① 開始時の心筋梗塞巣は，まだ繊維化されておらず不安定な状態で，心臓の機能も低下している．心破裂，不整脈，再梗塞，心不全等を予防した運動拡大を行う．そのような状況下でのリハビリテーションであることに留意し，実施中は十分な観察を行い異常の早期発見に努める．

② 患者は突然の入院のため，疾患の理解や病気であることを受け止めることができず，健康時と同様な判断で行動し，再発作を起こしてしまうことがある．患者の認識に合わせ，わかりやすく，病状や治療の目標と段階，具体的なケア，痛みや苦痛に対する援助について説明していく．また家族も同様に援助を行い，患者とともに治療に参加できるように促し

ていく．
③ 病気になったことや環境の変化のために，ストレスや不安などから精神的に抑うつ状態に陥りやすいので，患者の言動に注意しながら精神的な安定が図れるよう援助する．また，変化に対応できるように，新しいことがらの説明をして理解を促し，行動を変容できるよう援助していく．

3) 援助の過程

（1）急性期の援助

　心筋梗塞発症直後の患者は，心機能低下とともに治療による安静を強いられ，運動機能も低下している．また，抑うつ的な気持ちになっていたり発作への不安を持っていたりする．したがってなるべく早い時期に安全・速やかに運動リハビリテーションを進めていくことは，心機能・運動能力の回復を高め，患者の身体的・精神的自信につながるといえる．しかし，とくにリハビリテーションプログラムの開始時期となる発症2日目から1週間の時期は，障害を受けた心筋は非常に脆弱で不安定であるため「安全に」リハビリテーションが行なわれているかが重要なポイントである．

　一方，退院後発作を起こさず，家庭生活や地域社会への参加や職場復帰をし，満足感や生きがいを感じられるような生活を送っていくためには，患者・家族の行動変容が必要であり，以下のような内容についての指導をすすめていく．
① 疾患についての正しい知識と理解
② リスクファクターの確認と改善対策
　自分のリスクファクターは何か？
③ 日常生活の見直しと発作を起こさないための生活の仕方を再設計し，実行する
　何が心負荷になるのか？どうしたら予防できるか？
④ 社会生活への再適応・仕事復帰への取り組みについて
　今後仕事や家事にどう取り組んでいきたいか？　いつからどのように復帰したいか？
　復帰後は何に注意したらよいのか？
⑤ 食事療法（低コレステロール・エネルギー制限・減塩）
　今までの食事の選択や食べ方の傾向は何か？　何が問題か？
⑥ 発作時の対処法（ニトログリセリン製剤の取り扱い・使用法）
⑦ 薬の正しい知識と服薬管理
⑧ 趣味や旅行への取り組み方
⑨ 運動療法への取り組み方

　この指導を行なう上での援助のポイントは，一方的に話をすすめるのではなく，患者が自分の現状をどう理解しているか，今後どんな生活をしていきたいか，どんなことに気をつけていけばよいかをともに考えていくことである．また，退院後の患者をサポートしていくのは家族であるため，患者と一緒に指導を行っていく必要もある．また，指導内容は繰り返し確認できることが効果的であるため，病棟でパンフレットを作成し，一般向けの冠動脈疾患についての知識や，生活の注意事項について書かれた冊子を活用するとよい．また，服薬・食事・運動に関しては，栄養士・薬剤師・理学療法士などと連携し，よりその患者に即した指導を行ってい

けるようにする．

> **事例**
>
> 　A氏は，心筋梗塞発症後4日目で合併症もなく，室内歩行許可が出てリハビリテーションがすすめられていた．モニター上，急に心拍数が上がり，持続するため看護師が部屋に行くと，Aさんは部屋の中をぐるぐると歩いていた．「30分くらい部屋の中を散歩しようと思って．リハビリはどんどんしたほうがいいんでしょう？」とA氏．心臓のリハビリテーションは段階的に弱くなった心臓に負担をかけ，それに耐えられるかどうかを確認しながら進められていくものであることを説明すると「動けば動くだけリハビリになるのかと思っていた」とのことだった．歩行距離としては，50M以上を歩行してしまい，血圧上昇に伴う心電図変化が見られ，ベッド上安静にプログラムは後退してしまった．
>
> 　その後よくA氏の思いを聞いてみると，A氏は脳梗塞の既往があり，その時に寝たきりになってしまうのではないかという恐怖感を味わい，今回もリハビリテーションと言われてそのときのことを思い出してしまったこと，また運送会社を経営しており，事務的なことも荷物の集配も自分が中心となっており，動けなくなるわけにいかないと思いあせってしまったと話された．A氏の心筋梗塞はかなり広範囲のものであり，責任病変以外にも狭窄があることから退院後の重労働は困難であり，就業内容の調整が必要であった．しかし，A氏の「自分が切り盛りしてきたし，元のように働きたい」という思いも強かった．
>
> 　そこでA氏と家族に医師・看護師より疾患に関して説明し，同時にできる範囲の仕事内容はどんなものかを調整していった．その結果一時的に従業員を増やし，遠方の次男が手伝いにくるということでA氏の仕事を減らし，その後の体調を見ながら外来主治医と相談し，仕事を調整していくということで退院された．外来通院中のA氏は，病状は安定しており「以前のようにはいかないけど，自分なりに頑張っています．また倒れるわけにはいかないから，いろいろと気をつけてはいますよ」と笑顔で話されていた．

ナーシングポイント

　リハビリテーションといわれると，一般的には運動機能の回復のための筋力トレーニングのようなイメージを持つ患者が多い．筋力トレーニングのように回数を重ね負荷をかけ続けることは，心筋梗塞直後の心臓にとっては負荷が強すぎ，血圧上昇や心破裂を招く恐れもある．また日常生活動作そのものも，心臓にとっては負荷であり，生活するそのものがリハビリテーションでもある．このため，リハビリテーションプログラムには可能な日常生活動作も記載されている．このことをきちんと患者に理解してもらい，心臓に負担をかけないような生活とはどういうものかを深く説明する必要がある．また，心臓に負担をかけないためには安静や運動量の調整が重要だが，それは患者の考える日常生活にとって制限となる場合もある．患者の考える日常生活とは，その人の社会的背景によってさまざまであろう．心臓に必要な安静を保つ生活と患者のイメージする日常生活が可能な限り近づくように調整していくことが患者のQOLの向上につながっていく．

（2）回復期・維持期の援助

　この時期は，退院後に当たる時期であり外来通院の段階である．入院中に学習・調整した日

常生活の変容を実行できているか確認していく．

① 自分の体調が理解できているか
　　定期的な血圧や体重の測定・胸部症状の有無
② 積極的にリハビリテーションを行えているか
　　日常生活の中で散歩や軽い運動など許可された範囲内で行えているか？
　　リハビリテーション施設がある場合，そのプログラムに自主的に参加できているか？
③ 社会復帰の状況
　　いつごろからどんな内容で？
④ ニトログリセリン製剤の携帯はできているか

　ここで大切なのは，退院前にイメージしていた生活と実際の生活のギャップはないか，あったとしてもそれを受け入れられているかということである．何度も述べたように，心筋梗塞は完全に治る疾患ではなく，生活変容が必要である．生活変容が受け入れられず実行できなかった結果，再度発作を起こして入院ということも少なくない．このため，現在の生活の患者の満足度と理想との調整を繰り返し行い，少しでも満足の方向に向かうよう援助していくことが大切である．

参考・引用文献　7．循環器障害

1) 貝塚みどり，大森武子，江藤文夫編：QOLを高めるリハビリテーション看護，第1版．医歯薬出版，1995．

8. 呼吸器疾患；慢性閉塞性肺疾患（COPD）

1) 疾患の特徴からみた障害の構造

(1) 発症・回復のプロセス

■ **COPDの病態（症状，病理，原因）**

　COPDは，不可逆性（かつ，多くは進行性）の閉塞性換気障害（気管支拡張薬投与後のスパイロメトリーにより1秒率［1秒量（FEV_1）／努力性肺活量（FVC）］＜70％）が慢性的に続くことを特徴とした病的な状態をいい，主として肺胞系の破壊が進行する気腫優位型と，主として中枢気道病変が進行する気道病変優位型とがある．

　病変により肺の支持組織が減少していくため，息を呼出しようとした時に気道を支えられずに虚脱・閉塞してしまい，十分吐き出せないまま吸気に移ってしまう．そのため息を吸うことも十分できず，呼吸困難が現れる．呼吸困難は酸素を多く必要とする労作時にみられる（労作性呼吸困難）．また，気道粘膜の炎症もみられるため，咳，痰という症状も現れる．これらの症状は慢性的に続く．

　重要な原因としては喫煙があげられている．その他，大気汚染，化学物質，塵埃なども影響するため，これらにさらされる職業従事者（鉱山や建築現場，化学工場，牧場やペットショップなどで働く人）はハイリスクとなる．日本においては喫煙歴や職業歴から患者の多くは高齢男性である．

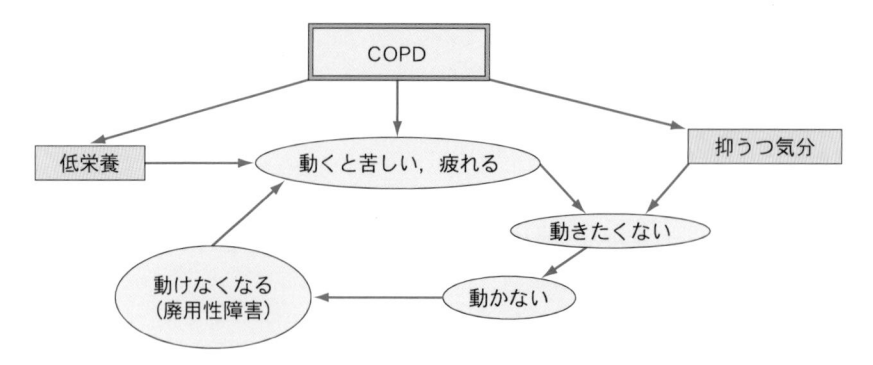

図4-89 COPDにおける運動障害の悪循環

■ 経過

　病状は数年以上かかってゆっくりと進行していく場合が多く，その始まりはいつからか特定できないほどある．症状が進行すれば低酸素血症（慢性呼吸不全）となり，活動量の低下，食欲低下，睡眠障害なども起こってくる．慢性呼吸不全の状態になると，在宅酸素療法が適応される．また，経過中，感染などにより急激に悪化し（急性増悪），肺炎，呼吸不全に陥ることもある．急性増悪後は諸機能の低下が顕著である．

（2）COPDにおけるリハビリテーションの意義

　COPDにより労作性呼吸困難や易疲労状態が起こると，動かない生活，座りきりの生活になりやすい．しばしば栄養障害も合併し，低栄養に伴う運動障害のほか，気分的にも落ち込みやすく（抑うつ気分），動く意欲を失いがちになる．その結果，廃用性の障害（身体の諸機能の失調・低下）が起こり，呼吸困難はより悪化するという悪循環に陥る（図4-89）．

（3）運動療法の構成

　運動療法はほとんどの呼吸器疾患で適応になるが，運動中の危険性が増大する合併症を有する場合は適応とはならない．COPDでは高齢の患者が多いため，合併症が顕在化していないこともある．よって，運動療法開始前の身体評価が重要である．医師により自覚症状，経皮的酸素飽和度（SpO_2）およびSpO_2の運動による変化，スパイロメトリー，心電図，栄養状態などを総合的に評価する．また，運動療法がどのように継続されているか，運動療法の効果が現れているかについて定期的に評価していく．

　運動療法は，①コンディショニング，②ADLトレーニング，③全身持久力・筋力トレーニングからなる．重症例ではコンディショニングと基礎的なADLトレーニングが中心となり，低負荷の全身持久力・筋力トレーニングが実施される．軽症例では開始時より高負荷の全身持久力・筋力トレーニングが可能であるが，コンディショニングの内容も習得してもらう．運動プログラムは事前の身体評価に基づき，ウォーミングアップ，主運動，クールダウンで構成される．

■ コンディショニング

　COPDの場合，筋力トレーニングの前にコンディショニングを実施し，運動が可能な状態を作っていくことが重要である．毎日継続し，生活に活用できるようにしていくために，看護師が指導，評価することも多い．また，症状緩和のためのケアに活用する手法でもある．

表4-40 口すぼめ呼吸

- 鼻から息を吸い，口をすぼめて [f] あるいは [s] という音をさせながら息をゆっくり吐いてもらう．
- 吸気と呼気の比は1：3〜5程度，呼吸数10回/分以下を目標にする（重症例や開始時では，吸気と呼気の比は1：2程度，呼吸数20回/分を目標として行う）

```
例） 吸気 呼気      吸気 呼気
     ↑↑  ↓↓↓↓↓↓   ↑↑  ↓↓↓↓↓↓
     1 2  1 2 3 4 5 6   1 2  1 2 3 4 5 6
```

- 腹部周囲は過度に緊張させないようにする．（リラックスして行えるようにする）
- 休憩を入れながら行う

表4-41 横隔膜呼吸（腹式呼吸）

- 仰臥位になってもらい，患者の片手を上腹部に，もう一方の手を上胸部におき，ゆっくり口すぼめ呼吸をしてもらいながら胸腹部の動きを確認してもらう．
- 介助者の手を患者の手の上に重ね，呼気時に軽く腹部を内上方へ圧迫し，吸気時にゆるめる．
- 患者には吸気時に腹部においた手を持ち上げるよう意識してもらう．介助者が吸気時に断続的に圧迫を加えると腹部の動かし方を感覚的に理解しやすい
- 介助者の手の代わりに，砂のうなどの錘（0.5〜1kg）をおいてもよい．家庭で行う場合は本や砂糖（1kg入），ペットボトル（500m*l* 入り）などが利用できる．
- 最初は仰臥位からはじめ，坐位，歩行動作時でも行えるようにしていく

a．呼吸法（口すぼめ呼吸，横隔膜呼吸）

COPDでは呼出時の気道虚脱・閉塞が問題となるため，呼出時に気道内を陽圧に保つよう口をすぼめて息を吐く（口すぼめ呼吸，**表4-40**）．横隔膜を最大に利用することで呼吸効率を高める横隔膜呼吸（腹式呼吸，**表4-41**）は，口すぼめ呼吸と併用する．

日常生活の動作においても口すぼめ呼吸や横隔膜呼吸を利用する．また，呼吸のリズムと動作を合わせるようにすると動きやすい．息を吸ってから動作に移る（息を吐きながら動く）ようにする．

b．リラクセーション

首や肩の呼吸補助筋を用いた呼吸を行っている場合，意識的に力を抜いて呼吸を整えるようにする．呼吸筋のマッサージ・ストレッチ，最大収縮後に最大弛緩を意識的に行う方法，力を抜くことのできる体位の工夫などがある．

c．ストレッチング

徒手胸郭圧迫法，徒手胸郭伸張法，ストレッチングなどにより，胸郭の可動性や柔軟性を高める．柔軟性のトレーニングと自荷重による筋力トレーニング，全身協調運動を組み合わせた体操もいくつか考案されている[A,B]．

ストレッチングを主体とした柔軟性のトレーニングは，可能であれば毎日，1回10〜15分を日に1〜3回行うとよい．

d．排痰法

排痰は，体位排痰法にパーカッションやスクイージングなど排痰を促進するための手技を組み合わせて実施する．排痰法を実施することで頻回の痰喀出に煩わされることが少なくなり，

痰が貯留することによる呼吸困難や感染増悪を予防することができる．排痰法は，気管支拡張症やびまん性汎細気管支炎など，1日30ml以上の喀痰がある場合に適応となる．ただし，発熱している場合，血圧が高い場合，心不全が認められる場合，血痰が出ている場合などは慎重に行う．脳血管障害・骨粗鬆症などを合併している場合も注意して行う．医療者が実施する場合は実施前後に肺を聴診し，痰の貯留場所や程度を確認する．

　痰の粘稠度が強い場合は，痰を出しやすくするために水分を補給し，痰の粘稠度を下げる必要がある．まず，患者に水分を多く飲むよう指導する．ただし心不全がある場合は，水分摂取を控える必要があるので注意を要する．

　排痰開始にあたっては，1日のうちで痰が最も多く出る時間を調べ，なるべくその時間に合わせて排痰を行う．ネブライザーや定量噴霧吸入器による気管支拡張剤，去痰剤など吸入薬の処方が出されていれば，排痰15～20分前に吸入する．

＜体位排痰法（体位ドレナージ）＞

　痰の溜まっている部位を上にした体位をとり，重力を利用して痰を中枢気道部に移動し，痰を喀出しやすくする．効果的に行うためには，気管支の形態を理解し，区域気管支の位置が垂直に上方となるように体位を調整する．

＜パーカッション（percussion，叩打法または軽打法）＞

　手のひらを丸くして伏せ，両手または片手で痰貯留部を軽打する．

　パーカッションは，急性呼吸不全（術後患者，循環動態の不安定な患者，喘息発作）の患者には，創部痛，不整脈，気管支攣縮などを誘発する場合があるため使用しない．同一部位を1分程度軽打し深呼吸を数回行った後，起きあがってハッフィングにより痰を喀出する．

＜スクイージング（squeezing）＞

　スクイージングは，胸郭を外から圧迫することで換気量と気道流速を増大させ，末梢気道からの痰の移動を促す方法である（図4-90）．スクイージングにより，虚脱した肺胞への吸気流入が改善し呼気流量が増大することで痰の流動性が高められる．

　スクイージングは，まず痰が貯留している部位を確認し，排痰したい部位（肺葉や肺区域）にあった排痰体位を調整する．介助者は排痰したい部位の胸郭に手を置き，呼気時に胸郭の動きに合わせて圧迫する．患者には深呼吸と口すぼめ呼吸を促し，施行中は，患者の表情，顔色などを観察しながら行う．痰が中枢気道に移動したら，ハッフィングと咳嗽により痰を喀出する（表4-42）．

＜ハッフィング(huffing)の方法＞

　ハッフィングは，両腕を胸の前で組むようにして，反対側の脇を抱え込む．息をゆっくり吸い込み，喉（声門）を開き，口を軽く開けて速く強い息を「ハーッ」と吐き出す（図4-91）．腹筋を使って急速に横隔膜を押し上げ一気に吐き出す．吐き出す時に腕を引き締める．ハッフィングを2～3回繰り返した後，咳をして痰を出す．

2）呼吸器疾患患者のQOLとアセスメント

（1）呼吸器疾患（COPD）の影響とQOL

　COPDの主症状である呼吸困難（息切れ）は患者にとって死をもイメージさせる，大きな苦痛である．活動に伴い呼吸困難が起こることは不安であり，活動を縮小せざるを得なくなる．

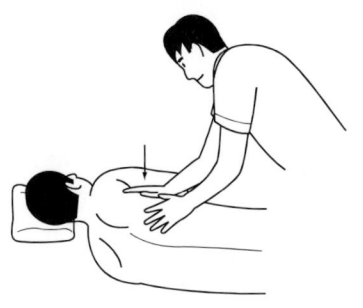

〈右下葉〉
左側臥位とし，呼出に合わせて下方にむかって圧迫する

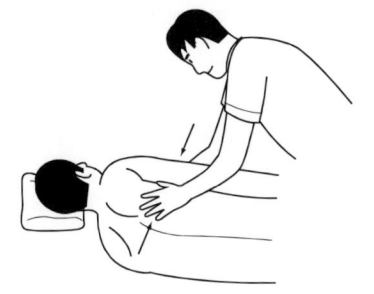

〈右中葉〉
左側臥位とし，呼出に合わせて前胸部，背部からはさむように圧迫する

図4-90　スクイージングの例

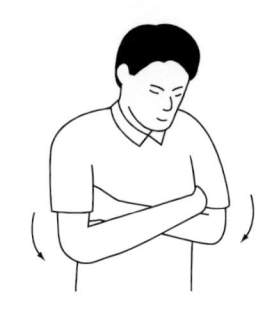

図4-91　ハッフィング

表4-42　スクイージング実施上の注意点

・手掌全体を患者の胸郭に密着させ，指先や手根部だけが当たらないよう注意する
・手を当て圧迫する部位の胸郭および肋骨の動きを観察し，呼気時の方向を確認する
・胸郭の圧迫は手先でなく，介助者の体動移動によって行う
・呼気開始から呼気終末まで圧迫し，患者の呼吸を妨げない
・初めは呼吸の速さや深さなどを見ながら浅めに圧迫し，徐々に深く最大呼気位まで絞り出すように圧迫する．
・吸気開始と同時に圧迫を解除し，吸気時に抵抗を加えない
・患者が不快感，呼吸困難感を生じないよう圧迫の方向，強さ，タイミングに十分注意する

また，病状が進めば，動いてどこかに行きたくても動けない，おいしいものを食べたいけれども食べられないなど，欲求が満たされず抑うつ気分になりやすい．このように，生活の質（QOL）への影響は大きい．運動療法により動作時の呼吸困難を軽減することはQOL向上に貢献できる．

(2) 運動療法を行うCOPD患者の看護に必要なアセスメント

導入期のアセスメント

導入期は運動療法の適応とセルフケア実施上の課題を探るために多方面からアセスメントする（表4-43）．

運動療法時のアセスメント

医療者の監視下で運動療法が実施されている場合，患者が安心できる場にもどってから，その心身の状態を確認し，実施状況が適切であるかをアセスメントする．アセスメント結果は医療チーム内で共有し，よりよい方向で医療が行われるよう調整していく（表4-44）．

在宅療養へ向けてのアセスメント

在宅療養への移行に伴い，運動療法継続上の課題と必要となるセルフケアと患者のセルフケア能力（介護者を含めて）をアセスメントする．

維持期のアセスメント

外来や在宅において，運動療法やセルフケアの実施状況およびアウトカムとして急性増悪は

表4-43 導入期のアセスメント内容

A．患者の思い
　運動療法の目的をどのように考えているか，意欲，治療や運動療法への期待と心配な点，退院後何をしたいか（今後の目標），不安・心配事
B．疾患の段階
　呼吸困難の自他覚症状，SpO_2（PaO_2，$PaCO_2$），栄養状態，血液データ，既往歴および予測される合併症
C．疾患を悪化させる要因
　喫煙状況，食事の状況，職業（および通勤の状況），経済状況，自宅や職場の生活環境
D．患者をとりまく人々の考え
　家族の希望や退院後の意向，医療チームの各職種の方針，患者・家族についてのとらえ方

表4-44 トレーニング中のアセスメント内容

トレーニング内容
トレーニング中・前・後のSpO_2，呼吸数，呼吸パターン，脈拍，血圧変動
トレーニング中の呼吸困難出現の有無
トレーニングに伴う疲労（呼吸に伴うものと筋肉疲労）
心身の状況，睡眠状況
患者の満足感・意欲，不安・心配事

予防されているか，QOLは維持されているか（逆に，心身の負荷になっていないか）をアセスメントする．

　また，時間の経過とともに，病状の進行，加齢の影響，家族関係・背景の変化などに伴い，新たな課題や運動療法実施上の困難などが現れてくる．心身社会状況の変化と運動療法の適応について，定期的に再評価していく必要がある．

3）援助の過程：リハビリテーションを受ける人の看護

　呼吸リハビリテーションは，さまざまな専門職によって包括的に実施される．この包括的呼吸リハビリテーションにおける看護の役割は，患者の状況を把握し，患者の擁護的立場から専門職と連携をとって，最も効果的な運動療法が実施できるようサポートすることである．また，患者のセルフケアを支援し，教育的関わりや心理的サポートを実施していく役割もある．専門職が少ない病院や診療所などでは，専門職と連携をとりつつ栄養状態や運動療法の実施状況などを把握して直接アドバイスすることもある．

■ 導入期の看護

① 動機付け

　運動療法を積極的に行おうという意思がない患者では運動療法は適応されない．よって，運動療法を導入する際，患者の理解や動機付けのための関わりが重要になる．運動療法の目的や効果の現れ方を説明し，どのように実施していくか，患者自身が考えられるように促していく．
　運動療法は体調のよい時間帯，呼吸困難が出現していない時に実施できるよう調整する．

② 励まし

　運動療法を実施しても当初は筋肉疲労や呼吸困難などが出現し，つらさが先立つことがある．

表 4-45 修正 Borg スケール（呼吸困難感の自覚症状）

0	感じない	nothing at all
0.5	非常に弱い	very, very slight
1	やや弱い	very slight
2	弱い	slight（light）
3		
4	多少強い	some what severe
5	強い	severe（heavy）
6		
7	とても強い	very severe
8		
9		
10	非常に強い	very, very severe

また，継続することの重要性を説明し，少しずつでも毎日できるよう励ます．効果はすぐには現れないが，呼吸の仕方や運動の時の動きのスムーズさなど，習得状況や現れている効果を患者に示して意欲を維持できるように関わる．呼吸が苦しい中で運動療法を実施し続けるたいへんさを理解した上で，患者が方法を習得するまで支援し続けることが重要である．

③ プログラムの適切性のチェック

プログラムを確認し，患者に適しているかを患者の心身の状態からチェックし続ける．問題がある場合は担当の医師，リハビリテーションスタッフに連絡し，プログラムの内容を調整する．

■ 運動療法施行時の看護

① 安心して実施できるためのコーディネート

医師やリハビリテーションスタッフが十分に説明して実施されるが，患者は緊張して質問できなかったり，不安を残したりしていることがある．病棟看護師は患者が医療者に質問できるよう促したり，わかりやすく説明したりする．また，実施しやすい方法をアドバイスする．

② 運動療法施行時の体調，呼吸状態の把握

運動療法施行前には呼吸状態，体調を把握する．普段よりも体調が優れない場合などは運動負荷を減らしたり，中止にしたりするので，正確に把握できるよう普段の患者の状況を観察しておくほか，気楽に相談してもらえるよう患者と信頼関係をつくっておく．運動療法実施中には一般に自覚的な呼吸困難感が「とても強い」（修正 Borg スケールで 7 以上，表 4-45），SpO_2 が 90％以下になったら中止する．個人差も大きく病態にもよるので，各患者について中止の目安を医師に確認しておく．

③ 体調管理と休息の確保

患者が運動療法への意欲を継続するためには，体調管理と十分な休息が必要である．呼吸状態のほか，合併症や他の疾患の出現の可能性がないかを観察する．また，運動療法後の休息が十分とれるよう，プログラム前後の処置や検査等のスケジュールに配慮をする．また夜間の睡眠状況を観察し，睡眠がとれるよう環境などの配慮を行う．

④ 急変時，呼吸困難出現時の対応

運動療法時に呼吸状態の急激な悪化や心筋梗塞等の急変の可能性もある．緊急時には一次救

表 4-46　セルフモニタリングの例

・息切れの程度
・歩行量，スピード，移動力
・会話の仕方
・食欲，食事量，食べ終わるまでの時間
・体重
・脈拍，体温，呼吸回数
・痰の量，性状
・尿の回数，尿量
・チアノーゼ（口唇，爪床）
・活動への意欲
・自然にとっている体位
・睡眠の質

命などで対応できるよう救急器具，薬品を準備しておく．また，担当医や家族への連絡先など対応マニュアルを整備しておく．

呼吸困難が出現した場合，力を抜いて落ち着いて呼吸できるように楽な姿勢をとらせ，口すぼめ呼吸をするよう指示する．必ず傍にいて，励ます．用手呼吸介助法（患者の下部胸郭外側に手をあて，呼気時に十分呼出できるよう圧迫し，吸気時はゆるめる）も呼吸困難からの回復を助ける．

■ 在宅療養移行期の看護

① 継続できるプログラムづくり

運動療法の効果により労作時呼吸困難の改善やADLの向上が現れるのには4週間以上かかる．運動療法の導入や評価は病院でなされるにしても，それ以降の長い年月，自分自身で継続し続ける必要がある．継続するためには，在宅生活をイメージして，継続できる方法を考える．

在宅での運動療法の基本はコンディショニングと歩行となる．自宅でどのようにしたら毎日継続できるかを患者と話し合う．歩行距離や時間の目標を患者とともに定め，どのように記録をつけるかを指導する．万歩計などをつけ，数を記載してもらうと継続実施の目標となる．また，1日に何度も行う必要があるプログラムや長い時間を必要とするプログラムでは実施できないことが多くなる．生活時間をよく聞いて，無理のない回数・時間設定を行う．

患者だけでなく，家族や介護専門職者の協力を得ることで安全で継続的に実施できることがある．家族介護者，介護専門職者の状況や意向を把握し，協力が得られるよう調整する．また家族と担当医またはリハビリテーションスタッフとの日時の調整を行い，同席の上で指導する場を設ける．パンフレットなどを渡して，自宅で見直してもらえるようにしてもよい．

② セルフモニタリングとセルフケアの指導

在宅において病状の変化・進行があれば，運動療法のメニューを変更したり中止したりする必要が生じる．自分の体調の観察の仕方と，体調不良の時の対処について指導する．患者によってはPaO_2がかなり低下していても呼吸困難感を感じなかったり，逆に強く感じたり，常にチアノーゼがあるなど，一般の患者の指標を用いることができない場合もある．その人にとって指標となるサインを見つけ，自己観察できるようにする．

また，運動療法に期待している患者ではどのような場合であっても運動しようとする可能性もある．その場合は脈拍がいくつの時は中止する，体温が何度になったら中止すると，具体的

な数値で決めておき，無理はしないよう注意する（**表4-46**）．

　そのほか，症状をコントロールし急性増悪や合併症を予防するために必要なセルフケア（薬物療法，排痰法，栄養，感染予防，禁煙，呼吸困難出現時の対処法など）について指導し，在宅でどのように実施していくかを患者（および協力してくれる家族がいれば家族も含めて）と話し合う．

■ 維持期の看護

　実施している運動やセルフケアの内容を日誌につけ外来日などに担当医や担当看護師，コーディネーターにチェックを受けることは継続のために重要である．その際，必ず患者と家族の努力を認め励ました上で，改善点などがあればコメントする．また，継続が重要であればその旨伝える．実施している内容がよい場合，何のコメントもしない医療者がいるが，これでは患者はせっかく書いても何も見てもらえないと不満に思ってしまう．患者の実施している内容についてコメントすることが大事である．

　また，運動プログラムの評価のために，日誌をもとに自覚症状や気になったことなどをチェックするとよい．さらに，運動療法による効果がどこに現れているかを患者とともに確認する．困難な点などあれば相談にのっていく．

参考・引用文献

1) 日本呼吸管理学会呼吸リハビリテーションガイドライン作成委員会，日本呼吸器学会ガイドライン施行管理委員会，日本理学療法士協会リハビリテーションガイドライン作成委員会編：呼吸リハビリテーションマニュアル—運動療法—．照林社，2003．
2) 日本呼吸器学会COPDガイドライン第2版作成委員会編：COPD（慢性閉塞性肺疾患）診断と治療のためのガイドライン第2版．メディカルレビュー社，2004．
3) 井村裕夫編集主幹：わかりやすい内科学第二版．文光堂，2002．
4) 前原澄子，野口美和子監修：機能別臨床看護学第1巻　呼吸機能の障害と看護①酸素の取り入れ．同朋舎メディアプラン，2005．
5) 奥宮暁子編：シリーズ生活をささえる看護　生活調整を必要とする人の看護Ⅰ．中央法規，1995．
6) 大田健，永井厚志，飛田渡編：呼吸器病 New Approach 5　呼吸疾患の長期管理と緊急処置．メジカルビュー社，2001．
7) 宮川哲夫監修：ベッドサイドで活かす呼吸理学療法．ディジットブレーン，2003．
8) 塩谷隆信，高橋仁美編：リハ実践テクニック呼吸ケア．メジカルビュー社，2004．
9) 貝塚みどり，大森武子，江藤文夫編著：QOLを高めるリハビリテーション看護第1版増補．1995．
10) 山崎史朗：よくわかる呼吸療法の基本—ベッドサイド呼吸ケアから人工呼吸療法，在宅酸素療法まで．医学芸術社，2000．
11) 吉田聡，高野義久編：実践呼吸器ケア．JJNスペシャル71号，医学書院，2002．
A) 呼吸筋ストレッチ体操（ビデオおよびパンフレット）　　http://erca.or.jp（独立行政法人環境再生保全機構）
B) 石川朗監修：ながいき呼吸体操（ビデオ）．南江堂

9. 感覚器障害（中途失明）

1) 視覚障害者リハビリテーションの特徴

　視覚障害者のリハビリテーションは医学的リハビリテーションでいう「機能回復」とは基本的に性格を異にしている．つまり，視機能が低下または失明した患者がその状態でこれまで営んできた生活に「適応 adjustment」していくための知識や技術を身につけていくことを目的としている．

■ 障害の特徴

視覚障害に伴う基本的問題は次の2点である．
① 自己と周囲の関係づけができない（わからない）．
② 作業や移動を安全にできない（怖い）．

以上二つの課題からすべての問題が生じているといっても過言ではない．そして，患者が障害を克服しこれからの生活に適応していくためには，いかにしてこの二つの課題を解決できるかにかかっている．したがって，支援に当たっては，つねにこの二つの課題を念頭におく必要がある．

■ 障害適応のポイント

アメリカの内科医で今日のリハビリテーションの基礎確立に貢献したラスクは，障害をこうむった人びとに対し「失ったものを数えるな．残されたものを数えよう」という，障害の克服について核心をつく表現をしている．まさに多くの可能性が残されていることを理解しなければいけない．失明したとしても身体が動かせなくなるわけではないし，知的に劣るわけでもない．また，これまで培ってきたさまざまな知識や社会的経験を財産（貯蓄）として保有しているはずである．にもかかわらず，ショックが大きいあまり，これまで日常生活で行ってきたことの多くをやらなくなる傾向が強い．たとえば，字を書かなくなる，爪切りをしなくなる，更衣を手伝ってもらうなどである．また，家族，関係者も同様に「見えなくてかわいそうだから」「大変だから」という主観的理由から，代わりにやったり，必要以上に手伝ったり，「危いから」と禁止させたりするケースもある．しかし，身体的には手を使うさまざまな動作や歩くこともこれまでと同様に可能であり，想像や推理などの知的作業も同様である．この点を患者や家族，関係者はしっかりと認識しておかなければいけない．

失明によりこれまでできていたことの多くをやらなくなり，それが時間の経過とともに気持ちの中で「できないこと」へと変化していくことが多い．したがって，受障後の無為な時間の経過は好ましいことではない．見えないために時間がかかったり，ぎこちない動作で周囲をはらはらさせるかもしれないが，かなりのことがこれまでの知識や経験の活用によって補えるのである．

2）リハビリテーション看護の進めかた

■ 失明前後の諸問題

リハビリテーションの第一関門は医師による「失明宣告」である．治療が限界に達したとき，患者や家族に対して「失明宣告」が行われる．「失明宣告」は視力の回復が不可能であることだけではなく，病状と治療の経過や内容，予後および関連する医学情報などについても詳しく説明し，疑問があれば答えていくことが必要である．とはいえ，失明を宣告された患者にとってそのショックははかり知れないものである．とくにこの時期から，医療関係者の働きかけに対し無口や無反応な対応がみられる場合は要注意である．

なお，宣告前の時期，患者は非常に不安定な心理状態にあるので，悲観的な印象を抱かせるような言動や対応は慎む．また，宣告をいたずらに引き延ばすことや，フォローのない宣告は，視力の回復にこだわるあまりの混乱や，無力化した自分への失望感などマイナスの心理を助長することになり，精神的立ち直りの機会を長引かせたり失いかねないことになる．

■ 事 例──失明者の面接調査にみるリハビリテーション看護

参考事例として，Sリハビリテーションセンターの生活適応訓練施設部門に入所し，生活適応訓練を受けている入所者5名に，入所する前に入院していた病院での入院中の看護について，野瀬が報告した面接調査結果の要約を示す．

病院で印象に残っている看護師の対応

〈よかったこと〉
- 目が痛くて，「見えなくてもいいから目を取ってほしい」と言ったときや，痛くて眠れなかったとき，手を握って励ましてくれた．
- 師長さんが朝や帰る前に病室にきて言葉をかけてくれた．
- 「おはようございます」と声をかけられるだけでも，この看護師さんには何でも話せる，なんでも頼めると思えた．
- 同室の人が次々と退院していくときに看護師さんが，「周りの人が退院してしまってつらいと思うけど，何かあったら相談してくださいね」と言葉をかけてくれたことがうれしかった．
- 食事を説明するとき，私の手を取って実際に食器に触れながら，「これはご飯」というように説明してくれた．
- 連続小説など新聞の切り抜きを読んで話題を提供してくれた．看護師さんは忙しいからなかなかそういう時間をつくるのは難しいと思うが，見えないとよけい情報はわからない．
- 廊下を歩いていたら，「ずいぶん歩けるようになったわね」と言葉をかけてくれた．

〈悪かったこと〉
- 体温計が配られて計り終わった後，看護師さんに「何度でした？」と聞かれた．「私見えないのに！」と怒りを感じた．
- 体温計をふと渡されたが見えづらく取れなかった．看護師さんならその患者がどの程度見えているのか知っていて欲しかった．
- 点滴など処置をするとき黙って作業だけして帰ってしまう．見えない人は黙って作業だけされると何をされているのかわからないので不安だ．
- お見舞いに花をもらった人がいて，目が悪いので手入れできないでいたら，看護助手らしい人が「こんな汚い鉢植えいつまでも置いておいて」と言っていた．
- 食事のメニューで，簡単に何が入っているのか教えてくれると食べる楽しみが増えてうれしかったのに教えてくれなかった．
- できるだけ看護師さんが忙しくないときに…と，気をつかってナースコールを押し，「すみません，お手洗いに連れていってもらえませんか」と頼んだのに「えー，ちょっと忙しいのに」という感じだった．

● 看護師に対する望み

- 今まで元気だった自分が思いもよらない病気になって，病気そのものより精神的ショックが大きいので精神的支えになって欲しい．
- 入院していると不安でさみしく，多く接している看護師さんに笑顔で話しかけて欲しい．
- 患者は敏感になっているので，言葉づかいや語気の強さに気をつけて．
- 調子が悪いときは落ち込んでしまうので，時間をみつけて話相手になって欲しい．
- 視覚障害者は声のイメージでその人をつくり上げてしまうので，一度でもそっけない態度をとられると二度と話したくなくなるので気をつけて．
- 目が見えない人は，名前のプレートが見えないので，自分から名前を言って欲しい．
- 患者をよく知り，その人に合った対応がすぐできるようにして欲しい．

- **入院中の支え**
  - 看護師さんの対応．
  - 28歳で，私と同じように糖尿病で目が悪い人がいることを知り，一つの励みになった．
  - 同室の人：話をすることで情報交換ができ，また，頑張っている人や元気な人がいると自分も元気が出てきた．
  - 眼科の医師：自分の将来について人生設計してほしいと言われ，人生観について一緒に考えてくれた．
  - 入院中は人と話すのもいやだった．リハセンターにきてから考えが変わった．自分よりも障害が重い人がいることを知って，自分自身しっかりしなければと思った．
- **その他（病院に対して望むこと，意見など）**
  - 視覚障害者のリハビリが連携しているとよい．退院したその日から生活しなければならないのに，誰かの手を借りなければいけないのに家にこもってしまう．生活に希望・目標があると気が楽になり治療にも専念できると思う．

ナーシングポイント

以上の事例を参考にリハビリテーション看護のポイントを整理すると次の①～③に要約できる．

① 精神的な落ち着きを取り戻していくことと，自尊心の回復に向けた支援．
② 失明を現実として受け止め（障害受容），自立に向けた意欲を芽生えさせていくための支援．
③ その後の生き方や進路を考えていくための情報提供や進路に関する支援．

■ 自尊心の回復に向けた支援

① **患者をよく知っておく**：患者の発言や行動の背景を知ることができ，適切な看護の基礎となる．
　a．医師からの疾患に関する情報（病状，禁忌事項，視力−具体的な見え方など）
　b．患者自身の病識（誤った認識や回復への執着などがあれば，医師と調整）
　c．患者の身上事項（家族，諸経歴，友・知人関係，趣味など）

② **患者とのコミュニケーションを十分にとる**：私たちは話し言葉以外に目や表情，ジェスチャーなどの視覚的コミュニケーションを多く使っているが，失明により，それもすべて言葉にして伝えることになる．また，手をとる，触れるなどの触覚的コミュニケーションは患者には直接的でわかりやすく，親しみやすい手段である．

患者にとっては何か気がついたことを知らせてくれたり，とくに用事がなくても通りすがりにちょっと声をかけられることなどは，自己の存在がよい意味で他人に意識されていることを確認でき，そのことがまた自己の存在を認識できることにつながっていく（疎外感を与えない）．
　a．声をかけるときは，その前に必ず相手の名を呼び自分の名を告げる．
　b．患者の行為や作業（服装，整容状態，リネンの始末など）に対し，前向きに評価したり励ましていく．

③ **切実な問題から対処**：排泄や食事，整容や移動などの行為を，たとえ一部であっても他人に委ねることは，ふがいなさや無力感を感じ自尊心の傷つきやすい部分である．したがって，これらの行為の自立を促すことは初期の目標として設定しやすい課題である．

a．トイレの使用（p.244参照）
　　b．食事（p.244参照）
　　c．整容（p.244参照）
　　d．ガイド歩行による移動（p.246参照）
　　＜留意点＞
　　　① ポータブルトイレ，尿器をベッドサイドで使用することは原則として好ましくない（ふがいなさを感じやすい）．トイレまでガイドで移動
　　　② 移送の手間を省くため車椅子を使いたくなるが，患者は地に足がつかないため不快感を催すこともあり，原則的には脚腰に問題がなければガイドで移動
　④ その他：この時期に限ったことではないが，心理的な受容をはかるための一つの方法として患者同士での話し合いを雑談的に，またテーマを決めて行うこともよい（ときには医師やMSW，家族などを交えて）．さらに，退院したケースの経験談などを聞く機会をもつこともよい．

■ 障害の受容と自立に向けた支援
　① 身のまわりの自立へ：障害を受容していくための第一歩は，ごく身近な日常的に行ってきた作業や行動の見直しから始めるとよい．視覚障害により難しくなったり，できなくなったことを区別し，安全・確実に対処するための具体的方法について練習を始める．
　　a．ベッドまわりおよび持ち物管理など（p.244参照）
　　b．作業時の手の効果的な使い方（p.242参照）
　② 一人で歩いてみよう：視覚障害者が自立を考えたとき，一番のハードルになるのは一人歩きができないことである．単独歩行に見通しがつけられることは，自立への意欲を一段と高めることにつながる．
　　a．伝い歩きによる単独歩行（p.250参照）
　　　・病室〜トイレ，洗面所
　　　・病室〜ナースステーション
　　　・病室〜ロビー，面会所（プライベートな時間の確保）
　　　・病室〜売店，喫煙所（医療的に問題がなければよい動機づけになる）
　　＜留意点＞
　　　① 恐怖心を与えないよう周囲に気をつける
　　　② やさしいことから始める
　　　③ 初めてなのでゆっくりでもぎこちなくてもよい
　　　④ とにかく，できたらほめる
　　　⑤ 歩くうえで妨げになるものはあらかじめ排除しておく（施設内環境整備）
　③ その他：この時期の患者は心理的にまだ不安定である．たとえば，ベッド上でできることだからといって点字の練習を取り入れようとすると，反発にあう場合もある．したがって，話の中で興味や関心を示した段階で，用具などの紹介や情報提供できるよう準備しておけばよい．

■ 情報提供と進路に関する支援──社会的自立をめざして
　前にも述べたとおり，患者は心理的にまだ十分安定しているとはいえない．退院間近といっても，医療サイドに患者としているのに，急に福祉サイドの身体障害者になるという，気持ちの切り換えをそう簡単にできるものではない．したがって，福祉関係や進路に関する情報提供

にはそうした配慮のもとに，関係者と十分連携をとりながら進めていく必要がある．
　　a．今後の医療について
　　b．今後の進路について
　　c．市区町村身障担当窓口の利用について（担当ワーカーへの紹介ほか）
　　d．身体障害者手帳について
　　e．自立支援制度（在宅および施設支援）について
　　f．身障福祉関係諸制度について
　　g．リハビリテーション施設などについて（情報提供または見学・相談）
　　h．社会資源の活用について（点字図書館，福祉センター，社会福祉協議会—ボランティアの活用や，催し物への参加など）

3）視覚障害者リハビリテーション実技

■ 手・腕の効果的活用

　視覚障害者にとって，作業をするとき対象物をうまく見つけられなかったり，扱い損ねたりケガを心配したりと，目的に合わせて手を自由に使うことは思いのほか難しいことである．そのような問題を解決するために，次のように手順を意識的に区別して，作業に取り組むよう支援していく．
　　a．対象の発見（安全，確実に見つけること）
　　b．対象の確認（安全，確実にどんな状態になっているのかを確かめること）
　　c．対象に対しての作業（安全，確実に操作，取り扱いができること）

① 立位・座位での手・腕の使い方

　人が手を使う機会が多いのはテーブルや収納物，台などの近くが多い．それらは人が立っている状態でほぼ腰の高さにあり，図4-92のように前方や側方の対象物に向けて，自然に下がっている腕をそのまま手の甲側から出せば，指先のケガを予防し安全，確実に発見できる．この方法は，「伝い歩きによる移動」での下方防御として使う．

　座った状態では図4-93のように，膝に置いた手をそのまま前方に出せば，物が置いてあるかもしれないテーブル面を気にせずテーブルを確認できる．絶対に図4-93の点線図のように，招き猫風の上からかぶせる手の出し方はしない．さもないと，空振りして見つけ損ねたり，乗っ

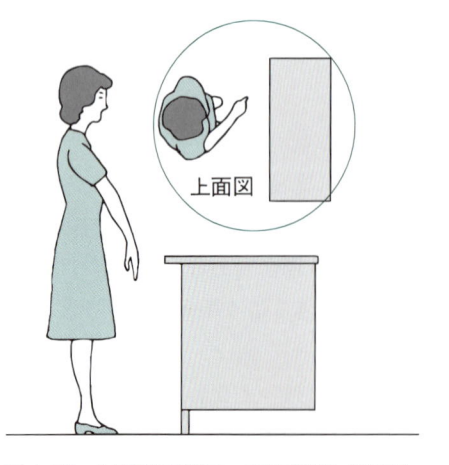

図4-92　対象物の発見，下方防御（立位）　　　　　図4-93　テーブルの確認

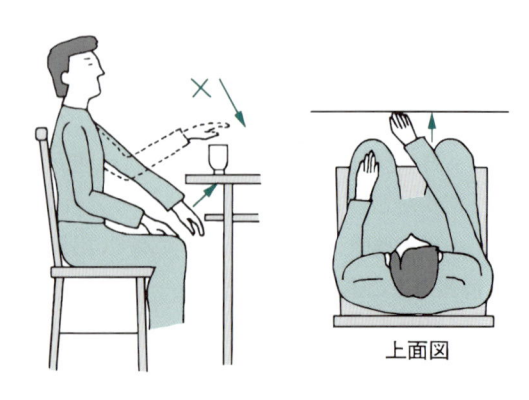

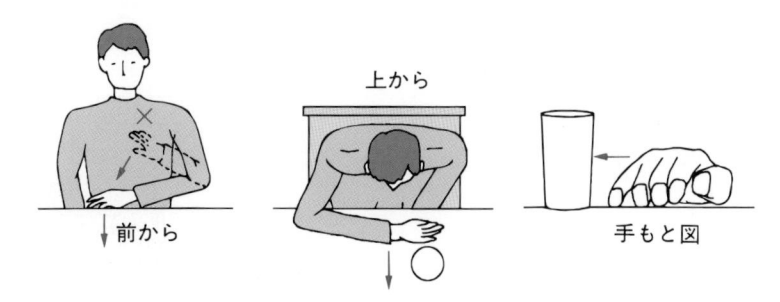

図 4-94　テーブル上の探索

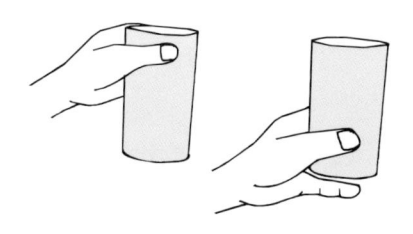

図 4-95　コップの扱い方

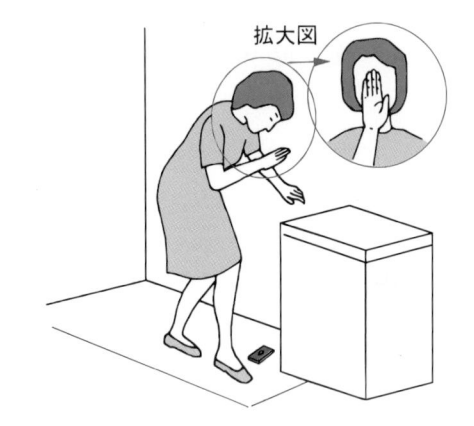

図 4-96　落とし物の拾い方

ている物を落としたり倒したり，指を突っ込んだりしてしまう．

② テーブル上での手・腕の使い方

テーブル上の物に対しては図 4-94 のように，テーブル面を前方になでるように捜す．絶対に，あちこちペタペタ叩くようにしたり，物が発見できていないのにつかみにはいかない．コップは図 4-95 のように，飲むときは持ち手の親指を飲み口に合わせ下唇に運べば絶対に口元を外さない．テーブルに下ろすときは握り位置を下にずらし小指をコップの底に回す．下ろしていく方向のガイドになり，衝撃を和らげる効果もある．この小指の使い方は，持っている物を置くときにはすべて応用できる．

③ 落とし物に対して

落とし物はテーブルなどの周辺が多く，あわてて前にかがみ込むと顔など打ちやすいので，図 4-96 のように顔の防御を忘れないこと．この方法は，棚など水平な物に対しての発見や防御としても応用する．

■ 身のまわりに関すること（日常生活技術 Techniques of Daily Living：TDL）

たとえ失明しても，基本的な身辺処理は以前と同様に自立できる患者は多い．しかし，今まで見ることによって行ってきた「自分の動作の確認」や，「状況や結果の判断」は，触覚や聴覚を利用することになるので多少アドバイスが必要になる．次の内容はベッドサイドでの不自由を改善するための方法である．

① 時間管理

たとえ入院していても，日常生活のリズムを確立し管理していくために不可欠なこととして

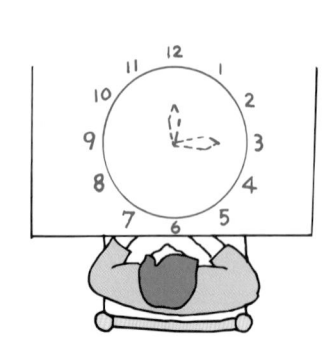

図4-97　クロックポジション

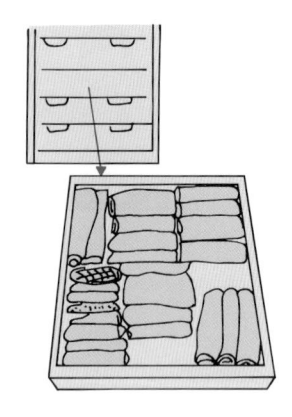

図4-98　ロール式収納

時間を管理できることが非常に重要である．その方法として，視覚障害者用の声で時刻を知らせる「音声時計」があり，腕時計と卓上型がある．持っていなかったり知らない患者もいるので，紹介も兼ねて貸し出し用として常備しておくべきである．なお，視覚障害者用の時計としては，直接針に触れる触知式もあるが，最近は音声式が主流である．

② 食　事

器や食べ物を手際よく扱えると食事も楽しくなる．それには，メニューの紹介はもとより，内容も具体的に説明する．そのさい，食器は手で，盛りつけは箸などで確認させる．図4-97のように，時計の文字盤を利用した「クロックポジション」で位置関係を説明する方法もあり，皿の上の盛りつけ位置やテーブル上の食器の位置関係などの説明に便利である．

③ ベッドまわり（身辺管理 personal management）

ベッドや頭床台は十分に確認させ，入院が長期にわたるようなら，引き出しの中身（私物）についても把握させる．ナースコール，常夜灯などの付帯設備についても注意を促す．

小物は相互に混じり合わないよう仕分け用に小箱を利用する．たたんだ衣類は重ねて収納すると取り出しにくく区別もしずらい．図4-98のように，ロール状にして引き出しの手前から順に並べるか，箱などを利用して間仕切るとよい．

スリッパやガウンなどは次に使うことを考慮し定位置に置くよう促す．

④ 整容・衛生

歯磨きや洗面などは場所の確認がなされていればとくに問題なくできる．石けんの飛沫の始末が不十分なときは声がけをする．また，いろいろな物を直接手で触れて確認することが多いので，手洗いを励行させる．

⑤ トイレ

トイレの種類（和式・洋式），位置・方向，トイレットペーパー，汚物入れ，ナースコール，中鍵などを説明しながら手で確認させる．そして，トイレ内での動き方を確認したうえで，実際にトイレを利用させる．男性用小便器では便器上部の中央にある水洗パイプを手で確認する．

トイレ用スリッパに交換する必要のある場合は，室内用スリッパを定位置に脱いでおくよう促す．多数の人が使うトイレでは自分用のスリッパを他と区別するために，洗濯挟みで一組にとめておいたり，袋に入れておくと確認しやすい．

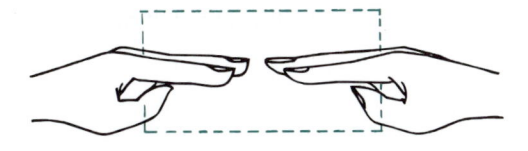

図 4-99　両手を使った紙幣の弁別

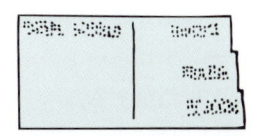

図 4-100　紙幣弁別板

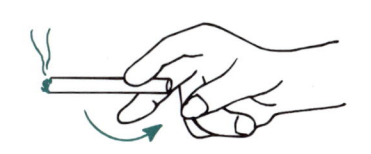

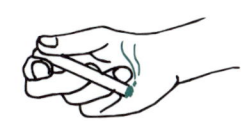

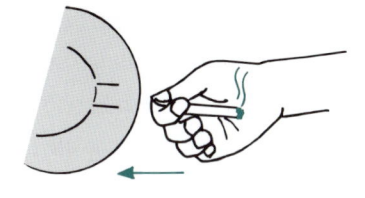

図 4-101　タバコ（火元の始末）

⑥ 公衆電話（プッシュホン式）

テレホンカードは端のくぼみを左手前にして差し込む．プッシュボタンの操作に苦労するときは，「5」に突起があること，受話器は持たず横に置き左の人差指を「4」の横に置いたまま右手で操作するとボタンの位置がわかりやすいことを説明する．「4」の横に左手の人差指を置くだけではわかりにくい場合（「0」を探すのに手間どる），さらに左手の親指も最下段の「＊」印の横に置き，「0」を探すときの専用の手がかりとする方法もある．

⑦ 金銭管理

硬貨は種類ごとに分けて収納しておく．1円と500円は他の硬貨と大きさがとくに違うので区別しやすく，10円と100円，5円と50円は周囲にある刻みの有無で区別が可能である．

紙幣は種類ごとに折り方を変えて財布に収納する．紙幣は千円，五千円，1万円と額が増えるに従って少しずつ横幅が長くなっている．1枚ずつ区別する方法として，図 4-99 のように右手と左手の中指と人差指の間に紙幣をはさみ，両中指，両人差指の重なり具合いの違いを覚えておくか，図 4-100 のような「紙幣弁別板」を利用する．

⑧ ラジオ，カセットレコーダー

読書などを楽しめないのでラジオやカセットを扱えるかどうか尋ねるとよい．スイッチ類がわかりにくいときは，よく使う箇所に触ってわかる目印（ネームテープ[*1]）を貼っておくとスムーズに操作できる．

⑨ 喫　煙

患者に喫煙の習慣があり医療上問題がない場合は，喫煙場所の確認とともに火先を安全に始末できるようにするため，灰皿を確認したうえで火先を灰皿などにぶつけて落とさないよう，図 4-101 のような方法を紹介する．

⑩ その他

持ち物には周囲の晴眼者[*2]に確認してもらえるよう「墨字」[*3]で名前を書いておくと同時に，

[*1]　ネームテープ：本来は点字のラベルを作るのに使用．
[*2]　晴眼者：視覚障害者に対する視覚に支障のない人の呼びかた．
[*3]　墨字：点字に対する普通文字の呼びかた．

触って確認できる目印をつけておくとよい．プラスチックや金属，紙や木製品には前述のネームテープやビニールテープ，輪ゴムや紐などが利用できる．布製品にはボタンや糸印，縫い取りなどを利用する．

＜盲人用具＞[*4]

盲人用具は視覚の利用が不自由な人のために聴覚（音声など）や触覚（触目盛りなど）を手がかりに作業できるよう工夫されている．音声式の盲人用具としては，体温計，血圧計，体重計があり，患者自身も扱えるし確認もできる．医療機関としてぜひ常備しておくべきである．その他「紙幣弁別板」，「ネームテープ」などの生活用具の他に，「オセロ」，「囲碁・五目並べ」，「将棋」などのゲーム類もあるので，経験者や興味を示す患者には気分転換になると同時に，患者本人の自己管理意識の助長につながっていく可能性も期待できる．盲人用具の主な問い合わせおよび購入先は電話やインターネットでも調べることができる．

　　日本点字図書館　　　03（3209）0241　　　日本盲人会連合　　03（3200）0011
　　ヘレンケラー協会　　03（3200）1310　　　ジオム社　　　　　06（6463）2104

■ ガイドによる移動

失明後，初めての移動手段になるのがガイドである．人によるガイド（sighted guide, human guide technique）は正しく行えばもっとも安全で確実な移動手段となり，後の伝い歩きによる単独歩行の基礎になっていく．

ひと通り屋内のガイドに慣れたら，気分転換に屋外の散歩に出てみるとよい．

再入院などでガイド歩行経験のある患者には，それまでの方法を確認し，その方法に合わせる．

① 基本姿勢

ガイド者は，「さあ，行きましょう」と声をかけ，右手を患者の持ち手（左）に軽く触れ，図4-102のように肘の少し上を軽く握ってもらい歩き始める．

　＜注意点＞
　① 握られた腕は常に身体の動きと一致させるため，自然に下ろし体側から離したり振ったりしない．そのさい，ガイド者の動きの変化を伝えやすくするため，患者の左手の甲側が脇に軽く触れるようにしておく．
　② 絶対に患者の腕を取ったり肩を抱えたりするガイドはいけない（ガイドはつねに患者の半歩前）．
　③ ガイドの腕にしがみつかせたり，抱え込ませてはいけない．不意のときは滑って支えにならない．

② 椅子，テーブルなどへの案内

図4-103のように患者を背もたれ（テーブル）の前にくるように導き，「右手の前に椅子（テーブル）があります」と伝え，患者自身が手を前に出して発見確認し自分で座る．背もたれがなかったり，後ろに位置できない場合は，説明しながらガイド者は左手で患者の肘を持っている手（左）を取り座面に導き触れさせ，患者自身が確認して座る．

③ 狭い場所の通過

二人分の幅での通過が不可能な所は，図4-104のようにガイド者はガイドしている腕を背中

[*4] 盲人用具：視覚障害者用の日常生活用具類の総称．

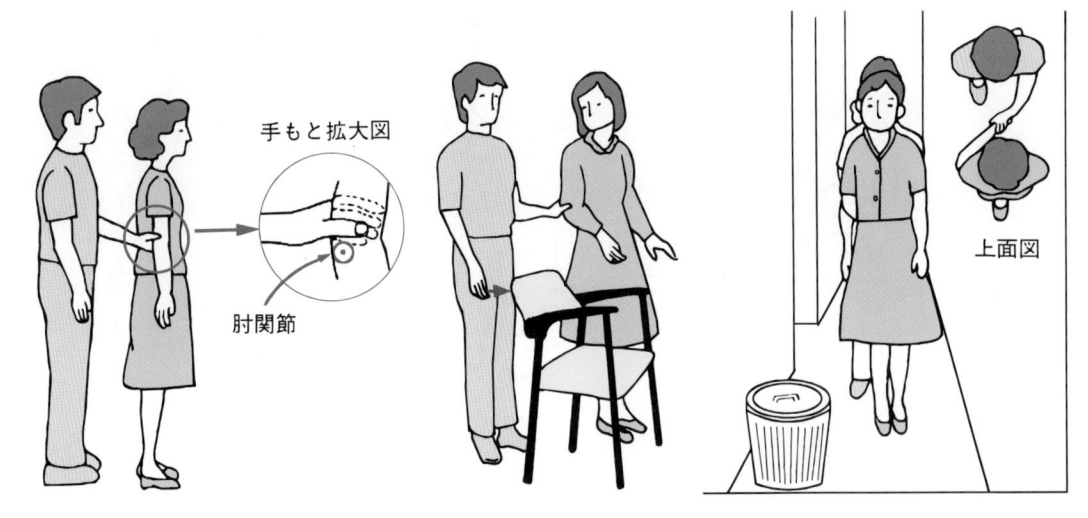

図4-102　ガイドの基本姿勢　　図4-103　椅子，テーブルの案内　　図4-104　狭い場所の通過

側に回し，患者はその動きに合わせ握り位置を肘から手の平まで下げ，互いに正中線で手を握り一人分の幅になって通過する．通過が終わったら手を互いに元に戻す．初めてのときは説明するが，その後は一連の動作を約束手順としておく．

　　〈注意点〉
　　　お互いに，握り合った手を自分の体に寄せすぎると前後間隔がつまり，つまずきやすくなるので注意する．

④ 階段の昇降
　a．階段には減速しながらまっすぐ近づき，図4-105 a，dのように必ず一段上がって（下りて）から「上り（下り）階段です」と伝える．
　b．続いて患者が一段目を確認したら，声をかけて上がる（下りる）．
　c．昇（降）段中は，図4-105 b，eのようにガイド者がつねに一段先行することになる．
　d．最終段にきたら，図4-105 c，fのようにガイド者は患者が上がり（下り）きった足を下ろせる分（一足分）前に両足をそろえて止まり，最終段に患者の足の一方がついたときに「終わりです」と知らせる．そして患者の両足が揃った時点で歩き始める．

　　〈注意点〉
　　① 近づきながら（早めに）階段であることを知らせると，患者は次の一歩かと思い恐がってしまう．上がり（下り）は，必ず体の動きの変化（上下動）で示してから言葉で説明すること．
　　② 初めのうちは手すりを併用したほうがよい．
　　③ 昇降のリズムをとりやすいように「いち，に」「いち，に」と声をかけるとよい．
　　④ 慣れてきたら，階段にきたところで手すりを確認させ，単独で階段昇降を体験させてみてもよい．
　　⑤ 階段では身長差がより大きくなり，肘を持つと不自然な姿勢になることもある．そのようなときはガイドの肩に手をおいたり，手首を持ったりすることによって調節する．

⑤ ドアの通過
　ドアの通過では，引き違いドア，押し開け・引き開けドア，いずれの場合もガイド者がドア

a．上り一段目　　　　b．昇段中　　　　c．最終段

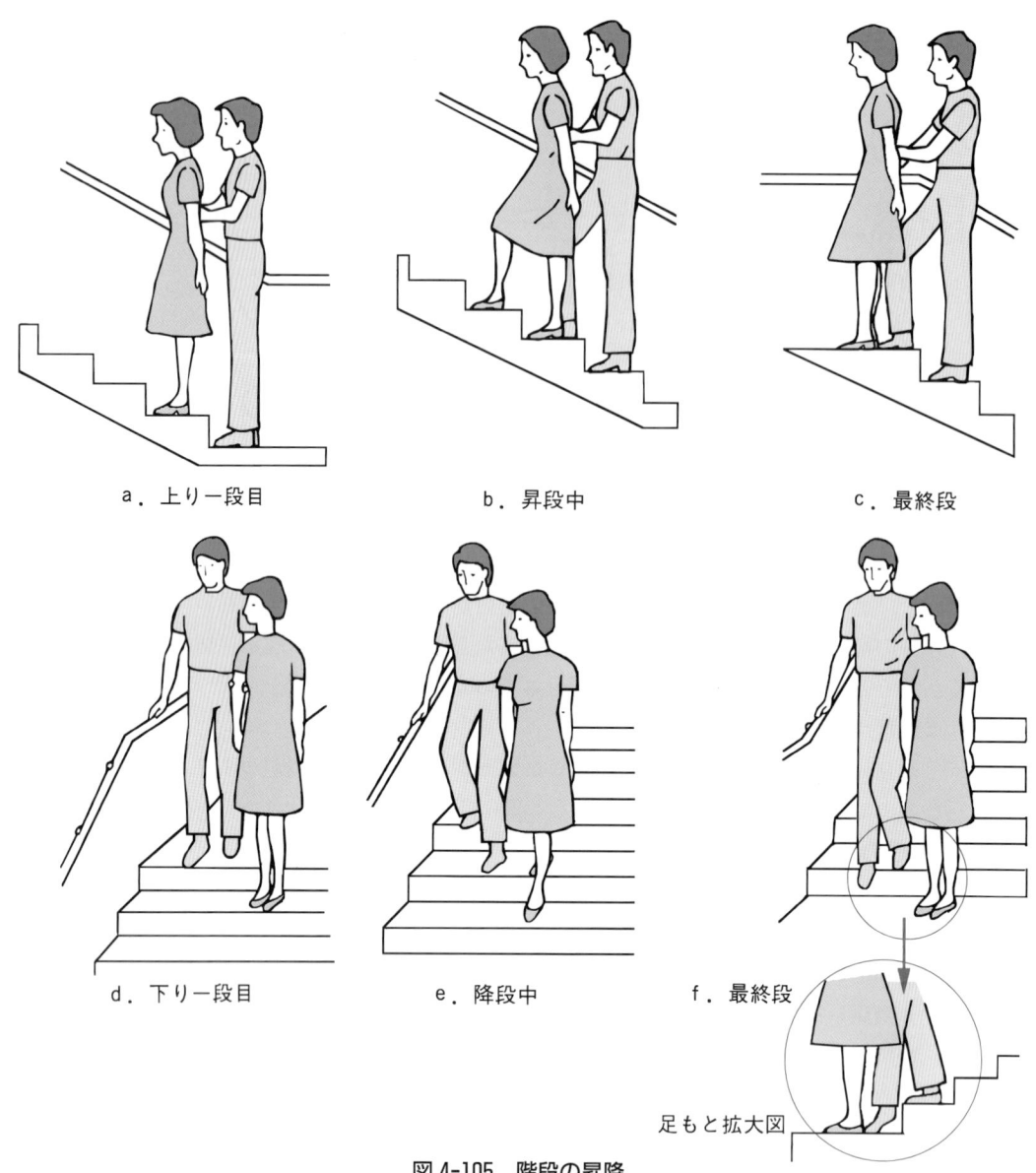

d．下り一段目　　　　e．降段中　　　　f．最終段

足もと拡大図

図4-105　階段の昇降

に向かって取っ手のある側に位置すると開閉に便利で通過しやすい．取っ手が左にあるドアの前で，患者を右にしてガイドしているときはガイド者が取っ手の前に立ち，左手でドアを開け説明しながら図4-106のように，ガイドしている右手で患者の右手をとり，取っ手に導く．そして，「押さえてください」，「閉めてください」と伝え，後は患者に閉めてもらう．取っ手が右（患者）側にある場合はドアの手前で左右交替（患者はガイドの後ろで左に移る）し，左腕でガイドする（患者は右手でガイドの左肘を持つ）．通過手順は左・右の手が逆になるだけで先ほどと同様である．

　＜注意点＞
　　ドアの開閉をガイド者がすべて一人でしようとすると無理な体勢になったり，回転せざるを得なくなったりするため，患者は方向を失いやすい．

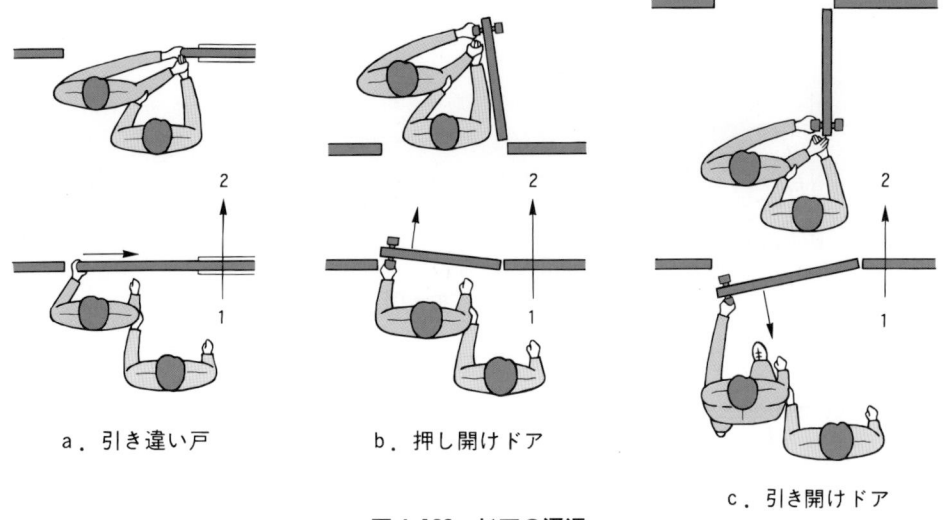

a．引き違い戸　　　b．押し開けドア　　　c．引き開けドア

図4-106　ドアの通過

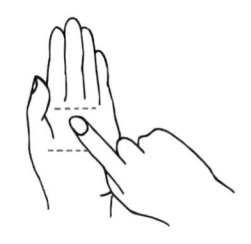

図4-107　ハンドマップ

⑥ ガイドにかかわる留意点

第一印象：腕を持たれたときや歩き始めたときなど，患者の握り加減に注意する．強い握りか？ 重くて引かれないか？ 逆に押されないか？ などが握りから伝わってくる．それを的確に読み取ってスピードの調節など，患者に合わせたガイドをする．

患者にも握りを通してまったく逆のことがいえる．握ったガイドの腕に力が入っていたり，スピードが早くて引っ張られたり，逆に遅すぎて物足りなかったりなどは「頼りにならないガイド」になってしまうので，握りを通した第一印象に注意する．歩き始めたら「このスピードでいいですか？」と聞いておくとよい．

ガイド中の周囲の説明：患者に求められれば別だが，状況を事細かに説明したりはしない．普段と変わったこと，ガイド者自身が注目するようなこと，雰囲気の変化などである．

ハンドマップ：道順や部屋などをすべて言葉に頼って説明しようとすると，くどくてわかりにくくなる．図4-107のように，患者の手の平に地図を書きながら説明すると簡単でわかりやすい．

待たせかた：何かの用事でガイド中に患者を一人にして離れるときは，必ず壁や柱などに触れさせ，よりどころがある状態にする．空間的に一人にされることは非常に不安で心細いものである．

その他：すでにガイドによる歩行経験のある視覚障害患者に対しては，ガイド歩行について普段どのようにしているのか確認し，その方法に合わせてガイドする．そのほうが本人が安心できる．暑さで汗ばむようなときは，ハンカチなどを握りに当てるとよい．

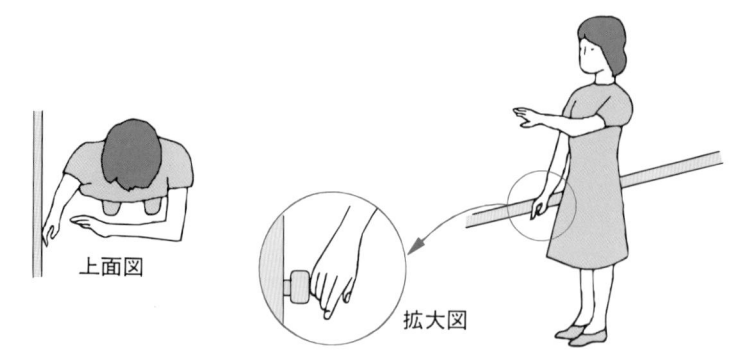

図4-108 伝い歩きの基本姿勢（伝い手，防御手）

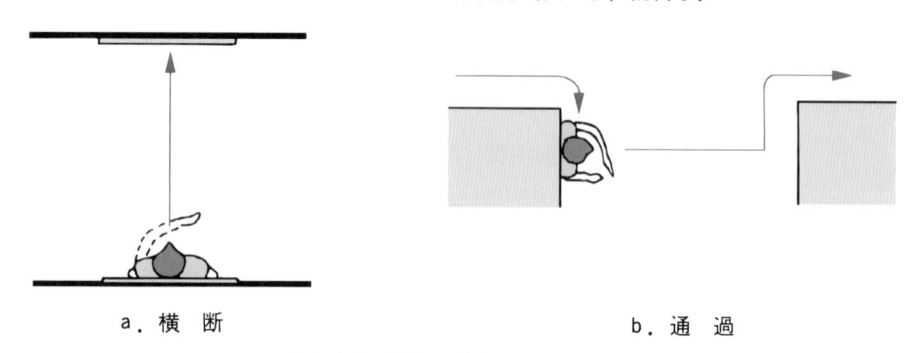

a．横断　　　　　　　　　　　b．通過

図4-109 横断，横道・空間の通過

■ 伝い歩きによる単独歩行

① 伝い歩きの基本姿勢（伝い手，防御手）

図4-108のように，右手の甲側を右斜め下前方で手すりや壁に当て，左腕は前に伸ばして肘を身体と平行に水平に曲げ（ちょうど空手チョップのような構え）身体幅を防御して進む．

② 横断，横道・空間の通過

横断は，図4-109 a のように進行方向を定めるために両手や背面を手すりや壁と直角に合わせ，向かい側に渡る．

横道や空間の通過では図4-109 b のように，伝ってきた通りからいったん横道に入り背面を合わせて方向を取り向かい側に渡り，元の通りに出て進む．いずれも空間的な移動で，方向を失うことを防ぐためである．

③ 方向の指示・説明，手がかりなど

方向を指示する例としては，「手すりや壁に沿って（平行に）」，同様に「背にして（直角に）」，「敷居に合わせて」，「〜の音に向かって」などである．また，前述のハンドマップも利用する．手すりや壁の切れ目，その特徴，ドアの違い，特定の音やその変化など，場所や方向を知るための手がかりになることを説明する．

④ その他

患者自身の声かけ：部屋の出入りには「出ます」，「入ります」．開いたところの通過や，廊下の横断には「通ります」，「渡ります」など，自ら声を出して周囲に注意を促すことも必要である．事故の予防にもなる．

視覚障害でない患者との区別：視覚障害の患者は外見的に識別しにくい場合も多い．ほかの

患者と区別しやすいように，伝い歩きのさいの「防御姿勢」を患者自身に徹底させると同時に，その姿勢を関係者に周知徹底することが安全上欠かせないことである．また，名札の色を変えるなども方法である．

単独歩行の範囲：患者としてのリハビリテーションなので，居室フロアーを中心として行う．したがって単独での階段利用はせず，前述したガイド時に監視の下で試みとして手すりを利用して行う方法に止めておく．

■ **リハビリテーション実技展開の前に**

これまで説明してきた方法を利用して支援を始める前に，関係者同士で目隠し（アイマスク：市販品）を使い，事前にリハーサルを行っておくことを勧めたい．心理的な問題は別にして，ほかの障害では不可能な生活・行動上の不安や不自由さを体験できるという特徴がある．自らの模擬体験を生かしたリハビリテーション看護は，患者にとってより身近で適切なものになるはずである．

4）低視覚者 low vision への対応

視覚機能が低下しても最大限活用するための方法として次のような工夫が考えられる．

① 視認対象の拡大等

例えば，薬袋を大きくし表書きを太書きする．薬の種類による袋の色分けが考えられる．

② コントラストをつける等

例えば，スリッパと床の色が明るい色の場合，見分けにくいので，濃い色のマットを床に置き，そこでスリッパを利用する．食事のときの食卓や食器も一般に明るい白系の色が多く識別しにくい．そこで，食器をのせるお盆を濃い色にしコントラストを付ける．視覚障害者のなかには，残したご飯が視認しやすいようにお吸い物のお椀で食べている例もある．その他の配慮として，見る物の対象が逆光にならないよう注意する，また羞明（まぶしさ）を和らげるための種々の遮光レンズを用意しておく等，是非，眼科医とも相談してほしい．

なんとか完全失明に至らないで済んだ患者の場合，その保有視機能を補強する有効な手段（各

表 4-47　全国のおもな視覚障害者生活適応訓練施設（視覚障害者更生施設），電話連絡先

施設名	電話番号
国立函館視力障害センター	0138-59-2751
国立塩原視力障害センター	0287-32-2934
国立身体障害者リハビリテーションセンター	04-2995-3100
国立神戸視力障害センター	078-923-4670
国立福岡視力障害センター	092-806-1361
全国ベーチェット協会江南施設（埼玉県）	048-536-5421
埼玉県総合リハビリテーションセンター	048-781-2222
東京都失明者更生館	03-3353-1277
神奈川県総合リハビリテーション事業団　七沢ライトホーム	046-249-2403
京都ライトハウス	075-462-4400
京都府社会福祉事業団　視力障害者福祉センター	075-722-8203
日本ライトハウス視覚障害リハビリテーションセンター（大阪府）	06-6961-5521
広島聖光学園	0848-66-3456

全国のおもな生活訓練施設をあげたが，ほかにも多数の施設，機関，団体などがあり，それらは各地の身体障害者更生相談所，福祉事務所，市町村の障害担当窓口など，電話やインターネットでも調べることができる．

種光学機器，訓練ほか）の適用が可能かどうかを探るため，専門スタッフと設備のそろったリハビリテーション施設での評価を勧めたい．その後のリハビリテーションも含め詳しいことについては表4-47に紹介する施設などを利用して相談・見学など，進路支援に役立てるとよい．

10. 統合失調症

1）疾患の特徴から見た障害の特徴

　統合失調症は，精神疾患の中でも最も発症率が高い．しかし，その病態は，十分解明されてはいない．それは，統合失調症に限らず，いくつかの精神疾患についても同様である．

　精神疾患を分類する際，器質性精神病と機能性精神病，あるいは外因性精神病と内因性精神病という分類を用いることがある．器質性とは，中枢神経系の病変にもとづいて起こる精神障害をいい，脳の外傷性疾患や，認知症などが該当し，明らかな脳の器質的変化を認め，脳の損傷・変性部位と症状とが病理学的にも一致する．これに，中枢神経系以外の身体病によって起こる精神障害（症状精神病）を加えたものが外因性精神病である．他方，統合失調症に代表される機能性疾患は，内因性，機能性であり，病態は必ずしも明確になってはいない．そのため，歴史的にもさまざまな疾患分類が用いられ，疾患名や症候とともに概念づけが行われてきた．統合失調症は，そのもっとも代表的な疾患ともいえる．現われている症状も多様であり，治療法も薬物療法をはじめとした，さまざまな症状アプローチがあるが，効果的な治療法が確立されているとは言いがたい．統合失調症の原因仮説としてあげられるものには，遺伝素因，神経化学からみたドーパミン・グルタミン酸の伝達異常，あるいは心因性・社会因性などがあるが，現在も病態の究明が行われている．

　病態がいまだ十分に解明されていないことから，統合失調症の診断は，症状，経過，行動といった臨床所見によって総合的に行われる．操作的な診断基準に用いられている症状には，陽性症状と陰性症状があり，陽性症状は，現実見当識の著しい障害によると考えられる症状で，通常では起こらない幻覚，妄想，思考形式の障害，著しい奇異な行動をいう．陰性症状は，通常存在する機能が減弱または喪失する症状で，情動・感情の平板化，思考の貧困，快感の消失，社交性の欠如，意欲の喪失（無為・自閉），注意の障害などをいう．診断に当たっては，これらの症状と経過とがあわせて判断される．

　現在最も使用されている操作的な診断基準には，アメリカ精神医学界（APA）のDSM－IV（1994年）と，世界保健機構（WHO）のICD－10（1992年）がある．前者は精神医学会の診断基準であり，後者は各国の疾病の発生や治療の保健動向を比較する際に用いられている．いずれの基準も身体疾患のない状態で現れる思考や知覚の異常，妄想，幻覚とそれによる行動の特徴を含め，1ヵ月以上の経過をたどることなどが判断要素となっている（表4-48）．

（1）発症・回復のプロセス

■ 発症・経過の型

　統合失調症の経過は，ブロイラーの分類(図4-110)が最もよく引用されるが実に多様であり，必ずしもある分類型に当てはまらないものも少なくない．しかし，臨床においては発病様式と症状の進展経過の2つの要素に基づいて，発症が急性か潜勢性か，経過がいったん収束して再発をくりかえすか漸進・進行性かが判断され，a.急性―再発型と，b.潜勢性―進行型とに分類さ

表4-48　DSM-Ⅳの診断基準(1994)

第一軸の診断　295　統合失調症
A　次のような特徴的症状が2つ以上，1カ月以上持続する（気分障害，物質常用障害を除く）
　①妄想，②幻覚，③滅裂な言語・会話の解体など，④著しくまとまりを欠く，または緊張病性の行動，⑤陰性症状
B　社会的または職場的機能の低下
C　期間：障害の持続的な徴候が少なくとも6カ月間存在する
D　分裂感情障害と気分障害の除外
E　物質や一般身体疾患の除外
F　広汎性発達障害との関係（略）

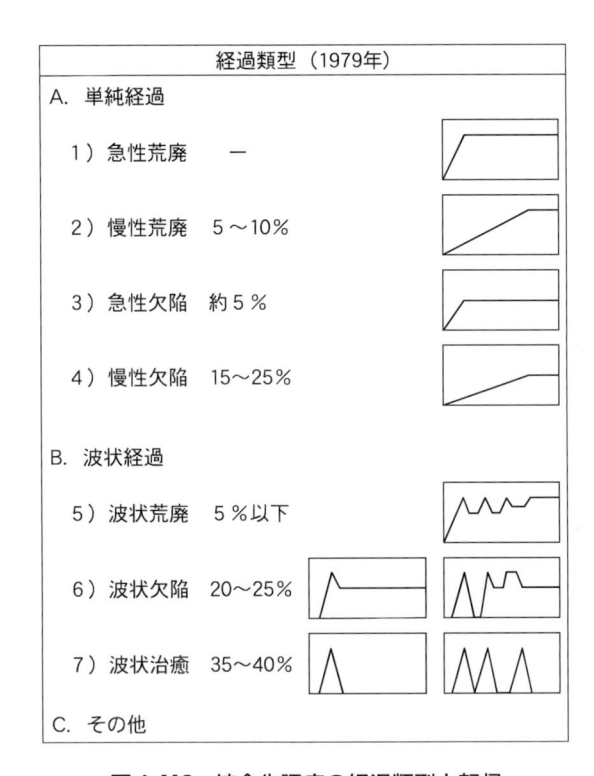

図4-110　統合失調症の経過類型と転帰

Bleuler, M.: Lehrbuch der Psychiatrie, 14 th ed., p. 430, Springer, Berlin, 1979.

れる（図4-111）（風祭元ほか，2005）．

a．急性—再発型

初期—極期—（消耗期）—寛解期・後遺期と進展する．幻覚・妄想状態や緊張病状態などの極期の病状が強く現れるのが特徴で，極期に先行する初期と，極期に後続する後遺症を含んでおり，極期の症状の再燃が急性に生じ，極期を経るごとに後遺症状が付加されていく．後遺症状とは，後障害，慢性期症状などをさす．すなわち，いったんは症状が改善し，日常生活の能力を回復するが，その回復は急性期の発症前の状態に戻らない場合もあり，次第に生活の能力を失っていく経過をたどる．

(1) 急性―再発型 acute-recurrent type

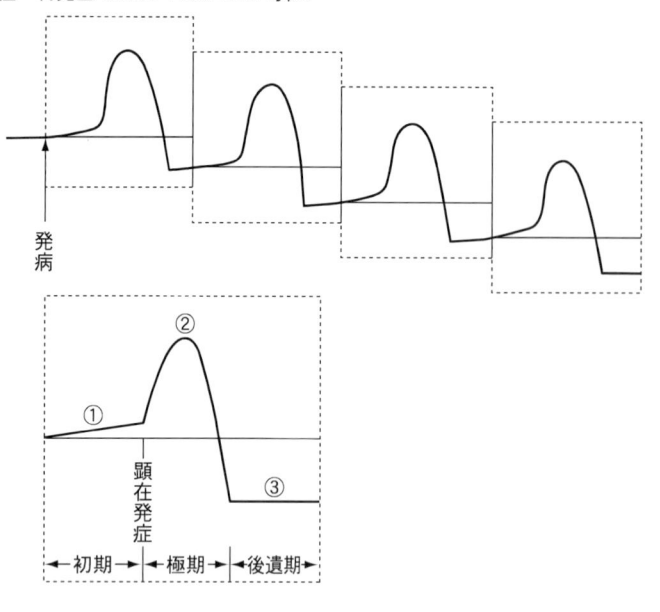

発病

①②③
顕在発症
←初期→←極期→←後遺期→

(2) 潜勢性―進行型 insiduous-progressive type

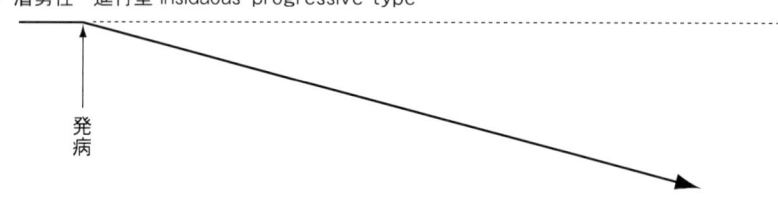

発病

図4-111　統合失調症の経過型の二大別
風祭元，山下格：統合失調症，日本評論社，2005より

b. 潜勢性―進行型

　発病は潜勢性（特別なきっかけや大きな急性の明確な症状がなく，いつとはない発症の仕方）に起こり，その後も直線的に進行し，次第に，急性―再発型でいう後遺症状と同じ状態（慢性期症状）へと陥っていく．急性期のような病像も示すこともあるが，断片的であり，急性再発型でいう極期のような明確な時期がないまま持続して進展していく．

■ 症状の経過

　統合失調症の病型は，破瓜型，妄想型，緊張型に分類され，破瓜型はさらに破瓜型，単純型とに区別されてきた時代を経て，現在ではこれらの型に必ずしもあてはまりきらないさまざまな分類があることが指摘されている．

　また，症状の分類も多様であり，1980年に出されたDSM-IIIR，1994年のDSM-IVが示されるまでは，クルト・シュナイダーの1級症状，2級症状がもっともよく用いられていた．現在は診断基準にもとづいて経過と症状とをあわせてみているため，ここでは以下のように経過に沿って症状をまとめておきたい．

初期症状

　発症前には，特有の初期症状があるといわれている（表4-49）．これは現実場面にそぐわない考えや映像や音楽などが，どんどん浮かび，その中でやり取りをしていくような"自生体験"，

表 4-49 統合失調症の初期の症状

1) 自生体験
  ① 自生思考（自分で意識して考えていることと無関係な考えが，急に発作的にどんどん浮かんでくる）
  ② 自生記憶想起（過去に経験した場面が次々と浮かび，現在の状況とは関係なく，頭の中に見えたり聞こえたりする）
  ③ 自生空想表象（白昼夢）（頭の中に浮かんでくる人物と実際に話したりする）
  ④ 自生音楽表象：音楽に関する幻聴が浮かぶ
2) 気づき亢進
  ⑤ 聴覚性気づき亢進
3) 緊迫困惑気分／対他緊張とその関連症状
  ⑥ 緊迫困惑気分，対他緊張：周囲に対して緊張した状態がずっと継続的に起こること
  ⑦ 漠然とした被注察感ないし実体的意識性：何かに見られている感じ
  ⑧ 面前他者に対する注察被害念慮：周囲の人が自分のことを見たり話したりしていると感じる
4) 即時的認知の障害
  ⑨ 即時認知または即時判断の障害：目の前に起こっていることに対して判断がつかなくなってしまう
  ⑩ 即時記憶の障害：何をしようとしたのか忘れてしまう

盛んに何かが聞こえてくるような軽い興奮性のある"気づきの亢進""緊張状態"，思考が集中せず判断ができなくなるような"即時認知の障害"などである．

急性期症状

初期状態を経過していくうちに，明瞭な急性期症状に移行する．急性期症状とは，妄想（妄想気分，妄想知覚），幻覚（主として幻聴）が主で，時に自我意識の障害を伴う．また，幻覚妄想状態は，通常，随伴して精神運動性の障害を伴うが，興奮して無目的なまとまりのない行動を起こす緊張病性興奮，あるいは発動性がなくなり，硬く緊張したような活動の停止に陥る緊張病性昏迷が繰り返される（表 4-50）．

急性期には病識は失われ，病気体験の中でさまざまな自傷他害の事故が生じやすい．

後遺症状・慢性期症状

比較的緩やかに経過する緊張や興奮を伴わない症状群は慢性期症状と呼ばれる．急性再発型では，極期の後に現れ，再発によって極期を経過するたびに進行して現れ（後遺症状と呼ばれる），潜勢性進行型では，初期から出現し，経過とともに漸進性に進行する（いわゆる慢性期症状に該当する）．これには，感情鈍麻，意欲減退，思考弛緩，自閉などの欠陥状態（情意減弱状態）などが含まれる．さらに進むと，人格荒廃状態を起こす（表 4-51）．

(2) 治療

統合失調症の治療は，薬物療法，精神療法，心理社会的療法などが並行して行われる．薬物療法が最も基本となり，症状コントロールを行った上で精神療法や他の療法を導入する．対象の症状が落ち着き，社会生活を送るためには，薬物療法の継続と，心理社会的療法などによるリハビリテーションとを進め，生活や仕事の場を確保できる社会支援や環境が必要となる．

■薬物療法

薬物療法では，抗精神病薬と呼ばれる神経遮断薬や強力精神安定剤が精神症状に適用される．

表4-50　極期（急性期）症状

1）妄想
　（1）妄想気分：なんとなく周囲の世界が変わったように感じられ，何かが起こりそうで不気味に感じられたりする．また，自分だけ世界の中で孤立しているように感じられる．
　（2）妄想知覚：周囲の出来事に特別な意味があるように明瞭に感じられる．周囲に起こる些細な出来事が，被害的な解釈を伴って自分と関係しているように感じ取れ，それが明瞭に現実感を伴ってくる．
　（3）妄想着想：妄想が，外界との知覚に関係なく，突然に心の中に思い浮かび，それに明瞭な現実感がある．
2）幻覚
　（1）幻聴：現実にない聴覚領域の異常知覚として音や声が聞こえる．通常は，自分への悪口や，非難，命令，嘲笑として聞こえ，その声に振り回されて，思考が混乱する．話しかけられる，対話形式などをとる場合がある．
3）自我意識の障害
　（1）自分が考えて行動する能動性が薄れてくる
　（2）作為体験：させられ体験
　（3）思考干渉・思考奪取（あやつられ体験），思考伝播（自分の考えが周囲の人に知れ渡ってしまう体験），二重自我（自分の中にもう一人の自分がいるような体験）など
4）精神運動性興奮
　（1）緊張病性興奮：興奮し，無目的でまとまりのない運動を起こす
　（2）緊張病勢昏迷：一切の発動性がなくなり，緊張し動きが停止する

表4-51　統合失調症の後遺（慢性期）症状

1）感情の欠落，意欲の低下
　（1）感情鈍麻：緊張状態と逆の鈍い弛緩した状態として現れる関心の低下，感情反応の低下．
　（2）意欲の低下：活動の自発性が欠如し，目的のない生活に陥る．
2）自閉：人との交流が乏しく，感情の交流がなく，狭い空間に閉じこもり，自分の世界に入り込む．
3）思考弛緩：思考内容があいまいになり，断片的で，まとまりがなくなる．次第に滅裂思考となり，言語的な意味がなくなってくる．

　抗精神病薬の分類はいまだに一定しておらず，今後の開発によっては分類も代わってくる可能性がある（表4-52）．
　新規抗精神病薬は，陽性症状にも陰性症状にも有効で副作用が少ないため，とりあえず最初に新規薬剤が適用される傾向がある．そのため新規の未治療の症例，副作用が強く現れている症例，陰性症状が改善しない症例では新規薬剤が多く使われている．統合失調症の症状は多種多様で個人差が大きいため，対象の症状をよく聴取し，時には患者や家族の意向を含めて調整される．
　抗精神病薬は，発病後，永続的に投与されるため，副作用に十分に注意を払う必要がある（表4-53）．同時に，薬物の調整がうまくいっているときには症状はいったん改善するが，薬物の調整下での症状改善であり，副作用の強い薬物を服用している患者はしばしば服薬を自己判断で中断してしまうこともある．服薬中断による症状の悪化や再燃を繰り返さないためには，このことが患者自身に十分理解される必要がある．

表 4-52　抗精神病薬（メジャートランキライザー）の分類

a．従来型（定型）
　フェノチアジン系：クロルプロマジン（コントミン，ウインタミン），レボメプロマジン（レボトミン，ヒルナミン），チオリダジン（タレチル）など
　ブチロフェノン系：ハロペリドール（セレネース，リントン，ハロステン）
　　その他　　　　：スルトプリド，スルピリド，クロカプラミンなど
b．新規（非定型）
　リスペリドン，オランザピン，クエチアピン，ペロスピロン，クロザピン，ジプラシドン

表 4-53　抗精神病薬の副作用

A．初期の副作用
　a．傾眠，全身倦怠感
　b．錐体外路症状：パーキンソニズム（動作緩慢，筋硬直，小刻み歩行，流涎，構音障害），アカシジア（静止不能，下肢の異常知覚）
　c．起立性低血圧：立ちくらみ，めまい
　d．口渇，便秘，かすみ目，排尿困難
B．長期服用後に現れる副作用
　a．遅発性ジスキネジア：口の周囲，舌に不随意運動が起こる
　b．心循環器系，肝機能，内分泌系への影響：抗プロラクチン血症（乳汁分泌，月経異常，性欲低下），水中毒など
　c．体重増加
　d．糖代謝異常

■ 精神療法

　精神療法は，急性期，消耗期，寛解期，後遺期／慢性期の病状にあわせて行われる．
　急性期は，緊張状態が強く，興奮または自閉と，幻覚，妄想を体験している時期である．
　外界を主観的に捉えており，未熟な防衛機制としての投影と取り入れを繰り返す．治療者やケアをする周囲の人に対して，敵対する感情を抱くこともあり，外界に対する不安や無力感も強い．そのため，急性期を脱することができるよう，薬物を根気よく服用させながら，治療的な関係の基礎を築いておくことが重要となる．それを過ぎると，身体的には消耗し，無力感や抑うつを体験していく．活動性が失われ，病床で横たわっていることが多くなる．活動が可能であれば進めていくが，睡眠と覚醒をバランスよく調整していくことがより必要となる．慢性期では，適度な生活能力の回復へと進めるために，再び治療的な関係を深め，長期的な生活能力の維持のために生活環境を整え，必要に応じて支援できる人や体制を作っていく．

■ 心理社会的療法

　心理社会的療法として活動療法，SST（Social Skills Training，生活技能訓練），音楽療法，絵画療法，および家族療法，などが行われる．

2）統合失調症患者のQOLとアセスメント

　統合失調症患者にとっては，その人の人格をよい状態で長く発揮できることがより高いQOLにつながる．そのためには，急性期や慢性期といった病期を通して，一貫して，
　① 症状コントロールがうまくいっていること，または長期的に症状とうまく付き合っていけ

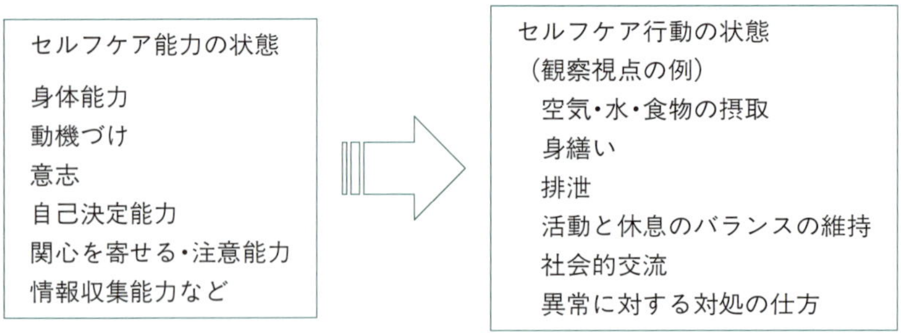

```
┌─────────────────────┐      ┌──────────────────────┐
│ セルフケア能力の状態 │      │ セルフケア行動の状態  │
│                     │      │ （観察視点の例）      │
│ 身体能力            │ ═══▷ │ 空気・水・食物の摂取  │
│ 動機づけ            │      │ 身繕い                │
│ 意志                │      │ 排泄                  │
│ 自己決定能力        │      │ 活動と休息のバランスの維持 │
│ 関心を寄せる・注意能力│      │ 社会的交流            │
│ 情報収集能力など    │      │ 異常に対する対処の仕方 │
└─────────────────────┘      └──────────────────────┘
```

図4-112　統合失調症患者の精神状態のアセスメント　セルフケア能力から見た行動アセスメント例

ること，
② 精神の安寧の期間が長く維持できること，
③ 活動性がある程度維持でき，十分な休息がバランスよく取れること，
④ 人との付き合いが適度なストレス下でできること，
⑤ 食事・排泄・身繕いなどの生活能力が維持できるか，人の助けを借りながら維持できること，
⑥ その人に合った社会性を発揮できること，

などがケアの目標となる．

　精神状態のアセスメントの方法として，セルフケアの状態，メンタルステータステストが有用である．各生活場面に現れるセルフケア行動を観察し，セルフケア能力がどのくらいあるのかをアセスメントする．また，そのセルフケア行動の不足の原因がどのような病状によって引き起こされているかを判断し，セルフケアの具体的な援助行為を実践する．その実践を通して，人としてあるいは社会的関係の中で治療的に関わりあうことが看護職として必要なケアとなる（図4-112）．

3）援助の過程

　統合失調症患者への援助は，いくつかの点で身体疾患とは異なる．援助の視点として重要な点は下記の通りである．

（1）援助過程における看護職のかかわり

① 援助過程は，患者─看護師の関係性の形成から始まり，終結する

　患者看護師関係は，関係性の形成から始まり，治療的なかかわりを経て終結する．社会的な人間の関係がそうであるように，関係性を深めながら，日常生活のかかわりの中で伝え，働きかける．ある看護場面で，その人ができるかかわりは，その人とその患者との関係性の中で展開され，治療的な意味がもたらされる．スタンダードなケアの方法があるわけではなく，看護師の社会的な関係や，人間としての関係，あるいは身体のケアをする援助活動を通してその人の内面へかかわる．

② 人としてのかかわりにケア基盤があり，医療チーム全体でかかわる．看護職はその重要な一員である

　治療的なかかわりをする際には，かかわりの中でストレスを調整・負荷する場合がある．そ

の際にも精神の運動性や休息がバランスよく保たれるようにチームとして支援する．

③ 現れている症状から，心理状態を分析し，病期に合わせて心理社会的療法を組み入れる．日常生活も重要な治療要素を含み，看護師はその日常に関わる

後遺（慢性期）症状にまで患者の症状が安定してくると，さまざまな心理社会的療法が組み入れられ，いわゆるリハビリテーションが可能になる．リハビリテーションは，不足すると引きこもりや回復の遅れ，症状の固定を起こし，過剰になると，再発の恐れが出てくる．適度なリハビリテーションであるためには，十分な休息を保持しながら進めることが必要である．

リハビリテーションとしての心理社会的療法には，活動療法，SST，音楽療法，絵画療法など多様な療法が処方される．日常生活の中で，見え隠れする抑圧された感情は，さまざまな療法を介して表現されてくることもあり，無意識に用いている防衛機制が明確に理解できることもある．

日常生活の中でこれらの療法がうまく組み入れられるためには，日々変化する症状に対して十分な観察をし，その療法前に適切な状態であるかどうかをまず判断する必要があり，その役割をになうのは，もっとも日常生活をみている看護職である．また，さまざまな療法を行ったあとにも，その活動がうまくいっているかどうかを生活行動の中で観察し，活動の内容と量が適しているかどうかを判断することも重要な役割である．

　　a．活動内容の選定はその人が得意とするものや好きだったことを取り入れる．
　　b．できるだけ安定した状態でやれるよう，なじみの人やなじみの場所を選定する．
　　c．活動の中で，対人関係が取れるようにし，自然に関係性を保持できるよう育てる．
　　d．適度な体力が維持できる運動量を調整する．

原則として上記のようなかかわりが必要であり，活動前後の観察を十分に行っていく．

SSTは，入院中の患者では病棟内で，通院患者ではデイケアの場で看護職が場の設定を行って実施することが多い．生活技能の些細なことや小さな変化を期待することを取り上げ，グループでの患者のやり取りや看護師に向けられるやり取りから，振り返りをし，患者の生活技能を獲得することを目標に行う．

（2）QOLの維持のために必要となるかかわり

① 確実に薬物の投与を行う

服薬の管理は，さまざまな療法の基盤となり，安寧な時間を長く維持するために必要である．そのため，症状の変化，投薬の確認は，発症後常に継続して最も重要なケアとなる．病識や服薬自己管理能力を判断し，自主的に服薬できるよう教育訓練をすすめる．

また，服薬中断は急性期症状を再燃させ，長期的には人格の荒廃へと病気を進行させてしまう．服薬の自己管理ができてもなお，自己中断は繰り返し起こることは決して少なくない．薬剤の副作用が強い場合や患者自身の自己判断の傾向を把握し，服薬が継続できるための教育的なアプローチを進めていく必要がある．

② できるかぎり社会復帰を促す．生活の場の確保，仕事の確保と調整を，本人，家族，地域とともに支援する

その人にとって可能な社会生活を判断し，可能な限り社会復帰を促したい．長い経過の中で，社会の中で暮らす場所を確保し，生活技能を獲得することは，社会復帰のためにはもっとも必要な要件になる．もし，仕事の継続が可能な時期であれば，さらに職場の理解も必要になる．

仕事によるストレスが過剰になると病状の悪化につながる．可能な範囲の仕事，あるいは継続できる仕事が確保できることは社会生活を維持する上では重要となる．

社会生活の場や人の調整は，病気の性格から社会の理解が十分得られているとはいえない．多くの場合は，病気であることは仕事先の人に知らせていないこともあるし，近隣の人に知れないように細々と生活している人もいる．生活を取り巻く人やものの環境の調整をしながら，可能性を探っていく必要があるだろう．

③ サポートシステムの確立と症状の悪化への対処

生活を継続するためには，人との交流，経済的な生活や金銭管理，生活物資を確保する具体的な方法が確保できていないと，生活が成り立たない．また，ストレスが強く症状が悪化していても早い時期に対処することは結果的に病気の進行を遅らせることになる．慢性長期化する統合失調症の場合，長い経過の中で生活の能力が失われたり，人格の荒廃が見られたりする．この経過を念頭に入れて，その人に合った生活環境の調整を常にしていく必要があり，生活の場への継続的なサポートシステムを作っておきたい．

家族，友人，ピアグループとの交流，訪問看護体制を確実に作り，症状のコントロールを本人を含めて長くよい状態に保てるようネットワークをつなげておくことが大切である．

参考・引用文献　10．統合失調症

1) 風祭元，山下格：統合失調症．日本評論社，2005．
2) 阿保順子：精神科看護の方法―患者理解と実践の手がかり．医学書院，1994．
3) 樋口康子・他：精神看護，文光堂，1996．
4) 山崎智子監修：精神看護学．金芳堂，1997．
5) 伊藤順一郎：統合失調症とつき合う―治療，リハビリ，対処の仕方．保健同人社，2002．

5 リハビリテーション看護の継続と地域リハビリテーションシステム

1. リハビリテーション看護の継続

1）地域連携と継続看護（図5-1）

　リハビリテーションが必要な患者（障害を有する患者）は，地域の中で治療を受け，地域の中で生活をしていく．そして時間の経過とともに，健康状態の変化や老化のため，身体機能の低下がみられ，あらたな医療ニーズや介護ニーズが発生することも多い．

　日本においては，当事者の方が，健康状態や介護レベルに応じて，療養の場を変更せざるを得ない．療養の場を変更しつつも当事者にとって，その都度その場で，必要なケアが提供されるシステムが必要である．そのため，その人が住み慣れた一つの地域において，利用者の健康とQOLを維持・向上する目的で，さまざまなケアが効果的に組み合わされ，継続されている－すなわちシステム化されている必要がある．

　一つの地域において，システム化されたケアを提供するための方策として，チームアプローチ，継続看護，地域完結型のケアシステムの構築がある．地域完結型のケアシステムについては第5章2を参照されたい．本稿では継続看護について説明する．

2）継続看護とは

　1969年国際看護婦協会ICNモントリオール大会で，継続看護は，「その人にとって必要なケアを必要なときに，必要なところで適切な人によって受けるシステム」と，定義されている．

　利用者の生活の場が変化することで，その人の生命や生活が脅かされたりすることのないよ

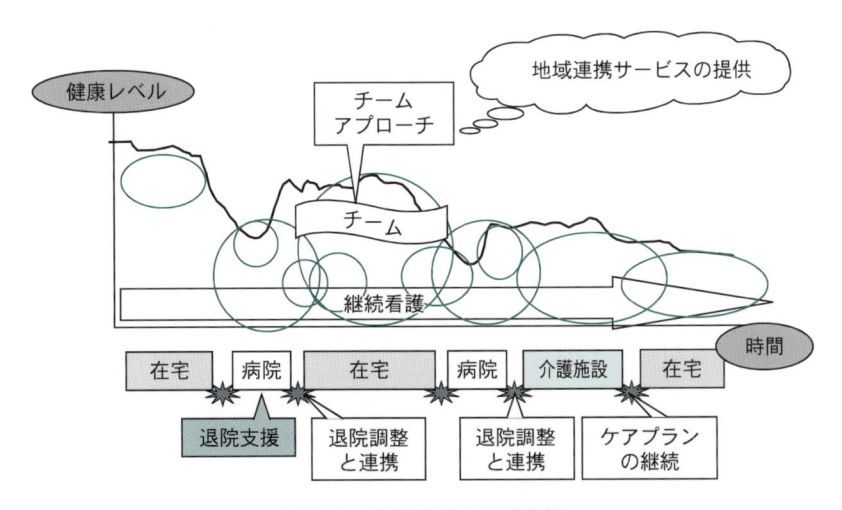

図5-1　継続看護と地域連携

うに，あるいは，よりよいQOLが確保できるように個人のケアの継続が可能となるような継続看護が求められている．

継続看護は看護ニーズを有する人が療養の場を変更させるときに必要となる．一方，それにもまして必要なのが，あるひとつの現場でその人個人の看護がきちんと継続していくという，組織内の看護の継続である．

継続看護は，患者の看護の受け渡しシステムといってもよい．患者の看護がどうであったのかをもっともよく把握できるのは，一つの組織における援助終了時の患者の状態からである．その組織が行ってきた看護を次の場，次の援助者，次の機会に渡すまでに，最大限に看護援助の効果を上げていくことが継続看護を成立させる前提となる．

■ 継続看護に必要な要素

継続看護には，①関係者・関係組織の連携，②継続先の看護に必要な情報の管理，③必要な人材，物品，技術の確保，④マネジメント能力を有した看護師の4つの要素が必要である．

関係者・関係組織の連携：連携とは，お互いに連絡を取り合って物事を行うことである．そのためには，関係者（連携先の看護職者と組織）の役割をお互いによく理解し合い，信頼関係を築いておく必要がある．話し合いの場と機会（情報伝達ルート）を確保し，お互いの役割分担と役割分担に伴うルールを共有しておく．病院と訪問看護ステーションのように役割分担が違うからこそ，連携が成り立つのである．しかし役割分担や機能が違うことを理解しないで連携しようとすると，誤解や行き違いが生じることになる．継続看護を行おうとする前に，地域にどのような看護資源があるのかを調査したり，地域の中で組織を超えて看護職者の学習会や連絡会を開催したりすることで，連携が強化されるきっかけとなる．

継続先に必要な情報の管理：継続看護には，利用者に関する情報の継続と管理が必要となる．まず，看護を継続することを利用者が希望しているか，決定しているかを確認する．ついで，利用者に，継続先に必要な患者情報提供を行うことの同意を得ていく．個人情報の管理に関しては，今後ますます求められていくため，当事者の意向と希望の確認，情報提供の同意を必ず得るようにする．

留意すべきことは，継続先が必要な情報を継続もとが把握しておくことである．例えば，病院の退院時サマリーを訪問看護ステーションに送る際には，常日頃から連携をとっておき，地域においてお互いの先組織の役割はなにか，その役割達成のためにどのような情報が必要なのかを常に共有しておく．結果的にこのことが不必要な個人情報の漏洩を防ぐこととなり，情報の管理に有効である．また継続先では，ほしい情報が提供されなかった場合に，積極的に継続もとに質問し，必要な情報を獲得する努力をする．このようなやりとりを行うことで，継続看護を行う組織間でどのような情報が必要であるか絞られていく．

人材，物品，技術の確保：必要な人材，物品，技術を確保しておくことで，継続看護の効果的な実施につながる．例えば，医療施設から介護施設へ継続看護を行うとき，継続先の介護施設でどの程度の医療ニーズに対応可能であるのかを確認する．継続先の医師や看護職者の人数，チューブ管理や気管切開，吸引などの医療処置，感染症の予防と管理に必要な物品と設備，人材が確保されるかの確認を行う．逆に介護施設から医療施設に継続看護を行うときに，例えば，その病院には認知症認定看護師がいるのか，といった人材の確認や，床が転んでも骨折しにくい材質か，などの設備／物品の確認，認知症の方に対応できるコミュニケーション技術をもったスタッフがいるかなどによって，介護施設が医療施設を選択していくこともある．

マネジメント能力を有した看護師：継続看護は，組織の中に担当部署をおき，継続看護を一括して特定の看護職者が引き受ける中央部署型，自部署において患者の受け持ち看護職者がそれぞれ行っていく現場型がある．中央部署型は大きな組織－大学病院や自治体立病院などにみられる．対象患者数が多く，病態が多岐にわたり，連携先も多様，平均在院日数も短い場合，継続看護は複雑になるケースが多く，加えて業務量的にも病棟看護師は時間を割けない現状がある．このような場合，担当者を決めて，継続看護を確実に行っていくことができる中央部署型は適切である．対して現場型は一つの組織が小さく，看護職者が受け持ち患者のことを十分把握しており，連携の経験も豊富である場合，たとえば，訪問看護ステーションの看護師や介護施設などが継続看護を行う場合，現場型が適切かもしれない．いずれの場合も，それを行う看護師はこの患者にとっての継続看護の目的を把握していること（①継続看護の目的の明確化），継続先の組織に関する役割と機能に関する知識および自施設の情報提供（②相互信頼の形成），継続看護のためにお互いが守るルールと情報提供用紙などのツールづくり（③システム化のスタート）が必要である．これらのマネジメントの視点と能力を有した担当看護職者が継続看護を実施していくことで効果的，効率的な継続看護が実現する．

■ 継続看護の分類

継続看護は，さまざまな場からさまざまな場への患者の移動によって必要になる場合もあれば，長期療養していくために，その人の状態の変化に応じてかかわる看護職の専門性が変化していく場合もある．ここでは大きく3つに分類して説明する．

高齢者，要介護者，医療ニーズの高い人の継続看護

慢性病や障害を持ち療養が長期におよぶ．すなわち施設，家庭，病院とそのときどきの健康ニーズと介護ニーズに応じて，療養の場を変更していくことが必要となる場の継続看護である．そのため家庭から病院へ，病院から家庭へ，あるいは施設へ，施設から病院へと，行きつ戻りつする人の看護が必要に応じて切れ目なくつながっていくことを目指していく．障害を有し，リハビリテーションを受ける患者は，再発作の予防などの健康ニーズ，入浴介助などの介護ニーズをもっている．多施設，多職種の連携システムの一部としての継続看護が必要な対象である．看護だけが継続しても効果が低いため，看護職者は多職種チームの一員として機能しつつ，継続先の多職種チームの一員でもある他の看護職者と継続看護を実践していくことになる．

外来における継続看護

外来看護職者と病棟看護職者への連携に代表される組織内継続看護である．たとえば，糖尿病などの慢性疾患で，継続的な治療が長期にわたって必要になれば，外来で経過観察していく．その際，治療的デマンドが発生し，セルフケア支援が必要となる場合がある．またセルフケア支援を行っていても，病状の進行により，入院加療が必要となったり，予防的な治療を行うために入院となったりする．退院後はまた同じ外来に通院することとなる．組織内で情報伝達ルートやルール，ツールが確立されていないと，外来での看護を病棟に継続できない，またはその逆で，病棟での看護を外来に継続できないということが生じることがある．

看護職の高度な専門性を活用した継続看護

老人看護専門看護師，成人看護（慢性）専門看護師などに代表される，専門看護師，あるいはWOC認定看護師，認知症認定看護師などの認定看護師など，専門性が高く，特別な知識と技術を保有している上級看護師を活用し，ニーズのある患者に対して外来，病棟などの部署・組織を超えて，継続看護を行っていく．

3）リハビリテーションにおける看護の継続

リハビリテーション医療における継続看護のタイミングは，大きく①急性期から回復期に移行するとき，②回復期から維持期に移行するとき，③維持期から機能が低下したとき（急変したときを含む）に分類される．おもに，①と②について説明する．

①〜③とも，表5-1のような継続看護の必要性をアセスメントして，実施していく．継続もとと継続先の関係機関は，継続看護の目的を共有し，必要な連携をとりつつ，情報の授受を行う．それに基づいて必要な看護計画をそれぞれの組織の責任において立案実行していく．また継続先は，継続もとへ，初回訪問時（必要なら数回にわたって）利用者の状況をフィードバックしていくことで，より一層組織間の連携が強化され，次の継続看護を円滑に行うことができるようになる．

■①急性期から回復期への移行

患者は急性期治療が一段落しているが，残された健康問題が存在している場合が多い．糖尿病の悪化による下肢の切断，脳卒中など，慢性病の一つの結果としてリハビリテーションが必要となる場合はとくに，基礎疾患のコントロール状態から健康問題をアセスメントし，回復期の療養場所（多くはリハビリテーション病院・病棟）に継続する必要がある．加えて，感染症の有無や認知機能の低下など，看護管理上必要となる健康問題について急性期に行われたケアとその評価としての現在の状況を継続先に情報提供する．

また日常生活に援助が必要な場合が多いため，主なADL状況と患者の取り組み状況，とくに次の施設ですぐに必要となる，食事と排泄のケアについて，継続先に情報提供する．継続している治療や薬剤，医療処置について情報提供する．

急性期リハビリテーションの実施状況とその成果，患者家族の取り組みの経過と病状の理解の状況，現在患者は何に困っているのか，療養の見通しと希望について，継続先に情報提供することで，継続先の入院時評価および看護計画立案の目標が絞りやすくなる．

■②回復期から維持期への移行

表5-1のアセスメントの視点を活用し，維持期における継続看護の必要性をアセスメントする．継続先には，同じ病院の外来，他の病院，介護施設があるが，ここでは，訪問看護ステーションへの継続看護を例にとって説明する．

訪問看護ステーションは，在宅生活を営んでいく上で，健康管理や病状観察，病状に合わせた療養上の世話，褥瘡の予防と処置，食事，排泄の介助，指導，管理，医療処置，機能訓練など，必要な医療的管理と看護を提供する．継続元の医療施設はこのような訪問看護ステーションの機能と役割を理解して，利用者にとっての必要性を判断していく．

表5-1　継続看護の必要性のアセスメント視点

残された健康問題・潜在する健康問題はあるか？
継続しているケアや治療はあるか？
患者と家族はどのように療養したいのか？
患者と家族のニーズは一致しているか？
患者と家族は今何に困っているのか？
今後，困りそうなことは何か？

資料提供　千葉大学医学部附属病院　医療福祉部　石橋みゆき氏

重要なことは，訪問看護資源を患者家族に紹介することである．訪問看護ステーションへの依頼は，病院からの連絡に限らない．本人や家族が直接連絡をして依頼先を決定していく方法もある．どのように依頼していくかから，本人家族に確認しながら進めていく．特に費用については利用者が理解できるように，口頭だけでなく，パンフレットなどで説明し吟味できるようにする．

　利用希望と必要性があれば，訪問看護ステーションに連絡をとる．初回の連絡の際必要となる情報は，利用者の基本情報，病名，退院予定日，医療処置の必要性，看護ニード，家族の状況（介護の必要な場合など）である．

　また退院までに，訪問看護ステーション看護師と病棟看護師が情報交換を行うルートを確保する．具体的には退院前の病棟カンファレンスへの訪問看護師の参加，電話による情報交換などがある．初回訪問日を入院中に決定できれば利用者も安心する．退院までに主治医が（病棟での主治医でもかかりつけ医でも可）訪問看護指示書に記入していること，看護サマリーが完成していることを必ず確認する．そのほかに利用する予定の制度が決定していればそれも情報提供していく．病棟の看護サマリーを訪問看護ステーションに送る目的は，訪問看護に必要な情報の提供である．入院中の経過は簡潔にまとめ，在宅生活に継続する課題を記入する．とくに医療処置の継続，必要な介護についてはもれがないようにする．

　リハビリテーションにおいては理学療法士や作業療法士が家屋改造について入院中から指導や調整を行う場合も多い．実際に家屋の改造の進行がどの程度なのか，について訪問看護ステーションに情報提供することで，在宅生活の困難状況も予測しやすいため，これについても重要なポイントである．

　引き受けていく訪問看護ステーションは，継続もとの病院に初回訪問状況をフィードバックする．

2．地域リハビリテーションシステム

1）看護学における「地域」のとらえかた

　地域（community）には，地理的な場の意味と，共通の関心や帰属意識，連帯感，協働の規範や制度など，共通性をもつ集団（人々）という2つの意味がある．

　看護学には地域看護学という領域がある．地域看護学において看護の対象は「地域」であるが，看護の対象は人間であるため，地域看護の対象である地域は，「一定の環境（物理的・社会的・地理的環境，文化や制度など）を共有する人々」と捉えられる[1]．

　一方，病院や介護保険施設といった，施設で働く看護職者が「地域」との連携という言葉を使うときに，漠然とその施設以外のところを「地域」ということがある．

　その地域には，利用者の自宅，デイサービス，老人保健施設，訪問看護ステーションなどの関わる組織，すなわち人々が関わっているのであるが，上記のようにいうとき，その人はそれらをひとまとめにし，かつ，自施設は「地域」ではないととらえていることが多い．

　しかし，定義から考えれば，「地域」は，共通性をもつ集団（人々）であるから，その施設が存在する地域においては，施設の利用者も職員も地域の構成員である．つまり，自施設もまたその地域の資源であり，「一定の環境を共有する人々」という地域看護の対象者であるところの

住民にとっては，環境（あるいは資源）の一つである．

　このように自施設が地域の環境（資源）の一つであると捉えることは，病院や施設内の看護の実践にどのような意味をもたらすであろうか．

　一つには，看護職者が，自施設での入院（あるいは入所）が，利用者にとっては地域における生活の一つのバリエーションであるという視点を持つことできる．たとえば「退院後は地域に帰る」という見方は，地域と施設の生活を分断し，帰った先でまた生活を再構築するという意味を伴う．しかし，地域環境の一つを自施設が担っていると考えることで，看護職者は利用者が，家庭での生活，施設での生活を両方とも地域ととらえ，折り合いをつけ生活していくことができるように支援する視点を得られる．

　二つめには，地域の健康のために，自施設がどのように貢献できるか，どのような役割を地域の中で果たしていくべきかを考え，組織として実行していくための視点が得られる．とくに管理者にとっては，「地域」を人ごとととらえるのではなく，「自分の地域」ととらえることで，地域住民に支持される看護管理の視点が得られるであろう．

　三つめに，地域の住民にとっては，そのような資源を活用し，自分の健康を自分でコントロールし，改善する，という意識を持てるように支援する視点をもつことができる．そして自分たちの地域環境の一つである病院や介護保険施設の質を高めるように活動することも可能となる．当事者（住民）の主体的参加を推進するしくみづくり，政策提案までもが看護実践の範疇となってくる．

2）地域リハビリテーション（Community Based Rehabilitation：CBR）とはなにか

　元来，CBRは社会資源やマンパワーが乏しい開発途上国でのリハビリテーション推進のための用語であった．1981年のWHOによるCBRの定義は「地域社会のレベルにおいて，障害者自身，そして家族，そして地域住民を包含した地域社会の資源を用い，かつそれを育成するためにとられる措置を含めたもの」であった[2]．

　その後，CBRは，開発途上国だけでなく，先進諸国に適応できる概念とされ，1994年に，ILO，UNESCO，WHOによる共同声明論文が発表された．

　それを参照すると，CBRの定義は，以下のようになる．

　「CBRとは，障害のあるすべての人々のリハビリテーション，機会の均等，そして社会の統合を地域の中において進めるための作戦である」「CBRは，障害のある人々とその家族，そして地域，さらに適切な保健，教育，職業および社会サービスが統合された努力により実施される」[3]

　日本における地域リハビリテーションの定義は，上記のWHOの定義に先駆けて日本リハビリテーション病院協議会によって，1991年に以下のようになされている．

　「地域リハビリテーションとは，障害を持つ人々や老人が住み慣れたところで，そこに住む人々とともに一生安全に生き生きとした生活が送れるよう，医療や保健，福祉および生活に関わるあらゆる人々がおこなう活動すべてを言う」[4]

　すなわち，地域リハビリテーションとは，医療的なリハビリテーションの継続やシステム構築に留まらず，地域のノーマライゼーションを目指して，障害を持つ人を含めた住民とともに住民のために行われる活動である．それは保健医療福祉関連の専門職だけではなく，行政，民間事業者，教育機関，NPO，NGO組織を包括する活動といえる．そして近隣住民，家族，当事者といった生活者がその活動の主体となって，自らの健康を勝ち取っていく実践がその根底に

なければならない．
　この考え方は，従来行われてきた機能訓練中心，専門職集団による特殊な技術サービスの提供としてのリハビリテーションという医療モデルのリハビリテーションから，地域生活に価値をおく QOL モデルのリハビリテーションへの転換を意味している．また前述した地域看護学の理念と重なるものである．

3）地域リハビリテーションの実際

　地域リハビリテーションの方向性を大きく二つに分類する．一つは直接援助活動であり，二つ目は必要な人に，必要なときに，必要なところで，求めるリハビリテーションサービスや情報を提供できるしくみづくりである．

■ 地域リハビリテーションにおける直接援助活動

　地域リハビリテーションの代表的な直接援助活動サービスは大きく5つに分類されている（図 5-2）[5]．すなち，訪問サービス，通所サービス，ショートステイサービス，福祉用具と住宅改造，ケアマネジメントサービスである．

　これらの直接援助活動を効果的に実施するためには，①当事者の情報へのアクセシビリティの確保，②援助チームの形成，③当事者のニーズ把握，③サービスの実施，④自立支援と地域統合という地域リハビリテーションの目的に即した個別評価とサービス計画の修正というステップが必要となる．

　①に関しては障害者自立支援法が成立し，地域包括支援センターに相談窓口が置かれることになったことで，今後は当事者がよりアクセスしやすくなると考えられる．②の援助チームの形成は，急性期から回復期，維持期のリハビリテーションと医療が継続する際には，継続看護が機能することによって対応できる．一方，医療サービスから介護サービス，あるいは福祉サービスへ継続するとき，援助チームを形成するためにも地域リハビリテーションシステムとネットワークが機能している必要がある．

　①と②が推進されることで，個別援助が実現していく．リハビリテーションに関する非専門

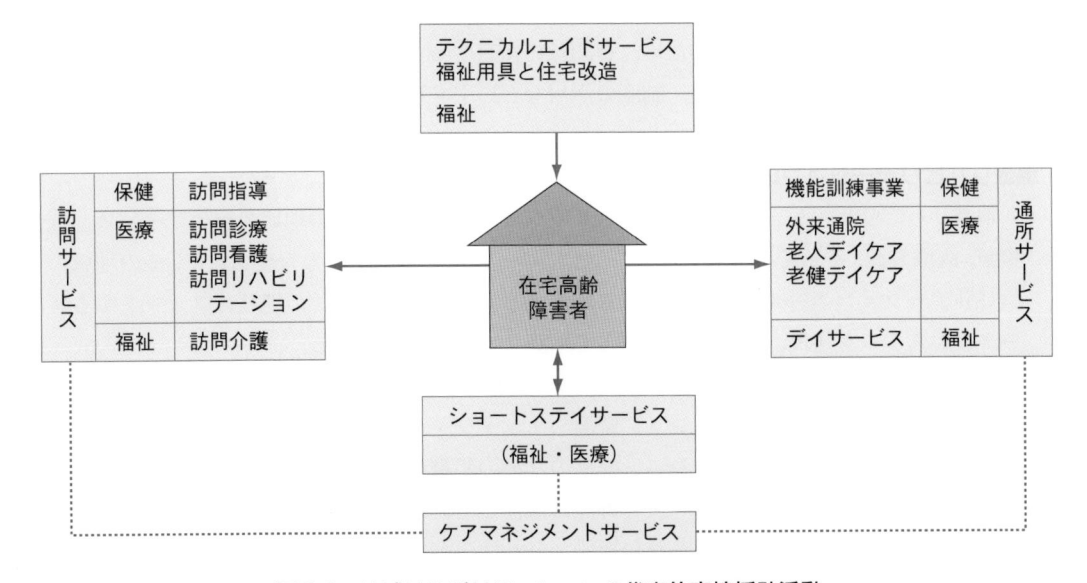

図 5-2　地域リハビリテーションの代表的直接援助活動

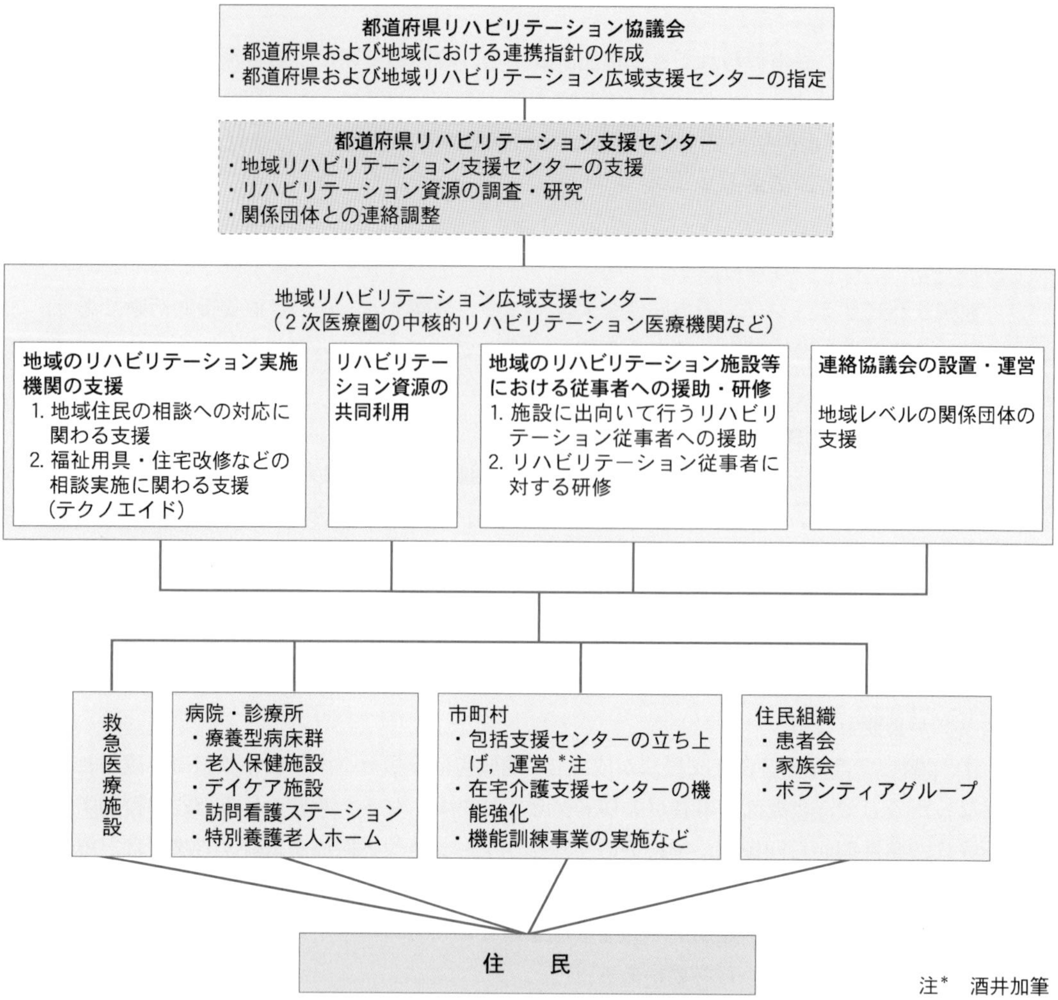

図 5-3 地域におけるリハビリテーションの支援体制について

職が援助を提供する場合も多いため，専門職の保有するリハビリテーション関連技術（医学的知識，体の動かし方，環境調整，制度の活用など）を非専門職に積極的に委譲していく必要がある．

■ 地域リハビリテーションのしくみづくり

　地域リハビリテーションのしくみづくり（システム化）は，その地域の行政サービス，社会資源，医療資源，そしてボランティアやNPOなどの現有資源がどの程度あるか，その地域のリハビリテーションニーズがどの程度あるかによって影響される．その地域にフィットするユニークなシステムを住民，当事者と共同して構築していく必要がある．

　図5-3に地域におけるリハビリテーション支援体制の例[6]を示した．住民発信のニーズに対応しつつ，行政やリハビリテーション資源のネットワークが効果的に行われていくためには，このような，地域リハビリテーション推進のための組織づくりが重要となる．推進組織をどこが担うかについても，地域のニーズと資源に依存している．個別援助チームの組織化とは違って，地域づくりまでを視野に入れた包括的な公共性の高い組織が担っていく必要がある．

　また地域リハビリテーションのしくみづくりには，住民への啓発教育が意図的に含まれてい

ることが重要である．住民および当事者参加，当事者をパートナーとする協働が具体的に地域リハビリテーションのしくみづくりから機能するようにしていく．すなわち患者会，家族会との連携，ボランティア組織の育成，連携などである．加えて住民へのPRや相談事業の活性化，公開講座などを通して住民参加を促すことで，これらの活動が地域リハビリテーションの理念に即した当事者主体のものとなる．

　リハビリテーションでは，一つの医療施設で当事者の生活を支えきることは不可能である．当事者がその地域のなかで安心して心地よく生活できるためには，地域社会がその当事者を受け入れ，価値を見いだし，地域社会の一員としての義務と責任を任せることが基盤となる．障害を持つ人々が，地域において自立した生活を構築できるためには，その社会のノーマライゼーションが推進されることとともにある．

4）地域リハビリテーションを支える看護の展開

■ 個別援助と評価

　リハビリテーション専門施設の看護師だけではなく，急性期病院，療養型病院，介護保険施設で看護援助を提供する看護師，助産師，訪問看護師，保健師など，どこの組織に所属していても，看護職者はリハビリテーションに関わる．すなわちリハビリテーションチームのメンバーとなる可能性がある．これら看護職者が一人一人，目の前の当事者のリハビリテーションの展開に対して看護師として責任をもつことが地域リハビリテーションを支えることと直結する．

　そのためには，リハビリテーションのどの時期にどのような立場で関わっているのか，当事者にとってのリハビリテーションの目的は何なのかを常に見失わないように援助を提供する．そして所属組織で行ってきた個別援助を責任を持って次の組織に継続していく，すなわち継続看護が機能することが必須である．

■ 住民の学習と予防活動を支える保健活動

　リハビリテーションが必要となる状態の予防として，生活習慣の改善のための保健指導や発症時の対応に関する住民への啓発活動などは地域保健師の重要な役割である．

　介護予防に関連したさまざまな活動も，障害の拡大予防として地域リハビリテーションの資源となる．当事者の家族を含めた生活習慣改善のための学習支援や介護方法の学習支援は，長期的にみれば次世代の発症予防や介護への肯定的価値観の育成につながる活動である．すなわち，このような予防活動は次世代の育成へと展開していくものであり，地域看護学の重要な課題であるとともに地域リハビリテーション資源の開発といえる．

　保健師の行う保健活動は，地域作りへと展開していく．すなわち住民との協働によるノーマライゼーションの推進，それによる具体的な環境整備は，障害者のみならず，高齢者，妊産婦，子どもや認知症の人たち，といった地域を構成するあらゆる人たちにとっても住みやすい地域を作ることを促進する．

■ 地域リハビリテーションのしくみづくりを支える地域看護管理

　地域リハビリテーションシステムが機能していなければ，利用者は，他の地域に流出していくため，結局はその地域でのリハビリテーションの展開が困難となる．リハビリテーション資源はいつまでも増加せず，量が増えないことでその質も確保できない．

　これからは，当事者のリハビリテーションの展開をその地域で支える，すなわち当事者のQOLをその人の住み慣れた地域で支えることができる，という地域リハビリテーションの目的

と利益をかかわる組織，機関が共有することが必要である．地域でリハビリテーションを推進することはもはや人ごとではない．

　地域看護管理者，すなわち，行政に所属する看護管理者，複数の施設や組織を統轄しその地域に根付いた看護・保健活動を統括している看護管理者といったような立場の看護職者は，その地域の保有するリハビリテーション資源の把握，地区診断によるニーズ把握といった集団への看護活動のスキルを駆使できる．地域看護管理者が行う地域のケアシステムづくりは，地域リハビリテーションのシステム化を支えることができる．

参考・引用文献

1) 金川克子監修，金川克子，村嶋幸代，麻原きよみ，斉藤恵美子著：地域看護学　実践の理論化を目指して．日本看護協会出版会，p. 19，1997.
2) 上田敏：目で見るリハビリテーション医学　第2版．東京大学出版会，1994.
3) 澤村誠志監修：地域リハビリテーション白書2．三輪書店，p. 401，1998.
4) 再掲2)
5) 再掲3) p. 39

3．地域リハビリテーション活動の実践

1) 地域住民のニーズの把握と事業化

　地域で働く保健師は，地域住民からの相談，医療機関，在宅介護支援センター，訪問看護ステーション，福祉事務所といった医療・保健・福祉機関からのケース紹介を通じて，地域住民のニーズを把握することができる．また，国や自治体の保健・福祉施策を受けて，地域のニーズにあわせた事業展開を行っている．

2) 関係組織，スタッフ間の連携

　さまざまな障害をもつ人々や高齢者が，住み慣れた地域でいきいきとした生活が続けられるよう，医療，保健，福祉等の専門機関のみならず，地域の組織，団体等（NPO，患者会，老人クラブ，自助グループ等）多くの分野が関与する必要性が高まっている．
　個別的アプローチに際しては，対象者によりよいケアを提供するために，対象者を中心として，関わるスタッフが各役割を明確にし，相互に連携することが重要になる．対象者の自己選択，自己決定を尊重し，プラン立案時にはケア会議を持つことが望ましい．

3)「介護予防」を目的とした地域リハビリテーション

　少子高齢化が進む中，社会全体で介護を支え，利用者がサービスを選択する仕組みとして2000（平成12）年4月から「介護保険制度」が開始された．それとともに行政の担う地域リハビリテーションの対象も疾病・障害を持った人の地域生活支援から比較的虚弱な高齢者の生活機能維持へと広がってきている．要介護状態になる時期を遅らせ，生活自立期間を延ばすという「健康寿命の延伸」が高齢期の健康課題のひとつとなっている．
　地域の高齢者が「要介護状態に陥ることなく，健康でいきいきとした生活を送ることができるように支援すること」が「介護予防」である[1]．介護予防の具体的な方法として各自治体でさ

まざまなサービスが提供されている．

その例として東京都板橋区で行われている介護予防事業の中の2つの事業をあげる．

■ 閉じこもり予防グループの育成・支援

「閉じこもり」が生じると，一般に廃用症候群として知られる心身の機能・能力低下が生じ，心理的要因に影響し，環境要因への影響へと発展していく，その結果として寝たきり・認知症（痴呆）へと移行していく[2]．

板橋区の健康福祉センターでは，「閉じこもり予防」として地域の町会，老人クラブ，自治会と共催で，「介護予防グループ活動」を行っている．

参加者の意見を取り入れ，互いに講師となりながら趣味活動や体操を行っているグループや，地域のボランティアグループに健康教育，福祉制度の説明会を実施することで，自主的な活動へと展開していったグループがある．いずれも，参加者の主体性を重視して，保健師，栄養士，理学療法士，作業療法士，介護福祉士等が各専門性を活かした内容を組み込んでいる．例えば，作業療法士は高齢者向きの手先を使う手工芸のプログラムを準備する．保健師は，日々の地区組織活動から，グループの立ち上げ，目標設定，住民との役割分担の調整を行い，参加者の当日の体調等に留意しながら，適切な介助を行う．

■ 転倒予防教室

転倒の危険因子には，全身反応時間の遅延，バランス能力の低下，下肢・腰・腹部筋力の低下，重心の乱れに対する姿勢保持能力の衰えが挙げられる．

集団メニューの中で個々の身体機能にあわせたメニューを提供し，自宅で実施可能な体操を継続することにより，歩行能力の改善が期待される．その結果，日常生活の活動範囲が広がり，生活機能が高まるとともに転倒しにくい身体がつくられる[3]．

板橋区では，高齢者が多く集まる福祉施設等で「転倒予防教室」を開催している．

参加者が相互交流を図れるように，集団指導形式を取り体操継続の動機づけが行われるように運営している．

保健師の役割としては，日々の体調の変化をとらえ，無理のないように実施できるよう助言，介助を行い，参加によって変化してきたことを聞き，維持できるよう継続を促している．

上記2つの事業は，集団的アプローチであり，介護予防ハイリスク者のスクリーニングと個別支援が必要となってくる．そのため保健師は，対象者にヘルスアセスメントを行い，必要に応じて個別的アプローチへつなげていくこととなる．

4）保健師の関わり

障害，疾病を持った人が，現在抱える機能障害を重度化しないように，参加プログラムの選定，参加促進を支援していくこと，機能を維持していくことへの動機づけが保健師としての役割のひとつになる．対象者が「生活の中で実現したいことは何か」という視点でともに考えることにより，「対象者自らが，その人らしいQOLの向上を目指す」プロセスに加わることが，保健師の関わりといえる．

> **［事例1］ 介護予防事業の参加が生活圏の拡大につながった例**
>
> 72歳，女性，リウマチの既往あり．要介護状態の夫の介護をしながら，自らの健康のため「転倒予防教室」に通っていた．夫が死亡し，抑うつ傾向がみられた．地区担当保健師の個別対応を継続し「閉じこもり予防グループ」に通い始めた．同じような境遇のメンバ

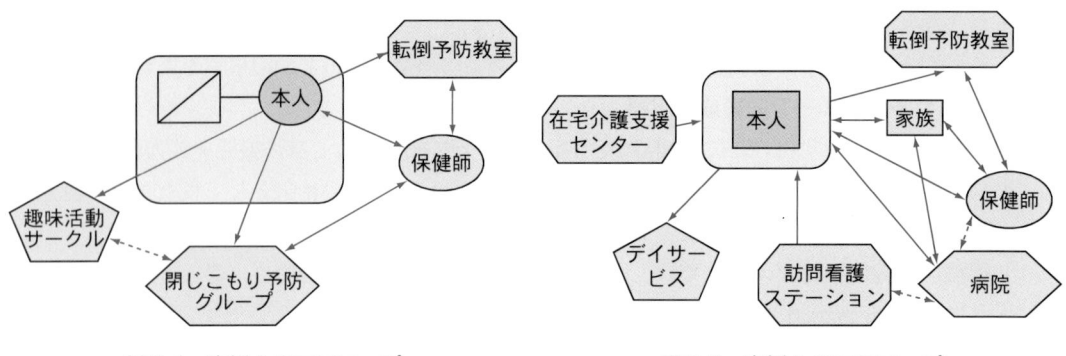

図5-4　事例1のエコマップ

図5-5　事例2のエコマップ

ーと親しくなり，単身生活者が多く集う場への参加と生活圏が拡大していった．現在は，趣味の書道をグループで教えている．「自分の楽しみ，生きがいが見つかった」と，いきいきと暮らしている（図5-4）．

[事例2]　社会的支援を望まなかったが，住み慣れた地域で生活の幅が広がった例

　69歳，男性，妻と離婚後単身生活が長く，親族との交流も少ない状態で，食事を摂らず，閉居がちのところ低栄養状態で入院．退院と同時に介護保険を申請したが，非該当の判定．地区担当保健師が関わり「入院により筋力が落ちた」という主訴から「転倒予防教室」を勧めて参加．歩行能力が向上したが，「歩いて行きたいところもない」と再び閉じこもりがちの生活となることが予測された．家族の近くへの転居を家族間で検討したが，本人の「住み慣れた場所で，気兼ねなく暮らしたい」という要望があった．

　本人，家族，主治医，保健師で話し合った結果，在宅介護支援センターによる見守り対象者とし，訪問看護を導入する等，社会資源の活用を勧めた．他者が自宅に出入りすることが刺激となり，当初拒んでいたデイサービスに楽しく通っている（図5-5）．

ナーシングポイント

① 「地域でその人らしく，暮らしていく」ことを支援していくには，同じ「転倒予防教室」利用者であっても，利用目的や生活背景によって個別の対応が求められる．
② 対象者と目標を共有しながら，家族，関係機関と連携をとりつつ，適切な社会資源の活用ができるよう支援していくことが必要となる．
③ 対象者が自己決定できるように情報提供していく．

参考・引用文献

1) 厚生労働省老人保健福祉局老人保健課：保健事業第4次計画．1999．
2) 竹内孝仁：閉じこもり・閉じこもり症候群．介護予防に関するテキスト等調査研究委員会編．介護予防研修テキスト第1版．pp. 130〜131．社会保険研究所，2002．
3) 金　憲経：転倒予防体操の実践．東京都老人総合研究所　鈴木隆雄，大渕修一監修．介護予防完全マニュアル第2版．pp. 115〜116，東京都高齢者研究・福祉振興財団，2000．

6 ADL自立を助ける環境整備

1. 環境的整備のための援助

■ 住宅改造や機器の導入は介助者のマンパワーを考慮して

　　入院中にADLがかなり自立していても，在宅になるとできない部分が増えたり，後退してしまうことが多い．

　　在宅生活では改造でもしないかぎり，車椅子は使用できないので，立ち上がりや伝い歩きができないと，寝たきりとなる危険性が懸念される．そして常時介助者がいるとはかぎらないということも寝たきりの大きな原因となる．

　　在宅生活をできるだけ活気のある（自主性のある）ものにするには，物や道具を利用して，自立するか介助量を軽減することも大切である．

　　住宅改造や機器導入で大切なことは，本人や介助者のみの意見でなく，家族など生活空間を共有する人にもあらかじめ同意を得ておくことと，緊急なものを除いては退院時周辺よりも数カ月して生活が一段落し，介助者のマンパワーも考慮して行うことである．

　　日常生活用具の入手にあたっては，貸与や給付の制度もあるので，役所の福祉課や福祉事務所にあらかじめ問い合わせるとよい．

　　使用者のニーズを満たすことが第一であるが，取り扱い店によって価格のバラツキがあったり，外見が似ていても機能上大差があったり，新しい商品が絶えず開発されていることなどから，関係者の意見を参考にし，的確な情報を提供することが大切である．

2. リハビリテーション機器とその活用方法

　　身障者のための家の改造（浴室や便所など）や自立のための器具は，条件によっては補助や給付制度があるので，市町村役場に相談してみるとよい．

■ 車椅子

　　歩行が不安定であったり，実用性に乏しい場合は，何といっても車椅子が便利である．移動が困難な人は家に引きこもりがちとなり，寝たきりの引き金となるので，車椅子での散歩や通院の手段として重要である．

■ 段差解消機（図6-1）

　　住宅の玄関から地面まで高低差がある場合は，通常はスロープを設置するが，敷地が狭くて困難な場合に用いる．車椅子に人が乗ったまま，一定の高さまで昇降できる．

■ 上下昇降型車椅子（図6-2）

　　レバーを操作することによって，シートが床面まで下がることが可能なもので，体重がかなりあって車椅子の高さまで持ち上げることが困難な場合や，筋ジストロフィー症のように体重

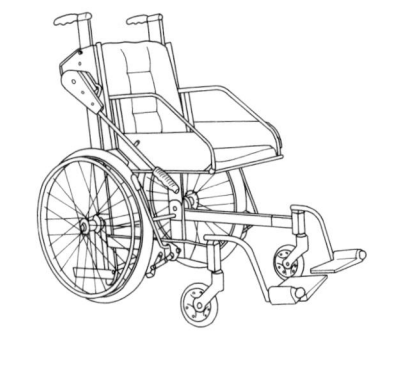

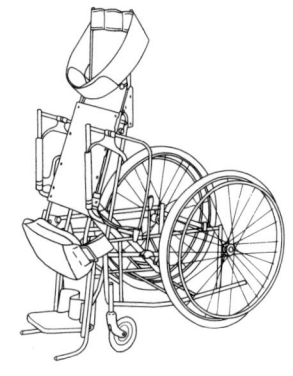

図 6-1　段差解消機　　　　図 6-2　上下昇降型車椅子　　図 6-3　立ち上がり可能な
　　　　　　　　　　　　　　　　　　　　　　　　　　　　　　　　車椅子

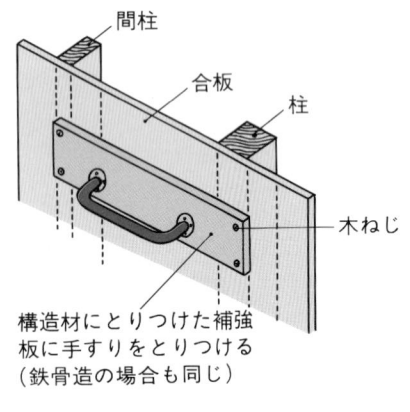

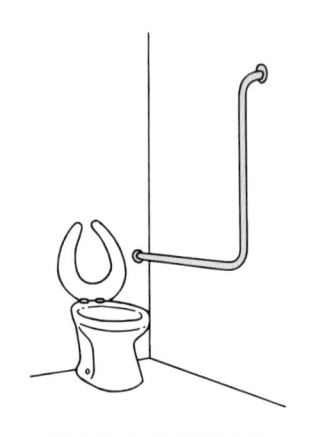

図 6-4　手すりの取り付け　　図 6-5　L 字型手すり　　　　図 6-6　開閉式手すり

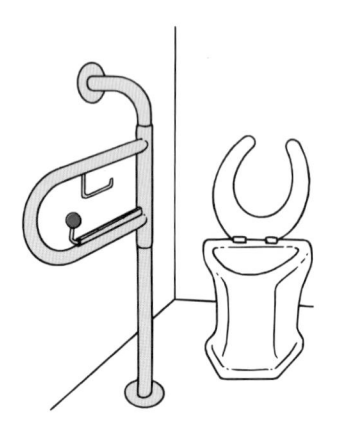

があってなお持ち上げ介助がしにくい場合などに用いられる．

■ **立ち上がり可能な車椅子**（図 6-3）

　　レバーを握ることにより，バネの力によって立ち上がりが容易となり，このまま立位が保持できる車椅子．

■ **手 す り**

　　伝い歩き，身体の位置を変えるなどの安定性の確保のほか，介助量の減少など利点は多い．玄関，廊下，浴室，便所などにつけるが，床からの高さは 80〜85 cm，壁面から 4.5 cm 程度離すのが標準である．取り付け面がベニヤや石膏ボードのように中が空洞の場合は，壁材を支えている下地に取り付けるか補強しないと危険である（図 6-4）．また下地がコンクリートや浴室のタイルのような場合は専門業者に依頼したほうが無難である．

　　便所のように上下に身体移動する場合は L 字型かまたは縦長につけることも検討する（図 6-5）．また狭い所では開閉式のものもある（図 6-6）．

■ **便　　器**

　　排泄の自立こそ，本人のもっとも望むことであり，介助者にとっても切実な願いである．便器には非常に多くの種類があるが，機能別にいくつかをあげてみる．

　① **ポータブルトイレ**：もっとも一般的な移動トイレで手すりは別製品（図 6-7 a）

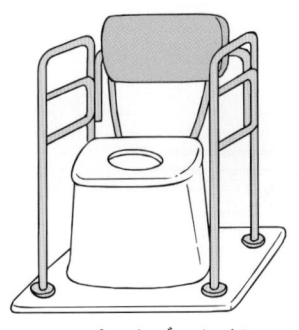

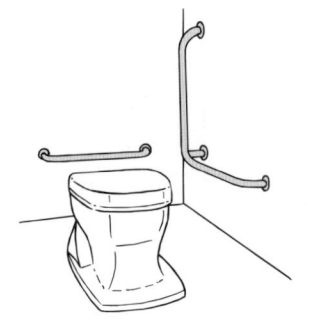

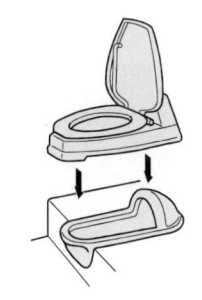

a．ポータブルトイレ　　b．かぶせ型便器　　c．かぶせ型便器

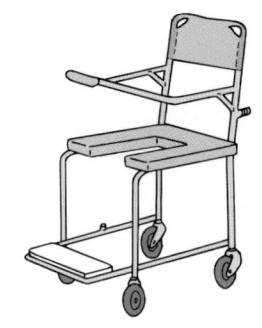

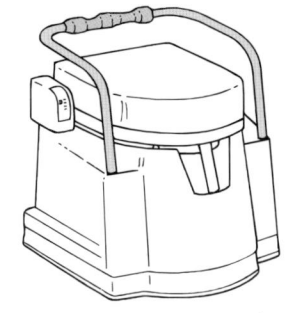

d．シャワー兼用便器　　e．洗浄・温風乾燥付きポータブルトイレ　　f．昇降便座

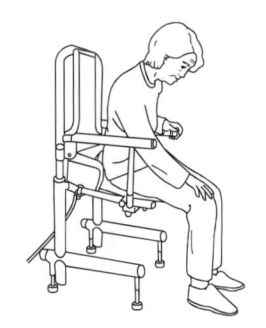

図6-7　機能別便器の種類

　②**かぶせ型便器**：和式のトイレを改造せずとりあえず洋式にできる簡易洋式型トイレ（図6-7 b）
　③**汽車便式にかぶせ型を置いたもの**（図6-7 c）
　④**シャワー兼用便器**：浴室まで搬送し，シャワー浴も可能（図6-7 d）
　⑤**洗浄・温風乾燥付きポータブルトイレ**：清拭が自立しない人には好都合（図6-7 e）
　⑥**昇降便座（電動式）**：左右どちらかの肘かけの先端部についているスイッチで便座が昇降する．座面が軽度前傾して，より立ち上がりやすいタイプである．

■ **入浴器具**
　入浴は，浴室の敷居が高い，水を使うので滑りやすい，浴槽をまたぐことが困難，洗体のために座る，介助者が入るには狭いなどの理由でもっとも自立しにくい分野である．
　①**据置型浴槽の場合**（床より約65 cmの高さ）：患側肢が持ち上げられない場合は，スノコを約20 cm程度高くしてみる（図6-8）．浴槽に入る動作が不確実であったり，しっかりした介助者がいない場合にはシャワー浴になるのもやむを得ない場合がある．
　②**半埋込型浴槽の場合**：浴槽と同じ高さの椅子（図6-9）を用いる（健側から入る）．
　③**バスチェア**：ビールケースを利用したもの（図6-10）．上に固定するバスマットは2 cm程度大き目にする．
　④**滑り止めマット**：浴槽内や洗い場には必要に応じて滑り止めマット（図6-11）を敷く．これは表がゴム，裏が吸盤式となっている．またスノコを使用する場合は動かないような工夫も必要である．

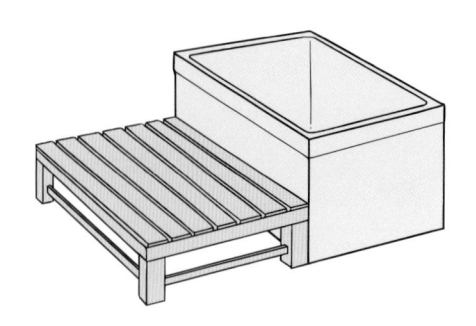

図 6-8　据置型浴槽に入るためのスノコ

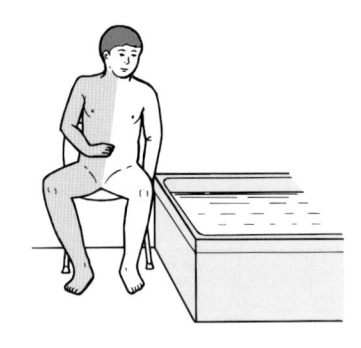

図 6-9　半埋込型浴槽に入るための椅子

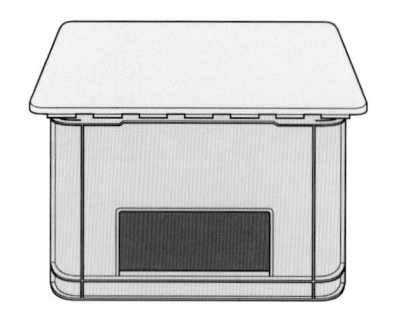

図 6-10　ビールケースを利用した台

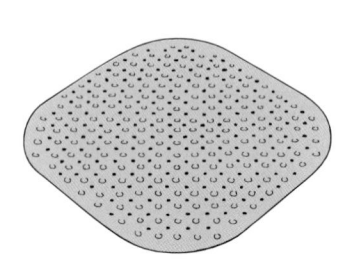

図 6-11　滑り止めマット

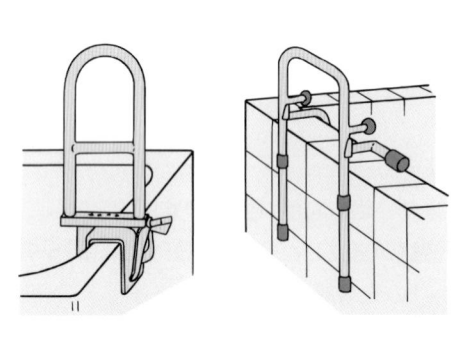

図 6-12　浴槽用手すり

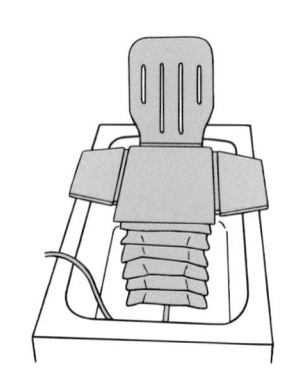

図 6-13　入浴用ブースター

⑤ **浴槽用手すり**：図 6-12 のようなものが一般的である．
⑥ **入浴用ブースター**：全介助用のもので小型エアポンプにより，シートの下の蛇腹型のユニットを収縮させてシートを昇降させるもの（図 6-13）．

■ ベッド

　自力で起き上がりが困難な人にはギャッチベッドが用いられる．また床からの立ち上がりが困難な人，伝い歩きがようやくという程度の人はベッドのほうが便利である．ベッドの高さは介助量の多い人は 60 cm 以上，自力でポータブルトイレに移ったり，室内移動ができる人はベッドに腰をかけて踵が着く高さ（40 cm）くらいがよい．ベッドの生活といっても，安静を要するとき以外はなるべく座位をとるようにさせ，そのため安定性のよい椅子を用意し，つかまり立ちやできれば伝い歩きなどをさせる．ベッド，安楽椅子，介助バーは寝たきり防止の三点セットともいわれる．

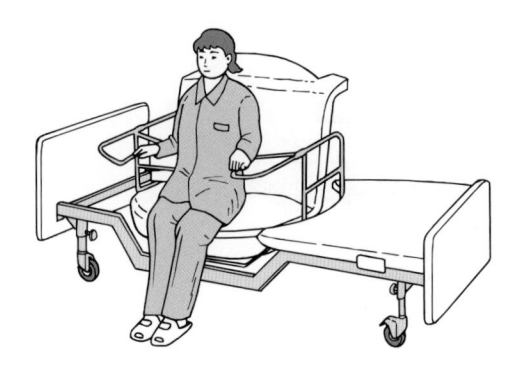

図 6-14 回転型ベッド
ベッドの一部が回転し，椅子兼用となる．

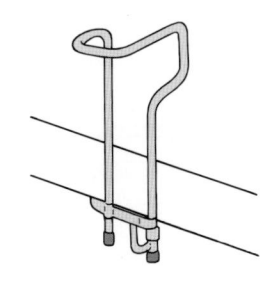

図 6-15 起き上がり介助バー
ベッドのどの位置にも取り付けられる．

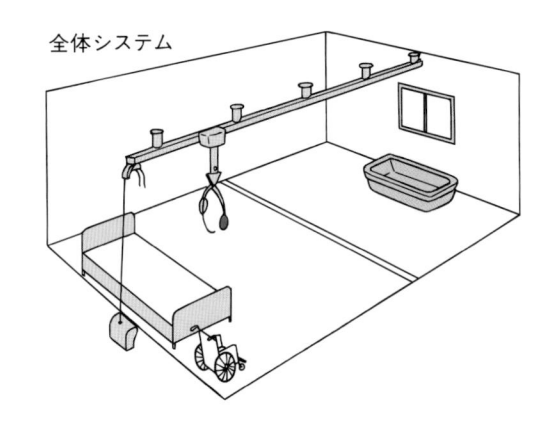

図 6-16 天井走行式リフター

　努力をすればベッド上で起き上がりのできる人の場合は，安易な電動ベッドの導入を避けるほうが賢明である．なぜならこういった日常生活上の，力を入れる動作こそが廃用性萎縮を防ぐことになるからである．
　① 回転型ベッド：ベッドの一部が回転し，椅子兼用となるもの（図6-14）．
　② 起き上がり介助バー：起き上がりや立ち上がりを容易にするためのバー（図6-15）．ベッドのどの位置にも取り付けられ，寝たきり予防には有用である．

■ 天井走行式リフター（図6-16）
　頸髄損傷者のように上肢もほとんど使えない人に対して使用する．天井に固定されたレールに沿って電動モーターまたは空気圧によって垂直に持ち上げ，他の場所に移送できるもの．
　重度の在宅障害者にとっては，入浴，排泄，ベッド，車椅子への移送用として，また介助者が高齢者である場合や，腰痛，頸腕症の予防としても有用である．
　しかし天井に補強工事を要したり，本体も高額であるなどの問題点はある．

■ 環境制御装置 environmental control system（ECS）（図6-17）
　手がまったく効かない最重度の肢体不自由者が息や頭の動きなどを利用して，テレビ，電話，電動ベッド，電灯のオン・オフ，カーテンの開閉などを自由に操作できる装置．
　交通事故やスポーツ事故など高位の頸髄損傷による四肢麻痺者が対象となる．

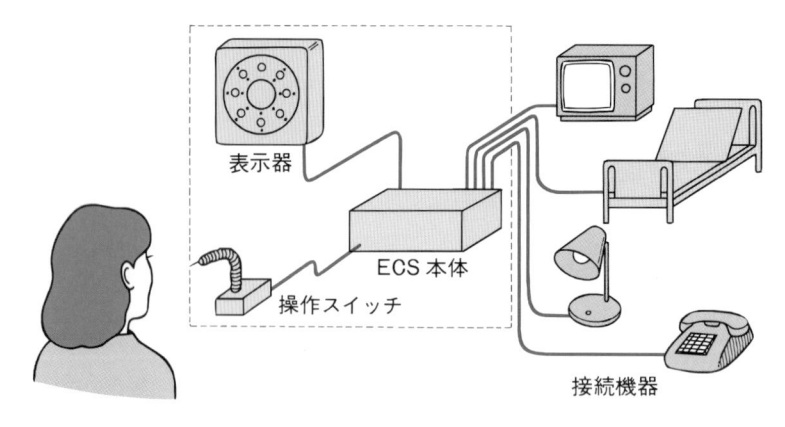

図6-17　環境制御装置（ECS）の構成

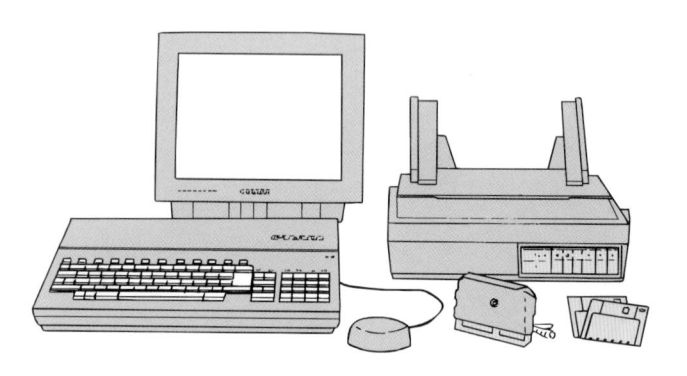

図6-18　意志伝達装置（商品名パソパル）

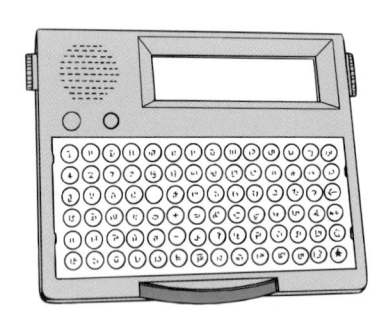

図6-19　音声付き電子式文字盤
（商品名トーキングエイド）

■ コミュニケーションエイド

　ワープロが登場してから，手指に障害があっても，頭や口などでも補助具を使って操作が可能となっている．

　① **意志伝達装置**（商品名パソパル）：上肢全体の筋力が著明に低下し，指先のみしか動かせず，キーボードを広範囲に使えない場合，一つのセンサー（スイッチ）で入力可能なもの（図6-18）．

　② **音声付き電子式文字盤**（商品名トーキングエイド）：指先などでキーを押すと液晶画面に表示され，同時に音声を発生させることができるもの（図6-19）．あらかじめ「ありがとう」などとインプットしておき，短縮ボタンで再生することもできる．

■ 家庭にあるものの応用

　医療器具や介助用具は量産ができないなどの理由で日常品に比べると一般に割高である．そこで身の回りのもので代用できるもののいくつかを紹介してみる．

　① **尖足矯正板**：足関節の拘縮があり，歩行時に踵が着地しにくいとき，徐々にアキレス腱を伸ばすためのもの（図6-20）

　② **四支点杖**：図6-21の中央をくり抜いた椅子は四支点杖の代わりに実際に家庭内で使っていたものである．狭い室内ならば安定性は抜群である．

図 6-20　尖足矯正板

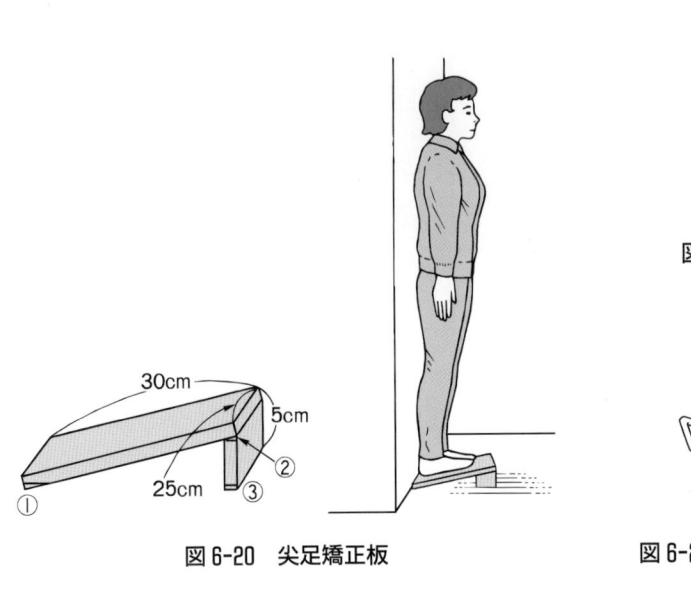

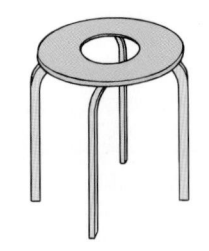

図 6-21　椅子を利用した四支点杖

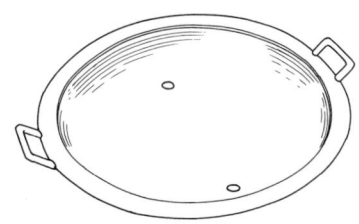

図 6-22　野菜入れを利用した入浴用移動器

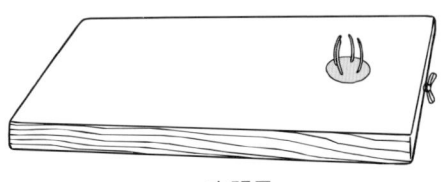

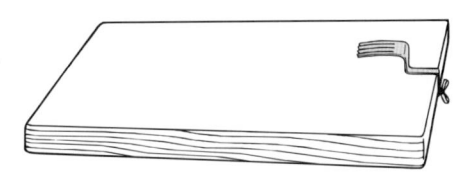

a．市販用　　　　　　　b．フォークを利用したもの

図 6-23　片手用まな板

　③ **入浴用移動器**：浴室内の移動用で，お尻がぺったり着き，移動介助がたいへんなときに用いる．図 6-22 は家庭内で使用していた野菜入れを利用したもの（東京都社会福祉総合センター主催 91 年度コンクール入選作）
　④ **片手用まな板**：左手のみで野菜を切るとき，突き刺して固定するために用いる．図 6-23 の a が市販のもの，b はフォークを利用したもの．

3．住宅改造

1）住宅改造とは

　私たちの住居は，わが国特有の気候風土に根ざした建築様式と，畳の上に直接座るなどの伝統的な生活様式から成り立っている．
　加齢や傷病による機能低下は，それまで何ら支障なくできた，しゃがむ，立ち上がる，手を洗うなどの日常動作を容易ならざるものとする．身体障害があり，医学的に改善することが困難であれば，日常生活上のバリアを少しでも除去し，残存能力を生かしての自立生活，安全で快適な生活を目指して，住宅を改造することが重要な意味をもつことになる．

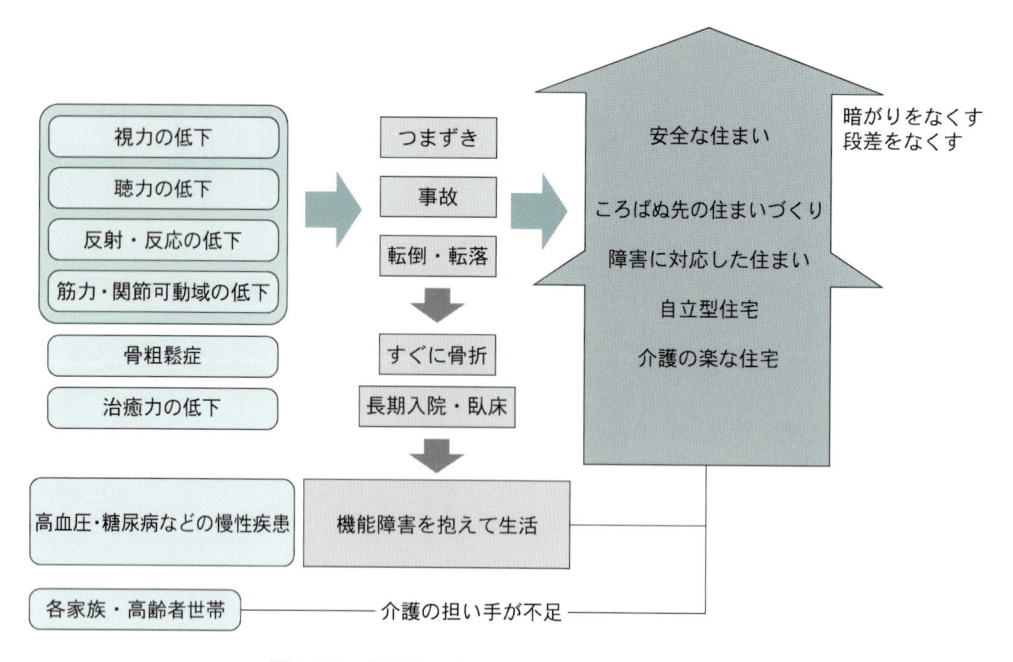

図 6-24　高齢化における身体機能の変化と住居

2）住宅整備の必要性

　図 6-24 は，高齢化による身体機能の低下と，住居の関係を示したものである．この図のように身体機能の低下は，つまずきや転倒の原因となり，さらに骨折などにつながれば，長期入院，廃用症候群となっていくことが考えられる．

　とくに 75 歳以上の後期高齢者の家庭内での事故防止が重要課題となっている．

　さらに社会情勢の変化にともなう次のような理由が背景にある．

① 長寿社会の到来で，在宅高齢者が増加．
② 長期入院が困難となり，何らかの障害をもつ人が在宅生活を余儀なくされている．
③ 福祉施策が，施設福祉から在宅生活への支援へと移りつつある．
④ 女性の社会進出や核家族の増加にともなう家庭内介護力の低下．

3）住宅構造上の問題点（日本家屋の特徴）

■ 段差が多い

　わが国の建築基準法では，敷地から 450 mm 以上に床面が作られるために，道路から家屋へ入るには通常 3～4 段の階段がある．さらに屋内では上がり框，脱衣室と浴室，廊下と和室，玄関と敷居などに段差がある．

■ 全体的にサイズが小さい

　基本寸法が尺貫法であるため，畳（3 尺×6 尺）が基準となり，襖や扉はこの寸法である．廊下幅は通常 3 尺で，しかもこの寸法が柱の芯芯であるため，廊下の有効幅は，およそ 750 mm である．車椅子での室内生活や床面移動のリフターを持ち込むことはむずかしいということになる．

■ 和式での生活様式

　　床に座る，畳上での就寝（ふとん），立ち座り動作，和式トイレでのかがむ動作，据え置き型浴槽の跨ぎ動作などが著しく困難となる．

4）住宅改造の手順

■ 身体状況の把握

　　歩行が何とか可能ならば，大幅な改造は不要である．安全のための手すりや段差でのつまずきを防ぐことを考える．プラスチック下肢装具を使用している場合は，50 mm 程度の段差ならば，つかまるところを確保して，スロープにするよりも，そのまま昇り降りをするほうが安定性がある．

　　床からの立ち座りができなければ，和式の生活はむずかしい．ベッドやポータブルトイレ，場合によっては車椅子の導入も考えなければならない．車椅子を使用するときの廊下幅は，できれば 850 mm，90 度向きを変えるには 900 mm が必要である．

■ 動線の確保と短縮

　　トイレや浴室への移動は，できるだけ短縮されることが望ましく，可能ならば居室の部屋替え，家具の配置替えなどで，つたい歩きができるよう検討する．

■ 福祉用具，社会資源の活用（例）

① 手すりが設置困難な場所だけ，四支点杖（p. 164，図 4-69）を使えないか．
② 和式トイレに，とりあえず簡単なかぶせ型便器（図 6-7 b）を使えないか．
③ 浴槽に入ることが困難な場合は，介護保険で認定されれば，デイサービスなどの入浴サービスを利用する（とくに冬期はこの方法が無難である）．

5）改築・改造

　　和式を洋式に変えたり，ドアの撤去，浴室を拡げるなどは，費用の点からも慎重に考えて最後の手段とすべきである．その際，留意すべき点を以下に述べる．

■ チームアプローチ

　　PT や OT など身体能力や移動に関連する職種による評価があることが望ましい．

　　とくにリウマチの方は，痛みや関節可動域制限，筋力低下などがあるので，手すりや段差，トイレの便座の高さなどは，取り付ける前にシミュレーションが必要である．

　　施工業者は，分かりやすい見積書を提出し，依頼者の話を細かく根気よく聞くことができ，他の職種の人と話し合いができる人が望ましい．

　　社会福祉制度を利用する場合は（福祉用具の導入や各種の補助制度），この方面の専門家に最初から参加してもらうほうがよい．

　　また，介護保険制度を利用する場合は，細かい規定があるので，介護支援専門員（ケアマネジャー）に相談するとよい．いくつかの専門職の連携と協力が，よりよい住宅改造の実現に結びつくことになる．

6）住宅改造の実際

　　よく実施される場所は，次の 3 カ所である．

図 6-25

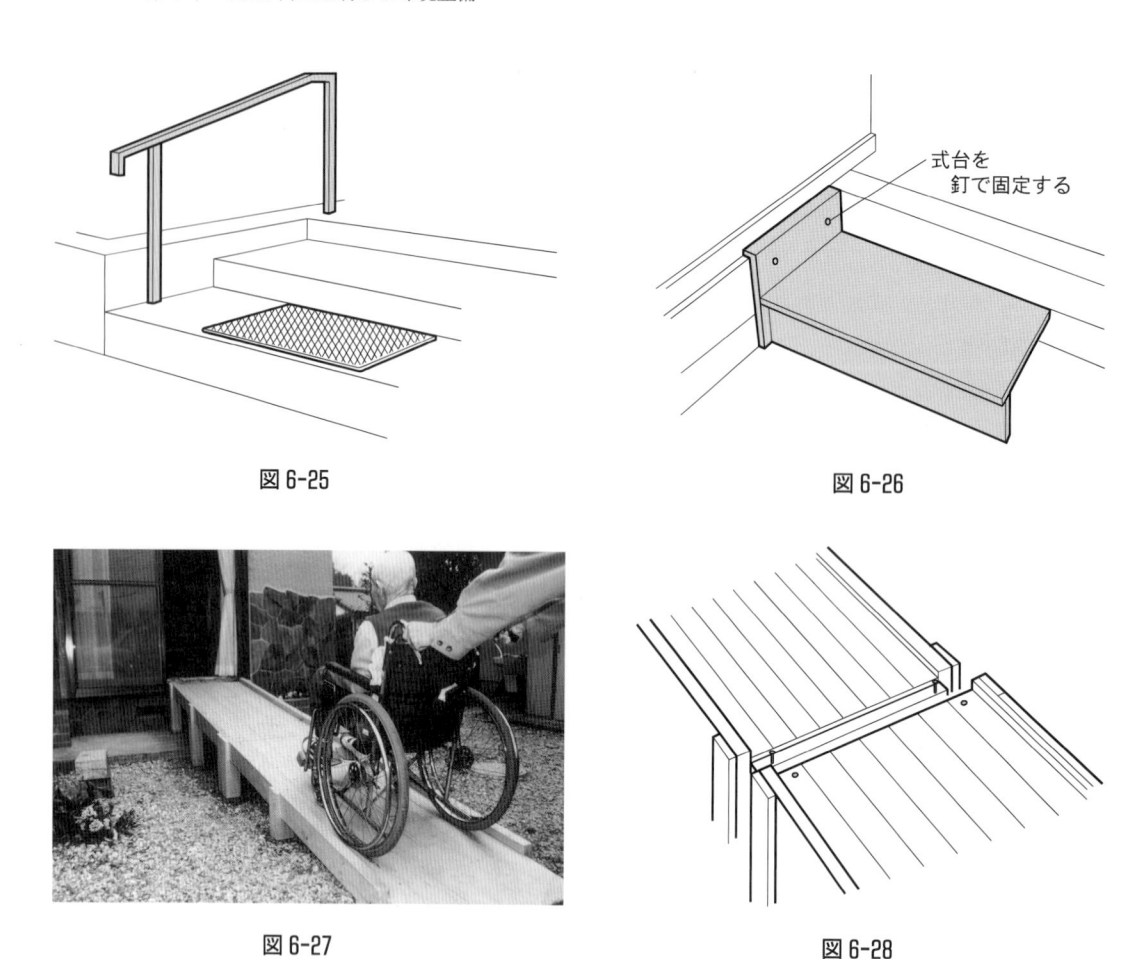

図 6-26　式台を釘で固定する

図 6-27

図 6-28

■ 玄関出入り口

　戸建て住宅では，道路から敷地まで数段の階段が設けられているのが通常である．道路まで出入りするのが不安定な場合は図 6-25 のような手すりを設置する．

　上がり框が 300 mm 以上ある場合は図 6-26 のような台（式台）を置き，段差を小さくして，手すりにつかまって昇り降りをする．

　この式台の側面の板を釘で固定すれば，一層安定性が増す．履物の着脱を安全に行うには椅子を置き，腰掛けて行う．

【車椅子の場合】

　玄関よりも，縁側やテラス窓からの出入りを考える．縁側の高さはおよそ 500 mm あり，スロープで安全に介助して出入りするには，1/12 の勾配，約 6 m の長さが必要といわれている．図 6-27，28 は，幸いに土地が広いため，スロープを作製したものだが，6 m ではいかにも長いので，男性の介助ということで，4 m とした．脱輪防止のため両端に桟を打ち，利用者は図 6-27 のように入るときは前向き・後方介助，出るときは後ろ向き・下方から介助となる．

　このスロープの最大のポイントは，雨などで傷むのを考えて収納型とし，かくし釘を使用して 2 つに分離できるようにしたことである．敷地の関係でスロープが設置できないときは，段差解消機（図 6-1）がある．この設置には，雨除けの屋根と安定した床（コンクリート打ち）が必要である．

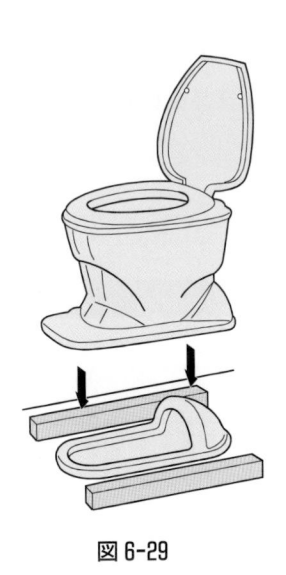

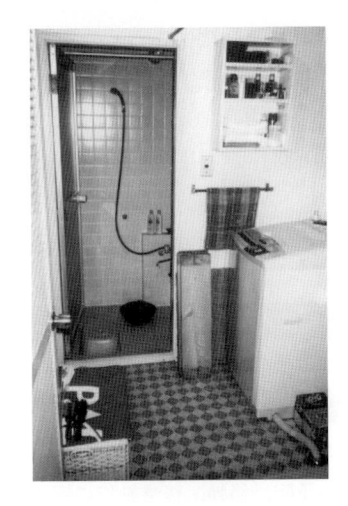

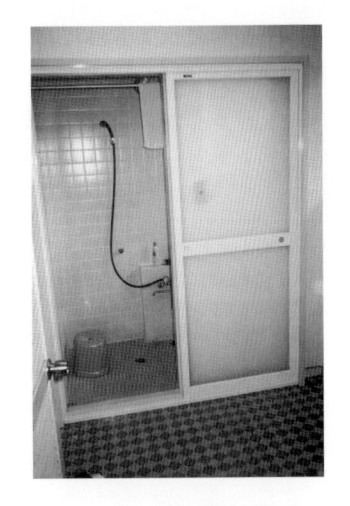

a　内開き式　　　　　　b　引き戸

図 6-29　　　　　　　　　　　　　図 6-30

■ トイレの改造

和式から洋式へ

① 汽車便式に簡易便器をかぶせる（図 6-7 c）．
② 和式にポータブル式をかぶせる（図 6-29）．
　　通常 400 mm 程度の高さとなるが，股・膝関節拘縮があり，深く腰掛けられなかったり，立ち上がりに支障のあるときは，図 6-29 のように 100 mm 程度の角材の上に設置すれば，便座高が 500 mm となり，安定座位の確保と立ち上がりが容易となる．
③ トイレでは専用スリッパに履き替えるために，段差が設けられていることが多いが，なるべく段差をなくしたほうがよい．
④ ドアは引き戸が望ましいが，壁面の都合でできないときは，中折れ戸でもよい．
⑤ ドアの開口幅は，一般には 600 mm くらいだが，車椅子使用の場合は 800 mm くらいが必要である．

■ 浴室

シャワー浴の場合

浴槽の出入りが大変なときは，シャワー浴となるが，脱衣室と洗い場の段差は，すのこ板で調整し，平らにする．

浴槽の外側の高さが 400 mm 程度の半埋め込みは，ビールケースの台（図 6-10）に一度腰掛けてから，浴槽に入るようにする．狭くて持ち込めないときは，バスボード（p. 151，図 4-40）やシャワーいす（図 6-9）を使用する．

図 6-30 は，ドアの内開き式（図 6-30 a）を引き戸（図 6-30 b）にし，開口幅を 800 mm に拡げたものである．

7）改造の時期

最近は退院が近くなると，病院などから PT，OT が訪問して，相談に応じてくれるようにな

ってきているが，入院期間が短縮傾向にあるため，障害が固定する前に改造してしまうこともある．退院時の改造は，「4）改造の手順」を参考にし，まずはトイレのことを第一に考え，浴室や居室，玄関廻りなどは，3カ月くらい在宅して，身体能力，介護力などを見きわめてから実施したほうがよいと思われる．

表6-1 介護保険における住宅改修

●介護保険における住宅改修の内容

対象となる方	
要介護認定を受け，要支援，または要介護1〜5と認定された方	

対象となる工事	
1）手すりの取付け	廊下，便所，浴室，玄関，玄関から道路までの通路等に設置するもの（転倒予防，移動，移乗動作に資するもの）
2）段差の解消	居室，廊下，便所，浴室，玄関等の各室間の床の段差を解消するもの 玄関から道路までの通路等の段差を解消するもの 例：敷居を低くする工事，スロープを設置する工事，浴室の床のかさ上げなど ただし，昇降機，リフト，段差解消機等の動力によって段差を解消する機器の設置工事は除く
3）滑りの防止及び移動の円滑化等のための床又は通路面の材料の変更	例：居室（畳敷から板製床材やビニール系床材等への変更）通路面（滑りにくい舗装材への変更）など
4）引き戸等への扉の取替え	扉全体の変更（開き戸を引き戸，折戸等へ取り替える） ドアノブの変更，戸車の設置　など ただし，自動ドアに取り替える場合，自動ドアの動力部分の設置は除く
5）洋式便器等への取替え	一般的には，和式便器から洋式便器への取替え ただし，和式便器から暖房便座，洗浄機能が付加されている洋式便器への取替えは含まれるが，すでに洋式便器である場合のこれらの機能等の付加は除く さらに，非水洗和式便器から水洗（簡易水洗）洋式便器に取り替える場合，水洗（簡易水洗）化の工事の部分は除く
6）その他 1）〜5）の改修に付帯して必要となる改修	1．手すりの取付け／手すりの取付けのための壁の下地補強 2．段差の解消／浴室の床の段差解消（浴室の床のかさ上げ） 3．床又は通路面の材料の変更／床材の変更のための下地の補強や根太の補強又は通路面の材料の変更のための路盤の整備 4．扉の取替え／扉の取替えに伴う壁又は柱の改修工事 5．便器の取替え／便器の取替えに伴う給排水設備工事，便器の取替えに伴う床材の変更

支給額	
利用者の要介護状態区分に関わらず，支給限度額は20万円（そのうち，1割は自己負担となる） ただし，介護状態が3段階以上あがった場合は，1回に限り，改めて支給限度基準額までの支給を受けることができる 転居した場合は，改めて支給限度基準額までの支給を受けることができる	

給付方法	
償還払い方式（利用者（被保険者）が施行者に全額を支払った後，利用者に対して費用の9割が給付される）	

申請時に必要となる書類	
1）介護保険居宅介護支援住宅改修費支給申請書	

2）工事に関わる領収書及び工事内訳書
3）住宅改修が必要と認められる理由書
4）完成後の状態を確認できる書類（改修前後のそれぞれの写真）
5）住宅所有者の承諾書（被保険者と住宅所有者が異なる場合）

(財団法人長寿社会開発センター：住宅改修の進め方, 2001.)

参考・引用文献

1) 澤村誠志編：リハビリテーション論．最新介護福祉全書4．メヂカルフレンド，1999．
2) 長寿社会開発センター編：あなたもできる住宅改修の進め方．長寿社会開発センター，2001．

7 活用できる社会資源

　人々が社会生活を送る上で，さまざまな要求に応え，問題解決をしていくために社会資源が必要となる．社会資源には，各種施設，制度，機関，知識や技術，人的・物的サービスなど，さまざまなものがある．

　発病，発症当初は，患者・家族は生命への危機，心身の苦痛や不安と戸惑いでいっぱいの時期で，気が付いてみると機能訓練が開始され本人家族ともに毎日の日課に何とかついていく状態であったりする．急性期が過ぎると，リハビリテーション専門病院，施設に転院が必要で，新たな病院に対する期待と不安や焦りが生じる．そうした状況を受け止め，誰に何を相談し情報を得ればよいか，それによって必要なことが決定できるようなサポートが重要となる．

　患者や家族がどのように生活したいかという意向やニーズを把握して，利用できる人的・物的サービス，制度など社会資源を有効に活用し，QOLを高めていくことが大切となる．

1．障害者総合支援法で利用できるサービス

　「地域社会における共生の実現に向けて新たな障害保健福祉施策を講ずるための関係法律の整備に関する法律が公布され，2013（平成25）年障害者総合支援法（障害者の日常生活及び社会生活を総合的に支援するための法律）が施行され，2014（平成26）年4月全面施行．

　難病患者も2013（平成25）年4月から給付の対象となる．

障害者総合支援法のポイント

●障害者の福祉サービスを一元化

○給付の対象

　障害者・児（身体障害・知的障害・精神障害・発達障害・難病等）を給付の対象とし，障害種別に関わりなく共通の福祉サービスを共通の制度で提供することになり，サービスの提供主体は障害児入所施設を除いて市町村に一元化された．

○自立支援給付の内容

・介護給付費の創設

　ホームヘルプ，ショートステイ，入所支援等のサービスが「介護給付費」に．

・訓練等給付費の創設

　自立訓練，就労移行支援，就労継続支援，グループホーム等のサービスが「訓練等給付費」に．

・自立支援医療費の創設

　従来の更生医療，育成医療，精神通院医療の3つの公費負担医療が「自立支援医療費」に再編．

○地域生活支援事業の創設

　地域の実情に応じて柔軟に行われることが望ましい事業として，相談支援，移動支援，日常生活用具等の事業が「地域生活支援事業」に再編．

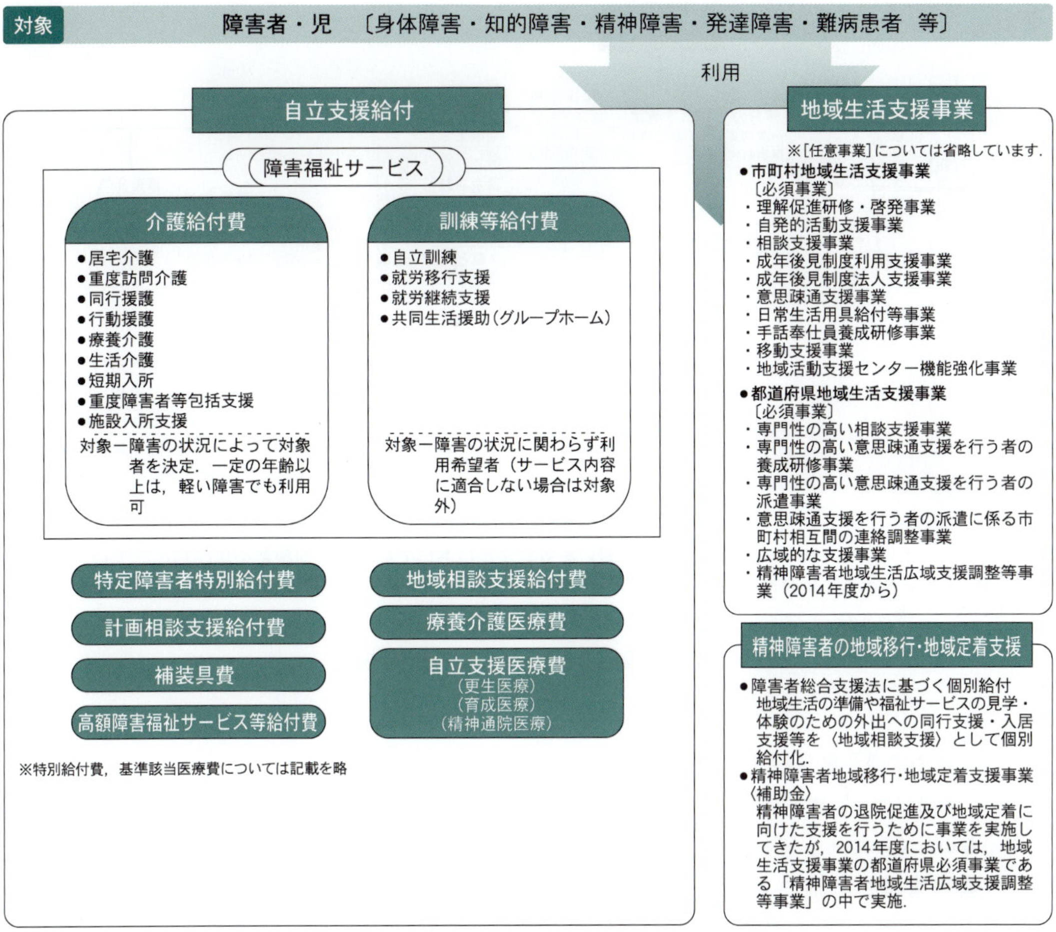

1. 障害者総合支援法で利用できるサービス

| 対象 | 障害者・児 〔身体障害・知的障害・精神障害・発達障害・難病患者 等〕 |

自立支援給付

障害福祉サービス

介護給付費
- 居宅介護
- 重度訪問介護
- 同行援護
- 行動援護
- 療養介護
- 生活介護
- 短期入所
- 重度障害者等包括支援
- 施設入所支援

対象─障害の状況によって対象者を決定．一定の年齢以上は，軽い障害でも利用可

訓練等給付費
- 自立訓練
- 就労移行支援
- 就労継続支援
- 共同生活援助(グループホーム)

対象─障害の状況に関わらず利用希望者(サービス内容に適合しない場合は対象外)

- 特定障害者特別給付費
- 計画相談支援給付費
- 補装具費
- 高額障害福祉サービス等給付費
- 地域相談支援給付費
- 療養介護医療費
- 自立支援医療費（更生医療）（育成医療）（精神通院医療）

※特別給付費，基準該当医療費については記載を略

地域生活支援事業

※〔任意事業〕については省略しています．
- 市町村地域生活支援事業
〔必須事業〕
・理解促進研修・啓発事業
・自発的活動支援事業
・相談支援事業
・成年後見制度利用支援事業
・成年後見制度法人後見支援事業
・意思疎通支援事業
・日常生活用具給付等事業
・手話奉仕員養成研修事業
・移動支援事業
・地域活動支援センター機能強化事業
- 都道府県地域生活支援事業
〔必須事業〕
・専門性の高い相談支援事業
・専門性の高い意思疎通支援を行う者の養成研修事業
・専門性の高い意思疎通支援を行う者の派遣事業
・意思疎通支援を行う者の派遣に係る市町村相互間の連絡調整事業
・広域的な支援事業
・精神障害者地域生活広域支援調整等事業（2014年度から）

精神障害者の地域移行・地域定着支援
- 障害者総合支援法に基づく個別給付
地域生活の準備や福祉サービスの見学・体験のための外出への同行支援・入居支援等を〈地域相談支援〉として個別給付化．
- 精神障害者地域移行・地域定着支援事業〈補助金〉
精神障害者の退院促進及び地域定着に向けた支援を行うために事業を実施してきたが，2014年度においては，地域生活支援事業の都道府県必須事業である「精神障害者地域生活広域支援調整等事業」の中で実施．

図7-1　自立支援給付・地域生活支援事業等の全体像

- ●利用の手続きや基準の透明化，明確化
- ○障害支援区分の認定と支給決定

　福祉サービスの必要度を明らかにするために，「市町村審査会」の審査と判定に基づき，市町村による障害支援区分の認定が行われる．給付を受けるために利用者からの申請に基づいて市町村の支給決定が必要．

- ○相談支援の制度化

　適切な支給決定とさまざまなサービスを組み合わせたサービスの計画的な利用を支援するために，計画相談支援等が導入．地域移行支援，地域定着支援も位置づけられた．

- ●サービス量と所得に応じた利用者負担
- ○応益(定率)負担から応能負担へ
- ・障害福祉サービスの利用者負担

　法制定時は，サービスの量に応じた応益(定率)負担と所得に応じた軽減措置によるしくみが，2012年4月から応能負担に．

- ・公費負担医療の利用者負担

　前項と同様，応能負担に．

図7-2 障害福祉サービスの利用手続き

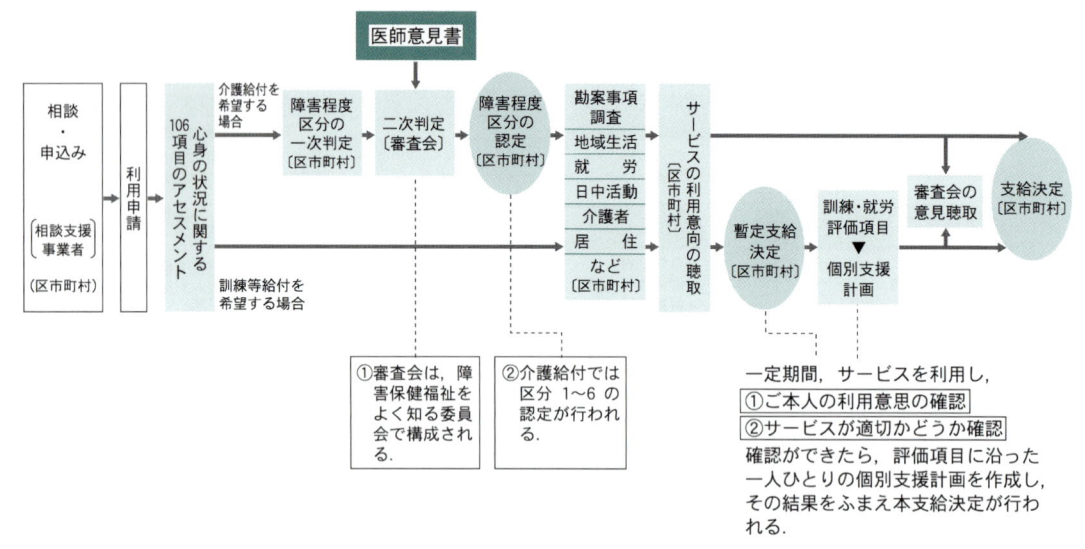

※平成24年4月から，サービス等利用計画（案）を支給決定において勘案する対象者を段階的に拡大し，平成27年3月末までに原則としてすべての障害福祉サービス等を利用する方を対象とすることとなっている．

> ○**費用の義務的負担化**
> 　介護給付，訓練等給付の費用は国が予算を補正してでも義務的経費として負担しなければならないしくみに．
> ●**障害福祉計画によるサービスの確保**
> 　国の定める基本方針に即して，都道府県，市町村が障害福祉サービスや地域生活支援事業等の提供体制を確保するために「障害福祉計画」を定めることに．
> ●**児童福祉法による給付の一本化**
> 　障害児を対象とした施設・事業は，施設系は児童福祉法，居宅・通所事業は障害者自立支援法に基づき実施されてきたが，2012年の改正法により居宅サービスを除いて児童福祉法に基づくものとなった．

■ サービスの利用手続き

　障害者の福祉サービスの必要性を総合的に判定するため，支給決定の各段階において，①障害者の心身の状況（障害程度区分），②社会活動や介護者，居住等の状況，③サービスの利用意向，④訓練・就労に関する評価を把握し，その上で支給決定を行う（図7-2）．

2．介護保険制度で利用できるサービス

　介護保険制度は，介護を必要とする状態となっても，できる限り自立した日常生活を営み人間として尊厳を全うできるように，介護を必要とする人を社会全体で支え合うシステムとして，2000（平成12）年4月からスタートした．

表 7-1　介護保険制度における被保険者・受給権者

	第1号被保険者	第2号被保険者
対象者	65歳以上の者	40歳以上65歳未満の医療保険加入者
受給権者	・要介護者 ・要支援者	左のうち，脳血管障害等の老化に起因する特定疾病によるもの（表7-2）

表 7-2　介護保険法で定める特定疾病

① がん（医師が一般に認められている医学的知見に基づき回復の見込みがない状態に至ったと判断したものに限る）
② 関節リウマチ
③ 筋萎縮性側索硬化症
④ 後縦靱帯骨化症
⑤ 骨折を伴う骨粗鬆症
⑥ 初老期における認知症
⑦ 進行性核上性麻痺，大脳皮質基底核変性症及びパーキンソン病
⑧ 脊髄小脳変性症
⑨ 脊柱管狭窄症
⑩ 早老症
⑪ 多系統萎縮症
⑫ 糖尿病性神経症，糖尿病性腎症及び糖尿病性網膜症
⑬ 脳血管疾患
⑭ 閉塞性動脈硬化症
⑮ 慢性閉塞性肺疾患
⑯ 両側の膝関節又は股関節に著しい変形を伴う変形性関節症

利用者は，自らの選択に基づいてサービスを利用することができ，介護に関する福祉サービスと保健医療サービスが総合的・一体的に提供され，公的機関のほか，民間企業やNPOなど多様な事業者の参入が図られ，効率的なサービスが提供される仕組みとなった．

■ **被保険者**

表7-1に示すとおり，第1号被保険者と第2号保険者とに区分される．

■ **給付の手続きと内容**

介護保険からの給付は，65歳以上の第1号被保険者は介護状態または要支援状態と判断された場合，40歳以上65歳未満の第2号保険者は表7-2に掲げる老化に起因する疾病に罹患し要介護状態または要支援状態にあると判断された場合に行われる．要介護状態は要介護1～5の5段階，要支援状態は要支援1～2の2段階に区分される．要介護認定と介護サービスの利用手続きについては図7-3のとおりである．

■ **サービスの種類**

介護保険で給付対象となるサービスの全体像は図7-4のとおりであり，要介護者に対しては，在宅・施設両面にわたる多様なサービス給付があり，要支援者に対しては要介護状態の発生の予防という観点から，居宅サービスを行っている．

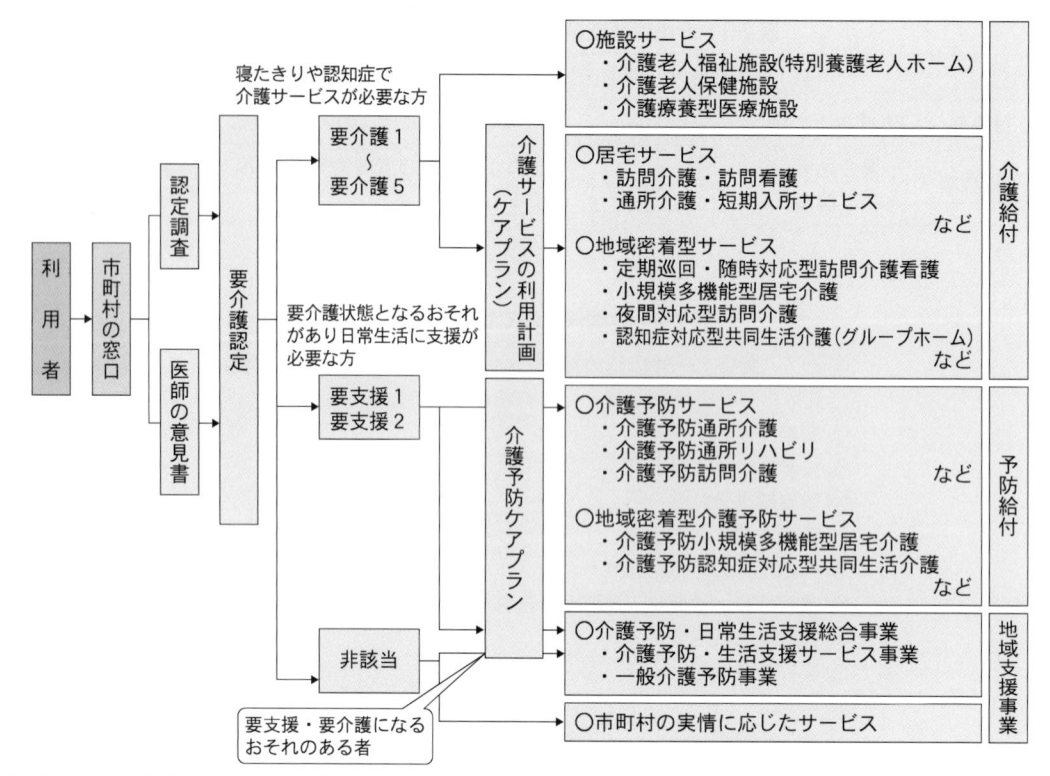

図 7-3 介護サービスの利用手続き
国民衛生の動向 2015/2016 年より

資料　厚生労働省ホームページ（「公的介護保険制度の現状と今後の役割（平成26年）」に加筆修正したもの．
注　　平成29年4月から新しい介護予防・日常生活支援総合事業をすべての市町村が実施することとされており，上図は，新しい介護予防・日常生活支援総合事業を実施している市町村を前提としている．

■ 利用できるサービス

「訪問リハビリテーション」

病状が安定期にあり，リハビリテーションを要すると主治医等が認めた利用者に医療機関または介護老人保健施設等の理学療法士や作業療法士，言語聴覚士が居宅を訪問して心身の機能の維持回復を図り，日常生活の自立を助けるために必要なリハビリテーションを行う．

「通所リハビリテーション（デイケア）」

病状が安定期にあり，リハビリテーションを要すると主治医等が認めた利用者に，医療機関や介護老人保健施設に通い心身の機能の維持回復を図り日常生活の自立を助けるために必要なリハビリテーションを行う．

「介護老人保健施設におけるリハビリテーション」

病状が安定し，リハビリテーションを中心とする医療ケアと介護を必要とする場合に，入所している施設において必要な医療・リハビリテーションを行う．

「福祉用具貸与」

自宅での日常生活を円滑にし，また機能訓練を行い，日常生活の自立を助け，家族の介護負担の軽減を図るために，福祉用具の貸出しを行う（予防給付制限有）．

2．介護保険制度で利用できるサービス　291

平成 27 ('15) 年 4 月

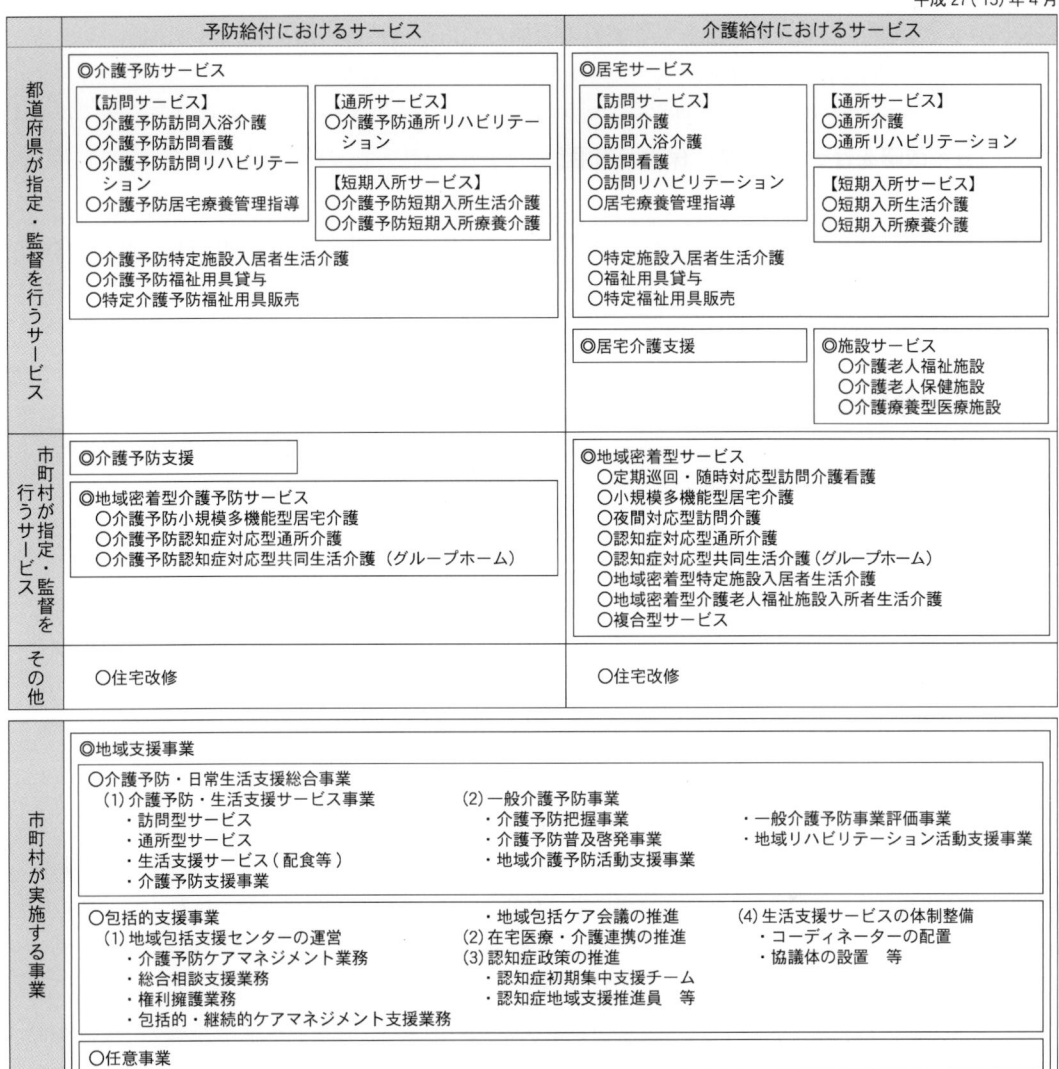

	予防給付におけるサービス	介護給付におけるサービス
都道府県が指定・監督を行うサービス	◎介護予防サービス 【訪問サービス】 ○介護予防訪問入浴介護 ○介護予防訪問看護 ○介護予防訪問リハビリテーション ○介護予防居宅療養管理指導 【通所サービス】 ○介護予防通所リハビリテーション 【短期入所サービス】 ○介護予防短期入所生活介護 ○介護予防短期入所療養介護 ○介護予防特定施設入居者生活介護 ○介護予防福祉用具貸与 ○特定介護予防福祉用具販売	◎居宅サービス 【訪問サービス】 ○訪問介護 ○訪問入浴介護 ○訪問看護 ○訪問リハビリテーション ○居宅療養管理指導 【通所サービス】 ○通所介護 ○通所リハビリテーション 【短期入所サービス】 ○短期入所生活介護 ○短期入所療養介護 ○特定施設入居者生活介護 ○福祉用具貸与 ○特定福祉用具販売 ◎居宅介護支援 ◎施設サービス ○介護老人福祉施設 ○介護老人保健施設 ○介護療養型医療施設
市町村が指定・監督を行うサービス	◎介護予防支援 ◎地域密着型介護予防サービス ○介護予防小規模多機能型居宅介護 ○介護予防認知症対応型通所介護 ○介護予防認知症対応型共同生活介護（グループホーム）	◎地域密着型サービス ○定期巡回・随時対応型訪問介護看護 ○小規模多機能型居宅介護 ○夜間対応型訪問介護 ○認知症対応型通所介護 ○認知症対応型共同生活介護（グループホーム） ○地域密着型特定施設入居者生活介護 ○地域密着型介護老人福祉施設入所者生活介護 ○複合型サービス
その他	○住宅改修	○住宅改修
市町村が実施する事業	◎地域支援事業 ○介護予防・日常生活支援総合事業 (1) 介護予防・生活支援サービス事業 　・訪問型サービス 　・通所型サービス 　・生活支援サービス（配食等） 　・介護予防支援事業 (2) 一般介護予防事業 　・介護予防把握事業 　・介護予防普及啓発事業 　・地域介護予防活動支援事業 　・一般介護予防事業評価事業 　・地域リハビリテーション活動支援事業 ○包括的支援事業 (1) 地域包括支援センターの運営 　・介護予防ケアマネジメント業務 　・総合相談支援業務 　・権利擁護業務 　・包括的・継続的ケアマネジメント支援業務 　・地域包括ケア会議の推進 (2) 在宅医療・介護連携の推進 (3) 認知症政策の推進 　・認知症初期集中支援チーム 　・認知症地域支援推進員　等 (4) 生活支援サービスの体制整備 　・コーディネーターの配置 　・協議体の設置　等 ○任意事業	

注　平成 26 年の介護保険法の一部改正により，29 年度から新しい介護予防・日常生活支援総合事業をすべての市町村が実施することとされており，上図は，新しい介護予防・日常生活支援総合を実施している市町村を前提としている．

図 7-4　サービス等の種類
国民衛生の動向 2015/2016 年より

　　a．車椅子，b．車椅子付属品，c．特殊寝台，d．特殊寝台付属品，e．床ずれ防止用具，f．体位変換器，g．手すり，h．スロープ，i．歩行器，j．歩行補助杖，k．認知症老人徘徊感知器，l．移動用リフト，m．自動排泄処理装置

「福祉用具購入費」

　利用者が入浴や排泄等に用いる福祉用具を，指定を受けた事業者から購入した場合に保険が適用される．購入の対象となる福祉用具は，以下のとおりである．

> a．腰掛便座，b．自動排泄処理装置の交換，c．入浴補助用具，d．簡易浴槽，e．移動用リフトの吊り具の部分

「在宅改修を行った場合に，保険が適用」

> a．手すりの取付け，b．床段差の解消，c．すべりの防止及び移動の円滑化等のための床材の変更，d．引き戸等への扉の取替え，e．様式便器等への便器の取替え，f．これらに付帯して必要となる住宅改修

介護保険制度の改正のポイント

介護保険制度は発足以来改善を重ね，2014（平成26）年6月に医療と介護の連携を一層強化するために医療介護総合確保推進法が成立し，同法の中で介護保険法も改正された．

- 2015（平成27）年4月から介護老人福祉施設（特別養護老人ホーム）の新規入所は，原則として要介護3以上の方が対象となった．
- 2015（平成27）年8月から一定以上の所得がある方の利用負担がサービスを利用したときの利用者負担が2割に．
- 2017（平成29）年4月から低所得者の保険料軽減の拡充の完全実施．

市町村によって開始時期が異なるサービス

●要支援1・2の方が利用可能なサービスが一部変更

要支援1・2の方向けの「介護予防訪問介護」と「介護予防通所介護」が，介護予防・日常生活支援総合事業へ移行され，地域の実情に応じた多様なサービスの利用が可能となる（2015年4月から2017年4月までの間に全市町村が総合事業を開始）．

●包括的支援事業に新たに4つの事業が

新たに包括的支援事業に「在宅医療・介護連携の推進」「認知障施策の推進」「地域ケア会議の推進」「生活支援サービスの体制整備」の事業が位置づけられる（地域ケア会議の推進は2015年4月から．その他は2015年4月から2018年4月までの間に全市町村で開始．

●小規模な通所介護が地域密着型サービスに

定員が18人以下の小規模な通所介護が，「地域密着型通所介護」として市町村の指定する地域密着型サービスへ移行（2016年度中で市町村ごとに開始時期が異なる）．

●居宅介護支援事業社指定権限が市町村に移譲

居宅介護支援事業者の指定は，厚生労働省が定めた基準に従い，都道府県知事（大都市特例による指定都市，中核市を含む）が行うこととされていたが，2018年4月からは市町村に移譲される．

参考・引用文献

1) 厚生労働統計協会：国民衛生の動向 2015/2016．pp. 123-128, 250-262, 厚生労働統計協会，2015．
2) 藤井賢一郎監修：介護保険制度とは．東京都社会福祉協議会，2015．
3) 東京都社会福祉協議会編：障害者自立支援法とは．東京都社会福祉協議会，2015．

4）厚生労働白書 27 年版．
5）東京都福祉保健局総務部総務課編：2015　社会福祉の手引．pp. 71-87，91-109，東京都生活文化局広報部，2015．
6）障害者総合支援法とは，東京都社会福祉協議会，2015．

索引

<ア>
アセスメント　98,100,263
アルマアタ宣言　9

<イ>
医師　27
医療ソーシャルワーカー　28
維持期　42
一部代償システム　37

<ウ>
ウォーケイン　165
運動　47,57
運動機能障害　70
運動強度　79
運動持続困難症　126
運動失調症　71
運動障害　230
運動単位　49

<エ>
エリクソン　44
嚥下障害　140,174

<オ>
オレム　35

<カ>
カナディアン杖　164
ガイドヘルパー　85
ガイド歩行　246
加圧筋力トレーニング　78
価値変換　24
家族　65,103
介護支援専門員　281
介護保険　288
介護予防　269,271,290
会話明瞭度5段階評価　121
回復過程　42
回復期　17,42
回復期リハビリテーション病院　286
改訂長谷川式簡易知能評価スケール　118
外側骨折　208
拡大日常生活活動　168
片手用爪切り　161
片麻痺　71,116,164
冠動脈インターベンション　74
看護師　27
感覚器障害　237
関節リウマチ　201
関節可動域　73,105

環境制御装置　277
観念運動失行　122
観念失行　124

<キ>
ギャッチベッド　276
起立性低血圧　61
基本的ADL　5,127,168
基本的日常生活活動　→基本的ADL
機能形態障害　3,9,13
機能的自立度評価法　127
義肢　74
義肢装具士　28
急性冠症候群　221
急性期　17,42
筋収縮　51
筋線維数　51
筋線維タイプ　49
筋断面積　50
筋力　50
筋力増強訓練　72

<ク>
クロックポジション　244
くも膜下出血　171
車椅子　161,174,273

<ケ>
継続看護　261
血圧　54
健康　8
健康逸脱に対するセルフケア要件　37
健康関連QOL　7
幻覚　255
幻肢　217
言語障害　88
言語聴覚士　28,89

<コ>
コース立方体組合せテスト　119
コーチング　69
コミュニケーション　87
コミュニケーションエイド　278
コンディショニング　230
呼吸リハビリテーション　234
呼吸器疾患　229
呼吸機能　52
呼吸理学療法　82
固有受容性神経筋促通法　71
光学的補助具　84
更衣　152
更生医療　287
拘縮　60

高次脳機能障害　117,172
構成失行　124
国際死因分類　9
国際障害分類改定版　12
国際分類ファミリー　11
骨萎縮　73
骨形成　47
骨接合術　209
骨折　73

<サ>
作業療法士　27
座位耐性訓練　174,179
在宅ケア　18

<シ>
シャワーチェア　147
しているADL　168
支持・教育システム　37
四肢切断　216
姿勢　58
施設　265
紙幣弁別板　245
視覚障害　84
自覚的運動強度　79
自己導尿　145
失語症　89,121
失語症重症度評定尺度　121
失認症　124
失行症　121
社会資源　103,201,242,281,286
社会的不利　3,9,15
弱視　84
手段的ADL　6,127,168
手段的日常生活活動　→手段的ADL
手段的日常生活動作　→手段的ADL
受障機転　22
終末期　42
住宅改造　273,279
循環器障害　220
循環機能　53
循環機能障害　74
昇降便座　275
障害　13
障害の国際分類　11
障害者自立支援・社会参加総合推進事業　287
障害者自立支援法　288
障害受容　23,65,104
上級ADL　6
食事動作　136
褥瘡　195
心筋梗塞　74,221

索引

心臓　54, 221
心臓リハビリテーション　74, 224, 225
心肺運動負荷試験　76
心理社会的療法　257
心理反応　22
身体失認　125
身体障害者デイサービス事業　287
身体障害者居宅介護等事業　286
身体障害者相談員　287
身体障害者短期入所事業　286
身体障害者福祉センター　287
身体障害者福祉ホーム　288
神経因性腸管　196
神経因性膀胱　196
新予防給付　288
人工関節全置換術　203
人工骨頭置換術　209
人工内耳　86

〈ス〉

スクイージング　232
スタインブロッカー法　202
スティグマ　23
スパイナルショック　194

〈セ〉

セルフケア　35, 194, 197
せん妄　213
生活技能訓練　257
精神科リハビリテーション　95
精神疾患　252
精神障害　93
精神療法　257
整容動作　158
脊髄損傷　189
切断　74
全代償システム　37
全般的介護ニーズ　130

〈ソ〉

ソックスエイド　156
阻害因子　68
阻害要因　66
早期離床　17

〈タ〉

体位排痰法　232
体位変換　190
大腿骨頸部骨折　208
段差解消機　273, 282
断端訓練　219

〈チ〉

チームアプローチ　18
地域　264
地域看護学　265
地域密着型サービス　289, 290
地域リハビリテーション　266, 269, 270

治療的電気刺激　73
着衣失行　124
中枢性運動麻痺　70, 171
中途失明　237
聴覚障害　86

〈ツ〉

対麻痺　71

〈テ〉

できるADL　168
手すり　274
適応　237
点字ブロック　85
転子部骨折　208
転倒　271, 280

〈ト〉

徒手筋力検査法　115
閉じこもり　271
等尺性運動　60
統合失調症　252
頭蓋内出血　171
特殊ベッド　137

〈ナ〉

内側骨折　208
難聴　86

〈ニ〉

日本版ウェクスラー成人知能検査改訂版　120
日常生活活動　→ ADL
日常生活技術　243
日常生活用具　273, 287
入浴動作　147
入浴用ブースター　276

〈ネ〉

寝たきり　46, 188, 270

〈ノ〉

ノーマライゼーション　266
能力低下　3, 9, 14
脳血管障害　171
脳梗塞　171
脳出血　171
脳神経系障害　70
脳性麻痺　71
脳卒中　71, 166, 171
脳卒中機能評価法　116

〈ハ〉

ハッフィング　232
ハンドマップ　249
バスチェア　275
バスボード　150
パーカッション　232

パーキンソン症状　72, 184
パーキンソン病　184
肺理学療法　83, 196
排泄動作　141
排痰法　83, 231
廃用症候群　47, 57, 59, 271
廃用性変化　174
白杖　85
発達段階　44
発達的セルフケア要件　37
半側空間失認　124
万能カフ　138, 160

〈ヒ〉

ピアサポート　197
否定的感情　20
標準失語症検査　121
病名の国際分類　9

〈フ〉

不随意運動　72
不動症候群　57, 59
普遍的セルフケア要件　37
部分免荷トレッドミル歩行訓練　71

〈ヘ〉

変形性関節症　201

〈ホ〉

ホスピタル　1
ボタンエイド　153
ポータブルトイレ　274
保健活動　268
保健師　271
補高便座　144
補聴器　86
包括的呼吸リハビリテーション　83
訪問看護ステーション　264
防衛機制　20

〈マ〉

マネジメント　263
松葉杖　163
末梢性運動麻痺　72
慢性期　42
慢性心不全　74
慢性閉塞性肺疾患　82, 229

〈ミ〉

水飲みテスト　174

〈モ〉

妄想　254
盲導犬　85

〈ヨ〉

浴槽用手すり　150, 276
予防給付　288

<リ>

リーチャー 142, 152
リウマチ性疾患 201
リハビリテーション 2, 3
リハビリテーション看護 34
リハビリテーション機器 273
リハビリテーションチーム 18, 26, 39, 43
リフター 277
理学療法士 27
両麻痺 71
良肢位保持 60

<レ>

レーヴン色彩マトリックス検査 120

<ロ>

ロービジョン 84
ロフストランド杖 164
老研式活動能力指標 130
老人性難聴 86

<欧文>

<A>

AADL 6
Adjustment 237
ADL 5, 126, 135, 166
ADL-20 129
ADL評価 126

<B>

BADL 5
Barthel Index 127, 168
Brunnstrome Stage 116

<C>

CBR 266
CCU 222
CIMT 71
COPD 82, 229

<D>

Disability 3, 14
DSM-Ⅳ 252

<E>

EuroQol 7

<F>

FIM 127, 168

<H>

Handicap 3, 15
HDS-R 118
Hoehn&Yahr 重症度分類 185
HRQOL 7

<I>

IADL 6, 127
ICD 9
ICF 11, 16
ICIDH 11, 16
Impairment 3, 13

<J>

JCS 174

<L>

Lawton Index 127

<M>

Maslow 4, 6

METs 79
MMSE 118
MMT 115
Motor Impersistence 126

<O>

OT 27

<P>

PNF 71
PT 27

<Q>

QOL 4, 6, 69, 133

<R>

RA 201
RCPM 120
ROM 73, 105

<S>

SF-36 7
SIAS 116
SLTA 121
SST 258
ST 28, 89

<T>

TDL 243
TES 73
TKA 203
T字杖 164

<W>

WAIS-R 120

QOLを高める	
リハビリテーション看護　第2版	ISBN978-4-263-23482-2

1995年 4月15日	第1版第 1刷発行
2003年 2月20日	第1版第11刷(増補)発行
2005年 1月20日	第1版第13刷発行
2006年 3月20日	第2版第 1刷発行
2024年 1月10日	第2版第14刷発行

編集　貝塚　みどり
　　　大森　武子
　　　江藤　文夫
　　　酒井　郁子

発行者　白石　泰夫

発行所　医歯薬出版株式会社

〒113-8612　東京都文京区本駒込1−7−10
TEL.（03）5395−7618（編集）・7616（販売）
FAX.（03）5395−7609（編集）・8563（販売）
https://www.ishiyaku.co.jp/
郵便振替番号　00190-5-13816

乱丁・落丁の際はお取り替えいたします．　印刷・あづま堂印刷／製本・愛千製本所
© Ishiyaku Publishers, Inc., 1995, 2006. Printed in Japan

本書の複製権・翻訳権・翻案権・上映権・譲渡権・貸与権・公衆送信権（送信可能化権を含む）・口述権は，医歯薬出版（株）が保有します．

本書を無断で複製する行為（コピー，スキャン，デジタルデータ化など）は，「私的使用のための複製」などの著作権法上の限られた例外を除き禁じられています．また私的使用に該当する場合であっても，請負業者等の第三者に依頼し上記の行為を行うことは違法となります．

JCOPY　<出版者著作権管理機構　委託出版物>
本書をコピーやスキャン等により複製される場合は，そのつど事前に出版者著作権管理機構（電話 03-5244-5088，FAX 03-5244-5089，e-mail：info@jcopy.or.jp）の許諾を得てください．